牙髓病学
生物学与临床视角

Endodontology
An integrated biological and clinical view

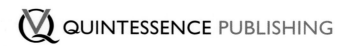
QUINTESSENCE PUBLISHING

Beijing, London, Berlin, Chicago, Tokyo, Barcelona, Bucharest, Istanbul, Milan, Moscow,
New Delhi, Paris, Prague, Riyadh, São Paulo, Seoul, Singapore, Warsaw and Zagreb

题词

多米尼科·里库奇
纪念我的父母：维特多莉亚和杰赛普

小约瑟·斯奎拉
献给我的妻子伊莎贝拉以及我们的孩子：艾斯特、马库斯 维尼休斯和苔依丝；悼念我的父母：约瑟和莱娅

牙髓病学
生物学与临床视角
Endodontology
An integrated biological and clinical view

（意）多米尼科·里库奇
（Domenico Ricucci）

（巴西）小约瑟·斯奎拉
（José F. Siqueira Jr）

主 编

刘 贺 汪 林 主 译

北方联合出版传媒（集团）股份有限公司
辽宁科学技术出版社
沈 阳

图文编辑

纪凤薇　康　鹤　刘　娜　王静雅　刘　菲

©2020辽宁科学技术出版社

著作权合同登记号：第06-2019-129号。

图书在版编目（CIP）数据

牙髓病学：生物学与临床视角 /（意）多米尼科·里库奇，（巴西）小约瑟·斯奎拉主编；刘贺，汪林主译. —沈阳：辽宁科学技术出版社，2020.1（2021.5重印）

ISBN 978-7-5591-1297-2

Ⅰ. ①牙… Ⅱ. ①多… ②小… ③刘… ④汪… Ⅲ. ①牙髓病 Ⅳ. ①R781.3

中国版本图书馆CIP数据核字（2019）第194791号

出版发行：辽宁科学技术出版社
　　　　　（地址：沈阳市和平区十一纬路25号　邮编：110003）
印 刷 者：辽宁新华印务有限公司
经 销 者：各地新华书店
幅面尺寸：210mm×285mm
印　　张：27
插　　页：4
字　　数：540千字
出版时间：2020年1月第1版
印刷时间：2021年5月第2次印刷
责任编辑：陈　刚　殷　欣　苏　阳
封面设计：袁　舒
责任校对：王春茹

书　　号：ISBN 978-7-5591-1297-2
定　　价：498.00元

投稿热线：024-23280336
邮购热线：024-23280336
E-mail:cyclonechen@126.com
http://www.lnkj.com.cn

序言 Foreword

亲爱的读者：

你正在翻阅的这本书，是一本独一无二、图文并茂的组织学图片集锦。这本独特的图谱/教科书，是多米尼科·里库奇博士2009年出版的意文版著作的英文修订版。意文版著作《Patologia e Clinica Endodontica》，是里库奇博士日积月累之非凡经验及其对牙髓病学之无私奉献所著就的杰作。这本图谱是由他一人铸就的丰碑。这本书将临床治疗的相关信息与光镜水平的组织病理学相结合。书中的组织学插图具有一流水准。里库奇博士曾长期与卡尔·朗厄兰博士共事，并且系统地向他学习了牙髓组织病理学。本书中的牙髓组织学切片技术经过改进，可与朗厄兰博士的精湛技术相媲美。除了最佳的组织学切片之外，本书中还纳入了里库奇博士在临床诊疗中的原创病例，这是其他书籍难以比拟的特色。我有幸与里库奇博士共事多年，亲眼见证了他高质量的临床和实验工作，以及为此付出的艰苦努力。

在这本英文修订版著作中，里库奇博士邀请来自巴西的小约瑟·斯奎拉博士作为共同作者，扩展了本书的核心内容，并提高了总体质量。这尤其体现在本书微生物学内容中。显著深化了牙髓感染的相关主题。

本书将意大利版著作中的20个章节缩减为10个，删除或压缩了一些与牙科修复学和牙外伤相关的章节，增加了根尖周疾病相关的内容。作为一本图谱，本书保留了意大利版著作中绝大部分珍贵插图。

在本书的第1章中，作者在光镜水平对牙本质/牙髓复合体和根尖周组织作了精彩而深入的综述，这可作为牙髓病学专业最佳的教学素材，也可以为不同临床水平的执业医生提供最新的资料。该章节为后续章节提供所需的背景信息，并且展示了龋病及治疗措施对牙髓组织的影响，这种对牙髓生理学和病理学的深入综述令人耳目一新。在这一章节中作者证实，刺激总会引起反应这一基本原则对于牙齿组织也是适用的。当代的牙髓专科医生们经常忘记他们主要关注的应该是牙髓组织及其保存方法。

活髓治疗相关章节中包含对活髓治疗的详细介绍：从深龋的治疗到牙髓摘除术。这些内容体现了作者遵循的治疗原则，并且有大量精美的临床照片作为支撑。

意大利版著作中"根尖周病变"相关的章节经扩展后被分为两章：其中一章是关于根尖周病变，另一章与根管感染相关。这种扩展很有价值，增加了主要的牙髓疾病即根尖周病变的相关信息。这些章节中还增加了微生物学的相关内容，这是斯奎拉博士的宝贵贡献。作者使用大量的X线片和显微照片向读者们清晰易懂地展示了根尖周疾病。读者们能够欣赏到里库奇医生大量的临床病例及其相关的临床和显微图片。

第6章和第7章是关于死髓牙和/或根尖周病患牙的临床治疗以及治疗预期的组织反应。这两个章节可以让医生们加深对于牙髓治疗的理解，特别是牙髓感染控制的复杂性。

本书用整整一章的篇幅来探讨侧支根管的影

响。侧支根管的重要性在牙髓病学领域存在争议。本书对这一充满争议的主题进行了全面的分析。

根管治疗的结果这一主题对于医生们非常重要。里库奇博士对该主题进行了深入研究，对根管治疗失败的原因作了精彩的报告和分析。

牙髓–牙周并发症这一经典主题，以充足的参考资料为本书画上了完美的句号。

我个人认为，所有对牙髓病学兴趣盎然的读者都会从本书中受益匪浅。这本书架起了一座桥梁，让掌握牙髓病学教科书中基础知识的读者们，能够深入理解牙髓的生物学。具备任何临床水平的牙髓病学读者都会在本书中找到极其有趣、极为重要的"珍馐"。

拉兹·斯潘伯格，牙科学博士，理学博士
荣誉教授
美国康涅狄格大学健康中心

前言 Preface

这本基于坚实生物学基础的著作，既是一本牙髓病临床诊疗图谱，又是一本教科书。本书中所有的临床、影像学和组织学资料均来自第一作者（多米尼科·里库奇）庞大、有序、详尽的资料收藏，并且绝大部分病例的诊疗和组织学处理均由他独自完成。所有这些精心准备的资料均经过编辑和评议以出版成书，无私地为读者们提供了牙髓疾病及其临床治疗效果的微观视角，目前世界上尚无同种类型的著作。第一作者没有采用其收藏之外的其他资料，因此本书中的所有信息都具有一致的规格。此外，在临床微生物学和病理学方面具有丰富经验的斯奎拉教授也参与其中，他既是一位科研人员，也曾是临床医生，他的洞察力和学识有助于理解和解释本书各种病例中观察到的绝大部分现象。

这些生物学现象是牙髓病日常临床诊疗的基础。进一步研究这些现象的不懈渴望，是我们出版这部著作的动力。多年以来，为了理解口腔组织的病理学状态及其对于治疗的反应，第一作者积累了大量的临床和组织学/组织细菌学资料。目前还没有一本教科书从显微水平描述牙齿组织病变及其对于治疗的反应，这激励我们耗费巨大的精力来撰写这部野心之作。

很多教科书中都巨细无遗地描述了牙髓病诊疗中的技术操作、材料和器械，但是只用很少篇幅描述口腔组织的病理生物学，并且没有提及容易被疏忽的口腔组织对于治疗的反应。这些主题的呈现方式常给读者们带来一种印象：这些是与临床不相关的主题。

当意识到很多教科书中存在的这些缺陷后，我们在撰写这部著作时将牙髓治疗的生物学基础牢记在心，并且努力消除临床实践与生物学之间的鸿沟。实际上，这一鸿沟不应存在，因为无论是在患者每次就诊期间，还是当医生为患者提供治疗时，生物学都无处不在。这本书向读者们介绍了牙髓生物学，因此读者能够看到患者身上已发生的情况，理解正在发生的过程，并能预见将要发生的状况。本书中不仅会介绍并描述牙齿和牙周组织常态、病态的多个方面，也会揭示组织对于治疗的反应。

本书中的所有图片都与人体组织有关。所有的人体组织均严格按照伦理学指南获取，完全遵循患者的身体、健康及意愿。所有材料均来自人类个体，这使得本书中提供的信息更坚实可靠。

我们在本书中使用的研究方法，即在光镜下对组织切片进行研究，必然存在一定的缺陷。仅仅在细胞水平上研究生物学现象，尽管可以有力地解释组织的正常和病理状态，但是仍然较为片面。如今，研究人员可以使用透射电镜研究细胞和组织的超微结构，也可在生化水平研究细胞和组织，分子水平的研究也已经取得了显著进展，但是我们没有尝试使用以上研究方法，因为本书旨在探讨临床而非基础研究。我们认为在组织结构水平上研究人类口腔组织，可以提供一些便于解释的组织学图片，让那些仅从事临床工作的医生们更容易理解组织中存在的反应。这些图片所提供的信息，是临床检查、诊断和治疗的基础。

本书适用于牙髓病学、病理学和微生物学领域的本科生、研究生、专家、教授和研究人员。日常诊疗"龋病"及其牙髓和根尖周并发症的全科牙医也将受益于本书中所提供的信息。

在本书中，我们故意省略了对于临床操作以及所使用的商品化材料的描述。我们认为不需要列举橡皮障隔离术、X线投照的正确方法以及开髓的操作步骤等。读者们可以在很多已有的教科书中学习这些基础知识。我们同样没有对根管预备和充填技术进行详细描述，而是对牙髓治疗的解剖学、生物学和微生物学基础进行更广泛全面的讨论。我们深入探讨了根管预备和充填的根尖止点、侧支根管的处理、一次或多次根管治疗等"争议性"话题。

我们努力地避免涉及任何商业化的产品，并对此引以为豪。本书中没有提到任何一种市售材料或设备的品牌。我们一致认为，不受任何利益驱动的科学著作更为可信，这是毋庸置疑的。我们希望读者能够理解这一观点。

我们认为，只要医生们做出恰当诊断，并且充分理解所处理组织的解剖学、生理学、病理学及生物反应知识，所有的现代治疗技术都可能有效。

我们衷心希望读者们能够喜爱这部著作，正如我们享受创作过程一样。本书中提供的信息有助于读者们完善牙髓病诊疗的理论与实践，惠及日常处理的患者。

我们由衷感激以不同方式支持我们的事业和倡议，直接或间接地促成这部著作出版的人们。他们是Simona Loghin, Isabela Rôças, Kaare Langeland（已故），Thomas Pitt Ford（已故），Elizeu A, Pascon, Gunnar Bergenholtz, Louis M. Lin, Larz Spångberg，以及伊斯塔西欧德萨大学牙髓病学研究生项目部的教师和学生们。我们非常感谢精萃出版社的制作团队，尤其是Johannes Wolters 和 Vicki Williams，经过我们的共同努力，这本书得以顺利出版。

多米尼科·里库奇

小约瑟·斯奎拉

作者简介 Author biographies

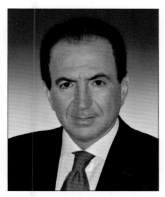

多米尼科·里库奇
Domenico Ricucci

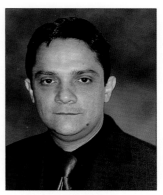

小约瑟·斯奎拉
José F. Siqueira Jr

多米尼科·里库奇博士于1982年在罗马大学获得全科医学学位，并于1985年在罗马大学获得牙科学博士学位。此后，他开始在私人牙科执业，并热衷牙髓病诊疗。除私人执业外，他于2002—2003年担任意大利卡坦扎罗大学龋病学教授。并于1999—2005年担任欧洲牙髓病学会研究委员会委员。里库奇博士的主要研究兴趣为牙髓和根尖周组织对龋病及治疗措施的反应。他从1998年开始运作自己的组织学实验室，掌握了光镜硬组织切片制备的重要技术。里库奇博士已发表72篇论文，主编著作1部，参编著作7部。他在全世界开展牙髓病学讲座。

斯奎拉博士目前担任伊斯塔西欧德萨大学牙髓病学主席和牙髓病学研究生项目主任。他还担任分子微生物学实验室的联席主管。1989年，斯奎拉在里约热内卢伽马·菲里奥大学获得牙科学博士学位，于1992年在里约热内卢联邦大学获得牙髓专科认证。1996年，他在里约热内卢联邦大学获得微生物学与免疫学硕士学位，并于1998年获得微生物学与免疫学博士学位。他已经编写了除本书外的7本著作和牙髓病学教科书的多个章节，发表了超过300篇牙髓病学、微生物学和感染控制领域的同行评议论文。斯奎拉博士目前担任多本杂志的审稿人。他的主要研究方向为牙髓微生物学与感染控制。他在全世界开展牙髓病学讲座。

译者名单Translator List

主　译：刘　贺　汪　林
副主译：郝　晶　吴锦涛　卢　静
　　　　申　婷　陆　乐　王宗安

译者（以姓氏笔画排序）：

王宗安　　南京市溧水区人民医院
仇　珺　　空军军医大学第三附属医院
申　婷　　中南大学湘雅口腔医院
卢　静　　福建医科大学附属口腔医院
孙　一　　哈尔滨医科大学附属第四医院
刘　贺　　济宁医学院附属医院
刘　颖　　天津医科大学口腔医院
陆　乐　　苏州口腔医院
汪　林　　解放军总医院
吴锦涛　　南京医科大学附属口腔医院
陈　飞　　解放军总医院
罗　强　　解放军总医院
赵　申　　北海道大学病院
郝　晶　　杭州口腔医院
郭　嘉　　郑州大学第一附属医院
崔平平　　山东大学口腔医院

目录Contents

第7章   根管治疗后根尖周组织的愈合过程   239

第8章   侧支根管   293

Chapter 1

第 1 章　牙髓牙本质复合体与根尖周组织

Dentin-pulp complex and periradicular tissues

正常牙髓

牙髓是一种疏松结缔组织，主要由细胞、血管、神经、纤维及细胞间质组成。众多学者研究了正常牙髓的组织学特征，提出了不甚相同的观点。通常我们说的正常牙髓，即使在年轻恒牙和发育完全的成年恒牙中都非常罕见。因此在治疗各类牙髓疾病前，有必要明确牙髓的"正常状态"这一概念。Dorland[1]"依据常见、已确定的类型"来定义"正常状态"，这意味着机体组织在"正常状态"下随着年龄的增长会表现出不同特征。在组织器官中除了增龄性带来的生理变化外，不应当出现任何病理性的组织细胞改变。

在最为常见的牙本质牙髓复合体HE染色切片中（图1-1和图1-3）包含这样一些特征：牙本质染色较深，前期牙本质位于矿化牙本质和成牙本质细胞

层之间，是一层10~40μm宽的未矿化牙本质，大部分表现为伊红染色，有时未被染色。前期牙本质中可见小球形的深染团块表明有钙盐沉积（图1-2和图1-3）。随着时间推移，这些球状团块逐渐增加，最终融合成单一的钙化团块[2]。如果与牙本质小管走行方向平行制备切片，组织切片上牙本质小管可以不间断地从牙本质走行至前期牙本质，而前期牙本质与成牙本质细胞层之间则有一个清晰的界线，即*牙髓—牙本质膜*。

健康牙髓中可以很明显看到这一清晰界线。*成牙本质细胞层*位于牙髓最外层，与前期牙本质相衬。成牙本质细胞层的内侧是*无细胞层*，称为*Weil层*（图1-2），这一层在年轻恒牙中较为少见[3]。牙髓血管及其分支可伸入到Weil层，甚至可以进入成牙本质细胞层并形成回路。Weil层富含神经纤维网（Rashkow神经丛）和成纤维细胞突。紧邻无细

1

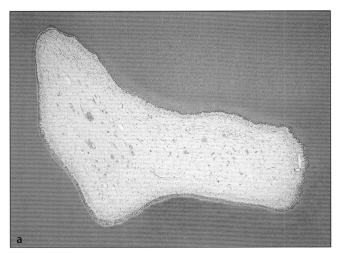
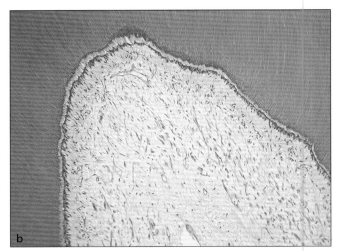

图 1-1 （a）健康下颌第三磨牙的髓腔。（b）近中髓角的细节图（HE染色，放大25倍和100倍）。

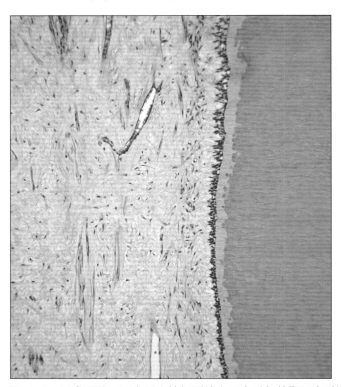
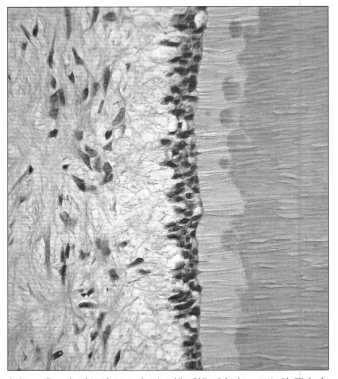

图 1-2 正常牙髓。牙本质小管规则地在牙本质与前期牙本质间走行。成牙本质细胞呈立方形，排列规则有序。无细胞层和富细胞层界线清晰（HE染色，放大100倍和400倍）。

胞层的内侧是一个细胞高度密集区，称为*多细胞层*（图1-2）。再向内的大部分区域称为*中央牙髓或髓核*，其中包含大量的血管、神经、纤维以及成纤维细胞和其他种类的细胞。需要指出，年轻人牙髓中细胞的数量超过纤维的数量，而在老年人恰恰相反。

在正常牙髓的血管中，偶尔可以见到个别的炎症细胞。这并非意味着牙髓发生了病理改变，因为白细胞通常都存在于血液循环中。相反，炎症细胞若聚集在血管以外区域，则表明牙髓发生了炎症。

牙髓的细胞外基质主要是由成纤维细胞产生的胶原蛋白和非胶原蛋白构成。其中绝大部分胶原蛋白为Ⅰ型和Ⅲ型胶原，非胶原蛋白包括层粘连蛋白、纤连蛋白、腱生蛋白和蛋白多糖。牙髓这一多细胞特性使牙髓中的细胞占组织净重的10%～15%[4]。

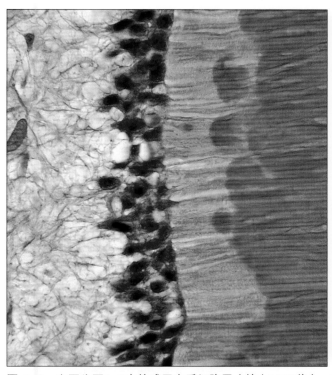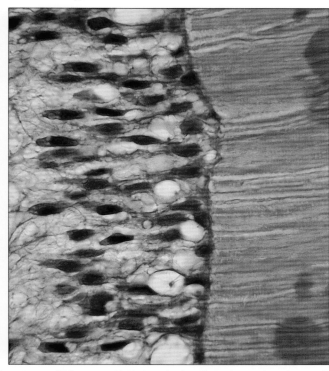

图 1-3　左图为图1-2中的成牙本质细胞层（放大1000倍），右图为同一样本不同区域的成牙本质细胞层，可见成牙本质细胞的形态不同。左边成牙本质细胞呈立方形，细胞质较少，右边细胞呈细长形，含有大量细胞质和液泡。成牙本质细胞的两种不同表现是因为切面不同。左图的切面略微倾斜于牙本质小管的走向，右图的切面与牙本质小管的走向完全平行。因此，在进行组织学评估时要考虑到这一因素对细胞形态的影响。两张图中都可以看到成牙本质细胞层中存在一些空隙，这是在切片制作过程中发生的收缩伪影（HE染色，放大1000倍）。

细胞成分

成牙本质细胞

　　牙髓组织的所有细胞中，只有成牙本质细胞具有与其定位密切相关的特殊功能。由于成牙本质细胞具有高度特异性，它和神经细胞一样被认为是终末分化细胞，一旦生成便不再进行有丝分裂，因此它会和牙齿一样伴随终生[2]。

　　成牙本质细胞沿着前期牙本质排列。在冠部呈"高柱状"（图1-1～图1-3），在牙根中上部呈"矮柱状"或"立方形"（图1-4a），在根尖部呈"扁平状"或"梭形"（图1-4b）[2, 3]。发育成熟的成牙本质细胞的细胞核偏向一侧，位于细胞远端[5]。

　　在健康牙齿的组织切片上，通常可以观察到成牙本质细胞之间存在空隙（图1-2，图1-3和图1-5）。这些空隙并不是牙髓的病理表征，而有可能是组织切片制作过程中形成的伪影。可能的解释是，使用不同的组织学制剂会导致细胞间发生膨胀或收缩。类似的空隙或空泡也会在成牙本质细胞的细胞质中观察到，它们可出现在细胞顶端也可出现在末端，而细胞核中则没有。目前尚无证据表明细胞质中出现这些空泡属于病理变化。考虑到这样的结构在正常牙髓和炎症牙髓中都可以观察到，所以将它们解释为一种组织切片伪影较为合理[6]。

　　在牙本质发育期间，成牙本质细胞逐渐向牙髓内部移动，而将它们的细胞突留在牙本质内最终形成牙本质小管。成牙本质细胞突也称为*Tomes纤维*，位于牙本质小管内。对于成牙本质细胞突位于牙本质小管内的深度存在很大争议，有些学者认为它只伸入到牙本质小管的1/3～1/2[7-9]，而有些学者认为它贯穿牙本质小管全长[10]。

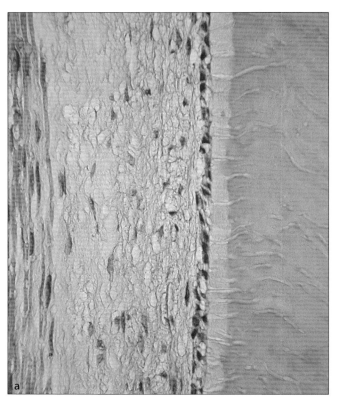
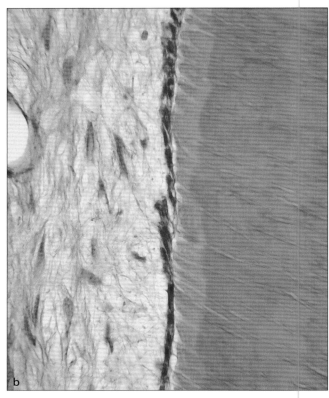

图1-4　（a）根管中段的成牙本质细胞呈"矮柱状"。（b）根尖1/3处的成牙本质细胞呈"纺锤状"（HE染色，放大400倍）。

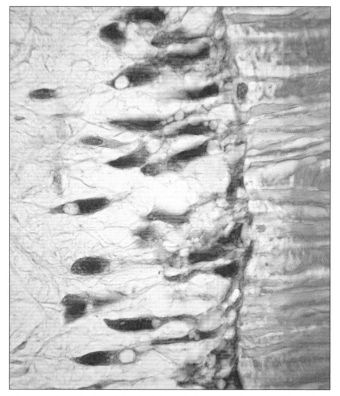
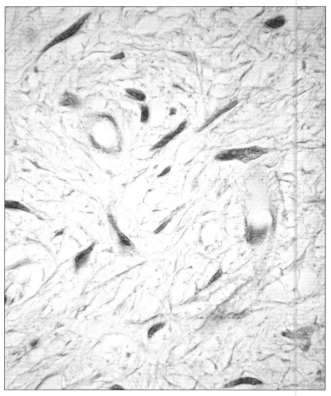

图1-5　成牙本质细胞细胞质中的液泡。在朝向牙本质的一端和朝向牙髓的一端均可看到（Masson三色染色，放大1000倍）。

图1-6　位于牙髓中央的成纤维细胞（Masson三色染色，放大1000倍）。

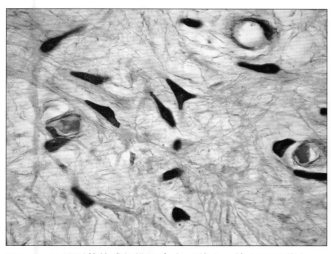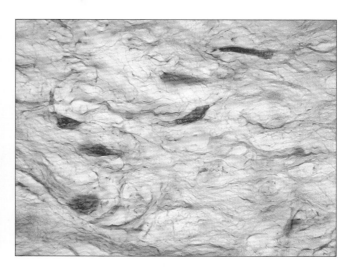

图1-7　不同形状的成纤维细胞（HE染色，放大1000倍）。

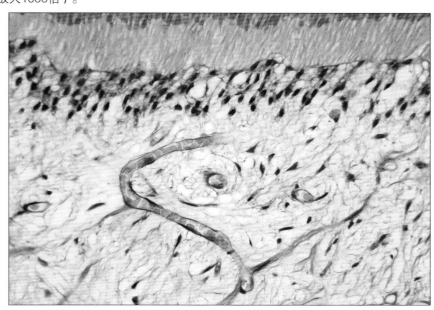

图1-8　成牙本质细胞层下方的小血管（HE染色，放大400倍）。

成纤维细胞

　　成纤维细胞是牙髓组织内数量最多的细胞，其作用是形成并维持牙髓的细胞外基质。成纤维细胞的不同形态反映了它们所处的功能状态。年轻牙髓的成纤维细胞需要积极合成基质，因此它们庞大的细胞质内含有大量细胞器，这些细胞器具有合成和分泌功能。随着年龄增加，合成分泌的需求递减，成纤维细胞变得扁平、梭形，细胞核也变得细长。有时伴随着成纤维细胞大量扩增，它们会呈现为星形（图1-6~图1-8）。由于成纤维细胞与未分化间充质细胞的形态相似，在光学显微镜下很难对它们

进行区分。

其他细胞成分

　　除了成牙本质细胞和成纤维细胞外，牙髓中还包含其他类型的细胞，它们也具有重要意义，其中一些是在炎症反应中的特异性细胞，它们多数集中在血管周边。在靠近血管内皮细胞的区域可以观察到细长形的间充质细胞，称为周细胞（图1-9~图1-11）。血管壁周边还常见定居的巨噬细胞（也称为组织细胞）。这些细胞就好像哨兵，与树突状细胞一起参与免疫监视和抗原呈递[11, 12]。

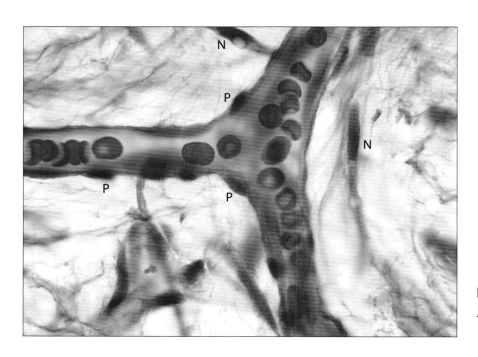

图1-9　血管分叉的区域。可见大量的周细胞（P）和有髓鞘神经纤维（N）（HE染色，放大1000倍）。

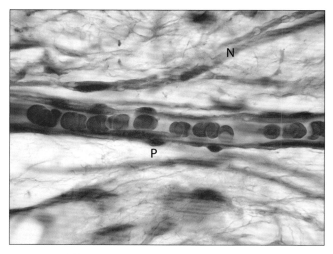

图1-10　血管的纵切面，含有大量红细胞。血管壁下缘可见周细胞（P）。血管附近可见有髓鞘神经纤维（N）（HE染色，放大1000倍）。

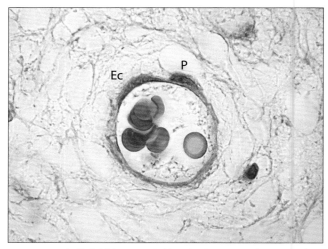

图1-11　血管的横切面。血管壁仅由一个血管内皮细胞组成。可见血管内皮细胞（Ec）和周细胞（P）（Masson三色染色，放大1000倍）。

微循环

牙髓是一个富含血管的器官。小动脉、小静脉和淋巴管都会通过根尖孔、根尖分歧和侧支根管进出牙髓组织。直径约为150 μm的小动脉与感觉神经和交感神经自根尖孔进入牙髓内部。小静脉多位于牙髓中央，直径通常小于200 μm[13]，与小动脉、神经束一起伴行。

一旦小动脉进入到牙髓，动脉的管腔直径增加，管壁厚度减小，并从牙髓的中心位置发出很多小的侧支，小侧支延伸到成牙本质细胞下方又分成更为细小的分支，以毛细血管的形式终止。牙髓微循环还表现为动-静脉吻合、静脉-静脉吻合及动脉间的U形环路，这些结构都会参与血液循环的调节[14, 15]。牙髓中多数血管的管腔宽大而管壁较薄，仅有一层或几层内皮细胞。在组织切片中，切割到

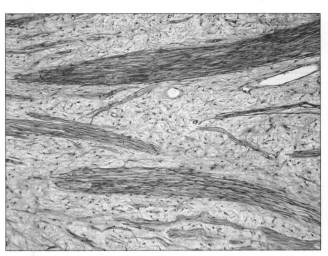

图1-12　根尖1/3牙髓的神经束（HE染色，放大100倍）。

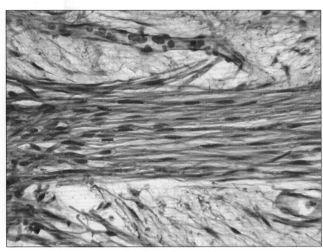

图 1-13　高倍镜下的牙髓神经束，邻近有血管伴行（HE染色，放大400倍）。

不同的层面便可观察到血管的横截面、纵剖面、斜切面以及各个角度（图1-2和图1-8～图1-11）。

血管的体积大约占冠部牙髓整体的14%[16]。想象不到的是，牙髓每单位面积的血流量在口腔组织中是最高的[13]。牙髓的血流量为40～50 mL/min/100g[13]。但是牙髓组织与体内大多数血管化的组织不同，其缺乏真正的侧支循环，更容易在严重炎症期受到损害。

神经分布

牙髓由感觉神经和自主神经（交感神经）支配。在根尖横断面的组织切片中，神经纤维从一个或多个根尖孔穿入，通常与血管伴行（图1-10）。实际上1颗牙齿中含有1000～2000条神经纤维，其中80%为无髓鞘纤维（C纤维和交感神经），20%为有髓鞘纤维（A纤维）（图1-12～图1-14）[17]。牙髓神经随着血管到达冠部并不断发出分支。在成牙本质细胞层下方的无细胞层，神经纤维形成一个丰富的终端网络，称为Rashkow神经丛。

牙髓的感觉由三叉神经的感觉神经纤维支配，

分别是：A-beta（A-β）纤维、A-delta（A-δ）纤维、C纤维。A-β纤维是传导速度非常快的有髓鞘神经纤维。它们仅构成有髓鞘神经纤维的一小部分（1%～5%），在牙髓中的作用尚不明确，有可能是感受痛觉。A-δ也是有髓鞘神经纤维，传导速度快，兴奋阈值低[18, 19]。A-δ神经纤维介导牙本质敏感，表现为尖锐、短暂的疼痛。当神经纤维离开Rashkow神经丛后，便失去了Schwann细胞的包裹，发出游离神经末梢，止于成牙本质细胞层、前期牙本质层以及牙本质的内层。C纤维为无髓鞘神经纤维，传导速度慢，兴奋阈值高[18, 19]。C纤维受到刺激后的表现为难以忍受的钝痛、隐痛，有时表现为放射痛，此为典型的不可复性牙髓炎症状。牙髓中也可观察到颈上神经节发出的交感神经纤维。交感神经纤维和感觉神经纤维都能调节释放血管活性物质，影响牙髓血管的微循环[20]。

神经纤维髓鞘较厚，Schwann细胞体积较大，因此在根髓中央区域的HE染色切片中，很容易观察到有髓鞘神经纤维。纵向切割神经纤维时，可以区分出轴突以及周围的髓鞘。神经纤维上间隔一定距离的、无髓鞘的缩窄部，称为Ranvier结（图1-14）。

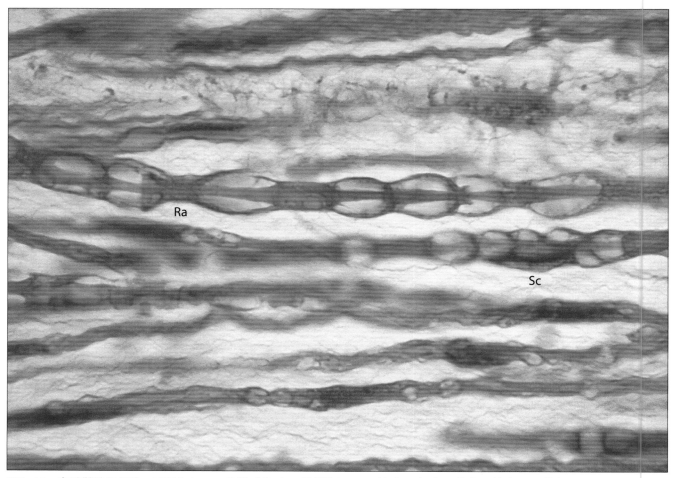

图1-14　有髓鞘神经纤维。可见Schwann细胞（Sc）、髓鞘和Ranvier结（Ra）（HE染色，放大1000倍）。

钙化

正常牙髓中也经常会出现钙化团块、髓石和其他形式的钙化。然而，一些学者强烈反对把钙化视为牙髓的正常特征[21]，另外一些学者则将其归类为退化[22]。实际上钙化并不是病理或退化现象，并且在正常牙髓中有非常高的发生率，这说明它属于正常现象，所以放在本章中讨论。需要重点指出，如果牙髓仅仅出现了钙化，而没有牙髓炎或根尖周炎相关体征或症状时，无须做任何治疗。

牙髓中可出现单个或多个钙化团块。钙化团块可位于冠髓和/或根髓，有时还会出现在根管口（图1-15）。依据不同的内部结构，分为"真性"髓石和"假性"髓石。真性髓石由牙本质构成，由成牙本质细胞产生，而"假性髓石"即俗称的"髓石"（这是牙髓中最常见的钙化形式），是由向心性排列的钙化组织层构成，没有牙本质样结构。

这些层状矿化组织围绕着残余的坏死和钙化细胞形成。血管中的钙化血栓也可能会形成髓石。此外，纤维束周围也会出现矿化沉积。很多牙齿中都会出现牙髓钙化，甚至一个人的每一颗牙齿都可能会出现，这表明牙髓钙化可能由基因决定。

根据真性髓石与牙本质壁的位置关系，可分为嵌入型、附着型和游离型[23]。嵌入型髓石在牙髓中形成，但是随着生理性牙本质的持续形成，最终被封闭于牙本质中[24]。与嵌入型髓石不同，附着型髓石仅简单地附着在根管壁上；两者的区别相对主观，但是嵌入型髓石不会完全封闭于牙本质中[23]。

需要指出的是，钙化物的形成会使牙髓组织的细胞数量减少，有可能会影响牙髓的再生能力。同时，髓石还会妨碍根管机械预备（图1-15），尤其是位于根管口或者根管弯曲处的髓石。

正常根尖周组织

根尖周组织由牙骨质、牙周膜和牙槽骨组成。根尖周组织多指包绕根尖的区域，故也称"根尖组织"（图1-16和图1-17）。根尖区都会有一个粗大的主根尖孔或是多个细小的根尖孔。血管和神经通过这些根尖孔进入到牙髓。根尖外的牙槽骨内有一些空隙，可供神经血管束穿过（图1-18）。

从组织学角度看，根尖周组织对牙髓发生的变化反应迅速（详见第4章）。根尖部的牙髓结缔组织与牙周膜结缔组织在组织学和形态学上没有明显界线，这两种组织在切片上几乎是完全一样[3, 25]。

牙周膜

正常牙周膜的宽度为150～380 μm，最薄处通常位于根中1/3段[2]。牙周膜是结缔组织，其主要功

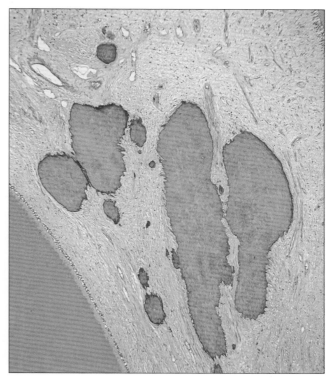

图1-15　健康下颌磨牙的远中根管口处可见"游离"的髓石（HE染色，放大100倍）。

能是让牙齿稳固在牙槽窝内，并抵抗咀嚼产生的巨大压力。

和其他结缔组织一样，牙周膜也是由细胞、纤维和细胞外基质组成（图1-16～图1-23）。其主要成分是Ⅰ型胶原，除此之外还包括其他种类的胶

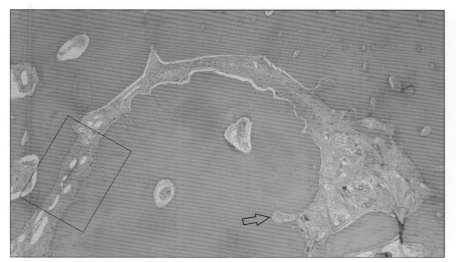

图1-16　上颌第一前磨牙颊侧根尖的牙周膜和牙槽骨。可见一个主根尖孔（箭头所指）和两个根尖分歧（HE染色，放大25倍）。

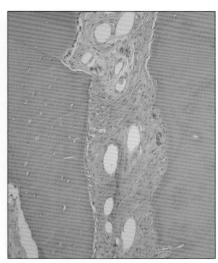

图1-17　图1-16中的矩形区域。牙周膜内富含血管和结缔组织（HE染色，放大100倍）。

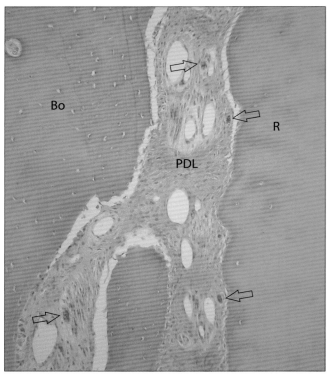

图1–18 牙槽骨的腔隙为神经血管束提供通道。箭头所指的嗜碱性区域为聚集的上皮细胞剩余（骨组织（Bo）、牙周膜（PDL）、牙根（R））（HE染色，放大100倍）。

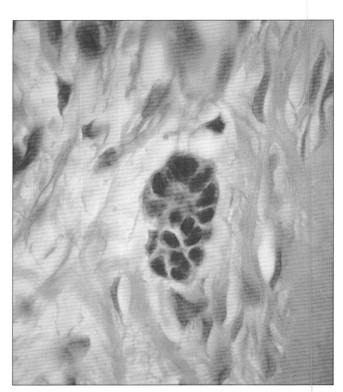

图1–19 图1–18中箭头所指的一块嗜碱性区域，可见Malassez上皮细胞聚合体（HE染色，放大1000倍）。

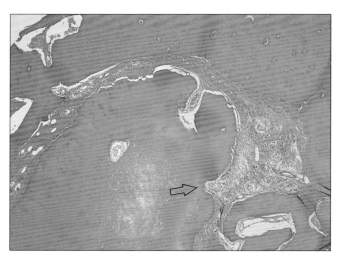

图1–20 距图1–16中切片一定距离的切片。可见根尖孔内的神经血管束。箭头所指为根尖侧方的第二个根尖孔（HE染色，放大25倍）。

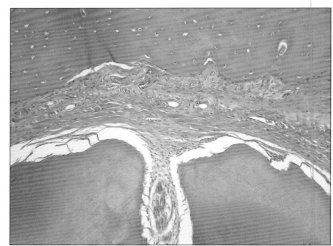

图1–21 图1–20根尖区的细节图。可见神经血管束进入根尖孔，周围的空隙为切片制作过程中产生的收缩（HE染色，放大100倍）。

原（比如Ⅲ型和Ⅻ型胶原）和非胶原蛋白（比如碱性磷酸酶、蛋白多糖、纤维调节素、腱生蛋白、纤连蛋白）。牙周膜中的胶原纤维排列清晰有序。它们发自牙骨质，止于牙槽骨，但并非所有纤维都连接着两端。总的来说，这些纤维分布在一个错综复杂的分支网络中[5]。

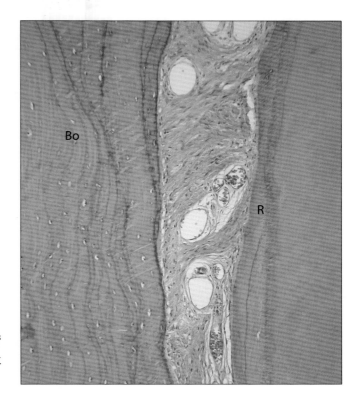

图1-22　上颌中切牙及牙槽骨的纵切面，可见纤维束和血管混杂在一起（骨组织（Bo），牙根（R））（HE染色，放大100倍）。

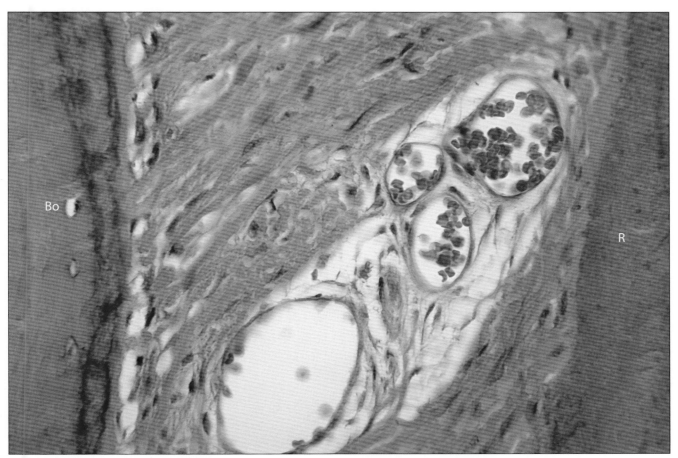

图1-23　图1-22放大后的细节图（骨组织（Bo）和牙根（R））（HE染色，放大1000倍）。

牙周膜的细胞包括成骨细胞、破骨细胞（与骨组织相关）、成纤维细胞、Malassez上皮剩余、巨噬细胞、肥大细胞、未分化间充质细胞和成牙骨质细胞（与牙骨质相关）。牙周膜中成纤维细胞占主导，位于纤维周围的成纤维细胞呈长条状，位于组织间质时，则呈不规则形或星形。巨噬细胞和肥大细胞的数量在炎症期会明显增加。破骨细胞在骨组织代谢中发挥着重要作用。其他的分解类细胞，一般称为破牙本质细胞[26]，当正畸牵引或根管发生感染时可引发牙根吸收。这些细胞也参与乳牙的替换。

牙周膜的结构和组织形态学特征如图1-22所示。根尖组织为长轴的纵向切片显示，大量纤维自根尖牙骨质斜行发出，止于牙槽骨，与血管相互交叉。牙周膜中含有丰富的血管（图1-23）。血管的比重占到了整个牙周膜组织的20%，而机体的其他大部分组织中，这个比例只有3%~4%。

牙周膜也含有感觉神经和自主神经。感觉神经受体为疼痛感受器（感知痛觉）和机械感受器（感知机械刺激）。机械感受器的神经末梢多属于Ruffini样神经末梢，常存在于根尖的牙周膜。

根尖周中的上皮剩余值得特别关注，它们来自上皮根鞘（或Hertwig根鞘）的细胞剩余。在组织切片上，上皮剩余是接近根面牙骨质的细胞聚合体，HE染色使其细胞核深染，很容易区分（图1-18和图1-19）。它们被称作*Malassez上皮剩余*，存在于牙周膜中，与牙齿终生相伴。这些细胞没有明确的功能。有观点认为它们可以阻止骨组织长入牙根，防止根骨粘连[27]。以猫为研究对象的一项免疫生化研究发现，Malassez上皮细胞含有神经肽，是一种分泌细胞[28]。可以明确的是，根管感染导致根尖周炎症反应的过程中，释放出的生长因子会刺激Malassez上皮细胞增殖分化，从而形成囊肿（详见第4章）。

牙骨质

牙骨质是牙根表面的一层坚硬的结缔组织，其主要功能是为牙周膜纤维提供附着面。与骨组织不同的是，牙骨质没有自己的血供，因而抵抗吸收的能力较强。根据其细胞类型，牙骨质分为*有细胞牙骨质*和*无细胞牙骨质*。有细胞牙骨质常存在于根尖1/3（图1-24），而无细胞牙骨质常位于根分叉区域。然而，这两类牙骨质的分布是经常变化的，它们可以同时出现在同一牙根并随机分布。牙骨质的宽度从冠方至根方逐渐增加，在釉牙骨质界处为20~50 μm，根尖部平均宽度为150~200 μm，并且随着年龄增加，牙骨质也会缓慢形成以弥补牙齿冠方的磨损[2]。牙骨质表面覆盖着前期牙骨质，是一层厚度为3~5 μm的未矿化牙骨质，将牙骨质与牙周膜分隔。

牙骨质大约50%为无机物，50%为有机物。有机物成分多为I型胶原，占牙骨质有机物的90%。在牙骨质基质内还存在其他胶原，尤其是Ⅲ型、Ⅻ型胶原和非胶原类蛋白。

与牙骨质相关的细胞是成牙骨质细胞和牙骨质细胞。成牙骨质细胞生成牙骨质，它们分布在牙根表面，位于牙周膜纤维之间。在人的一生中，牙骨质沉积的活跃期和静止期会交替出现，处于活跃期时，成牙骨质细胞体积较大。当成牙骨质细胞形成无细胞牙骨质时，它们逐渐消退，遗留牙骨质基质。当形成有细胞牙骨质时，它们会进入到牙骨质基质的陷窝内，停止功能性活动，转变为牙骨质细胞。牙骨质细胞发出大量细胞突，分布在矿化牙骨质基质中形成小管。因为牙骨质内没有血管，牙周膜内的养分可通过小管扩散至牙骨质细胞，这就是为什么牙骨质细胞的细胞突都朝向牙周膜。随着牙骨质不断沉积，牙骨质细胞与牙周膜被分隔开来，一旦无法获得养分，牙骨质细胞就会开始退化，在牙骨质内留下空腔（图1-24）。

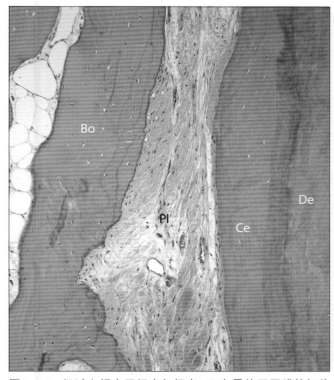
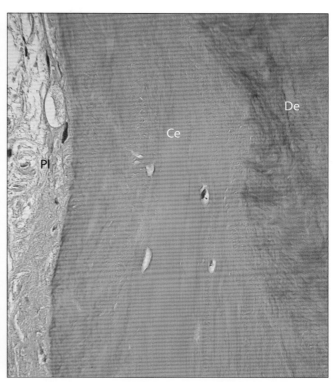

图1-24　经过上颌尖牙根中与根尖1//3交界处牙周膜的切片。可见牙本质（De）、牙骨质（Ce）、牙周膜（Pl）和骨组织（Bo）。牙骨质内的陷窝，一些陷窝是空的，一些含有牙骨质细胞（HE染色，放大100倍和400倍）。

当病变不存在时，牙骨质表面的成牙骨质细胞处于静止期。牙骨质不会像骨组织那样发生骨改建，破牙骨质细胞（通常和破牙本质细胞类似，会破坏牙本质）只会在某些病理状态下（尤其是炎症）和正畸力量过度时出现。

由于牙骨质反复沉积，在切片中可以清楚地观察到一条静止线。随着年龄增加，根尖周围会出现牙骨质沉积。根管治疗后，根尖孔周围常出现牙骨质沉积。这部分牙骨质多为有细胞牙骨质，它们可进入根尖孔内，使其孔径明显缩小。有些学者将这种现象称之为根尖孔"生物性闭合"，属于机体的修复反应。然而牙骨质很少能够完全封闭根尖孔（详见第7章）。

正常骨组织

组织学教科书对骨组织有诸多描述，读者们可以阅读相关书籍加深理解。从本质上讲，下颌骨与人类其他骨骼的结构和组织特点并没有什么不同。骨组织是一种特殊的结缔组织，其基本特征是细胞外基质矿化。它不是一种稳定的组织，在机体的生命周期中不断更新和重建。骨组织持续重建的根本作用是调节血液中钙离子浓度。

骨组织由细胞、有机质（约占30%重量）和无机质（70%）构成。有机质的主要成分是胶原纤维（Ⅰ型胶原占比超过95%，其余是Ⅲ型、Ⅴ型和Ⅻ型胶原）。其他的一小部分是生长因子、蛋白多糖、糖蛋白和非胶原蛋白。无机质成分为羟基磷灰石。

宏观下，骨组织分为两类：松质骨（多孔、海绵状）和密质骨。松质骨是由薄层密质骨组成的网状结构，呈蜂窝状，其中无数的小腔内容纳着骨髓。密质骨像是均匀的固体团块。这两类骨几乎同时存在于所有骨骼中，但是它们的分布可能不同。

骨表面覆盖着一层致密的、纤维化并高度血管化的*骨膜*。密质骨的内表面和松质骨的整个表面都覆盖着一层纤维膜（只有一层骨细胞）——*骨内*

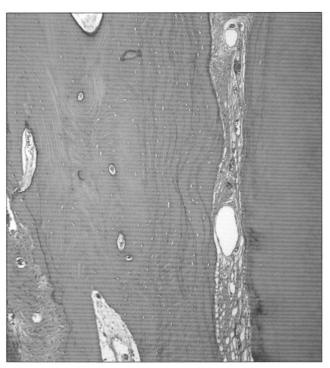

图1-25 该切片中从左到右依次是：松质骨、牙槽骨、牙周膜、上颌中切牙的牙根。可见明显的层状结构（HE染色，放大50倍）。

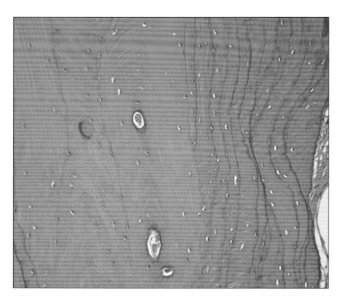

图1-26 不同方向排列的骨板。同心圆状排列的骨板组成典型的Haversian系统或骨单位；在两个不同的Haversian系统之间，骨板排列不规则，称为间骨板（图片左侧）；牙槽骨表面的骨板（图片右侧）明显平行排列，组成环骨板。牙槽骨的外侧面、骨膜下、牙槽骨的内侧面和骨内膜下可见同样的环骨板（HE染色，放大100倍）。

膜，它将骨与骨髓分开。骨膜与骨内膜都有着成骨的能力。

显微镜下，骨组织呈3~7μm厚、平行排列的板层结构（图1-25~图1-28），每一层骨板中都包含细胞和细胞间质。*骨细胞*位于凸透镜形状的钙化基质腔内，即*骨陷窝*（图1-27~图1-29）。骨陷窝通过骨小管相互连接（图1-29）。这些骨小管又与含有血管的Haversian管和Volkmann管连接。骨陷窝和骨小管共同形成了骨陷窝-骨小管系统，骨细胞得以和血液进行新陈代谢和气体交换。由于钙化基质的存在，如果没有这套系统，以上物质交换不可能发生。

除骨细胞外，骨组织中还有两类非常重要的细胞：*成骨细胞*和*破骨细胞*。成骨细胞可存在于生长（扩张）骨的表面、骨膜和骨内膜的成骨层。在骨合成的活跃阶段，成骨细胞排列成一层具有嗜碱性细胞质的巨大细胞（图1-30）。当成骨过程停止后，嗜碱性细胞质趋于减少，此时成骨细胞则转为骨细胞。

当处于吸收阶段时，松质骨表面可出现破骨细胞。它们是巨大的多核细胞，位于骨表面的凹陷内，即*Howship腔隙*，实际上这是破骨细胞导致骨吸收后的一种表现（图1-31）。

密质骨和松质骨均显示出相同的层状结构。不同之处在于，松质骨内，骨板排列形成不规则的层状网格和骨小梁，组成了迷宫般的连通空间，容纳骨髓。在密质骨中，骨板平行排列，形成致密且更规律的结构。在低倍显微镜下观察脱钙后的骨组织切片，可以看到由许多纵向或斜向的管路交叉而成一类骨结构，称作*Haversian管*，它们彼此相互吻合。另一类直径较小的管路，称作*Volkmann管*，其垂直或倾斜地穿过骨组织，将Haversian管连接，开口于骨表面的骨膜与骨内膜。血管和神经从骨膜和骨内膜进入到Volkmann管，再进入到Haversian管。这种血管交互系统最终与骨小管和骨陷窝形成

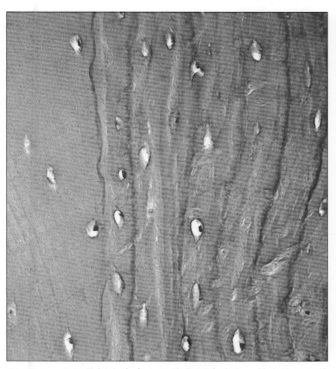

图1-27　平行骨板内含有大量的骨细胞陷窝。粘合线是深染的线条，将邻近的骨板分隔（HE染色，放大400倍）。

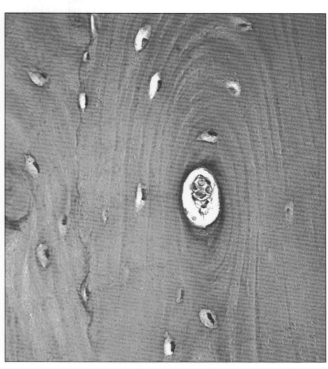

图1-28　横向切片可见图1-26中上方的Haversian系统。内含血管的Haversian管位于中央，周围是同心圆状排列的骨板。骨细胞陷窝位于骨板之间（HE染色，放大400倍）。

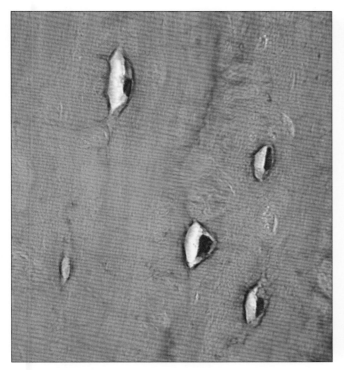

图1-29　骨细胞位于凸透镜状的骨陷窝内。骨陷窝通过骨小管系统彼此连接（HE染色，放大1000倍）。

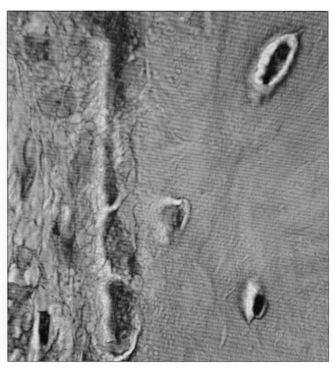

图1-30　处于生长期的骨表面。骨的边缘可见一层较大的成骨细胞。骨细胞位于新形成的骨陷窝中（HE染色，放大1000倍）。

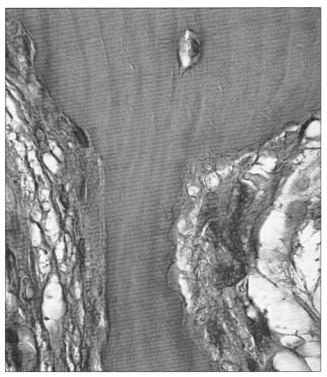

图1-31　处于吸收期的骨小梁，右侧可见破骨细胞（HE染色，放大1000倍）。

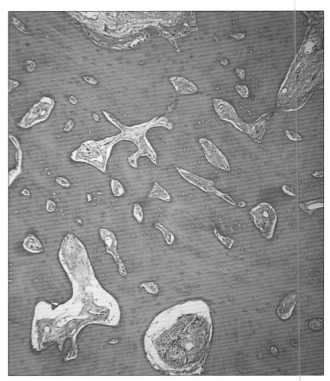

图1-32　颌骨中央的松质骨由很多大小不一的腔隙组成，腔隙内容纳骨髓（HE染色，放大100倍）。

的网络相连接。

在密质骨中，骨板平行排列，形成3种结构：

1. 大多数情况下，它们在Haversian管周围大致排列成圆柱状，称为*Haversian系统*或*骨单位*；因此，每一个骨单位都包含位于中央的Haversian管和一系列同心圆状排列的骨板（图1-28）。骨单位的外观可能会因切片的角度不同而有所不同。在横断面上像是围绕中心孔排列的一系列同心圆；在纵断面上可以看到一系列平行条带位于中央裂隙的两侧，与Haversian管的剖面相对应。

2. 在相邻的骨单位之间，存在由*间骨板*组成的角形间隔。这些骨板是骨单位的残余（图1-26）。

3. 紧邻密质骨的表面，位于骨膜下，骨板与表面平行排列，称为*环骨板*（图1-26）。

Volkmann管可以和Haversian管区别开来，除

了因为前者斜向或横向走行外，还由于它们周围没有同心排列的骨板。使用显微镜观察骨组织横断面切片，可发现相邻板层系统被深染的折射层分隔，称为*粘合线*，即骨单位的边界。

牙槽骨

颌骨中容纳牙齿及其牙槽窝的骨组织称为牙槽突。牙槽突由外侧(颊侧、舌侧和腭侧)的皮质骨板、中央海绵体(松质骨组成的骨腔)和牙槽窝内壁（固有牙槽骨）组成（图1-25～图1-27）。皮质骨板和固有牙槽骨通常在釉牙骨质界下1.5～2mm处的牙槽嵴处相连接。*固有牙槽骨*位于牙槽窝内壁（也称为*束状骨*），可让牙周膜纤维附着，并形成很多小孔使血管和神经得以通过。由于以上原因，它也被称为*筛状板*。

外层骨皮质由层状骨板组成，由密质骨中不同

厚度的Haversian系统维持。在牙槽突中心部分的松质骨（图1-32）也包含层状骨板，并由较大的骨小梁中的Haversian系统维持。牙槽骨的主要功能是稳固牙齿。X线片上，可见一条阻射线沿着牙周膜间隙相对应的透射线走行，该阻射线相应的牙槽骨被称为*硬骨板*。硬骨板具有较高的阻射性，这是由于骨质较厚并且不存在骨小梁，并非牙槽骨矿化度增加。

牙槽骨表面与牙周膜相连处存在一层成骨细胞，它们可根据牙周膜的功能状态，进入活跃期或处于静止期。因此，显微镜下观察组织切片，常可看到处于静止期的扁平状成骨细胞或是处于活跃期的体积较大的成骨细胞。当炎症吸收发生时，例如在根尖周病变中，牙槽骨表面可见破骨细胞。牙槽骨表面骨细胞的不同分布，反映了牙槽骨中可能发生的持续变化。

参考文献

[1] Dorland N. The American Illustrated Medical Dictionary, ed 22. Philadelphia and London: WB Saunders Company, 1951.
[2] Nanci A. Ten Cate's Oral Histology. Development, Structure, and Function, ed 7. St. Louis: Mosby/Elsevier, 2008.
[3] Orban B. Oral Histology and Embryology, ed 9. St. Louis: Mosby, 1980.
[4] Linde A. The extracellular matrix of the dental pulp and dentin. J Dent Res 1985;64 Spec No:523–529.
[5] Mjör IA, Heyeraas KJ. Pulp-dentin and periodontal anatomy and physiology. In: Ørstavik D, Pitt Ford T (eds). Essential Endodontology, ed 2. Oxford: Blackwell Munksgaard Ltd, 2008:10-43.
[6] Langeland K. Tissue changes in the dental pulp. An experimental histologic study. Oslo: Oslo University Press, 1957.
[7] Byers MR, Sugaya A. Odontoblast processes in dentin revealed by fluorescent Di-I. J Histochem Cytochem 1995;43:159–168.
[8] Holland GR. The extent of the odontoblast process in the cat. J Anat 1976; 121:133–149.
[9] Pashley DH. Dynamics of the pulpo-dentin complex. Crit Rev Oral Biol Med 1996;7:104–133.
[10] Sigal MJ, Aubin JE, Ten Cate AR, Pitaru S. The odontoblast process extends to the dentinoenamel junction: an immunocytochemical study of rat dentine. J Histochem Cytochem 1984;32:872–877.
[11] Bergenholtz G. Pathogenic mechanisms in pulpal disease. J Endod 1990;16:98–101.
[12] Jontell M, Gunraj MN, Bergenholtz G. Immunocompetent cells in the normal dental pulp. J Dent Res 1987;66:1149–1153.
[13] Kim S. Microcirculation of the dental pulp in health and disease. J Endod 1985;11:465–471.
[14] Takahashi K. Changes in the pulpal vasculature during inflammation. J Endod 1990;16:92–97.
[15] Takahashi K, Kishi Y, Kim S. A scanning electron microscope study of the blood vessels of dog pulp using corrosion resin casts. J Endod 1982;8:131–135.
[16] Vongsavan N, Matthews B. The vascularity of dental pulp in cats. J Dent Res 1992;71:1913–1915.
[17] Johnsen DC. Innervation of teeth: qualitative, quantitative, and developmental assessment. J Dent Res 1985;64 Spec No:555–563.
[18] Närhi M. The neurophysiology of the teeth. Dent Clin North Am 1990;34:439–448.
[19] Trowbridge HO, Kim S, Suda H. Structure and functions of the dentin and pulp complex. In: Cohen S, Burns RC (eds). Pathways of the Pulp, ed 8. St Louis: Mosby, 2002:411–455.
[20] Kim S. Neurovascular interactions in the dental pulp in health and inflammation. J Endod 1990;16:48–53.
[21] Bevelander G, Johnson PL. Histogenesis and histochemistry of pulpal calcification. J Dent Res 1956;35.
[22] Reichborn-Kjennerud I. Om sirkulasjonsforstyrrelser i pulpavevet og deres fölger. Odont Tid 1941;49:111.
[23] Goga R, Chandler NP, Oginni AO. Pulp stones: a review. Int Endod J 2008;41:457–468.
[24] Philippas GG. Influence of occlusal wear and age on formation of dentin and size of pulp chamber. J Dent Res 1961;40:1186–1198.
[25] Coolidge ED. Anatomy of the root apex in relation to treatment problems. J Am Dent Assoc 1929;16:1456–1465.
[26] Laux M, Abbott PV, Pajarola G, Nair PN. Apical inflammatory root resorption: a correlative radiographic and histological assessment. Int Endod J 2000;33:483–493.
[27] Lindskog S, Blomlöf L, Hammarström L. Evidence for a role of odontogenic epithelium in maintaining the periodontal space. J Clin Periodontol 1988;15:371–373.
[28] Heyeraas KJ, Kvinnsland I, Byers MR, Jacobsen EB. Nerve fibers immunoreactive to protein gene product 9.5, calcitonin gene-related peptide, substance P, and neuropeptide Y in the dental pulp, periodontal ligament, and gingiva in cats. Acta Odontol Scand 1993;51:207–221.

Chapter 2

第2章 牙髓对龋病和修复治疗的反应

Pulp response to caries and restorative procedures

牙髓对龋病的反应

尽管龋病的预防取得了很大进步，但其仍然是当今人类最普遍的疾病之一[1]。西方国家的龋病发病率已经有所下降，但仍旧是各年龄段人群牙齿缺失的主要原因之一，因此产生了大量治疗需求，同时也给患者带来了相当大的经济负担。40岁之前牙齿拔除的主要原因是龋病，而超过这一年龄则主要是由牙周病或两者相结合所致[1]。从上述几方面来看，龋病对牙髓的影响应给予特别关注，因为预防牙髓损伤能降低牙髓治疗的可能性，从而避免牙髓损伤后对牙齿进行重建和修复所引起的各种并发症。

Bjørndal等[2]根据龋病进展速度将其分为急性龋、慢性龋和静止龋。他们依据牙本质龋的特征也将其分类[3]：如果龋损底部位于釉牙本质界（DEJ），并且底部较大洞口较小，称为"隐匿性龋"；洞口较大的龋损，则称为"开放龋"。

过去由于组织学检测方法的局限性，学者们对于早期龋病引起的牙髓反应存在一些分歧[4]。牙齿磨片上能够同时观察釉质龋和牙本质龋，但是该技术在完全破坏了牙髓组织，无法看到牙髓对于龋病最初的反应。另外，制作石蜡切片前对牙齿进行必要的脱矿处理后，釉质层会完全溶解，因此在同一张切片上早期釉质龋及其相关牙髓反应无法在一张切片上同时展现。

随着不脱矿牙齿切片新技术的应用[5]，组织学研究可同时观察釉质和牙髓组织[6]。与常规的脱矿方法相比，这种非脱矿方法不但能提高标本固定的质量，还可以保留牙髓–牙本质界面的细胞。从而可以观察到釉质龋初始阶段尚未形成龋洞，甚至尚未累及到釉质层一半时的早期变化[2]，即：在龋损相对应的牙髓区域已经出现了成牙本质细胞核质比

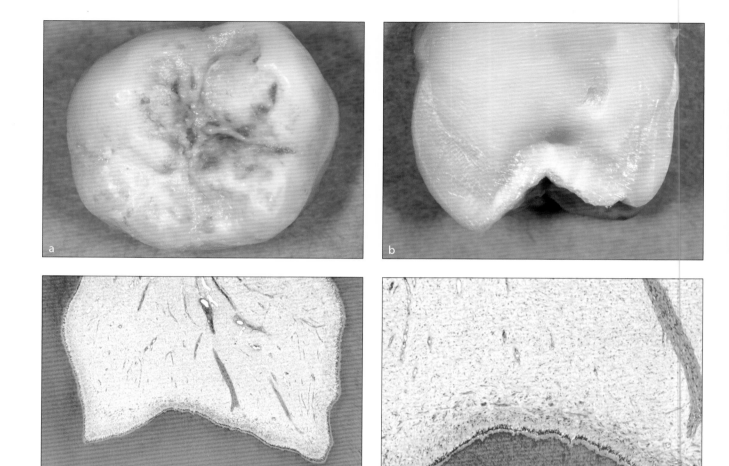

图2-1 （a）23岁女性被拔除的上颌第三磨牙，咬合面可见菌斑堆积窝沟着色。（b）颊舌向截面，牙体无缺损，但釉质呈现白垩色且表层牙本质变黄，表明菌斑产生的酸性物质已透过釉质到达釉牙本质界。（c）髓腔组织切片大体观，可见髓室顶中间部分的无细胞层（Weil层）内细胞数量增加，而其他区域结构正常（HE染色，放大16倍）。（d）（c）中牙髓受累区域的局部放大，没有发现炎症反应（放大50倍）。

降低以及前期牙本质厚度减少；而牙髓内的成纤维细胞样细胞增殖变长使无细胞层不再明显（图2-1d）[7]。当釉质层的龋损接近DEJ时，管周牙本质矿化并且胶原纤维束增多使前期牙本质增厚。在"活跃的"釉质龋中可见成牙本质细胞数目减少，前期牙本质增厚，甚至新生的第三期牙本质[2,8]。

当龋病进展到达牙本质时，其对牙髓的影响更为显著。牙髓对龋病的反应类型与程度，通常取决于牙本质中龋损的深度。因此，为了便于讨论，我们将龋病分为浅龋、中龋和深龋。

浅龋

龋病最早的临床表现是咬合面窝沟或邻面上的"白垩斑"（图2-2b），以及窝沟着色（图2-3b）。虽然釉质表面没有龋洞，但内部已脱矿，无法抵御细菌生物膜中酸性物质的扩散。因此，即便在龋病早期，外层牙本质也会受累[1,2,9,10]。当釉质脱矿达DEJ后，牙本质开始脱矿。当釉质表面还未出现龋洞，细菌尚未进入牙本质时，牙本质已开始脱矿，这是因为在早期阶段只有菌斑生物膜中的酸

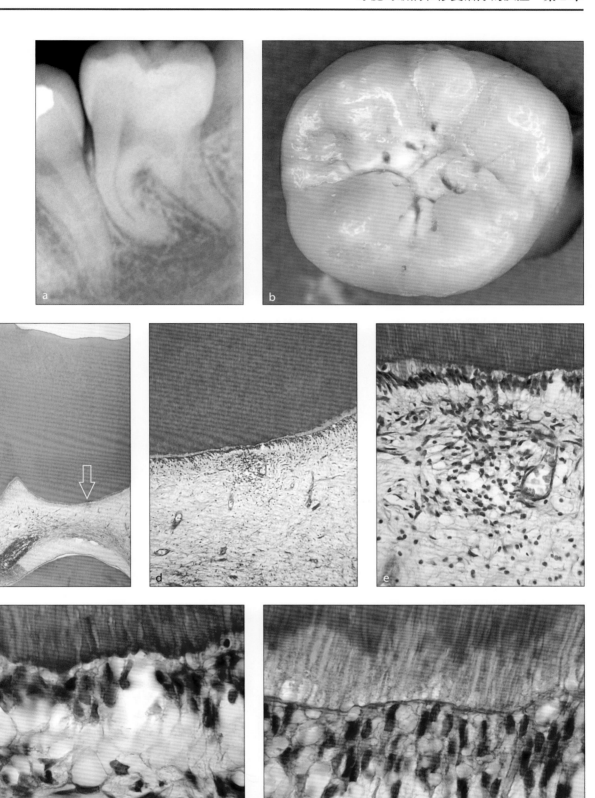

图2-2　（a）因冠周炎拔除的下颌第三磨牙，咬合面浅龋，X线片显示无龋损。（b）咬合面仅有白色斑块和窝沟着色。（c～e）成牙本质细胞下层的牙髓内可见局部少量慢性炎症细胞聚集（HE染色，分别放大25倍、100倍、400倍）。（f）受累牙本质小管对应区域的牙髓，成牙本质细胞层已破坏（放大1000倍）。（g）邻近区域的成牙本质细胞层表现正常（放大1000倍）。（经Ricucci[10]授权引用）

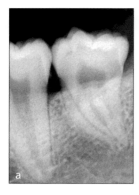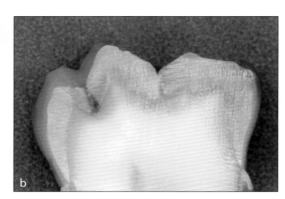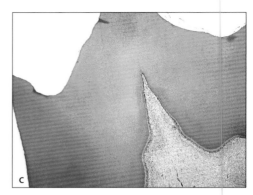

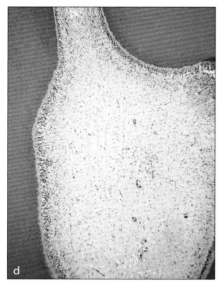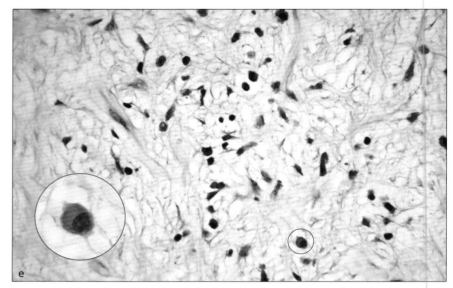

图2-3 浅龋。（a）X线片显示下颌第三磨牙咬合面近中表层有小范围透射影。（b）患牙因反复出现冠周炎被拔除，冷水降温下将牙齿近远中向磨开，以便于在石蜡块上准确固定牙髓组织。龋损深达釉牙本质界。（c）低倍镜下可见牙髓无病理变化（HE染色，放大25倍）。（d）距（c）中切片较远距离获得的切片。牙髓中心区域放大可见少量细胞聚集（放大50倍）。（e）高倍镜下（放大400倍）可见单核细胞，表明存在慢性炎症。大插图：高倍镜下（放大1000倍），细胞聚集区下方可见典型的浆细胞（小插图）。

性产物而非细菌本身能够经溶解的釉柱扩散。当后期釉质层崩解时，细菌才开始侵入牙本质小管。

当细菌到达牙本质小管外层并开始向内部侵入时，最常见的反应是受累牙本质小管相对的牙髓内炎症细胞聚集（图2-2c～e）、成牙本质细胞层破坏以及成牙本质细胞数量减少（图2-2f）。与相邻未受累区域相比，受累区域的以上变化非常明显（图2-2g）。在此阶段，细菌仅位于牙本质小管的最表层。X线片上有时仅在釉质内可见小范围透射区（图2-3a），通常釉质层的早期龋损不能通过影像学检查来诊断（图2-2a）。

有时在连续切片中还能观察到少量炎症细胞在牙髓组织中心聚集，而非靠近成牙本质细胞层的区域（图2-3d、e）。早期龋通常无明显临床症状，当龋损被彻底清除后，早期的牙髓炎症便会立即消退。

中龋

如龋损未及时处理，其宽度和深度会随着时间推移不断增加（图2-4a～c和图2-5a）。细菌通过牙本质小管侵入牙髓，导致牙本质受累面积增加并形成无基釉（图2-4b～c和图2-5a）。通常只有在

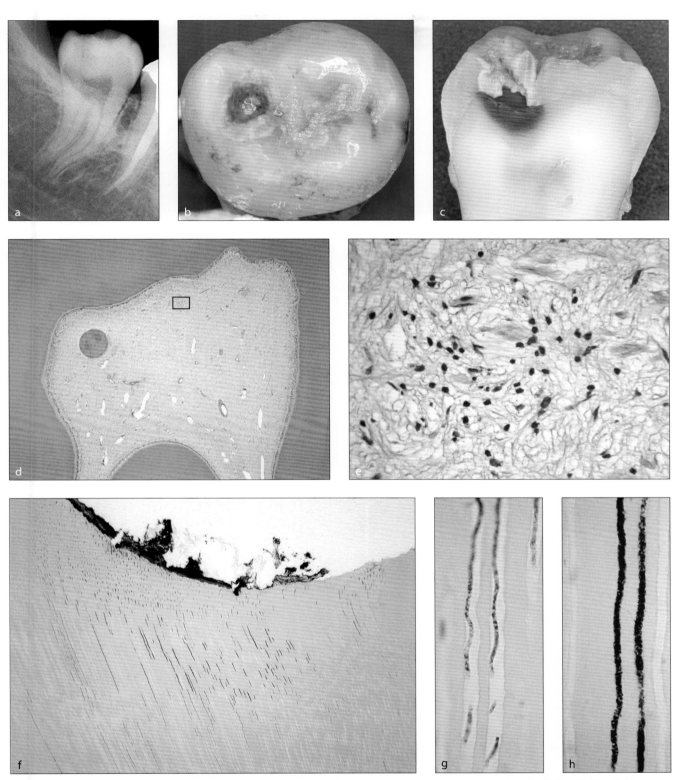

图2-4 中龋。（a）X线片上可见下颌第三磨牙咬合面龋损。（b）患牙拔除后咬合面观。（c）组织学处理前的牙齿截面，可见无基釉，龋坏已达牙本质层。（d）切片中大部分中牙髓组织表现正常。可见一髓石位于髓腔远中部分（HE染色，放大25倍）。（e）（d）中矩形界线内的区域，可见淋巴细胞中度聚集（放大400倍）。（f~h）龋损底部的牙本质层可见大量细菌定植（Taylor改良Brown&Brenn染色，放大100倍、1000倍）。（经Ricucci[10]授权引用）

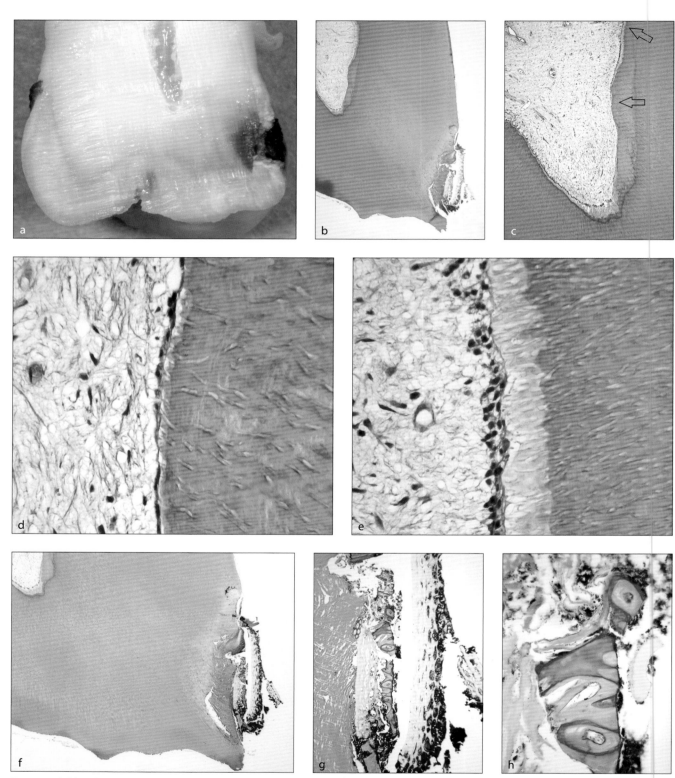

图2-5　中龋。（a）上颌第二磨牙近中龋损，福尔马林固定前，先对牙齿进行处理。（b）龋损及其下方牙本质、髓角的大体观（HE染色，放大25倍）。（c）髓腔近中壁上可见一厚层的刺激性牙本质（HE染色，放大100倍）。（d）放大400倍（c）中水平箭头所指的区域，刺激性牙本质内小管数量少，走行不规则，表面覆盖着一层高度扁平的成牙本质细胞。（e）（c）中斜向箭头（图片中未显示）的根方区域，牙本质和成牙本质细胞层表现正常（这张切片的切面与牙本质小管不平行）（放大400倍）。（f~j）可见细菌定植和食物残渣（可能是植物性食物）（Taylor改良Brown&Brenn染色，分别放大25倍、400倍、1000倍）。

受累牙本质小管相对的牙髓内才会出现炎症细胞增加，同时在牙髓中心区域可观察到一些散在的炎症细胞，其余牙髓组织表现正常（图2-4d、e）。龋损相对的髓腔侧壁上常见一定数量的刺激性牙本质（图2-5b～d和图2-5f）。该牙本质的特点为牙本质小管数量减少，牙髓侧的成牙本质细胞呈扁平状排列，而非高柱状（图2-5d）。这些受累牙本质小管内还残留成牙本质细胞突（见*深龋*切片图）。此外，髓腔（图2-4d）、根管内以及根管壁上营养不良性钙化物明显增加。此时，患牙临床症状通常不明显，但可能出现咀嚼和冷刺激敏感。

　　与浅龋类似，彻底清除中龋内的腐质和感染的牙体组织，使用具有足够封闭性的材料严密充填窝洞，可为牙髓愈合奠定基础。阐明不同程度龋损刺激下的牙髓愈合方式尤为重要。彻底去除感染崩解的牙体组织会使牙髓炎症缓解，但是不能使其恢复正常（第1章中已详述正常牙髓的组织学表现）。这意味着牙髓受龋损刺激产生的刺激性牙本质与成牙本质细胞数量的减少将永久存在。如第1章所述，成牙本质细胞是一种终末分化细胞，无法通过有丝分裂增殖或由其他细胞分化而形成[1,10,11]。尽管牙髓发生了以上组织学变化，但是只要细菌不会再次入侵，这些变化就不会影响牙髓以后的活力。

深龋

　　如龋病进展未被控制，龋损范围将进一步扩大，管周牙本质和管间牙本质都将受累。此时龋损往往呈基底朝向表面的楔形。绝大部分的外周牙本质已被细菌侵入，其中与牙髓反应密切相关的一个重要方面是第三期牙本质的形成，并且第三期牙本质沉积在龋损累及的牙本质小管牙髓侧末端（图2-6c、e）。第三期牙本质有多个同义词：不规则牙本质、修复性牙本质、刺激性牙本质。刺激性牙本质这一术语似乎更合适，因为这类牙本质的形成是由于牙髓在炎症环境下对病理刺激的一种反

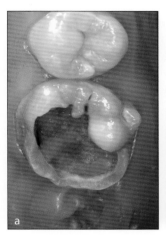
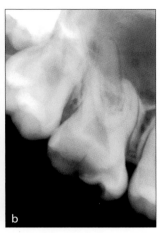

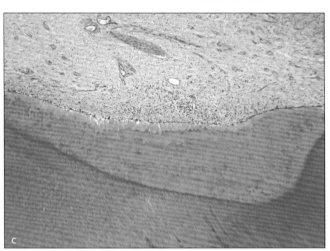

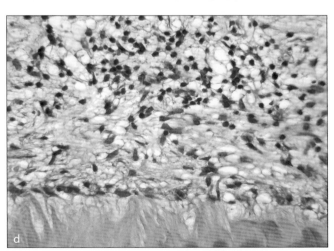

图2-6　深龋。（a）上颌第一磨牙牙冠大面积龋坏。患者主诉为冷刺激痛，咀嚼痛，牙髓活力测试反应强烈。（b）X线片上可见患牙冠部龋坏严重，但是没有根尖周病变。（c）受累区牙髓侧可见相当数量的刺激性牙本质形成（HE染色，放大50倍）。（d）刺激性牙本质表面覆盖着一层不完整的扁平状成牙本质细胞。其下方可见慢性炎症细胞大量聚集（放大400倍）。

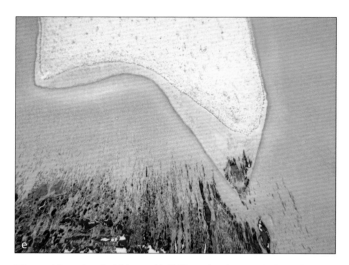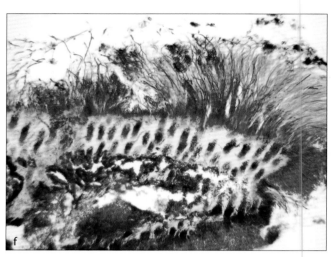

图2-6续　（e）龋损、刺激性牙本质和牙髓的大体观。注意髓角处的刺激性牙本质已被大量细菌定植（Taylor改良Brown&Brenn染色，放大25倍）。（f）龋洞内的牙本质碎片，可见其小管内已经被细菌完全占据。注意观察牙本质碎片是如何为生物膜提供黏附界面的，该生物膜主要由丝状菌构成（放大1000倍）。（经Ricucci[10]授权引用）

应[11]。这类牙本质的形状不规则，生成数量无法预计。刺激性牙本质中的牙本质小管数量较少，走行不规则且交叉在一起。一部分牙髓组织会陷入到新生的钙化牙本质中，呈手指状。与我们常规认知相左的是，刺激性牙本质对龋病进展的抵抗力有限，在龋病晚期如继发性牙本质一样会被细菌侵入（图2-6e）。有时由于龋病进展的高度变异性和不可预测性，以至于某些区域还来不及形成刺激性牙本质，仅仅被一层倾斜排列在牙本质小管周围的纺锤状成纤维细胞覆盖，而邻近区域却形成大量刺激性牙本质（图2-7d）。

必须根据牙齿损伤的性质重新定义第三期牙本质[12-14]。第三期牙本质可分为反应性牙本质和修复性牙本质。"反应性牙本质"是牙齿受损后幸存的原代成牙本质细胞分泌形成第三期牙本质基质。反应性牙本质的小管与继发性牙本质的小管相连。典型的反应性牙本质是牙髓轻微损伤后原代成牙本质细胞分泌活性上调产生的。反应性牙本质的形成出现在活动性釉质龋损崩解前[2]以及缓慢渐进的牙本质龋阶段[3]。"修复性牙本质"通常指的是在牙齿受损后，原代成牙本质细胞已死亡，新分化生成的成牙本质细胞样细胞分泌第三期牙本质。因此，它

往往出现在较为严重的损伤之后，反映了一系列更为复杂的生物学事件，包括祖细胞的募集、分化以及细胞分泌活性上调。与龋病相关的是，临床上当牙本质深层龋损发生活动性变化时，就可以观察到修复性牙本质的形成[3]。修复性牙本质的小管(如果存在的话)不与继发性牙本质的小管相连。

Smith和Lesot[15]提出用"小管间交汇"这一概念来区分"反应性牙本质"和"修复性牙本质"，但是必须承认"目前对于分泌这些不同基质的细胞的超微形态所知甚少"。也缺乏"反应性牙本质"与"修复性牙本质"之间存在差异的组织学证据。学者们认为"正牙本质小管"和"新生小管"在显微镜下存在差异[3,16]，但是并没有提出两者形态学差异的区分标准，因此这一观点仍缺乏依据。

组织切片上修复性牙本质的小管似乎缺乏连续性，这是因为这些小管的走行不规律，并且位于不同层面。对修复性牙本质的连续切片进行分析，其小管的连续性显而易见。因而这样的观察结果很难区分"反应性牙本质"和"修复性牙本质"。基于我们的观察，第三期牙本质都是"反应性牙本质"（图2-7i和图2-8a、b）。

图2-7中的病例表明当继发性牙本质被完全破

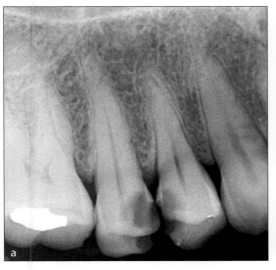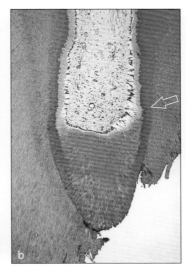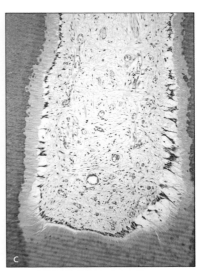

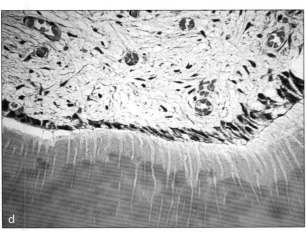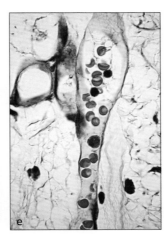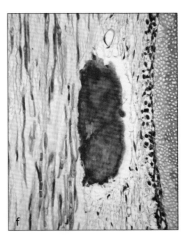

图2-7　深龋。（a）X线片上可见2颗前磨牙的邻面龋。右上第二前磨牙的龋洞看上去已经非常接近牙髓，但是不存在根尖周病变。患者有自发性疼痛，但是拒绝任何保牙治疗，选择拔除患牙。（b）由于刺激性牙本质显著增加，髓腔体积缩小（HE染色，放大50倍）。（c）牙髓组织有活力（放大100倍）。（d）（c）中髓室顶，可见成牙本质细胞层变窄，细胞呈斜形排列，牙本质小管数目减少。牙髓内部散在分布着慢性炎症细胞，一些血管呈明显充血状态（放大400倍）。（e）髓腔中部可观察到一纵向走行的血管，管腔内有两个淋巴细胞和一个中性粒细胞（放大1000倍）。（f）高倍镜下（放大1000倍），根管冠1/3牙髓中可见钙化物。钙化团块邻近神经血管束，且与之平行（放大1000倍）。

坏后，大量形成的刺激性牙本质是阻止细菌渗透的最后一道屏障。　51岁女性患者的右上颌区出现剧烈自发疼，疼痛为放散性且患者无法定位患牙。X线片显示2颗前磨牙的相邻面存在广泛龋坏（图2-7a）。牙髓活力测试（温度测试和电测）第一前磨牙反应正常，第二前磨牙反应较重并延续数秒，叩诊略有不适。第二前磨牙的诊断是不可复性牙髓炎，建议行根管治疗。但是患者拒绝任何保牙治疗，选择拔除患牙。随后对拔除的患牙进行组织

学检查，发现龋病已完全破坏牙本质。连续切片中还可以观察到，由于大量刺激性牙本质形成，髓腔并未暴露（图2-7b）。在刺激性牙本质的牙髓侧表面覆盖着一薄层纺锤状成牙本质细胞，这些细胞向牙本质小管方向倾斜（图2-7c、d）。与基于临床症状所预见的组织学变化不同，尽管牙髓有明显的充血（图2-7d、e）和弥漫性营养不良钙化（图2-7f），但是并没有观察到明显的炎症反应。根管中下段的牙髓组织仍表现出正常的组织学特征（图

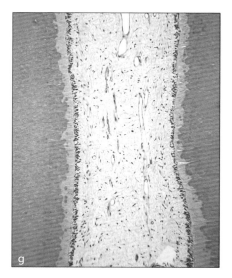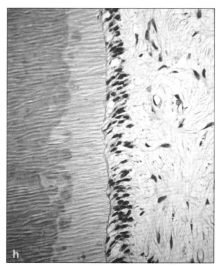

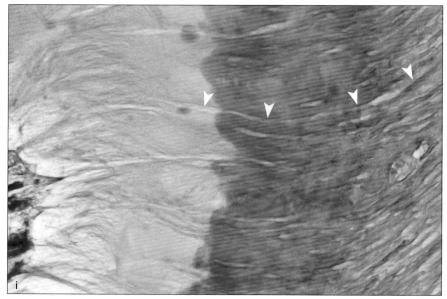

图2-7续 （g）根管中段1/3的牙髓表现正常（放大100倍）。（h）（g）中左侧管壁，牙本质、前期牙本质、成牙本质细胞层及成牙本质细胞下层均表现正常，不存在炎症细胞（放大400倍）。（i）放大400倍（b）中箭头所指根管侧壁，部分（箭头所指）牙本质小管不间断地从继发性牙本质经第三期牙本质（深染的部分）到达前期牙本质，而其余部分的小管并不连续，这只是由于外界刺激导致其走行不规则。

2-7g、h）。大部分继发性牙本质内的小管走行在其与第三期牙本质的交界处中断，开始不规律的走行，但是对连续切片仔细观察，发现在继发性牙本质、第三期牙本质与前期牙本质中，小管的走行是连续的（图2-7i）。该病例也表明疼痛作为可复性/不可复性牙髓炎的临床诊断标准是不可靠的。尽管自发性疼痛提示牙髓发生了不可复性炎症，但组织学上并无证据表明牙髓已暴露，在牙髓组织中也未见坏死区，说明患牙牙髓尚未达到不可复性炎症阶段。

图2-8中也展示了第三期牙本质形成时类似的组织学特征。初看继发性牙本质的小管似乎被中断，但是一些小管可以从继发性牙本质(通过第三期牙本质)走行至前期牙本质。因此，这里的第三期牙本质是反应性牙本质，并非修复性牙本质。图2-9展示了一例髓腔局部区域伴有严重牙髓反应的深龋病例。37岁女性患者，下颌第三磨牙大面积龋坏，曾对甜食刺激敏感，无自发痛史，牙髓活力测试反应正常，患牙叩诊阴性。由于对颌的上颌第三磨牙缺失，患牙伸长，患者选择拔牙。对拔除牙进行组织学研究，发现患牙髓角已被刺激性牙本质占据，刺激性牙本质下方的牙髓处于充血和严重炎症状态

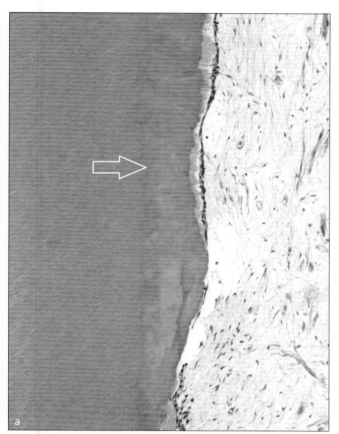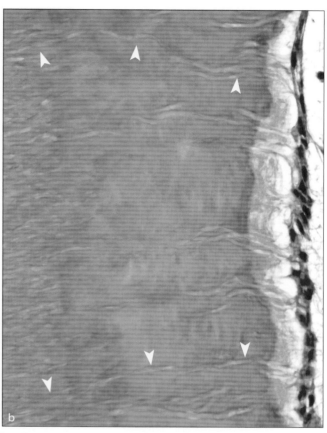

图2-8　（a）伴有深龋的磨牙。龋损下方的牙髓内未见炎症细胞聚集，但是存在一条第三期牙本质带，与缩窄的成牙本质细胞层相接（HE染色，放大100倍）。（b）（a）中箭头所指的区域，只有少量牙本质小管贯穿继发性牙本质、第三期牙本质和前期牙本质（箭头所指），大部分小管因为走行不规则而显得不连续。成牙本质细胞层减少到只有单层细胞，一部分细胞的细胞突伸入到牙本质小管内。第三期牙本质仅有少量牙本质小管，小管中可见龋病中幸存的成牙本质细胞的突起（放大400倍）。

图2-9　深龋。（a）下颌第三磨牙深龋，甜食刺激轻度敏感，无自发痛，温度测试反应正常。（b）拔牙后制备的牙齿剖面，可见大面积龋损已接近近中髓角。

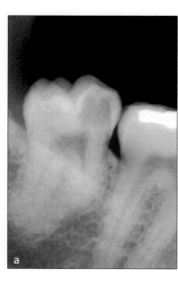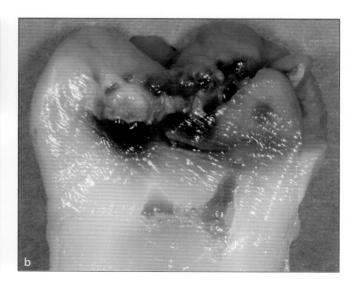

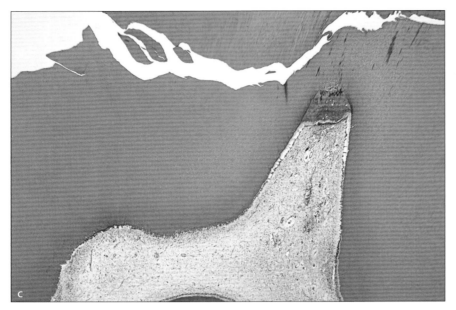

图2-9续 （c）髓腔的大体观。近中髓角被刺激性牙本质完全占据。在牙本质层出现的线状裂隙，很可能是在拔牙过程中龋坏组织折裂所导致的（HE染色，放大25倍）。（d）刺激性牙本质中的牙本质小管数量较少且排列不规则，表面覆盖着少量扁平的成牙本质细胞。成牙本质细胞层内的空隙为切片制作时发生收缩所导致的伪影（放大100倍）。（e）成牙本质细胞层下方的血管拥挤在一起，周围散布着炎症细胞（放大400倍）。（f~h）细菌已经侵入到新形成的刺激性牙本质当中。由于刺激性牙本质中存在含有坏死碎片的间隙而表现不规则（Taylor改良Brown&Brenn染色，分别放大50倍、100倍、400倍）。

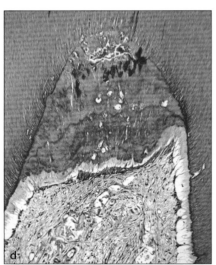

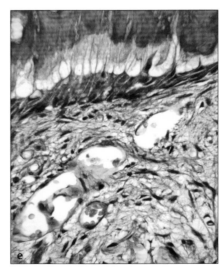

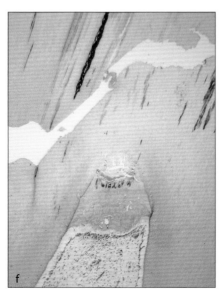

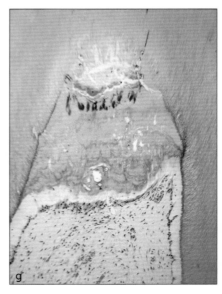

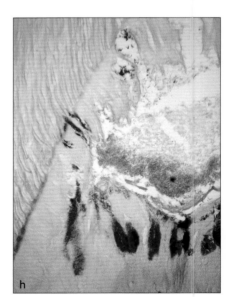

（图2-9c～e）。细菌已侵入刺激性牙本质，并向牙髓组织渗透（图2-9c和图2-9f～h）。

从临床角度看，当细菌接近牙髓但仍局限于牙本质时，如果通过治疗完全清除感染和崩解的牙本质，那么牙髓的炎症反应即使再严重也可以消退。某种程度上而言，牙髓炎症具有一定的可逆性，既往炎症刺激形成的刺激性牙本质可成为永久的"瘢痕"。但是，目前通过临床手段诊断这种临界的组织学状态（可复/不可复）极其困难，往往会误诊。

深龋露髓与不可复性牙髓炎

一旦牙髓暴露在龋损中，并且细菌已侵入牙髓组织，牙髓中会形成局部坏死区。应当强调的是，尽管髓角存在细菌，并且周围具有严重的急性炎症反应，但是髓腔其余部分以及根髓中通常不存在炎症。坏死区被密集的多形核中性粒细胞(PMNs)和无细胞的组织残余包绕，表明部分组织已液化坏死。远离破坏中心的区域具有典型的慢性炎症反应，可见大量浆细胞、大小不一的淋巴细胞、巨噬细胞、成纤维细胞、肥大细胞和泡沫细胞[1]。

从组织学角度看，牙髓坏死区（尽管范围较小）的出现，是牙髓从可复性炎症向不可复性炎症过渡的转折点。图2-10中的患牙牙髓炎症已发展到不可复状态。患者为25岁女性，下颌第三磨牙咬合面深龋。患牙此前唯一出现过的症状是喝冷饮时疼痛。患牙无自发痛史，但是牙髓活力测试反应较重。叩诊阴性。X线片上可见患牙咬合面广泛龋坏但无根尖周病变（图2-10a）。拔除患牙并在光学显微镜下进行分析：大体观可见髓室顶下存在大量的刺激性牙本质（图2-10b、c）。近中髓角有明显的空腔（图2-10c）。对邻近区域进行观察，可见凝固坏死的无细胞区和急性炎症细胞聚集（图2-10d），周边可见伴有急、慢性炎症细胞的重度炎症（图2-10e），而相距不远的区域中不存在任何炎症（图2-10f）。近中髓角处存在重度炎症包

绕的坏死区，表明空腔不是组织切片伪影，而是微脓肿。很明显之前位于该区域的脓液和其他液体在组织切片处理过程中被"冲走"了，才留下明显的空腔。细菌染色显示微生物侵入到具有明显空隙的刺激性牙本质中（图2-10g），并渗入髓腔（图2-10h）。

显然，对于这种情况所采取的治疗措施不应该是保留病变牙髓，而应采取更为彻底的根治方法，比如牙髓摘除术。从临床角度来看，目前根本问题在于我们无法通过临床手段来诊断牙髓真实的组织学状况。

牙髓变性

牙髓坏死的初始区域会缓慢地在冠髓中扩展。但必须强调，细菌定植的坏死组织与相邻的组织有清晰界线，此时相邻的组织仍然具有活性且相对正常（图2-11c、d）。剩余牙髓组织中营养不良性钙化物增加（图2-11b、c）。在以上牙髓变性过程中有时会伴有疼痛，有时患者没有任何感觉。

再次强调，牙髓感染和坏死是从冠方逐渐向根方进展的缓慢过程。组织学研究证实"牙髓绞窄坏死理论"毫无根据。这一陈旧理论基于以下认知：进出根尖孔的血管有一条动脉和两条静脉。随着炎症导致髓腔压力升高，静脉受到挤压阻碍髓腔内液体回流，达到一定程度，神经血管束会被完全阻断，牙髓将变性坏死。由于血运循环突然中断，这一理论认为牙髓变性是一个快速的过程。相反，龋齿组织切片显示，牙髓变性的过程非常缓慢。此外，牙髓的营养由大量从根尖1/3区域众多小孔进出的血管提供（详见第1章）。

牙髓变性晚期，组织坏死与细菌渗透超过根管口（图2-12和图2-13）。与牙髓变性早期类似，这一阶段患牙可无任何症状。根髓尽管发炎，但可以长久维持活性（图2-12f、g和图2-13l、m）。在坏死组织和活组织的过渡区可以

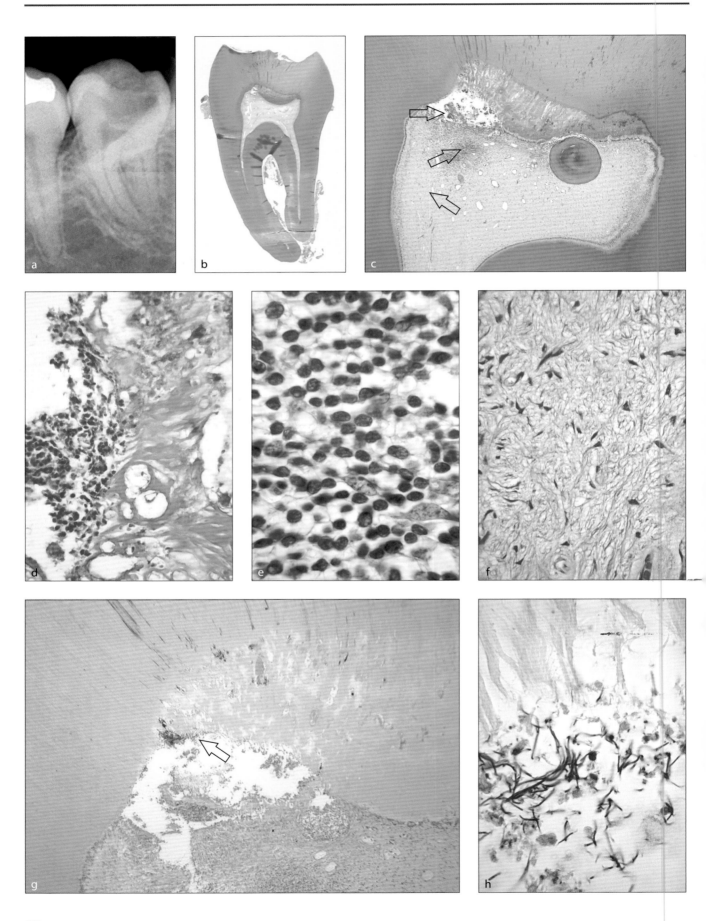

图2-10　（左）深龋露髓。（a）下颌第三磨牙咬合面大范围龋坏，无根尖周病变。（b）大体观：髓腔内有相当数量的刺激性牙本质形成（HE染色，放大5倍）。（c）另一张切片：髓腔远中部分可见刺激性牙本质和髓石，近中髓角可见一明显龋洞（放大25倍）。（d）（c）中上方箭头所指的区域，可见坏死牙髓和急性炎症细胞（放大400倍）。（e）（c）中间箭头所指的区域，可见大量聚集的慢性炎症细胞（放大1000倍）。（f）（c）中下方箭头所指的区域，可见成纤维细胞和纤维结缔组织。不存在炎症（放大1000倍）。（g）成簇的细菌到达刺激性牙本质边缘，此处可见脓肿形成（Taylor改良Brown&Brenn染色，放大50倍）。（h）（g）中箭头所指的区域，可见丝状菌已进入到髓腔（放大1000倍）。（经Ricucci[10]授权引用）

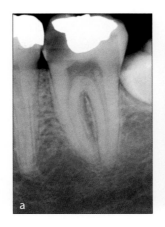
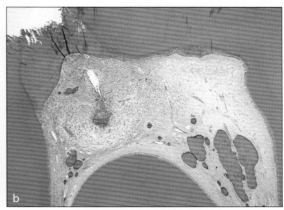
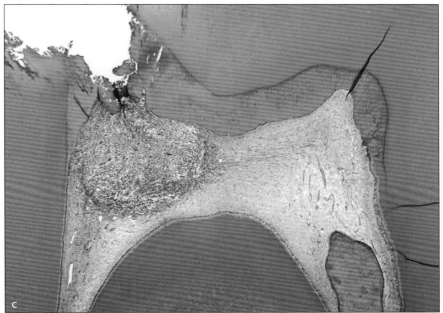

图2-11　（右）牙髓坏死的进程。（a）34岁男性患者，因左下第二磨牙自发痛就诊，X线片上可见咬合面旧充填物，近中龋损非常接近牙髓。远中根管口及根管上1/3可见钙化物。患者不接受保牙治疗而选择拔牙。（b）髓腔大体观，可见近中区域的牙髓组织结构松散，根管口附近有大量游离的钙化团块，龋损下方的近中髓角处有大量刺激性牙本质形成（HE染色，放大25倍）。（c）这张切片显示龋坏进展到了牙本质和刺激性牙本质全层。周围牙髓组织结构松散，与正常牙髓间有明显界限。远中根管口有一大块髓石，其周围的牙髓组织结构正常（放大25倍）。（d）髓腔中部，可见大量炎症细胞聚集的牙髓组织与紧邻的含有成纤维细胞和纤维结缔组织的正常牙髓形成明显的对比（放大100倍）。

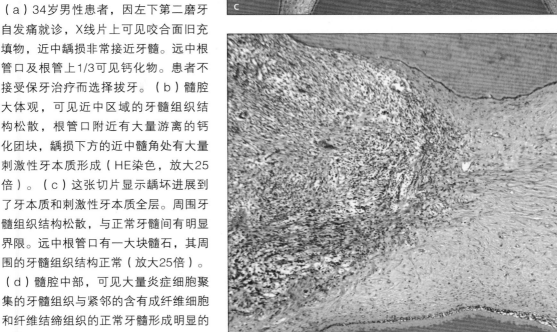

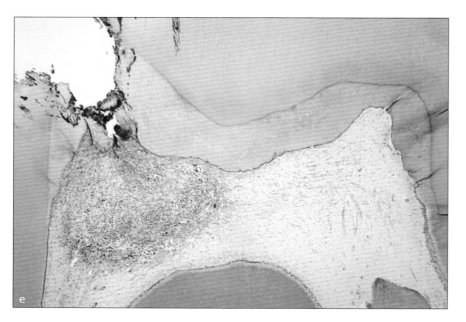

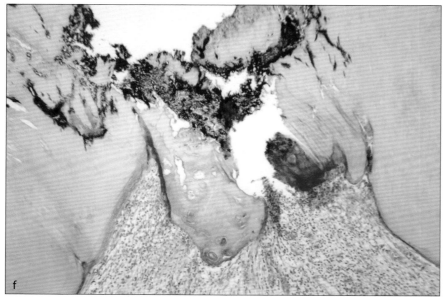

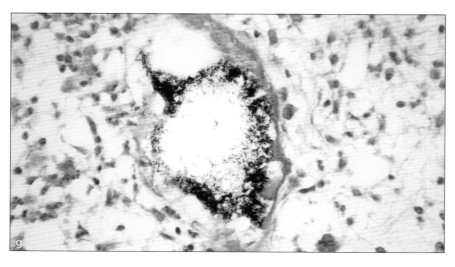

图2-11续 （e和f）与（c）相同区域得到的切片，可见细菌定植到露髓区域（Taylor改良B&B染色，放大25倍、100倍）。（g）另一张切片。牙髓坏死崩解区内可见细菌定植（放大400倍）。（经Bergenholtz与Ricucci[59]授权修改并引用）

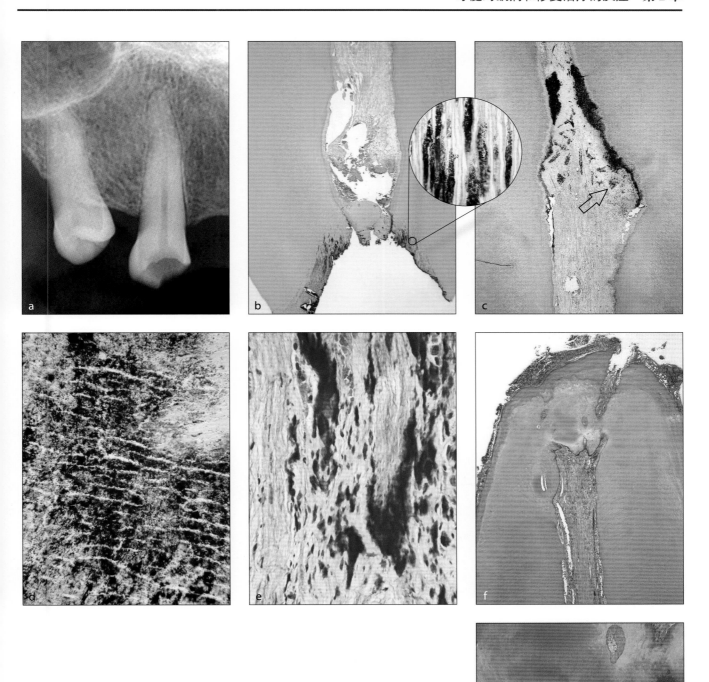

图2-12　牙髓坏死的进程。（a）61岁女性患者的上颌尖牙，龋坏已达髓腔，有自发痛，叩诊不适。X线片显示患牙髓室顶丧失，牙周膜间隙增宽。患者要求拔除患牙。（b）髓腔有空隙，表明组织坏死（Taylor改良B&B染色，放大25倍）。（c）根管冠1/3，可见大量细菌定植（放大50倍）。插图：大量的革兰阳性菌和革兰阴性菌渗透到牙本质小管中（放大1000倍）。（d）（c）中箭头所指的区域，可见坏死组织中有大量细菌聚集（放大400倍）。（e）根管中1/3。坏死组织过渡为含有少量细胞及大量弥散性钙化物的纤维组织（HE染色，放大400倍）。（f）根尖1/3，可见活髓组织（放大25倍）。（g）高倍镜下（放大100倍）可见这部分活髓组织的结构特点，主根管发出多个根尖分歧。

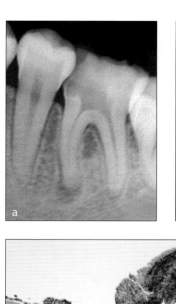

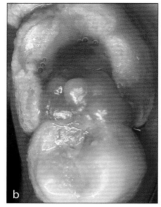

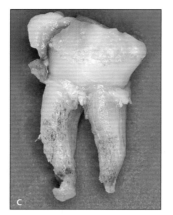

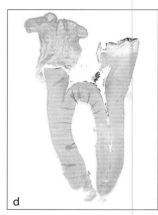

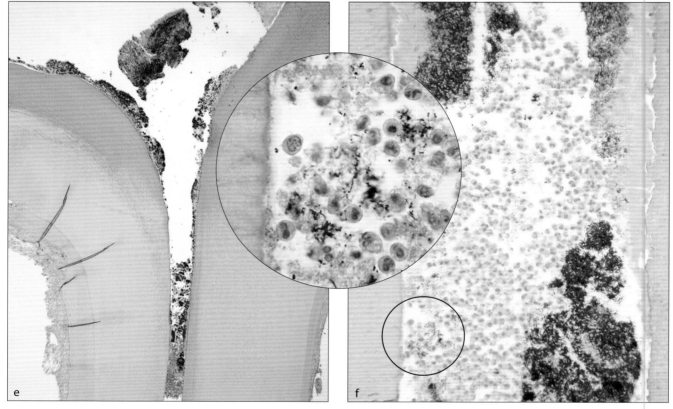

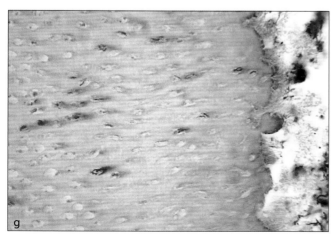

图2-13　牙髓坏死的进程。（a）19岁女性患者的左下第一磨牙，曾有过几次自发痛，但这次就诊时无任何症状。X线片显示近中龋损已穿髓，近中根和远中根均伴有根尖周病变。牙髓活力测试无反应。（b）临床照片可见牙龈息肉长入到龋洞内。（c）患者要求拔牙。（d）大体观。髓腔内仅含有组织碎屑（Taylor改良B&B染色，放大6倍）。（e）远中根管的冠1/3，可见大量游离或附着于根管壁的细菌团块（放大25倍）。（f）高倍镜下（主图：放大400倍；插图：放大1000倍）观察（e）根方区域，可见大量聚集的多形核中性粒细胞包围细菌团块，正发挥吞噬作用。（g）另一张切片可见菌斑生物膜附着在根管壁上。细菌定植在大量的牙本质小管中并且渗透深度不等（放大1000倍）。

图2-13续　（h）远中根管的中1/3。死髓组织和活髓组织的过渡区（Masson三色染色，放大25倍）。（i）高倍镜下（主图：放大400倍；插图：放大1000倍）观察冠方部分，可见坏死组织内散在分布着多形核中性粒细胞。（j）（h）的中间区域，死髓组织已过渡为伴有严重炎症反应的活髓组织（放大400倍）。（k）（h）根方区域可见单核细胞大量聚集（慢性炎症）（放大400倍）。（l）伴有根尖周病变的远中根根尖（放大50倍）。（m）高倍镜下（主图：放大400倍；插图：放大1000倍）观察远中根管的根尖部分，可见活髓组织由成纤维细胞和纤维结缔组织构成，无炎症反应。

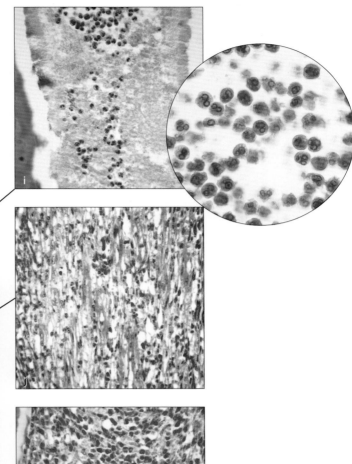

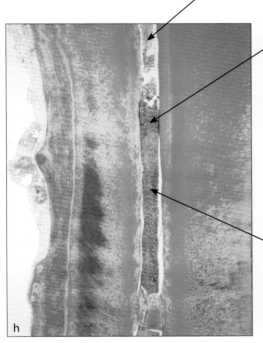

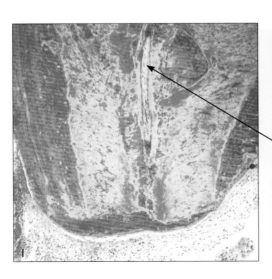

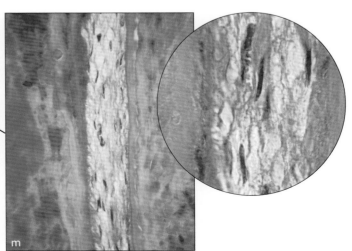

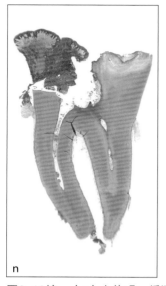
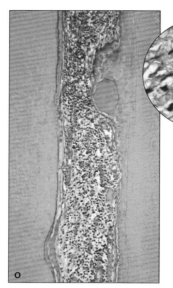
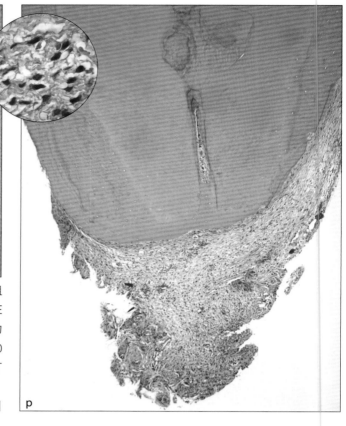

图2-13续 （n）大体观。龋洞内的组织，应为增生的牙龈组织，而非牙髓组织（息肉），因其与坏死的冠髓不相连（HE染色，放大6倍）。（o）近中根管的中下1/3交界处，钙化物附着于根管壁上，周围组织伴有严重的炎症反应（放大100倍）。（p）伴有根尖周病变的远中根根尖。病变区域内可见纤维性组织和少量的炎症细胞（主图：放大25倍；插图：放大1000倍）。（经Ricucci与Bergenholtz[20]授权修改并引用）

观察到典型的细胞间互动关系。图2-13中详细说明了这一点[1,17-19]。组织切片中常见大量的多形核中性粒细胞(PMNs)与细菌相邻，发挥吞噬作用（急性炎症）（图2-13f、i）。距上述区域不远处，PMNs的数量减少，以单核细胞为主（慢性炎症）（图2-13j、k）。距离细菌较远的牙髓组织炎症反应变得更为温和，直到过渡到完全健康的组织（图2-13l、m）。

显然，如果不对患牙进行任何治疗，坏死将累及根尖孔冠方的所有牙髓组织，甚至穿过根尖孔区域到达根尖周组织[1,20]。

牙髓中会出现大量游离、弥漫或黏附在根管壁上的钙化物（图2-11b、c和图2-13o）。有时钙化过程会非常严重，髓腔和根管均被钙化组织占据（图2-14a～c）。从临床角度来看，一旦患牙需要进行根管治疗，钙化可能会大大增加根管口探查和根管预备的难度。

当感染和坏死到达根管时，根尖周组织中可观察到一些早期改变，有时X线片上也可以看到一些变化，比如牙周膜增宽（图2-12a），甚至是明显的根尖透射影（图2-13a）。随着根管内感染和坏死组织的增加，另外一个临床意义重大的事件发生，即细菌渗透到根管壁的牙本质小管内（图2-13g），牙本质小管内的感染控制往往是根管治疗的一大挑战。

增生性牙髓炎

*增生性牙髓炎*或*牙髓息肉*是牙髓对龋病的一类特殊反应。牙髓息肉是指从龋坏穿髓孔处增生出的牙髓组织，年轻患者中较为多见，尤其是儿童，因其组织反应能力更显著。息肉的临床表现为牙冠严重龋坏的患牙，其髓腔内突出的红色结节。息肉的大小不等，有的可充满整个龋洞并高度血管化，因

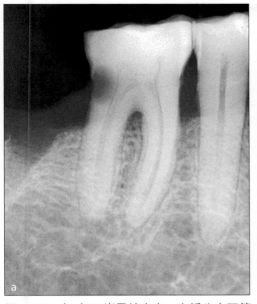
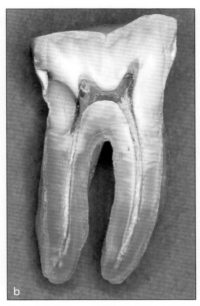
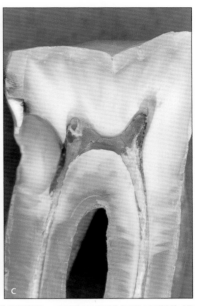

图2-14　（a）70岁男性患者，主诉为右下第一磨牙剧烈疼痛。X线片显示远中颈部大范围龋损，髓腔因严重钙化而影像模糊。（b和c）患者拒绝任何治疗，要求拔牙。近远中向的牙齿磨片证实髓腔及根管上1/3充满了钙化物。

图2-15　16岁男孩下颌第一磨牙存在牙髓息肉（增生性牙髓炎）。患牙既往有剧烈疼痛史，龋洞内可见牙髓息肉。患者拒绝治疗，选择拔牙。（a）大体观，可见牙髓息肉与根髓相连（HE染色，放大6倍）。（b）髓腔的细节图。可见牙髓息肉表面没有被覆上皮，内部富含血管。大量钙化组织导致髓腔缩窄（放大25倍）。（c）息肉中央聚集着大量急性和慢性炎症细胞，并可见间充质细胞（Me）（放大1000倍）。（d）远中根管口处，息肉与根髓直接相连（放大100倍）。（e）远中根管根中1/3的牙髓为活髓，散布着一些慢性炎症细胞和扩张的血管（放大400倍）。

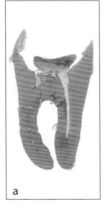
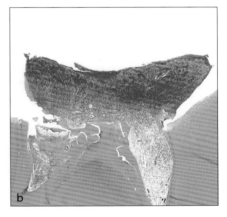

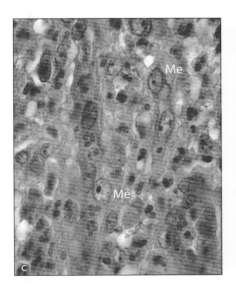
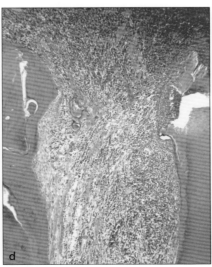
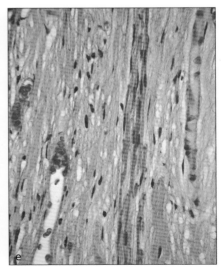

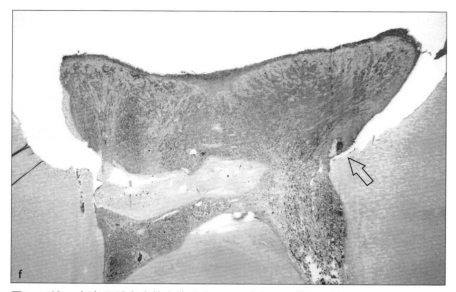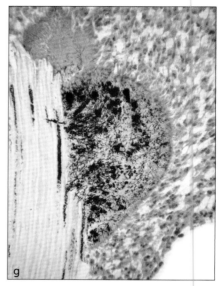

图2-15续　（f）牙髓息肉的大体观（Taylor改良B&B染色，放大25倍）。（g）（f）中箭头所指的区域。菌斑生物膜黏附于牙本质碎片上。细菌凝聚呈现出典型的"放线菌表现"，并被大量聚集的多形核中性粒细胞完全包绕（放大400倍）。

此很容易在咀嚼和触碰时出血。掀起息肉，可见其与根管内的牙髓组织相连。在组织学上，牙髓息肉可分为两类：（1）一种无上皮衬里（图2-15）；（2）一种有复层鳞状上皮衬里，深部是构成息肉的结缔组织所形成的乳头状突起（图2-16）。增生牙髓表面的上皮组织可能源于口腔黏膜脱落的上皮细胞，也可能来自牙龈上皮的直接附着。

图2-15展示了无上皮衬里的牙髓息肉。整个息肉是具有丰富血管的肉芽肿组织，可见暴露于口腔的表层细胞呈片状剥脱（图2-15b、f）。息肉与牙髓组织相连（图2-15f），中1/3可见局限性炎症反应（图2-15e）。在肉芽肿组织中还可观察到感染的牙本质碎片，其中一片上分布着具有放线菌群典型特征的生物膜（图2-15f、g）。图2-16展示了伴上皮衬里的牙髓息肉。这是下颌第三磨牙髓腔内突起的息肉，患牙牙冠几乎被龋坏组织完全破坏，增生的息肉表面被覆了一层与口腔黏膜上皮组织相似的复层上皮（图2-16c、d）。这些上皮细胞可以分为以下若干层，从底层到表层分别为：

1. *基底层*，由能够快速分裂的立方形细胞组成。

2. *棘层*，由大的椭圆形或圆形细胞组成。

3. *颗粒层*，具有大而扁平的细胞，细胞内含有高度嗜碱性的透明角质颗粒。

4. *角化层*，由大量扁平的嗜酸性细胞组成（图2-16c、d）。

由于邻近龋坏组织以及细菌生物膜的大量存在（图2-16e），复层上皮下方的结缔组织中可观察到严重的炎症反应（图2-16d、e）。

牙髓对于修复治疗的反应

修复受损牙齿结构需要特别关注其功能、美学和生物学[21]。复合树脂粘接修复技术可恢复患牙功能和美观，在现代牙科修复领域发挥着重要作用。近20年前，复合树脂被认为是直接修复前牙的最佳选择，后牙修复首选银汞合金，而现在则要求充填体需具备天然牙的色泽。再加上媒体对银汞合金的大量负面报道，认为汞与严重的系统性疾病可能存在相关性，自然而然地使得复合树脂成为前牙、后

图2-16 牙髓息肉（增生性牙髓炎）。（a）23岁女性患者的下颌第三磨牙，牙冠完全龋坏，牙髓息肉从髓腔内突出。（b）拔除患牙。沿近远中向将牙齿磨开。（c）息肉和髓腔的大体观，可见增生组织表面被覆上皮，类似于角化的口腔黏膜上皮。注意到在髓室底和根管口的侧壁上形成了钙化组织（HE染色，放大25倍）。（d）息肉表层。可见一层角化的口腔上皮，典型特征为：基底层或生发层（最下方箭头）、棘层（中间箭头）、颗粒层（上方箭头）和角化层或角质层（最上方箭头）（Taylor改良B&B染色，放大100倍）。插图为上皮钉突（放大1000倍），基底层或生发层含有体积较大的多角细胞，下方是大量慢性炎症细胞浸润的结缔组织。

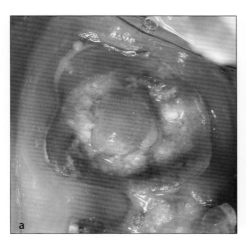

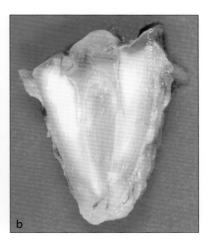

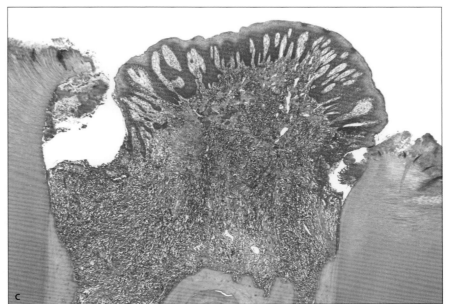

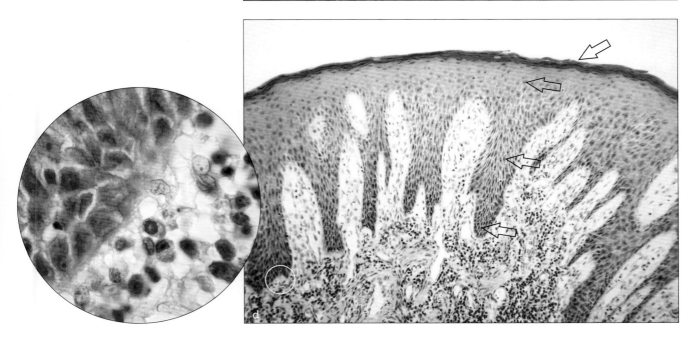

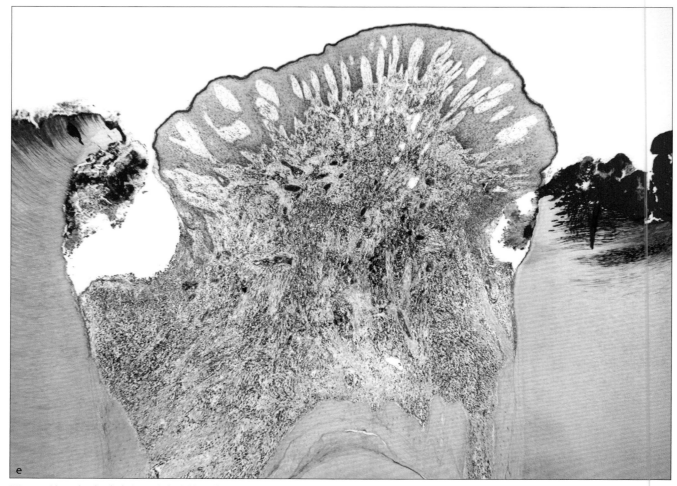

e

图2-16续　（e）髓腔和牙髓息肉的大体观。可见龋坏组织和附着在髓室壁冠方部分的细菌生物膜（放大25倍）。

牙直接修复的必选材料。

　　然而，修复材料仍未达到理想的生物学要求，尤其是粘接系统。如前所述，在组织学水平上可观察到牙髓对早期龋损的炎症反应，最初炎症仅局限于较小区域内并且很长一段时间内炎症都处于可复性状态。此时患牙的治疗原则是仔细清除崩解、感染的牙体组织，并使用修复材料恢复已丧失的牙齿结构。修复治疗的主要目的是恢复牙齿形态、咬合功能和美观，但是从生物学层面来说，其目的是使牙髓恢复到正常的组织学状态（即炎症消失），并能够长期有效地防止细菌在窝洞内定植，以维持牙髓–牙本质复合体的完整性[21]。

牙体粘接技术的发展和护髓理念的演变

　　护髓理念基于任何修复材料对牙髓都具有毒性这一观点。以广泛应用于20世纪上半叶的硅酸盐水门汀为例，当其直接接触牙本质时对牙髓组织具有特殊的毒性。因此，必须使用非刺激性材料覆盖活髓牙的牙本质，并将牙本质与最终修复材料隔离开。衬洞材料较之垫底材料更为光滑细腻，推荐用于近髓的区域。其中一类是含有氢氧化钙的自固化洞衬剂，也推荐用作盖髓剂。由于衬洞材料与牙本质不粘接，且物理机械性能较差，这些材料上面必须再覆盖一层垫底材料，后者需要足够的厚度以达到隔热、绝缘和机械保护作用。常用的垫底材料有磷酸锌水门汀、聚羧酸锌水门汀、氧化锌丁香酚水门汀和玻璃离子水门汀。玻璃离子还具有粘接和释氟的优点。

随着牙体粘接技术的发展，牙髓保护理念也逐渐发生变化。Buonocore发表了关于粘接的经典研究[24,25]，第一代粘接系统随后进入市场。后来数年中的大量生物学研究结果显示，第一代粘接系统中的部分化学物质对牙髓有毒性。这些研究提醒我们不能停止对牙髓保护的探索[26,27,28]。

接下来的几年中，学者们逐渐意识到牙髓的不可复性损伤不能归咎于酸性物质的低pH或复合材料中含有的化学物质[29,30]。实际上，牙髓损伤是由细菌及其产物通过边缘微渗漏所引起的[31,32,33]。

以上研究结果告诉我们，需通过改善材料性能以防止细菌穿透牙体与充填体之间的界面[34,35]。因此，护髓理念从防止修复材料的细胞毒性转变为防止细菌渗漏。

绝大多数粘接的相关研究聚焦于粘接剂的理化性能，主要使用扫描电镜（SEM）进行*体外*研究。其目的是为了证实所谓"混合层"和"树脂突"的形成，学者们认为这些结构可以保证修复材料与牙齿结构的物理–化学粘接（图2–17）[36-39]。

现代粘接系统使用活化剂或酸蚀剂使牙本质表面脱矿，以去除玷污层或改变其结构[21]。尽管一些学者认为牙本质和树脂之间不存在直接的化学反应[40]，但目前普遍观点认为牙本质粘接主要依靠类似釉质粘接的微机械固位。这种固位是通过树脂单体渗透到管间牙本质产生的[38]。粘接树脂在原位聚合，并与牙本质胶原纤维相互作用，形成所谓的*混合层*或*树脂–牙本质渗透区*[39,41]。混合层是由大约70%的树脂和30%的胶原蛋白组成的[42]。

然而必须指出，较之*体内*研究，尽管这些*体外*研究更容易开展，但是仅限于形态学方面，至多是粘接界面的化学研究。这些*体外*研究并不能提供任何证明粘接系统生物相容性的证据，尤其不能证明混合层和树脂突的形成可保证修复体与洞壁的有效粘接。

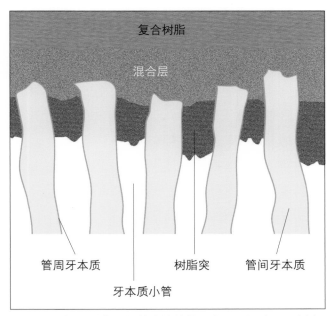

图2–17　复合树脂理化粘接的结构示意图：混合层、树脂–牙本质交互渗透区、树脂突。

粘接系统的生物学评价

在充填体和粘接材料的生物学评价中，需考虑以下两方面：

1. 生物相容性，比如材料本身可能具有的毒性。
2. 封闭性，比如充填体边缘的细菌渗漏可能引起牙髓反应。

为评估不同粘接系统真实的生物相容性，特别是判断它们是否真正地与牙体粘接并能够有效防止边缘微渗漏，最可靠、最相关的实验研究应在*体内*进行。满足以上所有方面的唯一研究方法是使用光学显微镜对脱钙牙的连续切片进行组织学分析。

由于医学相关法律特别是伦理学的重重阻碍，在动物或人类进行*体内*研究已经变得非常困难。然而不可否认，*体内*研究获得的信息对临床具有极高的参考价值[43]。

*体内*研究应考虑以下一些重要方面：

■ 选取的牙齿应无龋坏、牙周病或明显磨耗，且在口内能够使用橡皮障充分隔离。

- 多年以来，学者们使用颊侧V类洞测试复合树脂。实际上，如果复合树脂用于后牙充填，应选择II类洞进行测试。
- 窝洞预备时应在不损伤牙髓的前提下尽可能多的暴露牙本质[44]。
- 严格遵循厂家建议的操作流程。
- 应用"湿粘接技术"时，要用短促的气流去除窝洞中多余的水分，避免气流直接对着窝洞，并始终保持牙本质的湿润状态。
- 使用粘接系统后，必须分层堆塑树脂以减少聚合收缩。
- 树脂充填应尽可能地完善。
- 从窝洞预备到树脂充填均应在放大设备辅助下完成。
- 术后要密切随访，并记录相关的临床表现和症状。
- 观察期结束后，拔牙前要进行影像学检查。

组织学评价标准

应制备包含窝洞及其下方牙本质和牙髓在内的组织切片。应重点识别并观察与牙本质小管走向平行的切面，以便能观察到洞底与牙髓间连续完整的牙本质小管。在显微镜下测量并记录每一颗受试牙的剩余牙本质厚度。

按照Langeland兄弟确立的标准[45]以及ISO 7405认证标准[46]，组织学评价内容如下：

- 窝洞底部：
  - 车针摩擦引起洞壁烧灼会导致牙本质变色，在HE染色切片中可以看到洞底牙本质表面有一条深色边缘。而在Masson三色染色切片中则表现为一条明亮的红色边缘，这是由于车针切割牙本质时温度升高使胶原蛋白变性，从而更容易被品红等碱性染料着色，其余牙本质则被染成绿色。
  - 改良Brown & Brenn染色可以观察到细菌附着于洞壁和洞底，并进入邻近的牙本质小管。

- 洞底与牙髓间的牙本质小管
  - 前期牙本质中有少量不规则的牙本质小管。
  - 刺激性牙本质生成。
  - 随着成牙本质细胞数量的减少，前期牙本质和成牙本质细胞层部分保持完整，部分发生改变。
  - 牙本质小管断面的牙髓一端，可见成牙本质细胞核和/或红细胞。
  - 牙本质小管断面下方牙髓毛细血管充满了血液，表明局部充血和循环障碍。
  - 血栓形成/出血。
  - 窝洞下方牙髓血管内白细胞增多，表明趋化现象出现。
  - 窝洞下方的成牙本质细胞层、成牙本质细胞下层和整个牙髓内，出现急性和慢性炎症细胞浸润。

对照区

区分客观事实与主观发现非常重要，因此每位学者都必须以精准的显微图像评估其实验材料。经过反复验证发现，牙髓发生的很多改变是由实验室处理组织的方法引起的，而这些改变常常与病理现象相混淆，所以了解组织处理方法对特定组织的影响非常重要。为避免组织处理方法的不同变量引起混淆，最可靠的对照区应在同一牙髓中。受试区域可与相邻区域进行比较。组织处理过程中涉及的牙本质小管及其下方的牙髓中会产生反应。受试区周边未受影响的牙本质及牙髓可作为合适的对照区。通常，对照区为受试窝洞对侧的髓角（例如，下颌磨牙MOII类洞的远中髓角，前磨牙颊侧V类洞的舌侧髓角）。这非常类似于组织活检时所做的处理，去除病变边缘外具有正常临床特征的组织，将其作为病变组织的对照，因此可在同一张切片上进行直接比较[47]。

窝洞脱水后牙髓的反应

以无创方式预备窝洞后，用连续气流干燥窝洞会引起牙本质脱水，从而导致牙髓损伤。窝洞脱水引起的这些组织反应曾被Langeland多次提及[44,47]，并已广为人知。图2-18展示了牙本质干燥后牙髓的典型反应。这是一个实验病例：19岁女性患者，其上颌第一前磨牙因正畸需要拟被拔除。麻醉和橡皮障隔离后，在颊侧制备一个V类洞（图2-18a）。酸蚀并冲洗后，用持续的气流干燥窝洞直至牙本质表面脱水。随后按照厂家推荐的方法在牙本质上涂布粘接剂，使用微填料树脂充填窝洞（图2-18b）。随访期间患者无任何症状。11天后将牙齿拔除制备切片。颊舌向组织切片上可观察到非常严重的炎症反应，成牙本质细胞层破坏且细胞核移位，红细胞和PMNs进入到牙本质小管内（图2-18d、e）。这种组织处理方法排除了窝洞制备时过度产热（图2-18f、g）和细菌感染（图2-18h）等因素，因此窝洞中化学物质的累积效应和牙本质脱水是引起上述牙髓反应的主要原因。排除长时间干燥因素，使用相同的操作流程和材料处理过的牙齿证实，长时间干燥导致牙本质脱水是引起牙髓-牙本质反应的决定因素。第二个病例中炎症反应要温和得多（图2-19和图2-20）。

酸蚀过程以及粘接系统中化学物质对牙髓的影响

20世纪70年代，酸蚀剂作用于牙本质可能对牙髓产生刺激影响受到了极大关注。Macko等[27]开展了一项体内实验，研究对象为13~22岁患者因正畸拔除的46颗前磨牙。使用含有50%磷酸和7%氧化锌的酸蚀剂涂布实验组窝洞60秒。对照组窝洞未酸蚀。使用氧化锌丁香油水门汀充填实验组和对照组窝洞。经过3个不同的观察期分别将牙齿拔除：即刻（30~90分钟）；中期（7~29天）；长期（35~150天）。观察期内所有患者均未出现临床症状。实验组牙髓均出现了轻度到中度的炎症反应，而在窝洞未被酸蚀的对照组，牙髓没有炎症反应。虽然实验组中所观察到的牙髓炎症反应并没有严重到不可复性阶段，但是学者们认为酸蚀剂不应接触未受保护的牙本质。现在，除了降低酸蚀剂的浓度并将牙本质酸蚀时间减少为10~20秒外，最主要的问题是术后要不定期地监测牙髓的组织学状态。

图2-19展示了按照目前的规范化操作流程治疗后牙髓出现的短期反应。18岁女性患者未龋坏的第三磨牙上制备MOII类洞，酸蚀15秒后冲洗，并用无菌棉球小心地擦干窝洞，避免空气直接吹入洞内，保持牙本质表面湿润状态（"湿粘接技术"）。按照常规流程进行粘接修复，18天后将患牙拔除。所有组织切片上的牙髓反应均非常轻微，仅在髓角的较小区域内可观察到成牙本质细胞减少（图2-19e），毛细血管扩张（正常情况下，毛细血管壁塌陷，因而无法在组织切片上观察到），可见分散的慢性炎症细胞。这表明，在牙本质表面不脱水的情况下，酸蚀剂与粘接系统中化学物质的累积效应，对牙髓的刺激相当有限。

在很多切片中，洞底表层的牙本质似乎被品红深染的无定形物质渗透，它们往往会封闭住牙本质小管的开口（图2-19h、i、k、l）。品红过度染色与混合层和树脂突的形成相关，而不同于备洞时过度产热所产生的表现。混合层之上未染色的无定形物质（图2-19i）可能是脱钙后修复体从牙齿上分离时附着在基质上的粘接树脂残留物。而在那些品红未染色的区域，牙本质小管呈开放状态，可能暗示着这些区域并没有形成混合层或是在实验样本处理过程中造成了混合层缺失。

值得注意的是，细菌染色凸显了并没有被细菌感染的洞壁（图2-19j~l）。短期内（18天）也未

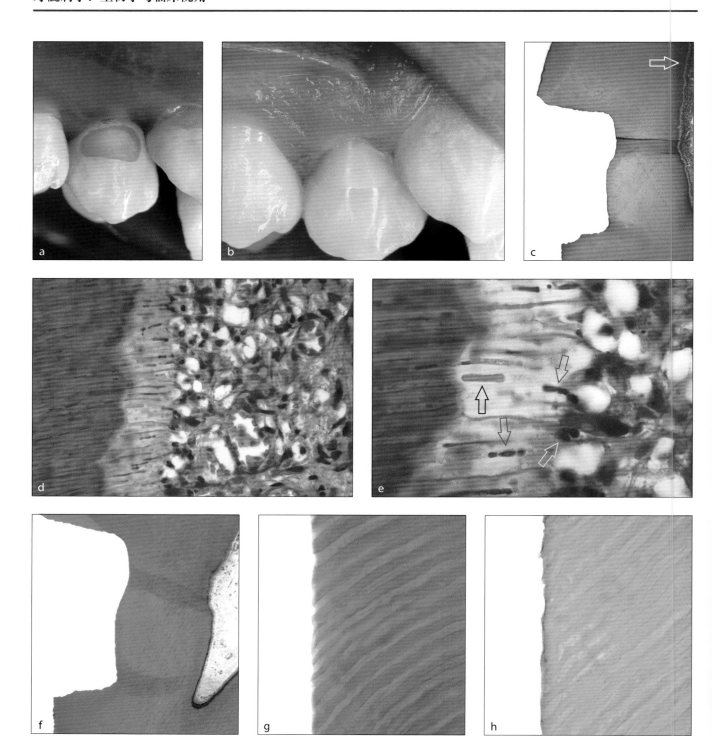

图2-18 （a）因正畸需要拟拔除的牙齿上预备V类洞，酸蚀冲洗后用气流干燥窝洞。（b）复合树脂充填，抛光。（c）整个窝洞、剩余牙本质及下方牙髓的大体观。窝洞底部牙本质内的一条黑线为切片制作时产生的组织伪影（切片折痕）。剩余牙本质最薄处约为1mm（HE染色，放大25倍）。（d）（c）中箭头所指的牙髓区域。牙本质小管从窝洞髓壁中央发出，止于该牙髓区域。成牙本质细胞层及成牙本质细胞下层可见充血和炎症细胞聚集，很多成牙本质细胞的细胞核移位到牙本质小管内（放大400倍）。（e）高倍镜下（放大1000倍）可见红细胞（黑色箭头）移位到牙本质小管中，白细胞（黄色箭头）进入到成牙本质细胞层内，两个以上的多形核中性粒细胞（红色箭头）细胞核进入到前期牙本质层。（f）Masson三色染色切片上可见整个窝洞被均匀一致地染成绿色，表明窝洞预备时牙本质温度没有升高（放大25倍）。（g）高倍镜下（放大1000倍）可见牙本质被均匀一致地染成绿色。（h）窝洞底部不存在细菌（Taylor改良B&B染色，放大1000倍）。（经Ricucci与Giudice[43]授权引用）

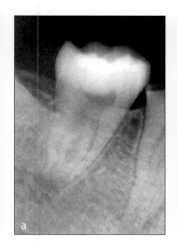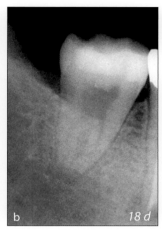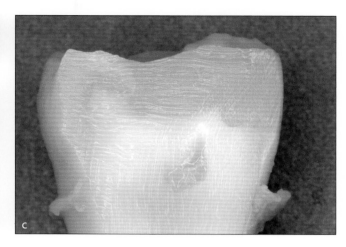

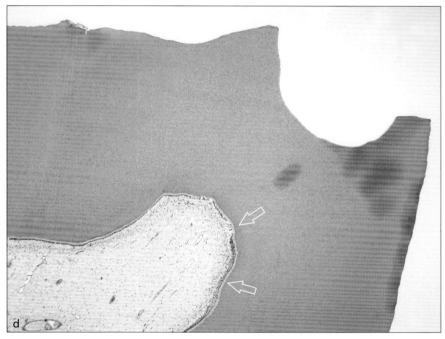

图2-19 （a）右下第三磨牙术前X线片。（b）实验性制备MO II类洞，全酸蚀后树脂充填。充填18天后，拔除前拍摄X线片。（c）近远中向的牙齿磨片上显示树脂和牙体组织的适应性良好，没有空隙。（d）窝洞、剩余牙本质及下方牙髓的大体观。剩余牙本质最薄处厚度为0.3mm（HE染色，放大25倍）。（e）（d）上方箭头所指区域的细节图，可见成牙本质细胞数量减少，成牙本质细胞下层毛细血管扩张。成牙本质细胞层中的空泡区为切片制作中的收缩伪影（放大400倍）。（f）在洞底受累牙本质小管的根方区域（图（d）下方箭头所指区域），成牙本质细胞表现正常（放大400倍）。

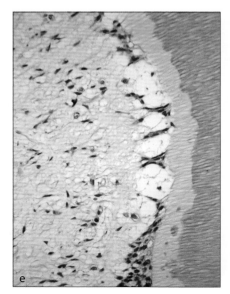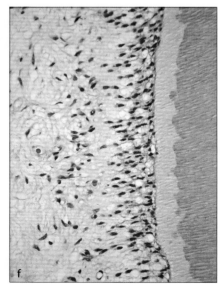

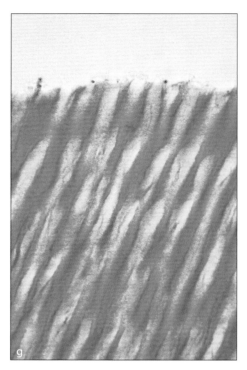
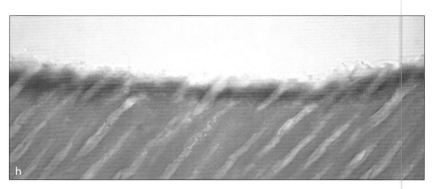
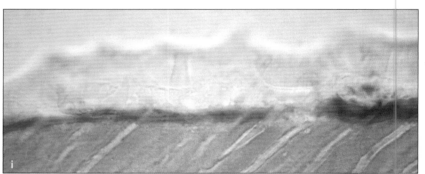
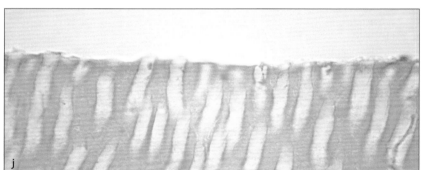
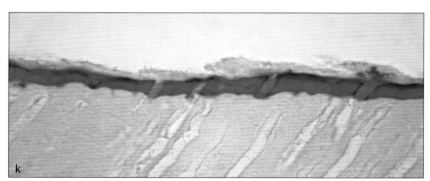
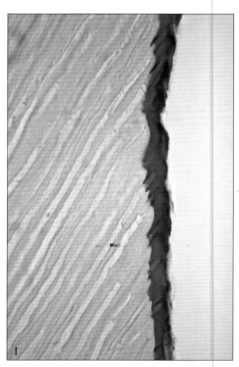

图2-19续 （g）洞底的某些区域，Masson三色染色切片可排除窝洞预备过程中牙本质表面过热，牙本质小管开口敞开（放大1000倍）。（h）其他切片上，一部分牙本质小管开口则被品红染成红色的表层牙本质碎屑堵塞（Masson三色染色，放大1000倍）。（i）在某些切片上，红色条带上还有一些未染色的无定形物质（放大1000倍）。（j）细菌染色后，也可见洞壁某些区域的一部分牙本质小管口敞开（Taylor改良B&B染色，放大1000倍）。（k）在其他切片上，洞壁的牙本质深染，小管口堵塞，冠方为无定形物质。不存在细菌（放大1000倍）。（l）邻面洞轴壁的表现与龈壁相同。不存在细菌（放大1000倍）。（经Ricucci和Giudice[43]授权引用）

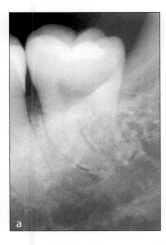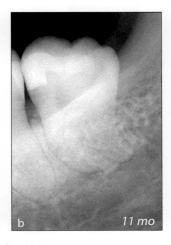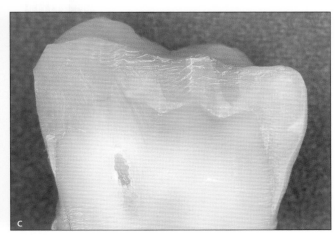

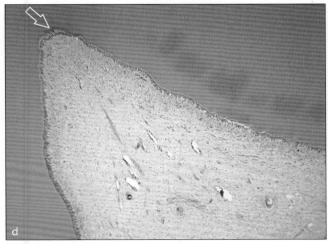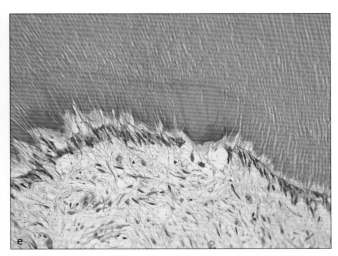

图2-20　（a）术前X线片。（b）实验性充填后，11个月的观察期间牙齿无任何症状，牙髓活力测试反应正常。拔牙前拍摄X线片。（c）牙齿磨片剖面可见树脂与窝洞适应性良好。（d）窝洞下方的近中髓角处，剩余牙本质厚度为1.3mm。牙髓组织正常，无炎症细胞聚集（HE染色，放大50倍）。（e）（d）中箭头所指的区域，可见少量刺激性牙本质形成，成牙本质细胞数量略有减少（放大400倍）。

发生边缘细菌渗漏。长期观察也可发现充填体保持密封且不发生细菌渗漏时，牙髓处于相对健康的状态，如以下两个案例所示：

病例讨论

完整健康的下颌第三磨牙，因无法有效清洁而计划预防性拔除（图2-20a），与之前提到的案例一样在拔除前进行了窝洞制备和粘接修复。术后观察11个月，无任何症状，牙髓活力测试反应正常。拔牙前拍摄的X线片显示充填物近中边缘与牙体组织密合，根尖周组织结构正常（图2-20b）。组织学检查显示牙髓组织几乎完全正常，未观察到炎症细胞（图2-20d、e）。牙髓唯一受到刺激的表现是在近中髓角的顶部有少量刺激性牙本质形成（图2-20e）。

对于这个案例，为期11个月的观察可以评定其粘接修复治疗获得成功。窝洞内的任何区域均未发现细菌定植（图2-20f、g、i、j）。使用改良Brown &Brenn染色和Masson三色染色技术（图2-20g～j）可以在每一张切片上都观察到牙本质表层的混合层和树脂突。在某些区域还出现了Van Meerbeck等[48]所描述的树脂渗入到牙本质小管的分支中（图2-20j）。

图2-21展示了实验性治疗2年零8个月后的牙髓

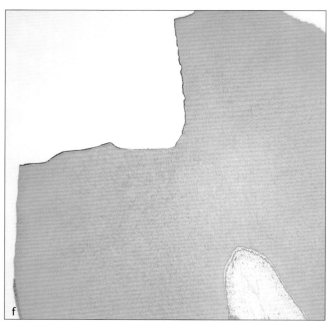

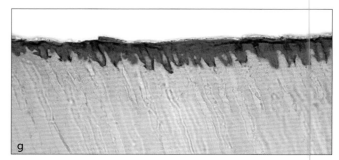

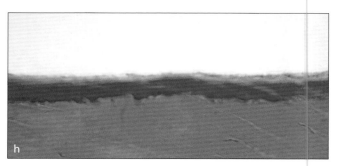

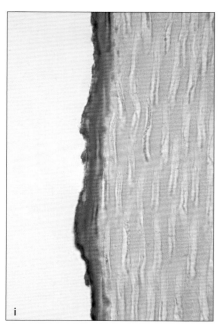

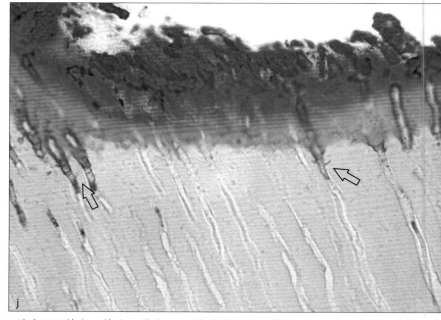

图2-20续　（f）近中窝洞的大体观（Taylor改良B&B染色，放大25倍）。（g）高倍镜下（放大1000倍）观察窝洞底部，表层部位可见混合层结构，品红染色的物质渗入牙本质小管。不存在细菌。（h）高倍镜下（Masson三色染色，放大1000倍）观察窝洞底部，同样可以看到混合层的形成。不存在细菌。（i）（f）中的窝洞轴壁，只观察到混合层，不存在细菌，整个窝洞的任何区域都未发现细菌定植（放大1000倍）。（j）在一些牙本质小管的开口处，可见树脂进入牙本质小管分支中（箭头所指）（放大1000倍）。（经Ricucci和Giudice[43]授权引用）

反应，修复体无边缘细菌渗漏。最初的局部刺激与操作过程中各种步骤的累积效应有关，髓室顶有相当数量的刺激性牙本质形成以及受累区成牙本质细胞数量减少可证实这一观点（图2-21b~d）。

一旦去除最初损伤的刺激源并且不会产生进一步的细菌渗漏，牙髓便不会产生炎症。因此，组织学研究似乎证实，当充填体保持良好的封闭性并能够有效阻止细菌进入牙体/充填体界面时，牙髓的修

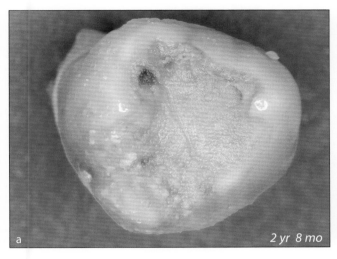 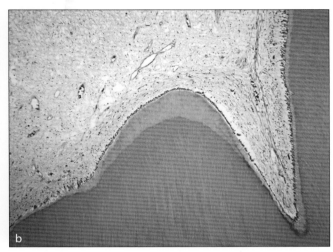

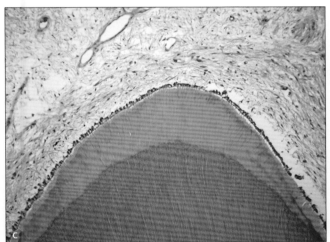 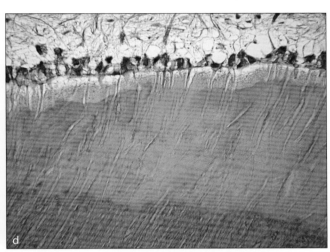

图2-21　（a）21岁女性患者的上颌第三磨牙，因修复原因需拔除。牙齿无龋坏，患者同意在拔除前进行实验性充填。预备I类洞，酸蚀釉质和牙本质，湿粘接，树脂充填。原计划2周后拔牙，但是患者在2年8个月后才来复诊，在此期间无任何症状。牙齿拔除后的咬合面照片，可见大量菌斑堆积在修复体表面。（b和c）髓室顶下方形成了一层较厚的刺激性牙本质，牙髓中不存在炎症反应。成牙本质细胞层下方右侧出现的空隙为制作切片时产生的收缩伪影（HE染色，放大50倍、100倍）。（d）高倍镜下（放大400倍）可见继发性牙本质和刺激性牙本质（第三期牙本质）之间有一条明显的分界线。第三期牙本质内的小管数目减少。牙髓侧的刺激性牙本质被一层立方形成牙本质细胞覆盖。

复功能就可以对粘接系统内化学物质的刺激做出积极有效的反应。

边缘细菌渗漏对牙髓的危害

　　体内研究的实验案例在经过中、长期观察后，对其进行组织学检查发现，一些案例中的充填体/洞壁界面出现了细菌定植。细菌渗漏发生时，患者可能没有任何临床症状，也没有明显的充填体边缘破坏现象（图2-22～图2-25）[43]。

　　随着细菌定植于洞底，洞壁处牙本质小管相对应的牙髓内可以观察到不同程度的炎症反应。炎症程度取决于细菌入侵程度、细菌毒性以及剩余牙本质厚度（图2-22f，图2-23f～h，图2-24c、d和图2-25h、i）。炎症细胞聚积于受累牙本质下方，表明细菌毒素及其代谢产物沿着牙本质小管持续扩散。

　　以上过程中可观察到免疫反应的各个方面：血

管扩张并伴有急性和慢性炎症细胞聚集，这些细胞附集并渗出血管内皮，进入到间质组织内（即趋化作用）（图2-23g、h），而这一现象在对侧髓腔的正常牙髓中并没有出现（图2-23f）。

以下3个案例展示了细菌渗漏所造成的不同程度牙髓炎症。

病例讨论

第一个病例是一位31岁男性的下颌第三磨牙（图2-22a）。牙冠完整无龋坏，使用与图2-19、图2-20中案例一样的实验方法处理受试牙。观察1年，受试牙无任何症状。拔牙前先进行临床检查，发现修复体边缘完好，牙髓活力测试反应正常。组织学检查显示，仅在髓腔的近中部分可见少量炎症细胞浸润（图2-22d、f）以及刺激性牙本质呈带状分布，而在整个窝洞内的牙本质壁上可见大量细菌定植(真性生物膜)（图2-22h~l）。细菌定植对牙髓的影响局限，这可能是因为洞底和牙髓之间剩余牙本质的厚度一致（1.2mm）。随着牙本质小管中定植的细菌接近牙髓，炎症反应更加明显。虽然在一些切片上可以看到混合层的存在，但已经被细菌渗透并在牙本质小管开口处定植（图2-22j、k）。值得注意的是，尽管修复体外观良好，但是仍发生了严重的边缘细菌渗漏。

第二个病例是一位27岁女性健康的下颌第三磨牙，使用与图2-19和图2-20中案例一样的实验方式处理。观察期间受试牙无任何症状。6个月后拔除受试牙，拔牙前牙髓活力测试反应正常。修复体状况良好，只在近中颊尖的舌侧有一个小缺损（图2-23b）。显微镜下观察近中髓角，可见细胞聚集（图2-23d、f）以及间断的刺激性牙本质（图2-23d、e）。在高倍镜下，细胞聚集区可见急慢性炎症细胞浸润、血管扩张和趋化反应（图2-23g、h）。其他部分的牙髓均呈现出正常的组织学特征（图2-23f）。Masson染色排除备洞过度产热现象

（图2-23i），细菌染色揭示了近中牙髓炎症反应的病因：修复材料粘接失败或丧失导致细菌在牙本质中定植（图2-23k、l）。

第三个病例是一位28岁男性的上颌第三磨牙，该案例中牙髓反应更严重。实验处理方式与图2-19和图2-20中的案例一样，观察4个月后拔除受试牙。该牙无自发症状，牙髓活力测试反应正常。组织学检查发现，剩余牙本质最小厚度为0.3mm，邻近牙髓部分坏死（图2-24c）。高倍镜下，冠髓大部分区域可见大量PMNs聚集（图2-24d），靠近根方的冠髓内尽管存在炎性组织，但其结构排列有序（图2-24e）。细菌染色显示大量细菌微生物位于洞底并沿着牙本质小管侵入牙髓（图2-24f~h）。这个病例中，修复材料和牙本质间也存在粘接丧失。仅用了4个月时间，细菌便通过牙齿/充填体界面渗漏，侵入到薄层剩余牙本质，并进一步到达牙髓导致髓腔内部分牙髓坏死。

粘接失败的可能原因

有几种原因可能会导致牙本质粘接失败。材料聚合收缩，会在修复体和牙体间出现缝隙，也可能在修复以后因为粘接层的破坏而出现缝隙。

如前所述，"混合层"和"树脂突"是粘接成功的保障。普遍观点认为粘接剂的粘接力可能会随着时间的推移而衰减[49,50]。微机械嵌合的最薄弱区似乎是混合层的上表面或下表面[51]。然而，有些学者认为即使在这些表面出现粘接失败，树脂突和牙本质小管壁的紧密结合仍可以使封闭性保持在可接受的程度。因此，树脂-牙本质粘接除了能提高整体粘接强度之外，更重要的一个作用是树脂突能够阻塞牙本质小管口，从而尽量减少渗漏及其对牙髓的刺激[52]。

然而，光学显微镜下观察到的结果似乎与以上观点相左。图2-22j、k表明混合层和树脂突虽然存

在，但并不能阻止细菌渗透到牙本质小管。其混合层明显并被细菌生物膜覆盖，再上方是一层与粘接树脂有关的无定形物质（图2-22j），似乎证实了粘接系统固有的缺陷源自混合层/复合树脂界面[53]。

对连续切片进行分析发现，同一窝洞内某些区域存在混合层（图2-19h、i、k、l），而有些则完全没有（图2-19g、j），说明混合层的形成具有不可预测性。

综上所述，混合层的形成似乎取决于临床操作中的很多不可控因素，而且在有混合层形成的所有案例中，其存在并不完全表明充填体的密闭性好。

衬洞材料能否抵抗细菌渗漏？

即便是临床表现最理想的修复体，复合树脂/窝洞界面仍然会发生细菌渗漏，这已经是非常普遍的现象，而这将有助于对衬洞材料进行深入的研究。Ricucci和Giudice[43]通过一项体内研究来观察衬洞并使用复合材料充填后牙髓的组织学和微生物学状态。他们在一个案例中使用氢氧化钙衬洞，玻璃离子水门汀充填；在另外两个案例中玻璃离子水门汀与牙本质直接接触；在第四个案例中磷酸锌水门汀与牙本质直接接触。尽管该研究样本数量有限，但是他们认为，如果窝洞边缘出现粘接失败，使用玻璃离子水门汀垫底，似乎可以防止细菌定植。

图2-25中展示了这种情况。实验性制备V类洞后，在洞底最深处放置含氢氧化钙的衬洞材料，其余牙本质上覆盖玻璃离子水门汀。窝洞及釉质边缘酸蚀后涂布粘接剂，使用树脂充填（图2-25a）。1年10个月后拔除受试牙，观察期间受试牙无任何症状，修复体临床表现良好（图2-25b、c）。组织学检查显示，大量很多细菌定植在窝洞边缘，并且牙本质小管的外围末端也可见细菌侵入（图2-25l、m）。但是玻璃离子水门汀覆盖的整个轴壁（图2-25k）、绝大部分的龈壁和冠方洞壁并没有细菌

定植，表明了玻璃离子水门汀能有效防止细菌向牙本质渗漏。沿着已发生渗漏的"S"形牙本质小管直到其末端牙髓，可观察到炎症细胞轻度聚集（图2-25h、i）。尽管细菌仅仅局限于牙本质小管的外围末端，但牙髓发生了趋化反应，这表明细菌毒素及其代谢产物通过整个牙本质小管传播。

玻璃离子水门汀对牙髓也存在相对较弱的刺激性。在Ricucci和Giudice的一项组织学研究中[43]，一位22岁女性患者受试牙的V类洞，使用玻璃离子水门汀直接衬洞。然后使用树脂充填窝洞。观察40天后拔牙。在牙本质小管的牙髓侧末端可以观察到，成牙本质细胞下层的慢性炎症细胞积聚以及成牙本质细胞层充血、破坏。以上反应并不仅仅由于玻璃离子水门汀的刺激性，还可能来自材料后期的累积效应以及窝洞制备、充填过程中带来的刺激。然而，组织学检查排除了备洞时产热和细菌渗漏这两种可能[43]。

理想去腐与恰当充填时牙髓的组织学状况

目前为止本章节中所呈现的大多数实验案例，窝洞制备时牙髓是健康的，而在中龋和深龋情况下，牙髓中一定会产生炎症、钙化（弥散性和附着性）、第三期牙本质等不同程度的病理改变。本章第1节中曾详细描述过，即便牙髓中存在严重的炎症反应，如通过治疗完全去除感染、崩解的牙本质，炎症也可能会消失。获得无炎症的牙髓组织是修复治疗的主要生物学目标之一。然而，一旦牙髓发生过炎症反应，那么数量不等的第三期牙本质以及营养不良性钙化团块将在牙髓组织中永久存在，我们永远也得不到第1章中所描述的那种完全正常的牙髓组织。另一个重要的方面是龋损下方的成牙本质细胞数量将永久减少。尽管这一观点仍存在争议，但是成牙本质细胞是终末分化细胞，一旦因龋

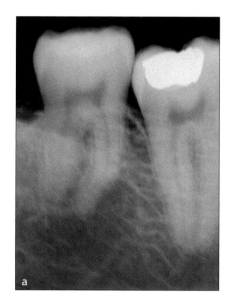

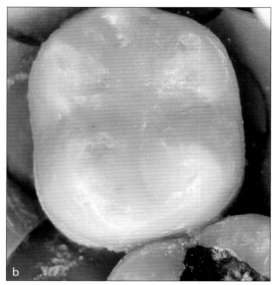

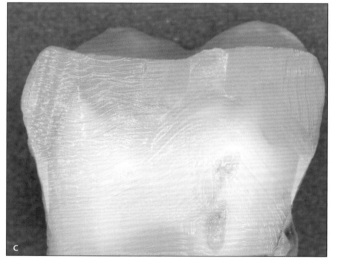

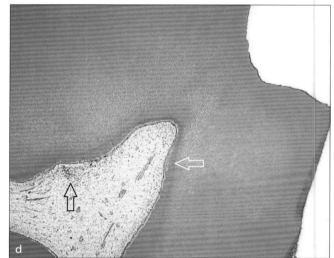

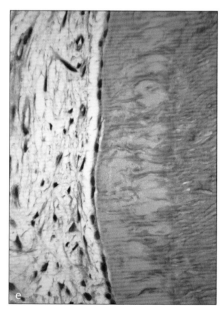

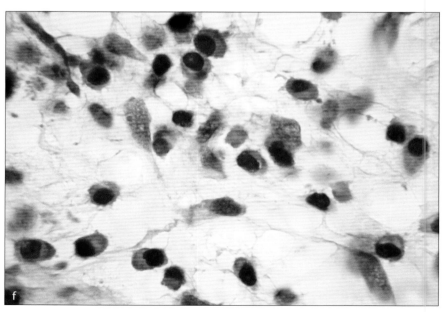

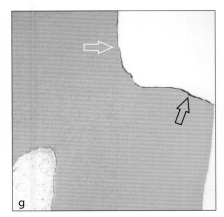
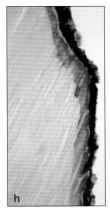
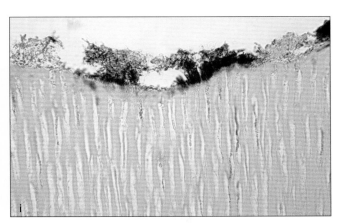
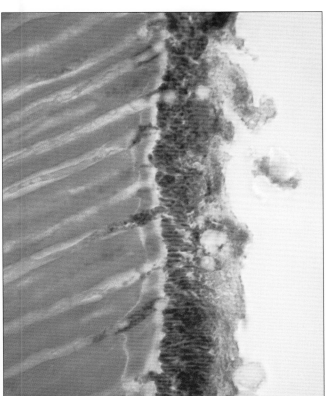
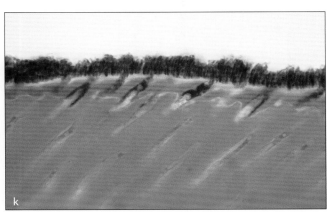
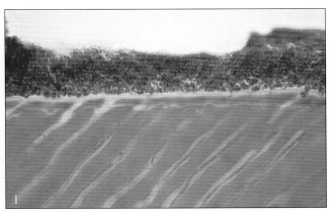

图2-22　（a）术前X线片。右下第三磨牙，未龋坏，过度萌出。（b）实验性制备II类洞，处理方法如前，然后完成修复。（c）1年后，修复体临床状况良好，拔牙后制作近远中向磨片，可见充填体和牙体适应性良好，没有空隙。（d）牙冠近中区域大体观，髓角可见刺激性牙本质（水平箭头所指），偏远中的牙髓区域可见细胞聚集（垂直箭头所指）。剩余牙本质厚度为1.2mm（HE染色，放大25倍）。（e）新形成的刺激性牙本质（d）中水平箭头所指处）可见一些不规则小管，表面覆盖一层扁平状的成牙本质细胞（放大400倍）。（f）（d）中垂直箭头所指的区域，细胞聚集的中心可见浆细胞（放大1000倍）。（g）窝洞底部的大体观（Taylor改良B&B染色，放大25倍）。（h）（g）中轴壁上水平箭头所指的区域，可见牙本质的一部分被品红染色，即混合层，表面覆盖着菌斑生物膜（放大1000倍）。（i）（g）中洞底垂直箭头所指的区域，可见大量细菌呈树枝状定植，许多被细菌定植的牙本质小管直接通向牙髓（放大1000倍）。（j）Masson三色染色也可见轴壁上存在大量菌斑生物膜，它们穿过混合层渗透入牙本质小管。菌斑生物膜外面是一些无定形物质（放大1000倍）。（k）窝洞底部有一厚层菌斑生物膜覆盖着混合层，并穿过混合层侵入到下方的牙本质小管（Masson三色染色，放大1000倍）。（l）在某些区域，混合层似乎可以防止细菌定植于牙本质小管（放大1000倍）。（经Ricucci和Giudice[43]授权引用）

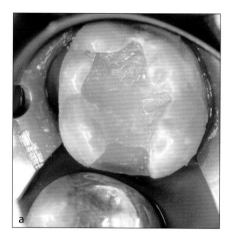

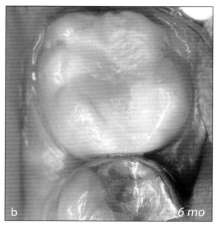

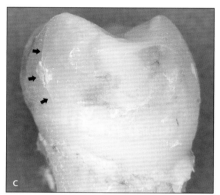

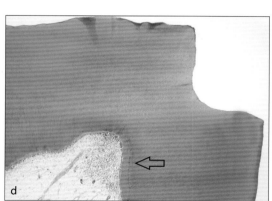

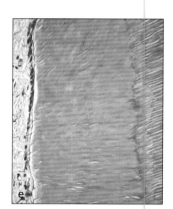

图2-23 （a）27岁女性患者的右下第三磨牙，未龋坏，拟预防性拔除。麻醉和橡皮障隔离后，实验性制备MO II类洞，然后按与前面病例同样的步骤处理牙齿，最后使复合树脂充填。（b）6个月的观察期间，患牙无任何症状，修复体边缘良好，除了近中颊尖附近有一小块"缺损"。牙髓活力测试反应正常。（c）拔牙后，修复体近中面良好。修复体/牙体界面无边缘着色，表明没有发生边缘老化或细菌渗漏。可见邻面接

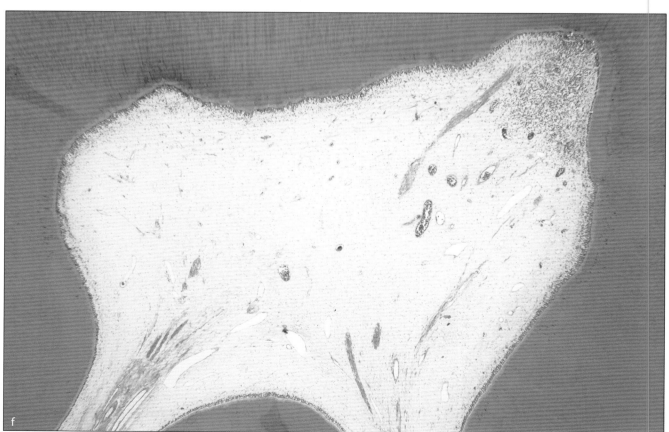

触点与第二磨牙远中银汞充填物接触而轻微着色，釉质上的裂纹（箭头处）是拔牙钳在牙齿上留下的痕迹。（d）窝洞、剩余牙本质和髓腔近中部分的切片。髓角处可见大量炎症细胞聚集。也可观察到刺激牙本质带。剩余牙本质厚度为1.1mm（H&E染色，放大25倍）。（e）（d）中箭头所指的区域，这一厚层刺激性牙本质带并不是无小管结构，而是含有残余的小管。牙髓侧的成牙本质细胞层由一层扁平的细胞构成（放大400倍）。（f）整个髓腔的大体观，髓腔近中部分和远中部分的细胞构成不同，远中部分的牙髓没有受到实验性备洞的影响（放大25倍）。（g）与窝洞邻近的牙髓内细胞密集，高倍镜下（放大1000倍）可见大量多形核中性粒细胞（nl）附着在血管壁上，随之在趋化作用下穿过血管壁进入到间质组织。（h）炎症区域表现为单核细胞聚集（淋巴细胞、巨噬细胞和浆细胞）。可见处于机能亢进状态的浆细胞，其细胞质中充满嗜酸性颗粒，即"罗素体（Ru）"（放大1000倍）。（i）Masson三色染色未见窝洞制备过度产热现象（放大50倍）。（j）窝洞和剩余牙本质的大体观（Taylor改良B&B染色，放大25倍）。（k）（j）中水平箭头所指区域，轴壁牙本质表层及小管内可见细菌定植（放大1000倍）。（l）（j）中垂直箭头所指的洞底区域，细菌定植于牙本质表面并侵入到下方的牙本质小管内（放大1000倍）。（经Ricucci和Giudice[43]授权引用）

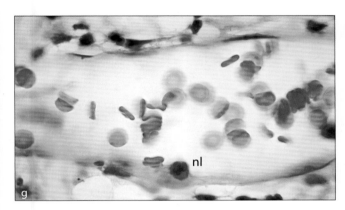

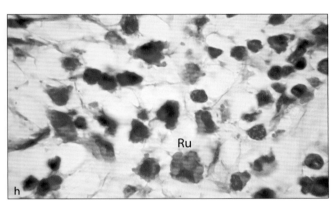

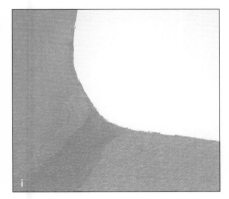

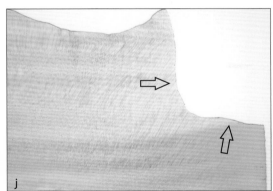

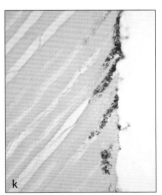

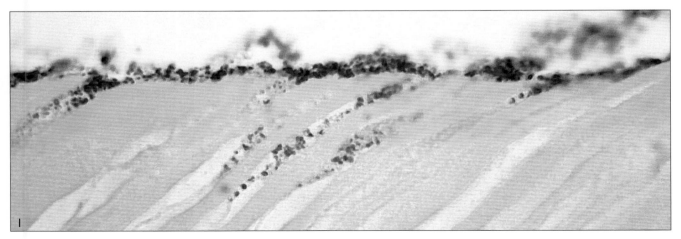

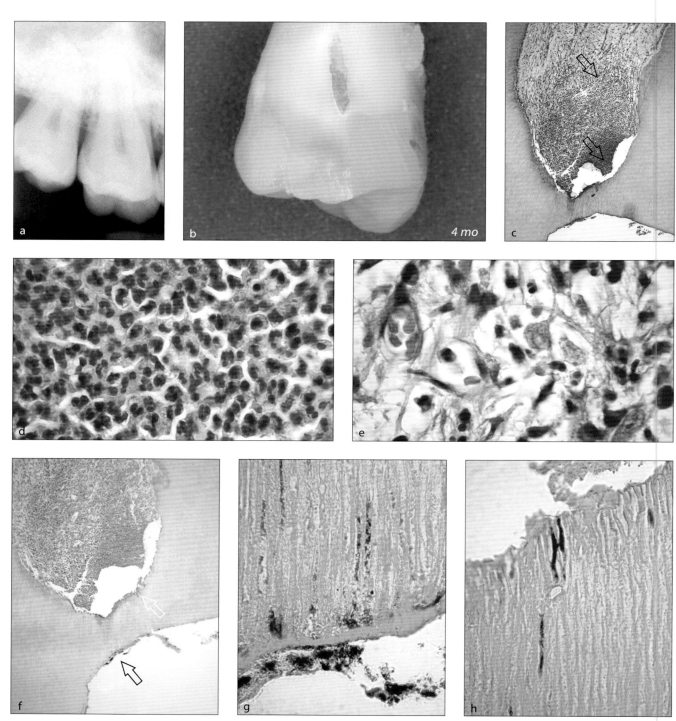

图2-24 （a）右上第三磨牙术前X线片。（b）实验性充填4个月后拔牙。近远中向牙齿磨片可见修复体适应性良好，与牙体间无空隙。注意复合树脂与牙髓之间的牙本质厚度很薄。（c）窝洞、剩余牙本质和髓腔的大体观，窝洞底部可见一大片空白区域，冠方牙髓内可见大量细胞聚集，剩余牙本质厚度为0.3mm（HE染色，放大50倍）。（d）（c）中下方箭头所指的区域，多形核中性粒细胞聚集表明组织液化坏死（放大1000倍）。（e）（c）中上方箭头所指的区域，距液化区不远的根方牙髓，炎症反应趋于缓和。尽管有急性和慢性炎症细胞浸润，但是结缔组织的结构完整（放大1000倍）。（f）改良Brown&Brenn染色切片的大体观（放大50倍）。（g）（f）中黑色箭头所指的区域，细菌定植于洞底并侵入牙本质小管（Taylor改良B&B染色，放大1000倍）。（h）（f）中白色箭头所指的髓室顶区域，细菌已经侵入到牙本质小管的牙髓侧（放大1000倍）。（经Ricucci和Giudice[43]授权引用）

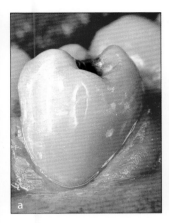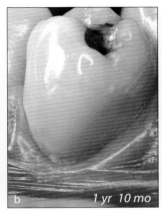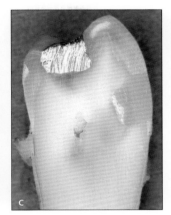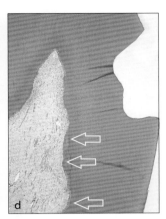

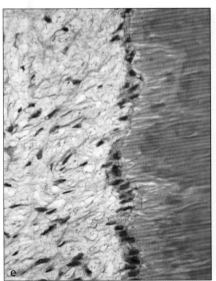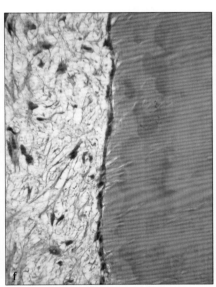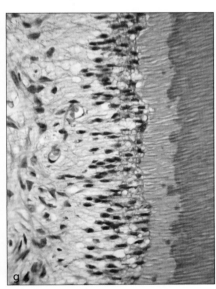

图2-25　25岁男性的左下第二前磨牙，因正畸原因拔除。实验性制备V类洞，在轴壁上使用氢氧化钙衬洞，光固化玻璃离子水门汀覆盖衬洞剂及其周边牙本质，随后酸蚀，粘接，树脂充填。（a）修复体完成、抛光后的表面。（b）观察1年10个月，修复体临床状况良好，无边缘渗漏。患牙无症状，牙髓活力测试反应正常。（c）制作颊舌向牙齿磨片，以便样本牙髓组织的固定和在石蜡块内定位方向。磨片上可见窝洞内充填的不同种材料，均与窝洞紧密结合，未见渗漏迹象。洞缘四周为完整的釉质。（d）窝洞、剩余牙本质和牙髓的大体观，可见在窝洞相对的牙髓侧靠近根方的位置形成了一层刺激性牙本质，其内部小管走行呈"S形"。牙髓组织内未见明显的炎症细胞聚集，剩余牙本质厚度为1.2mm（HE染色，放大25倍）。（e）（d）中最上方箭头所指的区域，刺激性牙本质内仅有少量小管，且排列不规则。成牙本质细胞层仅由一层细胞构成（放大400倍）。（f）（d）中间箭头所指的区域，新形成的刺激性牙本质表面覆盖了一层扁平的成牙本质细胞。牙本质小管的数量较上方更少（放大400倍）。（g）（d）中最下方箭头所指的区域，第三期牙本质的根方，牙髓牙本质交界处结构均表现正常。成牙本质细胞层由数层细胞组成，正常的前期牙本质层与牙本质层内，牙本质小管规则且平行排列。唯一的病变表现是成牙本质细胞下层中的毛细血管扩张（放大400倍）。

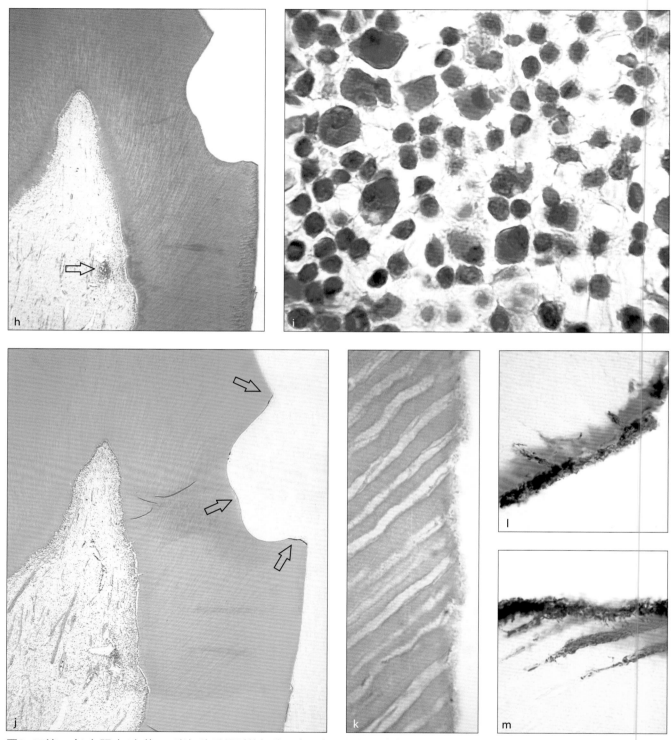

图2-25续　（h）距（d）约120张切片后得到的切片。未见窝洞制备时过度产热现象。牙髓侧也未见刺激性牙本质形成，但有炎症细胞聚集（箭头所指）（Masson三色染色，放大25倍）。（i）（h）中箭头所指的细胞聚集区域中央，可见以淋巴细胞和浆细胞为主的单核细胞浸润（放大1000倍）。（j）Taylor改良B&B染色技术制备的切片（放大25倍）。（k）至（m）为放大后的（j）中箭头所指区域。（k）（j）中间箭头所指的窝洞中央区域，不存在细菌（放大1000倍）。（l）（j）中上方箭头所指的窝洞最冠方边缘，可见细菌定植在牙本质表层及其下方的牙本质小管内（放大1000倍）。（m）（j）中下方箭头所指的窝洞最根方边缘，可见菌斑生物膜黏附于牙本质，并渗透到牙本质小管内（放大1000倍）。（经Ricucci和Giudice[43]授权引用）

病而坏死，将无法再生。以下两个案例展示了在无边缘渗漏的情况下，龋病治疗8年和12年后的牙髓组织学状况。

病例讨论

第一个病例是22岁女性患者的上颌第三磨牙，伴咬合面深龋。去除龋坏组织后在洞底近髓处放置氢氧化钙衬洞剂。玻璃离子水门汀覆盖衬洞剂及其周边的牙本质，最后使用银汞合金充填整个窝洞。8年后患牙因无法有效清洁而预防性拔除（图2-26a）。组织切片显示牙髓完全没有炎症。在窝洞的某个部位可见继发性牙本质缺失，表明该部位的龋病已侵及第三期牙本质（图2-26b）。这也意味着为了对抗龋病侵袭，至少第三期牙本质已经形成部分。髓角处的第三期牙本质内无成牙本质细胞层，只有成纤维细胞，同时牙本质小管数量稀少（图2-26c、e、f）。距离髓角稍远的区域可以看到少量的扁平状成牙本质细胞，此处的第三期牙本质内可见少量不规则的牙本质小管（图2-26d）。

第二个病例是51岁女性患者的下颌第二磨牙，因严重的牙周病被拔除。12年前患牙因近中面及咬合面龋坏曾接受树脂充填（图2-27a～c）。尽管修复体边缘有老化迹象，但是洞壁的牙本质并没有发生细菌渗漏。组织切片显示髓腔中有大量游离的髓石，近中龋洞下方形成了第三期牙本质带，但牙髓中并没有炎症反应（图2-27d～f）。

结语

在评估牙髓对某些特定修复治疗和/或修复材料的反应时，需选取未龋坏的牙齿样本以确保在实验初始阶段牙髓中不存在炎症。正常牙髓对局限的物理/化学损伤有足够的修复能力。然而，随着龋坏区域不断扩大，牙本质厚度逐渐减少，牙髓反应的严重程度也明显增加，最终会超过牙髓自身的修复能力。即使在牙髓没有症状的情况下，粘接系统直接作用于暴露的牙髓表面仍会造成牙髓的不可复性损伤[54]，因此不能将复合树脂用作直接覆盖材料[55-57]。

还要注意到，与健康牙髓状态下进行的实验不同，医生们在临床上需要处理的是龋坏的牙齿，其牙髓已经存在不同程度的组织学损伤（比如炎症、刺激性牙本质），同时牙髓修复能力也大大降低。窝洞制备和充填过程中可能存在的牙本质脱水、修复系统的化学刺激，都会对牙髓造成额外的损伤。

研究表明，即使存在细菌渗漏和严重的牙髓疾病，患牙仍可能无任何临床症状。这一事实却使大多数临床研究失去了意义，因为这些研究都把患牙无症状当作治疗成功的一个重要指标[56]。这也证实了在牙科学领域，疼痛消失并不是有力的评估参数[58]。临床症状通常与牙髓变性的组织病理学表现并没有相关性，显著增加了临床诊疗难度。

经粘接系统处理过的受试牙，其牙髓内形成了数量不等的第三期牙本质（图2-20d、e，图2-21d，图2-22d、e和图2-23d、f）。洞底发生细菌渗漏的样本中，形成的第三期牙本质数量更多。第三期牙本质是继发性牙本质形成后，牙髓受到毒性刺激而形成的无小管牙本质。这种无小管牙本质的形成，是由于成牙本质细胞在形成牙本质过程中被破坏而导致的[11]。如前所述，尽管这类无小管牙本质不像有小管的正常牙本质那样具有渗透性，但其形成与病原刺激后残余的成牙本质细胞有关（图2-22e和图2-23e），仍会将刺激传导到牙髓。

目前已证实，边缘细菌渗漏是导致粘接修复失败的主要原因。为了量化这一问题，学者们提出了几种*体外*研究方法，比如染料渗透、放射性同位素、检测菌株、显微放射影像和自显影、扫描电镜分析、立体显微镜等。最常用的方法是染料渗透，*体内*处理过的牙齿样本经过热应力循环后，浸入1种特殊染料当中。这里需要特别强调，所有的*体外*

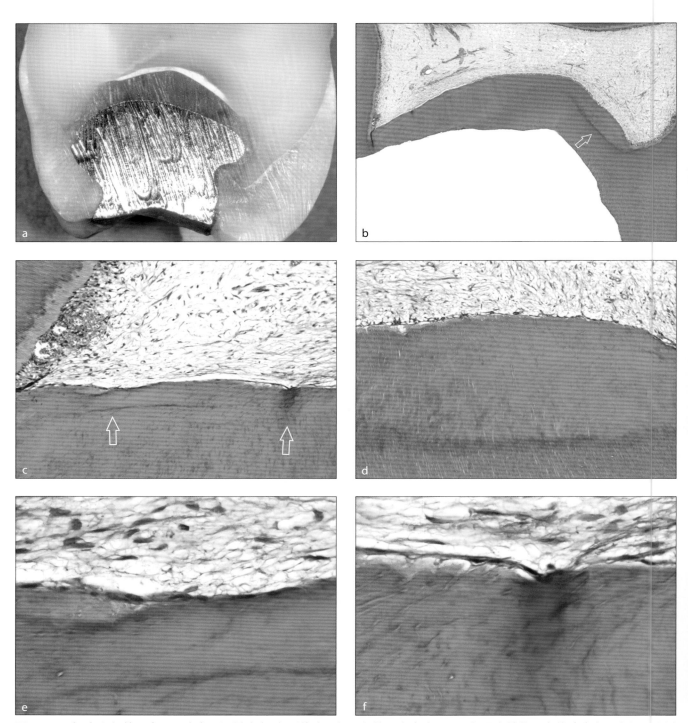

图2-26 （a）上颌第三磨牙，咬合面深龋治疗8年后拔除。颊腭向的牙齿磨片上可见银汞充填物下方的玻璃离子水门汀和衬洞材料，封闭良好，无边缘渗漏。（b）窝洞、剩余牙本质和髓腔的大体观，牙髓内没有炎症细胞聚集，注意左侧髓角处缺乏继发性牙本质，只有第三期牙本质（HE染色，放大16倍）。（c）（b）左侧髓角的细节图，第三期牙本质牙髓侧表面没有成牙本质细胞，只有成纤维细胞。第三期牙本质内几乎没有小管样结构，而髓腔侧壁则表现正常，牙本质小管平行走行于牙本质和前期牙本质内。髓角处可见血管充血，可能与拔牙刺激有关（放大100倍）。（d）（b）中箭头所指的区域。距左侧髓角一定距离的第三期牙本质内可见少量不规则小管，表面覆盖着少量扁平的成牙本质细胞（放大100倍）。（e）（c）中左侧箭头所指的区域，少量扁平的成牙本质细胞覆盖在第三期牙本质上（放大400倍）。（f）（c）中右侧箭头所指的区域。其中1个扁平的细胞是成牙本质细胞，因为其细胞突深入到牙本质小管内（放大400倍）。

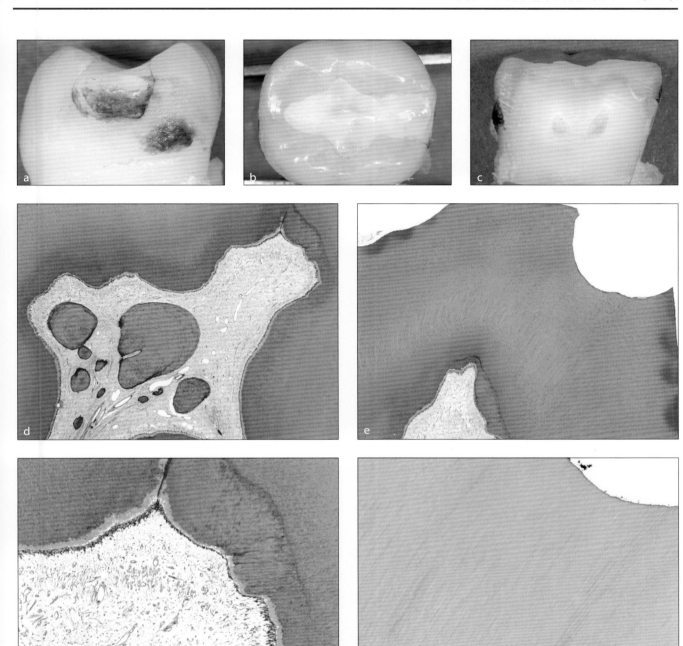

图2-27　51岁女性患者的下颌第二磨牙，因牙周病拔除。患牙12年前MO窝洞曾接受树脂充填。（a）牙冠近中，菌斑和牙石覆盖在树脂表面，牙体/修复体界面有老化迹象。（b）咬合面观。（c）近远中向的牙齿磨片，可见釉质上出现早期继发龋，但是窝洞的牙本质壁未被累及，复合树脂下方的衬洞材料完好。（d）髓腔大体观，可见很多大小不等的髓石，未见炎症细胞聚集，髓腔近中髓角处（图中右侧）形成了一层第三期牙本质（HE染色，放大16倍）。（e）近中窝洞、剩余牙本质和髓角的大体观显示，近中髓壁上形成了一定数量的第三期牙本质，沿着窝洞下方的牙本质小管分布。牙髓组织未发炎（放大16倍）。（f）近中髓角处的细节图。与第三期牙本质交界的成牙本质细胞层变窄。牙髓组织内有大量的血管和神经，无炎症反应。（g）细菌染色结果显示洞底及牙本质小管内不存在细菌（Taylor改良B&B染色，放大50倍）。

研究只能模拟口腔中实际发生的大致情况。首先，*体外*研究中实验性修复是在离体牙上完成的。其次，渗漏标记物的颗粒大小与细菌有显著的不同，而标记物能否渗透及其渗透程度可能会受多种实验因素的影响。因此，将各种粘接系统的*体外*研究结果直接转化到临床实践，可能具有误导性。值得一提的是*体内*研究更具优势，受试牙可用于组织细菌学检查。很显然，即便在因正畸需要或预防性拔除的牙齿中，要想寻找到无龋的受试牙仍然困难重重，而且还要获得患者知情同意。然而，如果只是研究细菌渗漏而非牙髓的组织学反应，也可考虑使用无龋且无法保留的牙周病患牙进行研究。这样可以简化受试牙的选取。

综上所述，目前市场上的各种粘接系统尚不能完美地解决牙体粘接问题，至少有以下3个原因：

1. 需要长期的前瞻性研究来进一步证实粘接材料的临床表现。
2. 粘接系统易受操作手法，技术、保存条件、处理方式等的影响。
3. *体内*和*体外*研究显示粘接强度会随着时间推移而降低。

当探讨粘接系统在预防边缘渗漏方面发挥的作用时，要特别注意上述这些粘接系统的局限性[21]。

参考文献

[1] Langeland K. Tissue response to dental caries. Endod Dent Traumatol 1987;3:149–171.

[2] Bjørndal L, Darvann T, Thylstrup A. A quantitative light microscopic study of the odontoblast and subodontoblastic reactions to active and arrested enamel caries without cavitation. Caries Res 1998;32:59–69.

[3] Bjørndal L, Darvann T. A light microscopic study of odontoblastic and non-odontoblastic cells involved in tertiary dentinogenesis in well-defined cavitated carious lesions. Caries Res 1999;33:50–60.

[4] Brännström M, Lind PO. Pulpal response to early dental caries. J Dent Res 1965;44:1045–1050.

[5] Donath K, Breuner G. A method for the study of undecalcified bones and teeth with attached soft tissues. The Sage-Schliff (sawing and grinding) technique. J Oral Pathol 1982;11:318–326.

[6] Bjørndal L, Thylstrup A, Ekstrand KR. A method for light microscopy examination of cellular and structural interrelations in undemineralized tooth specimens. Acta Odontol Scand 1994;52:182–190.

[7] Bjørndal L, Thylstrup A. A comparative histologic study of the pulp-dentinal interface in undemineralized and demineralized tooth sections. Acta Odontol Scand 1994;52:198–202.

[8] Lee YL, Liu J, Clarkson BH, et al. Dentin-pulp complex responses to carious lesions. Caries Res 2006;40:256–264.

[9] Brännström M. Dentine and pulp in restorative dentistry. London: Wolfe Medical, 1982.

[10] Ricucci D. Endodonzia preventiva. Risposta pulpare alla carie. Dental Cadmos 2006;10:1–21.

[11] Taintor JF, Biesterfeld RC, Langeland K. Irritational or reparative dentin. A challenge of nomenclature. Oral Surg Oral Med Oral Pathol 1981;51:442–449.

[12] Lesot H, Bègue-Kirn C, Kubler MD, et al. Experimental induction of odontoblast differentiation and stimulation during reparative processes. Cell Mater 1993;3:201–217.

[13] Smith AJ. Pulpal responses to caries and dental repair. Caries Res 2002;36:223–232.

[14] Smith AJ, Cassidy N, Perry H, et al. Reactionary dentinogenesis. Int J Dev Biol 1995;39:273–280.

[15] Smith AJ, Lesot H. Induction and regulation of crown dentinogenesis: embryonic events as a template for dental tissue repair? Crit Rev Oral Biol Med 2001;12:425–437.

[16] Bjørndal L. Presence or absence of tertiary dentinogenesis in relation to caries progression. Adv Dent Res 2001;15:80–83.

[17] Ricucci D. Apical limit of root canal instrumentation and obturation, part 1. Literature review. Int Endod J 1998;31:384–393.

[18] Ricucci D, Langeland K. Apical limit of root canal instrumentation and obturation, part 2. A histological study. Int Endod J 1998;31:394–409.

[19] Ricucci D, Pascon EA, Pitt Ford TR, Langeland K. Epithelium and bacteria in periapical lesions. Oral Surg Oral Med Oral Pathol Oral Radiol Endod 2006;101:239–249.

[20] Ricucci D, Bergenholtz G. Histologic features of apical periodontitis in human biopsies. Endod Topics 2004;8:68–87.

[21] Ritter AV, Swift EJ Jr. Current restorative concepts of pulp protection. Endod Topics 2003;5:41–48.

[22] Zander HA. The reaction of dental pulps to silicate cements. J Am Dent Assoc 1946;33:1233–1243.

[23] Zander HA, Pejko I. Protection of the pulp under silicate cements with cavity varnishes and cement linings. J Am Dent Assoc 1947;34:811–819.

[24] Brudevold F, Buonocore M, Wileman W. A report on a resin composition capable of bonding to human dentin surfaces. J Dent Res 1956;35:846–851.

[25] Buonocore MG, Quigley M. Bonding of synthetic resin material to human dentin: preliminary histological study of the bond area. J Am Dent Assoc 1958;57:807–811.

[26] Langeland K, Dogon LI, Langeland LK. Pulp protection requirements for two composite resin restorative materials. Aust Dent J 1970;15:349–360.

[27] Macko DJ, Rutberg M, Langeland K. Pulpal response to the application of phosphoric acid to dentin. Oral Surg Oral Med Oral Pathol 1978;45:930–946.

[28] Stanley HR, Going RE, Chauncey HH. Human pulp response to acid pretreatment of dentin and to composite restoration. J Am Dent Assoc 1975;91:817–825.

[29] Cox CF. Biocompatibility of dental materials in the absence of bacterial infection. Oper Dent 1987;12:146–152.

[30] Kanca J 3rd. An alternative hypothesis to the cause of pulpal inflammation in teeth treated with phosphoric acid on the dentin. Quintessence Int 1990;21: 83–86.

[31] Bergenholtz G, Cox CF, Loesche WJ, Syed SA. Bacterial leakage around dental restorations: its effect on the dental pulp. J Oral Pathol 1982;11:439–450.

[32] Brännström M, Nyborg H. Pulpal reaction to composite resin restorations. J Prosthet Dent 1972;27:181–189.

[33] Mejàre B, Mejàre I, Edwardsson S. Bacteria beneath composite

restorations – a culturing and histobacteriological study. Acta Odontol Scand 1979;37:267–275.

[34] Cox CF, Suzuki S. Re-evaluating pulp protection: calcium hydroxide liners vs. cohesive hybridization. J Am Dent Assoc 1994;125:823–831.

[35] Leinfelder KF. Changing restorative traditions: the use of bases and liners. J Am Dent Assoc 1994;125:65–67.

[36] Gwinnett AJ, Kanca JA 3rd. Micromorphology of the bonded dentin interface and its relationship to bond strength. Am J Dent 1992;5: 73–77.

[37] Kubo S, Finger WJ, Muller M, Podszun W. Principles and mechanisms of bonding with dentin adhesive materials. J Esthet Dent 1991;3:62–69.

[38] Nakabayashi N, Kojima K, Masuhara E. The promotion of adhesion by the infiltration of monomers into tooth substrates. J Biomed Mater Res 1982;16:265–273.

[39] Nakabayashi N, Nakamura M, Yasuda N. Hybrid layer as a dentin-bonding mechanism. J Esthet Dent 1991;3:133–138.

[40] Xu J, Stangel I, Butler IS, Gilson DF. An FT-Raman spectroscopic investigation of dentin and collagen surfaces modified by 2-hydroxyethylmethacrylate. J Dent Res 1997;76:596–601.

[41] Van Meerbeek B, Inokoshi S, Braem M, Lambrechts P, Vanherle G. Morphological aspects of the resin-dentin interdiffusion zone with different dentin adhesive systems. J Dent Res 1992;71:1530–1540.

[42] Busato AL, Loguercio AD, Reis A, Carrilho MR. Clinical evaluation of posterior composite restorations: 6-year results. Am J Dent 2001;14:304–308.

[43] Ricucci D, Giudice M. Procedure restaurative adesive, filtrazione batterica marginale e reazioni pulpari. Riv Ital Stomatol 2002;4:153–182.

[44] Langeland K, Langeland LK. Cutting procedures with minimized trauma. J Am Dent Assoc 1968;76:991–1005.

[45] Langeland K, Langeland LK. Problems of intradental testing of restorative materials. Int Endod J 1981;14:80–101.

[46] International Standard ISO 7405 Dentistry – Preclinical evaluation of biocompatibility of medical devices used in Dentistry – Test methods for dental materials, ed 1. Geneva: ISO, 1997.

[47] Langeland K, Langeland LK. Pulp reactions to cavity and crown preparation. Aust Dent J 1970;15:261–276.

[48] Van Meerbeek B, Conn LJ Jr, Duke ES, et al. Correlative transmission electron microscopy examination of nondemineralized and demineralized resin-dentin interfaces formed by two dentin adhesive systems. J Dent Res 1996;75:879–888.

[49] De Munck J, Van Meerbeek B, Yoshida Y, et al. Four-year water degradation of total-etch adhesives bonded to dentin. J Dent Res 2003;82:136–140.

[50] Kato G, Nakabayashi N. The durability of adhesion to phosphoric acid etched, wet dentin substrates. Dent Mater 1998;14:347–352.

[51] Pashley DH, Ciucchi B, Sano H, Horner JA. Permeability of dentin to adhesive agents. Quintessence Int 1993;24:618–631.

[52] Titley K, Chernecky R, Chan A, Smith D. The composition and ultrastructure of resin tags in etched dentin. Am J Dent 1995;8:224–230.

[53] Tay FR, Gwinnett AJ, Pang KM, Wei SH. Variability in microleakage observed in a total-etch wet-bonding technique under different handling conditions. J Dent Res 1995;74:1168–1178.

[54] Pascon EA, Sousa CJA, Ricucci D, Langeland K. Dentin and pulp tissue response to direct acid etching. J Dent Res 2001;80(Special Issue):Abstract no. 1247.

[55] Cox CF, Hafez AA, Akimoto N, et al. Biocompatibility of primer, adhesive and resin composite systems on non-exposed and exposed pulps of non-human primate teeth. Am J Dent 1998;11 Spec No: S55–63.

[56] Heitmann T, Unterbrink G. Direct pulp capping with a dentinal adhesive resin system: a pilot study. Quintessence Int 1995;26:765–770.

[57] Olmez A, Oztas N, Basak F, Sabuncuoglu B. A histopathologic study of direct pulp-capping with adhesive resins. Oral Surg Oral Med Oral Pathol Oral Radiol Endod 1998;86:98–103.

[58] Taintor JF, Langeland K, Valle GF, Krasny RM. Pain: a poor parameter of evaluation in dentistry. Oral Surg Oral Med Oral Pathol 1981;52: 299–303.

[59] Bergenholtz G, Ricucci D. Lesions of endodontic origin. In: Lindhe J, Lang NP, Karring T (eds). Clinical Periodontology and Implant Dentistry, ed 5. Singapore: Blackwell Munksgaard, 2008: 504–525.

Chapter 3

第3章 活髓保存治疗

Vital pulp therapy

伴可复性牙髓炎的龋病治疗

在对龋齿进行任何治疗之前，分辨出龋损下方的牙髓处于可复性炎症还是不可复性炎症，对于医生至关重要。

多数浅龋和中龋患牙，通过患者主诉、症状和临床检查就足以得出牙髓处于可复性炎症的诊断。此时症状表现为牙本质暴露区域遇冷水、食物（尤其是甜食）、机械刺激，甚至冷风会产生急剧敏感。这类症状不仅是单纯牙本质暴露引起，也是牙髓早期炎症的表现[1]。修复治疗或牙周治疗后的牙齿也常常会出现这类敏感症状，随着牙髓组织恢复正常，一段时间后症状即可消失[1]。

对于中龋患牙，遇到冷水、食物或冷风后出现间断的持续性疼痛（从几秒到几分钟）可能表明牙髓炎症进一步加重。然而，这种症状有可能会持续很长时间（数月、数年），患牙并不会发展到牙髓坏死[1]。

伴有可复性牙髓炎症状的浅龋、中龋和深龋的基本治疗原则是：

- 仔细去净感染及腐坏的牙体组织。
- 采用微创治疗技术。
- 选择合适的充填材料恢复牙体，防止细菌渗漏并减少对牙髓组织的刺激。
- 牙体与充填体结合紧密，并具备足够的机械强度。

正确去腐的重要性

需要重点强调的是，医生应在最佳的视野下（橡皮障隔离、使用放大设备以及充足的照明），采用规范的操作流程，仔细地去除龋坏牙体组织。通常龋洞的颊舌侧边缘、釉质和牙本质过渡区域会

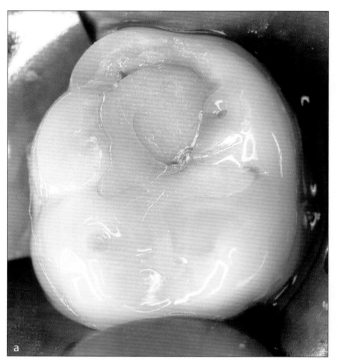
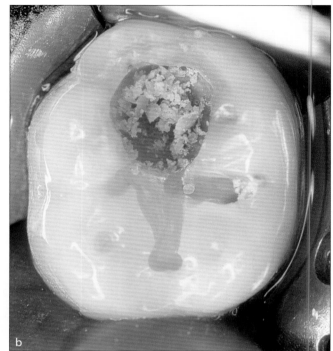
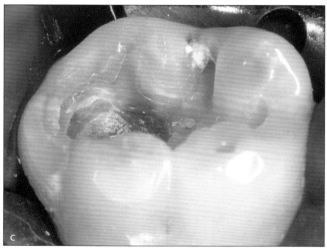

图3-1 （a）咬合面树脂充填物出现明显边缘渗漏。（b）去除充填物后开始去除龋坏牙本质。（c）仔细探查窝洞内釉质牙本质交界处隐藏的龋坏组织。（d）去净腐质后的窝洞。（经Ricucci[9]授权引用）

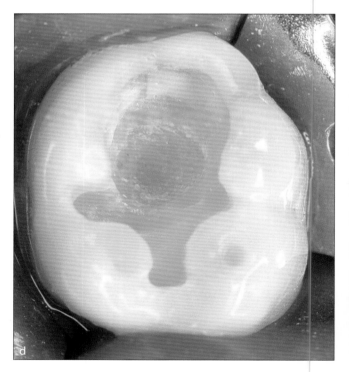

残留龋坏组织（图3-1a~d）。去除龋坏牙本质应使用低速车针，大量喷水以避免温度升高同时冲走磨除的碎屑。在更深的区域，应当使用锋利的手用器械去腐。应非常小心地磨除窝沟点隙下方的着色牙本质。

图3-2所示的实验性案例描述了去腐不彻底可能出现的后果。25岁女性患者，其上颌第二磨牙过度伸长，由于修复原因需拔除。患牙咬合面可见早期龋（图3-2a）。出于实验目的，局麻和橡皮障隔离后，从龋损中央开始并逐步去除龋坏组织，去

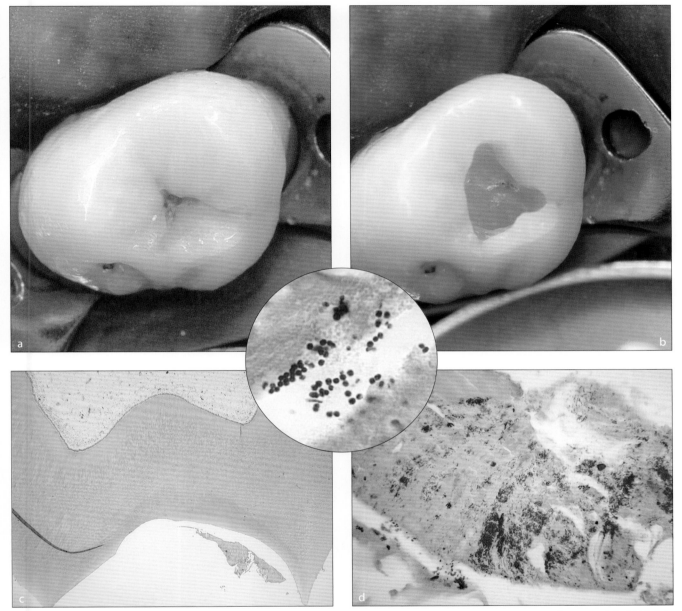

图3-2 （a）咬合面龋损。（b）因实验需要，未完全去净腐质，在洞底保留一小部分腐质。（c）大体观可见有机材料残留在洞底（Taylor改良B&B染色，放大25倍）。（d）大量细菌定植的不定形材料（放大400倍）。插图：可见体积较大的微生物，可能是酵母菌（放大1000倍）。（经Ricucci[9]授权引用）

腐后如图3-2b。在窝洞底层保留了一块稍有着色的区域，尖锐的探针探查洞底仅能留下非常小的凹陷。拔除牙齿后进行组织学检查，颊舌向的切片上可见窝洞底部残留大量有机物（图3-2c），高倍镜下可见这些不定形有机物中有大量细菌定植（图3-2d）。最高放大倍数下，可以识别出体形较大、类似酵母菌（单细胞状态的真菌）的微生物（图3-2）。这个案例所强调的是，当医生遇到颜色较深的牙本质时（通常临床上认为是不重要的）停止去腐，实际上可能会将感染牙本质或龋坏组织留在充填体下方。这可能会为继发龋创造条件，有可能导致牙髓感染。

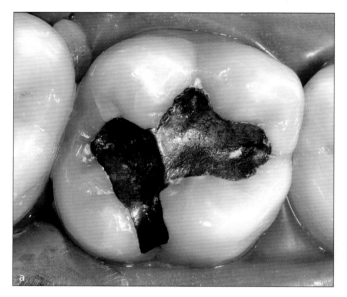
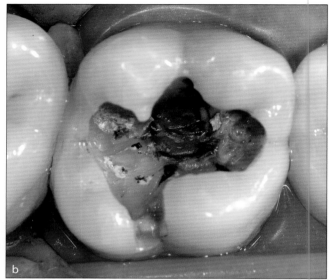

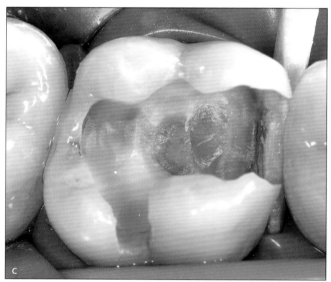
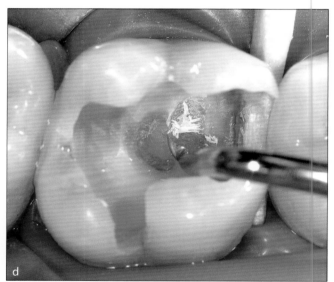

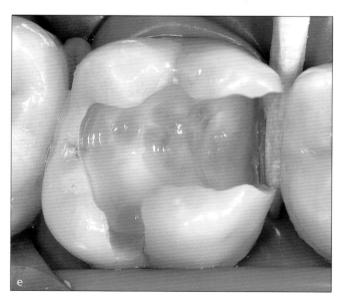

图3-3 （a）上颌第一磨牙银汞充填物的近中面出现继发龋。局麻后，橡皮障隔离患牙。（b）去除银汞充填物后，可见大量软化牙本质。（c）去除无基釉并修整窝洞边缘。去除龋坏组织时，使用低速球钻并通过大量喷水降温。此时洞底已接近近中髓角，继而换成手用刮匙去除近髓处腐质。（d）锋利的刮匙可以有效去除软化牙本质。将所有软化牙本质刮除干净，直至肉眼下可见健康的剩余牙本质。（e）去净龋坏组织后的牙本质表面。由于存在大量无基釉，需采用覆盖牙尖的修复形式。

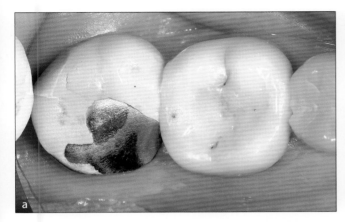
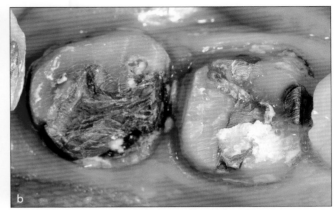
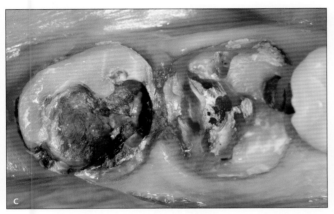
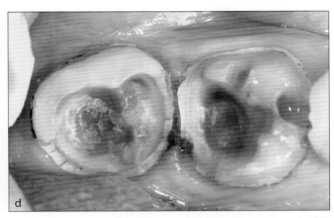

图3-4 （a）34岁女性患者，希望更换左下2颗磨牙的烤瓷冠，2个联冠的邻间隙菌斑控制不佳。患者主诉咀嚼痛、冷刺激痛，但无明显自发痛。术前X线片显示基牙未行根管治疗，根尖周无透射影。治疗计划为更换修复体。（b）拆冠后发现基牙上有多种充填材料和明显的继发龋。（c）去除充填材料后，大量龋坏组织清晰可见。（d）去净龋坏组织后，对剩余牙体组织进行评估。

　　图3-3和图3-4展示了不同临床条件下的完善去腐过程。第一个病例，上颌磨牙的咬合面可见银汞充填物，近中继发龋（图3-3a、b）。低速车针去除崩解的松软组织后（图3-3c），再用手用器械继续刮除余下软化的感染牙本质（图3-3d），直至图3-3e所示牙本质表面的清洁程度。第二个病例，2颗下颌磨牙可见不良修复体（图3-4a），拆除修复体后可见牙体组织严重龋坏（图3-4b、c）。仔细去除所有龋坏组织（图3-4d~f）直至健康牙本质。接下来进行充分的基牙内部重建（图3-4g）和相应修复体的牙体预备。

　　需要指出的是，即使临床上龋坏已完全去除，仍不能保证所有细菌微生物都已清除。细菌可能会残留在硬化牙本质中，临床手段无法确定其是否存在。Langeland[2]在口内实验中曾多次证实硬化牙本质中存在残余微生物。其他一些研究通过微生物培养[3]和分子生物学方法[4]也发现龋损下方的硬化牙本质中存在细菌。

　　临床上修复体条件良好的患牙，在使用较长时间后发生牙髓坏死的情况并不少见。在这些病例中，可能是由于残留细菌的累积效应或是操作不当导致牙髓坏死，比如未完全去净腐质，去腐不当造成牙髓损伤，充填材料对牙髓的刺激以及修复体边缘的细菌渗漏。

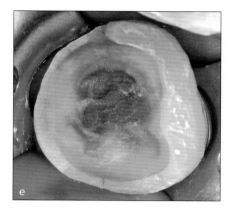
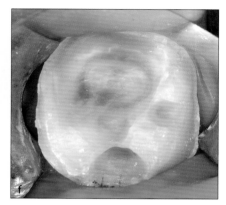
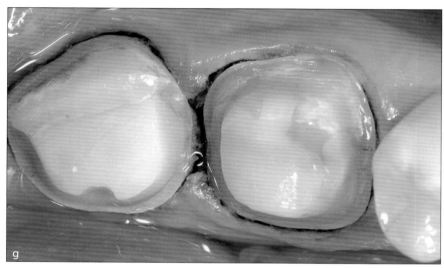

图3-4续 （e和f）在橡皮障隔湿下完成去腐，基牙未露髓，可行即刻修复。（g）2颗牙齿的缺损处由树脂恢复，牙体预备完成同期取模。龈沟内放置止血排龈线，37牙拟行树脂高嵌体修复，36牙拟行金属烤瓷冠修复。

康涅狄格大学对牙体牙髓科就诊的患者进行研究，发现需要牙髓治疗的762颗牙齿中有688颗曾接受过修复治疗。仅有72颗牙齿因未经治疗的龋病、充填体脱落或是急、慢性创伤[5]接受牙髓治疗。这样的数据令人感到震惊，它表明全科牙医所提供的修复治疗远远不符合生物学标准。

牙髓医源性损伤的预防

临床上应尽量避免在操作过程中（去除龋坏组织、干燥窝洞、放置充填材料、应用生物相容性材料）对牙髓造成医源性损伤[2,6-10]。使用旋转器械备洞，尤其是在没有充分冷却的情况下，是威胁牙髓的主要操作之一。医生应当通过判断喷水量和喷水方向（图3-5和图3-6）来检查涡轮手机的水气喷雾是否均匀喷洒在车针上。喷雾应当根据所用车针的长度加以调整，以便冷却车针的工作面，所有旋转器械（高速和低速手机）都必须满足这一要求。

另一个威胁是使用三用枪过度干燥窝洞可能会导致牙本质脱水。当窝洞预备结束，用水气喷雾进行最后的清理时，医生应当避免连续地使用气流吹干窝洞。可以通过强吸从术区（橡皮障或邻牙）吸走大部分水分，再用无菌棉球和短暂、间断的气流清除窝洞内的多余水分。结合现代粘接系统和复合树脂材料，使用"湿粘接技术"可有效避免牙本质过度干燥。

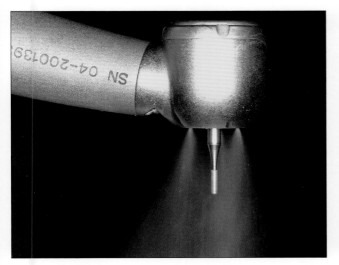

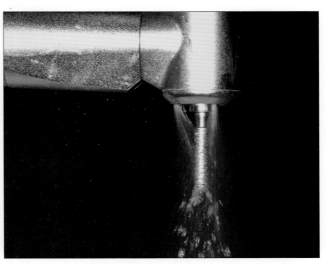

图3-5　这是车针冷却不足的示例。尽管喷水量很大，但是水雾没有朝向车针的工作端。

图3-6　水雾正确朝向整个车针的表面，从而达到非常好的冷却效果。

备洞产热导致的牙髓损伤

Langeland兄弟[6]的经典研究阐述了窝洞预备时是否冷却对牙本质和牙髓的影响。他们制订了窝洞预备时牙髓损伤的严格组织学评价标准，并且对需要治疗的实验牙给予合理的治疗建议。该研究总共纳入1664颗牙齿，采用不同的临床操作流程，包括使用不同转速（150~300000r/min）的车针制备窝洞，并对实验牙进行组织学分析。他们认为，当车针转速超过3000r/min时，就有必要进行冷却。在充分冷却的情况下，牙髓不产生或极少产生反应，但在"干燥"条件下备洞时，牙髓反应会非常严重。

备洞过程中未冷却导致牙本质温度升高后，会立刻引发以下反应：洞底变色（Masson三色染色下可见），成牙本质细胞核向牙本质小管内移位（图3-7）。接下来的几个小时，受损区域的毛细血管开始扩张充血，多形核中性粒细胞（PMNs）从血管到达成牙本质细胞层。急性炎症细胞因趋化作用聚集，这可能是受累成牙本质细胞释放出的趋化因子所致。受损区域的牙髓血管中也可观察到PMNs数量增加，表明该区域细胞受损后也引发了趋化效应。

接下来的数天里，已移位进入牙本质小管的成

牙本质细胞开始退化。同时受累区域的牙本质呈现不规则性，并且没有观察到成牙本质细胞层的再生，这些都是牙髓受损后的表现。与此相反，在提供充足冷却的条件下，没有观察到上述现象。

30天或更长时间后，窝洞制备时未经任何冷却的牙齿，可见窝洞底部和边缘变色。牙本质小管近牙髓端的开口处已观察不到细胞或细胞残骸。该区域内，可观察到不规则的刺激性牙本质，其表面覆盖着一层扁平状的成牙本质细胞。成牙本质细胞数量减少表明移位到牙本质小管内的成牙本质细胞已经分解，而且没有新的成牙本质细胞生成。此时，仍然可以观察到PMNs，但数量较慢性炎性细胞（淋巴细胞、浆细胞和巨噬细胞）少。

90天或者更长时间后，如果没有细菌从窝洞边缘渗漏，炎症反应会慢慢消失。受累牙本质下方的牙髓内，仍存有少量覆盖在修复性牙本质表面的成牙本质细胞。刺激性牙本质内少量不规则的牙本质小管连接着存活的成牙本质细胞。

正常牙髓具有足够的适应能力承受局部"干"预备引发的反应。随着受累牙本质面增加，牙髓反应变得越发严重。因此从临床角度看，医生应牢记备洞对牙髓的创伤反应会与后续步骤引发的反应不

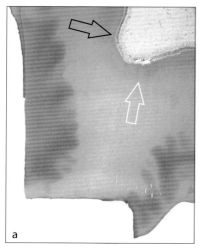
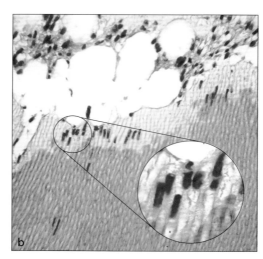
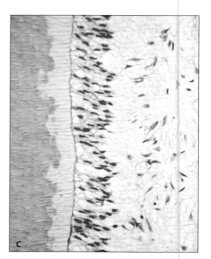
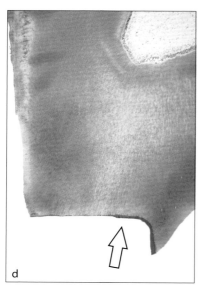
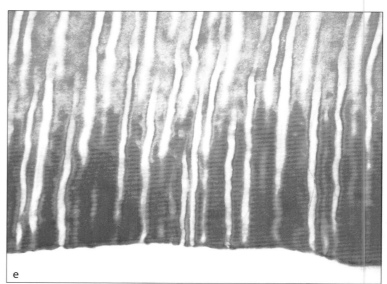

图3-7 上颌第三磨牙行实验性备洞，制备MOII类洞时没有喷水冷却。备洞后即刻将牙齿拔除。（a）洞底、剩余牙本质和髓角的大体观。洞底与牙髓之间的牙本质厚度约为2.2mm（HE染色，放大25倍）。（b）（a）中垂直箭头所指的区域（主图：放大400倍；插图：放大1000倍），大量成牙本质细胞核移位到前期牙本质和牙本质中。牙髓中出现空腔，并非病理表现，而是切片制作过程中组织收缩所致。（c）（a）中水平箭头所指的区域，距洞底牙本质稍远处的成牙本质细胞层表现正常（放大400倍）。（d）Masson三色染色显示洞底被品红染成亮红色（放大25倍）。（e）（d）中箭头所指的区域，可见受累牙本质和未受累牙本质由红色向绿色过渡，牙本质小管通畅（放大1000倍）。（经Ricucci和Giudice[10]授权引用）

断叠加，会对牙髓活力产生重要影响。备洞导致牙本质干燥，使牙髓更容易受到修复材料中化学刺激的有害影响。

盖髓术和牙髓切断术

去腐过程中牙髓暴露时，医生经常面临两难的抉择：保留牙髓继续维持其活力，还是必须行部分或完全牙髓切断术，或是要涉及更为复杂的牙髓摘除术和根管治疗术？

每一个选择都会影响到最终结果。盖髓治疗后直接进行冠方修复的方法相对简单，而根管治疗，特别是磨牙的根管治疗，需要医生具备较高的技术水平，通常也需要复杂的冠部修复以保证牙齿的机械强度。

第2章描述了从早期龋到深龋再到牙髓暴露，

龋病不同阶段的牙髓反应。龋病入侵会立即引发牙髓的炎症反应，但是只要在治疗过程中仔细地去除龋坏和感染的牙体组织，通过适应性良好的修复体重新恢复牙齿外形，牙髓炎症是完全可逆的。

盖髓术

成人牙髓炎的治疗方法包括盖髓术、牙髓切断术和牙髓摘除术[11]。而牙根尚未发育完成的年轻恒牙，在所有涉及牙髓暴露的情况下，不论是龋病还是外伤，都必须尽量保存牙髓，维持牙髓活性，促进牙根继续发育。然而对于牙根已经完全发育完成的牙齿，某些情况下也可行活髓保存治疗。

在深龋去腐过程中，即使患牙的诊断是可复性牙髓炎，但仍可能会在去腐过程发生牙髓暴露。医生常常将这种情况定义为"意外露髓"，但这是一个模棱两可的概念，往往暗示着不良事件的发生，意味着医生缺乏相关技能。需要指出的是，医生使用旋转器械不慎导致牙髓暴露才是意外露髓。相反，如果在深龋去腐过程中，已经清楚地看到牙髓暴露，或是近髓处使用锋利的手用挖匙代替旋转器械继续去腐时，则表明牙髓暴露并非意外而是龋病进展所致。因此，这些情况并非"意外穿髓"。

牙髓一旦发生暴露，可以考虑是否能够通过直接盖髓术来保持牙髓的活性。经过仔细地临床检查，当发现暴露的牙髓尚没有部分坏死时，医生可采取盖髓术。

为诊断患牙牙髓是否处于不可复性炎症状态，以下临床特征可作为诊断和治疗的依据。

- 不可复性牙髓炎患牙的临床特征：
  - 自发痛或激发痛，刺激去除后，疼痛仍然持续数分钟或数小时。
  - 叩诊疼痛。
  - X线片上可见牙周间隙增宽。
  - 牙髓温度测试及电测试反应异常（对照牙反应正常）。

上述这些情况是盖髓术的禁忌证。

- 另外一方面，X线片上牙周膜连续均匀，患牙没有自发痛或轻微疼痛持续不超过1min，咀嚼时无不适，叩诊无疼痛，牙髓温度和电测反应呈阳性。满足以上全部条件，患牙可诊断为可复性牙髓炎。

然而，有些患牙在经过详细检查后得出可复性牙髓炎的诊断，但去腐露髓的区域仍然会有少量脓液溢出（图3-8）。这是不可复性牙髓炎的表现，是明确的盖髓术禁忌证。因此，医生应认识到现有检查手段和诊断标准的局限性。

让患者也参与到治疗方案决策过程中来，如此他们更容易理解预判牙髓状况和治疗预后的困难。例如，如果告知患者该治疗可以减少时间和花费，并且对健康牙齿结构损伤最小，患者应当可以接受活髓保存治疗可能带来的风险。当活髓保存治疗失败，牙髓变性或坏死，患牙需要进行根管治疗时，患者也不会因此而责备医生。

应谨记，任何情况下牙髓直接暴露于口腔环境中，都会引发破坏性的牙髓炎症。皮肤、黏膜组织的切口和伤口通常会在短时间内愈合，而牙髓则缺乏能修复这类损伤的上皮细胞。牙齿表层的釉质是与皮肤和黏膜上皮相当的组织，但是它们一旦丧失便无法再生[1]。这意味着即便是再小的露髓孔也能成为口腔细菌的入路，并可能导致牙髓破坏以及不可逆的炎症反应。因此，为了保持牙髓活力，需要及时给予牙髓恰当的治疗和充分保护。

直接盖髓术

龋病或外伤会导致牙髓暴露于口腔环境中，露髓牙的治疗已经困扰了医生数百年[12]。很长一段时间内，人们认为使用盖髓术或牙髓切断术等保守治疗方式，来保留已经暴露的牙髓是毫无意义的。然而，直到20世纪70和80年代才有研究证实牙髓暴露

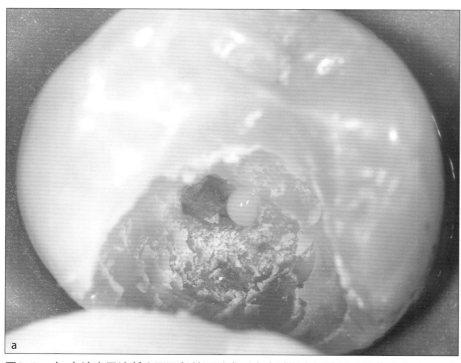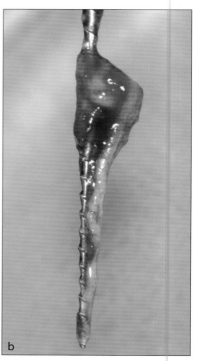

图3-8 （a）该患牙诊断为不可复性牙髓炎，去腐过程中可见露髓处有脓液溢出，表明局部牙髓组织坏死崩解。患牙行根管治疗。（b）完整拔出的牙髓连续有形、出血，表明仅有一部分冠髓坏死。（经Ricucci[9]授权引用）

后仍有可能恢复正常。这一观念的转变得益于水溶性氢氧化钙的应用，它与暴露的牙髓直接接触后会引发牙髓修复反应[13-15]，生成新的修复性硬组织，这是非常理想的结果[16]。

一直以来，无论对于研究人员还是医生，直接盖髓术都是一个存在争议的话题。虽然基础研究和临床研究[16-20]都已证实，牙髓暴露后行盖髓术，牙髓的愈合和修复成功率很高，但对成人牙髓进行盖髓仍然遭到质疑，结果难以预测[21-23]。对这一技术持反对态度的学者认为，盖髓术的长期成功率低于根管治疗（牙髓摘除术和根管治疗），而且一旦盖髓失败，患者可能会出现疼痛症状，或者根管内出现钙化，使根管治疗变得困难或不可能。这些担忧使得一些医生对直接盖髓术持怀疑态度，并认为它不是一种理想的治疗手段[21]。

相反，活髓保存治疗的支持者认为，临床实践中去除了太多牙髓，它们本来可以通过保存治疗得以存活[22, 24]。从社会经济学角度来看，盖髓术是比

牙髓摘除术和根管治疗更加微创的治疗，对牙体组织损伤更小而且易实施，易被大众接受，与此同时可以节省工作量，缩短治疗时间，降低治疗费用[25]。

以上两个观点的不断碰撞中，有些人认为当健康的牙齿外伤露髓后，直接盖髓术才是一种明智的选择，特别是对牙髓暴露的年轻恒牙，因为年轻恒牙的牙髓组织多且血管丰富，更可能对物理化学和细菌微生物带来的损伤作出有益反应。基于对大量临床病例的分析，Baume和Holz[26]认为不应在龋病暴露的牙髓上直接使用氢氧化钙盖髓，直接盖髓术应该仅仅适用于牙髓有轻微炎症的牙齿。这一临床观点也被另外一些学者所证实[23,27]。

可行性和局限性

为了避免先入为主的观念，我们将努力提供科学依据，客观评估直接盖髓术的可行性和局限性。

在1949年的一项经典研究中，Zander和Glass[15]发现牙髓组织具有修复潜能，并将牙髓的

积极反应归结于氢氧化钙的高碱性和释放的钙离子。在随后的几年里，人们开始广泛研究氢氧化钙与牙髓愈合和硬组织修复的关系。

Schröder[28]证实了Zander和Glass[15]的实验结果，并描述了光学显微镜、透射电子显微镜[29]以及扫描电镜[30]下牙髓不同阶段的愈合表现。尤其是她发现氢氧化钙会导致与其接触的牙髓组织发生坏死。在最初阶段，这种坏死仅发生在表层。前3个小时，凝固性坏死组织和下方正常牙髓之间有着清晰的界限。随后，牙髓内出现轻度到中度的炎性细胞浸润，炎性细胞随后逐渐消失。盖髓1个月后可观察到矿化物沉积，在凝固性坏死组织内或其附近形成球形矿化物质。这种硬组织具有不规则的外形，呈纤维化并缺少小管样结构。它的周边会形成前期牙本质样组织，表面排列着一层细长的成牙本质样细胞，它们很可能参与了硬组织形成。虽然形成的这些矿化物不像正常牙本质那样规则，但是可以观察到小管样结构。基于上述发现，Schröder[28]认为氢氧化钙诱导牙髓组织凝固性坏死，是愈合过程中的关键刺激因素。而盖髓材料可持续释放氢氧根离子被认为是另一关键因素。

盖髓治疗的成功归结于局部组织坏死这一说法备受质疑，在实验性备洞研究中，将自固化氢氧化钙复合物放置在露髓处，与其接触的牙髓区域可直接发生硬组织沉积，而没有形成坏死区[25,31,32]。上述发现基于光学显微镜研究，随后的超微结构研究也证实了这一结果[33]。与纯氢氧化钙相比，这些化合物的pH相对较低，因此解释了为什么局部没有发生组织坏死。

这些研究并没有质疑氢氧化钙可能产生的其他特殊刺激，而这些刺激是修复启动的关键。在一些实验研究中，研究人员将特氟龙膜[34-36]或银汞合金[37]覆盖在牙髓创面上，没有观察到硬组织沉积。事实上，一些研究发现，除了单纯的机械损伤外，还需要一些相关刺激才能启动组织修复过程。

Cvek等[34]仅在露髓处放置氢氧化钙并保持10min，大量冲洗后覆盖特氟龙膜。随后形成的修复性牙本质与氢氧化钙放置12周得到的结果基本相同。由此得出结论，低度刺激能够使暴露的牙髓形成硬组织屏障。

聚羧酸水门汀[38]、氰基丙烯酸盐[34]、生物活性陶瓷[39]、硅酸盐水门汀[37]、磷酸盐水门汀[37]、复合树脂[37,40]和无机三氧化物聚合物（MTA）[41]等，可产生与氢氧化钙类似的牙髓修复反应。

最近一项研究将釉原蛋白和釉鞘蛋白凝胶覆盖在人牙露髓处，这两种蛋白在牙本质形成过程中参与成牙本质细胞的最终分化和牙本质形成。与氢氧化钙的对照组相比，用该物质处理后形成的矿化组织较少[42]。

上述提到的所有研究均是基于健康牙髓，而非龋病暴露的牙髓。Kakehashi等[43]的经典研究表明，对于无菌动物，即使在牙髓创面覆盖碎屑、毛发和食物软垢，没有任何治疗的情况下露髓处也会形成修复性牙本质。然而，在有菌的大鼠中，牙髓往往会坏死。

日常临床操作中，当医生面对龋洞下方的牙髓时，治疗成功与否取决于能否彻底清除感染组织，以及通过有效的冠方封闭防止细菌渗漏。龋病已长期累及的牙髓中，已形成钙化组织并产生炎症。很显然，使用健康牙齿进行实验研究，并不能调控"感染"因素和炎症过程对牙髓产生的影响。

总之，过去50年中开展的几项实验研究表明，在暴露牙髓上覆盖各种不同的材料都可能诱导牙本质修复。其中一个重要条件是愈合过程必须处于无感染的环境，并且盖髓材料与牙髓接触后必须相对稳定[44]。

直接盖髓术操作步骤

目前理想的盖髓材料仍然是氢氧化钙。可使用化学纯氢氧化钙粉末，通过无菌的银汞输送器放置

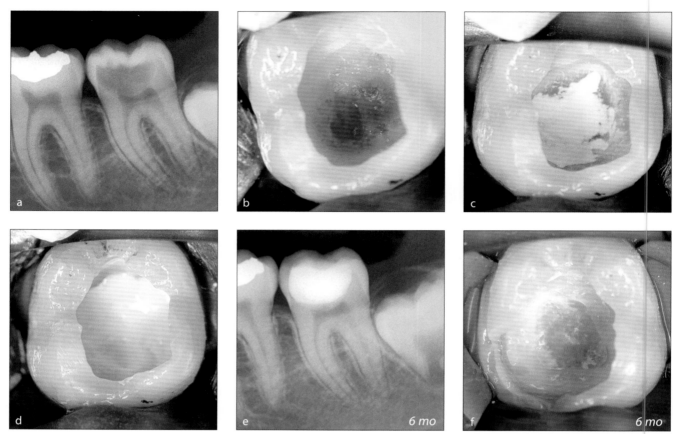

图 3-9 （a）16岁女性患者，其下颌第二磨牙X线片可见咬合面深龋近髓，牙周膜增宽。患牙无自发痛，冷刺激敏感。（b）去腐后，近中舌髓角大面积暴露。（c）露髓处覆盖化学纯氢氧化钙粉末。（d）洞底使用含有氢氧化钙的衬洞材料。整个窝洞用增强型氧化锌丁香酚水门汀充填。（e）随访6个月，X线片示牙周膜间隙恢复正常，根尖周表现正常。牙髓活力测试反应正常。（f）去除充填和盖髓材料后，原先露髓处已形成钙化组织。（经Ricucci[52]授权引用）

到露髓处，并用无菌棉球轻轻按压至牙髓创面（图3-9c）。氢氧化钙粉末可以吸收牙髓渗出的水分，将露髓处周边牙本质上的粉末去除干净，使用自固化氢氧化钙复合物衬洞，目的是保护第一层氢氧化钙粉末（图3-9d）。如果露髓点很小，可直接使用自固化氢氧化钙复合物盖髓和衬洞。随后，使用固化后变硬的水门汀覆盖洞底的牙本质，再选择合适的材料充填窝洞。

后期随访必须对患牙进行牙髓活力测试和影像学检查。当患牙出现症状或很轻微的根尖周透射影时，表明活髓保存治疗失败，患牙需行根管治疗。

临床成功标准

在随访检查中，患牙无自发性或激发性症状，牙髓温度测试和电测试反应正常，无根尖透射影或根尖周硬化等影像学病理改变，无牙根的内、外吸收（图3-9~图3-15），表明直接盖髓术成功。还有一个额外的临床标准，即治疗一段时间后可以再次打开窝洞，观察之前露髓处有无钙化组织形成（图3-9f，图3-10b，图3-11b，图3-12b，图3-13b，图3-14d和图3-15f）。因此，一些病例可以在治疗6到12个月后重新打开窝洞。

我们无法预测盖髓术后钙化物形成的量。有时会形成大量钙化物，髓腔体积随之大为缩小（图3-12）。这种现象需引起重视，因为后期一旦需要进行根管治疗，将构成很大的技术挑战。因此，应对所有接受过盖髓治疗的牙齿进行定期临床检查和影像学检查。

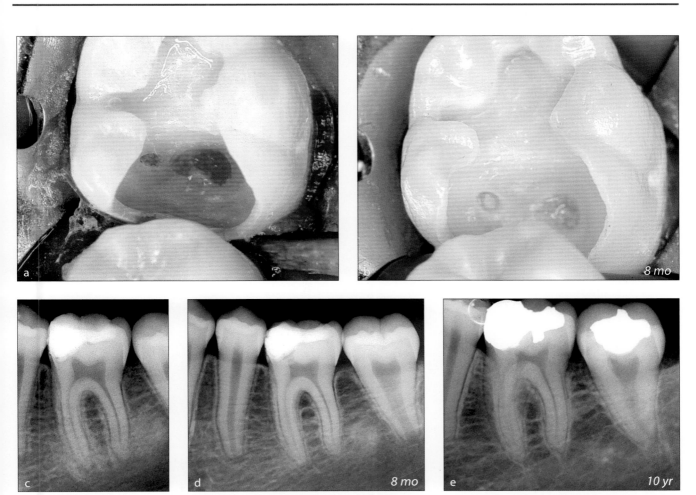

图3-10 （a）13岁女孩，其下颌第一磨牙大面积露髓。（b）直接盖髓术后8个月，去除充填材料可见露髓处已形成钙化组织。（c）直接盖髓术后即刻拍摄的X线片显示，牙周膜增宽，根尖周骨质硬化。（d）随访8个月，X线片上可见近中髓角出现钙化组织沉积，根尖周表现正常。此时患牙冠方的充填物为银汞。（e）随访10年，根尖周结构正常，髓腔体积缩小。牙髓活力测试反应正常。（经Ricucci[52]授权引用）

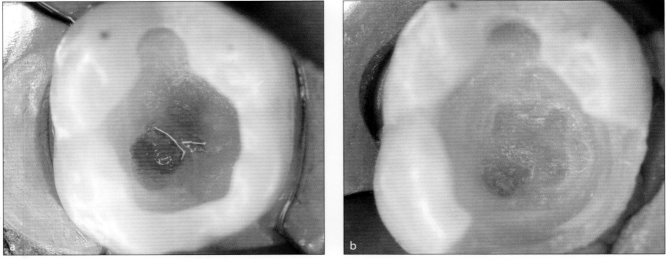

图3-11 （a）下颌第二磨牙近颊髓角大面积暴露。（b）术后9个月，露髓处已被钙化组织完全封闭。（经Ricucci[52]授权引用）

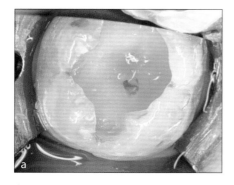
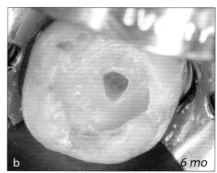
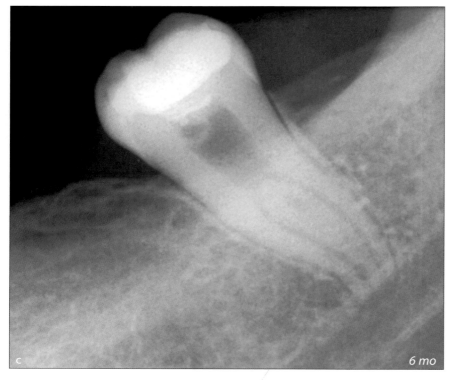

图3-12　（a）22岁女性患者，其下颌第三磨牙咬合面深龋。去腐过程中露髓，直接盖髓后暂时充填窝洞。（b）术后6个月，去除暂封物，可见露髓孔下方形成了钙化组织屏障并延伸至髓腔。（c）随访6个月的X线片显示，近中髓角处形成环形钙化结构，根尖周组织正常，牙髓活力测试反应正常。

图3-13中患者的下颌第二磨牙冠部可见广泛龋损，伴远中根尖周透射影，患牙无任何症状。在去腐过程中，颊侧发现两个较大的露髓点（图3-13a）。盖髓6个月后，X线片显示根尖周透射影消失（图3-13e）。重新打开窝洞，发现穿孔处充满钙化组织（图3-13b）。患牙的牙髓活力一直保持不变，但是这类病例需要定期随访。

应当指出，活髓牙出现根尖透射影是一种例外而非常规。这种罕见的情况多发生在年轻恒牙，可能表明炎症从牙髓向根尖周组织扩散，即使感染的前线仍位于冠髓。另外一种解释是，根尖周发生骨质破坏是因为细菌的代谢产物刺激而非细菌本身。

这些代谢产物从菌斑生物膜中扩散出来，穿过大部分牙髓组织到达根尖，从而引起根尖牙周膜的炎症反应。无论何种原因导致的活髓牙根尖周透射影，通过去除病源，即龋损中的菌斑生物膜，都可能使根尖周组织恢复正常，如图3-13所示。这种独特的现象并不意味着盖髓术可以作为治疗根尖周炎的一种方法，因为在绝大多数根尖周炎患牙中，牙髓已坏死。

除了龋病以外，牙髓暴露的因素还有外伤。在这种病例中，维持牙髓活力的关键因素是从露髓到盖髓所间隔的时间，因为在暴露的牙髓表面，可能很快会形成菌斑生物膜。

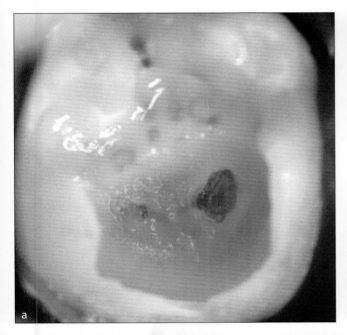
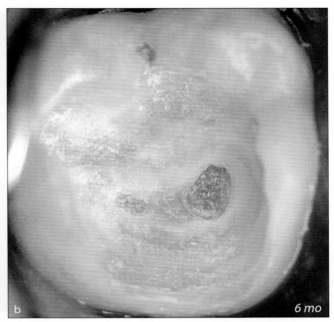
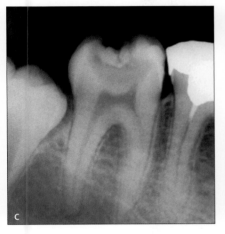
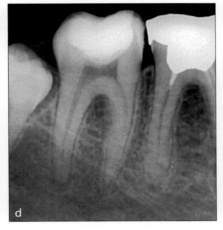
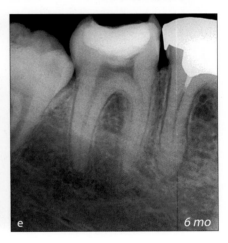

图3-13 （a）患牙大面积露髓。（b）盖髓术后6个月，可见露髓处已被"修复"。（c）术前X线片显示，下颌第二磨牙咬合面大面积龋坏，远中根尖周可见透射影。（d）盖髓术后即刻拍摄的X线片。（e）随访6个月，X线片显示远中根尖周透射影已消失，牙髓活力测试反应正常。（经Ricucci[52]授权引用）

外伤通常累及前牙（图3-14a），如治疗时机合适，可选择部分牙髓切断术（图3-14b），使用化学纯氢氧化钙粉末覆盖剩余牙髓（图3-14c），术后3～6个月会形成钙化屏障（图3-14d、e）。

组织学成功标准

组织学成功的标准主要是牙髓组织无炎症反应。下面我们要重点讨论的是，缺损部位新形成的钙化组织，即所谓的"牙本质桥"，以及覆盖在钙化组织牙髓侧细胞的特征。

需要重点指出，根据组织学观察，"牙本质桥"这一术语是不恰当的。新形成的钙化组织并不是牙本质，因为它不具有可容纳成牙本质细胞突的小管状结构。同样，覆盖在钙化组织表面的也并非一层成牙本质细胞，而是数量不等的成纤维细胞，这些细胞没有栅栏状外观，这是另一处争议。通过各种组织形态学检测技术，包括细胞标记实验，多位学者将牙本质桥的形成归结于分化的新生成牙本

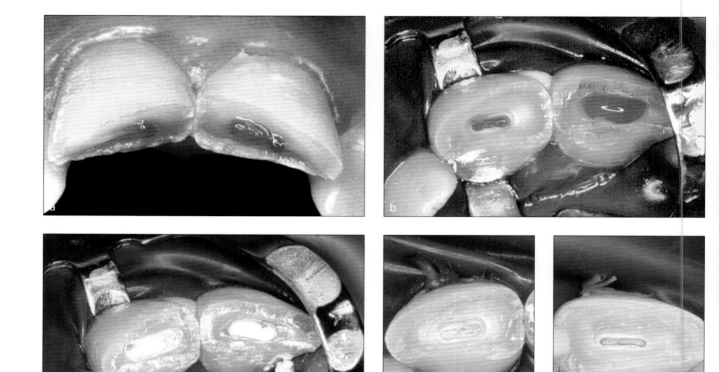

图3-14 （a）上前牙外伤，两个中切牙釉质和牙本质折断，牙髓暴露。（b）局麻后，橡皮障隔湿，使用高速车针在喷水冷却下切除部分冠髓。（c）牙髓创面上覆盖氢氧化钙粉末，增强型氧化锌丁香酚水门汀封闭洞口。（d和e）4个月后，牙髓断面处已形成钙化组织屏障。（经Ricucci[52]授权引用）

质细胞[45-47]。然而，尚没有明确的证据表明间充质细胞能够分化为成牙本质细胞[31]。在没有成牙本质细胞的情况下，所形成的钙化组织没有小管状结构。露髓处的成牙本质细胞被破坏，只剩下成纤维细胞。在穿孔边缘，可见与牙本质和前期牙本质相通的牙本质小管，这与未累及的原始成牙本质细胞有关。在"牙本质桥"的一些区域中也可发现少量的小管，这些是由受损后幸存的成牙本质细胞生成。还应该考虑到，在深龋的下方，盖髓治疗前就已经有一部分刺激性牙本质的存在。幸存的成牙本质细胞数量取决于炎症的强度[31]。这一观察结果得到了现代病理学观点的支持，即愈合和修复过程取决于不稳定、稳定和永久细胞的表现[48]。成牙本质细胞是像神经元一样的终末（永久）细胞。因此，

它是一种超特化细胞，不具备通过有丝分裂进行自我复制的能力，也不可能由未分化细胞生成。成牙本质细胞的寿命虽然没办法计算出来，但它很可能与牙髓寿命相同[49]。

显微镜下观察，露髓区域所形成的钙化组织屏障并不完整，其中含有坏死组织占据的陷窝，通过连续切片检查，还可能发现有真正连续的牙本质小管通过屏障。因此，这种钙化组织不能将牙髓与不良修复体边缘渗漏的细菌完全隔离，可能导致盖髓术后牙髓坏死[31,50,51]。

图3-15和图3-16所示的病例，展示了直接盖髓术后最佳的组织学状态。病例1是一位28岁男性患者，其左下第三磨牙龋坏（图3-15a）。患牙因冠周炎反复发作而需要拔除，但是无临床症状，

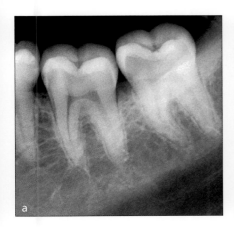
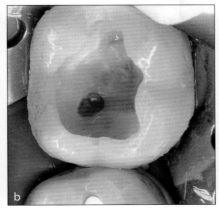
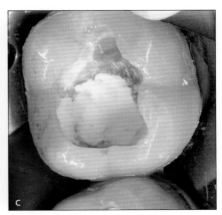

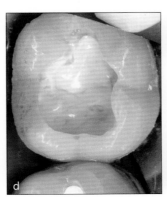
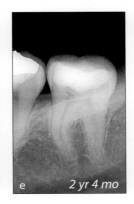
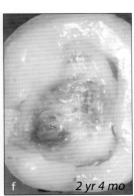

图3-15　（a）实验性病例。下颌第三磨牙因反复出现冠周炎需要拔除。术前X线片显示咬合面大面积龋损。（b）去腐时，近舌髓角发生大面积露髓。（c和d）氢氧化钙粉末直接盖髓，周边牙本质覆盖自固化氢氧化钙基材料，增强型氧化锌水门汀充填窝洞。（e）随访2年4个月，X线片上患牙无任何病变，牙髓活力测试反应正常。（f）拔牙后，去掉充填材料，露髓处已形成钙化屏障。（g）经过露髓处的切片显示，新形成的钙化组织并不完整，存在缝隙。与正常牙本质之间有很明显的界线（HE染色，放大25倍）。

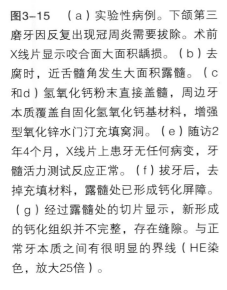
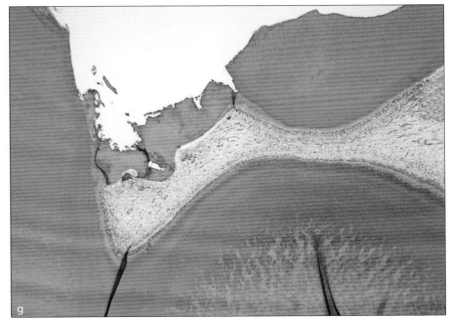

牙髓活力测试反应正常，X线片上未见根尖周病变（图3-15a）。患牙诊断为可复性牙髓炎。局麻和橡皮障隔离后去腐，去净腐质发现近中舌侧髓角暴露（图3-15b）。使用化学纯氢氧化钙粉末覆盖露

髓点（图3-15c）。使用自固化氢氧化钙复合物覆盖氢氧化钙粉末和周边牙本质（图3-15d），然后在窝洞内充填增强型氧化锌丁香油水门汀。2年4个月后复诊，患牙无任何症状，X线片显示根尖周

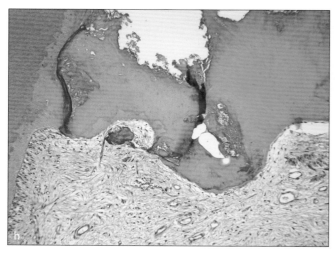
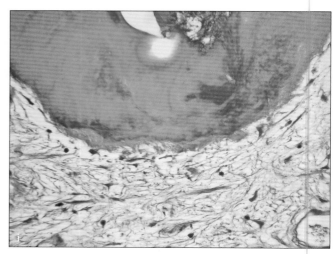
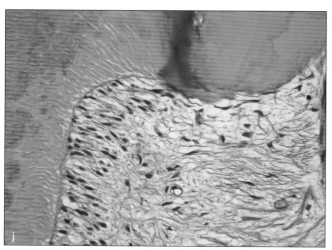
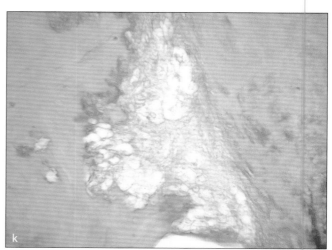

图3-15续　（h和i）钙化屏障下方未见成牙本质细胞层，只有少量分散的成纤维细胞和纤维结缔组织。牙髓组织萎缩，但是不存在炎症（放大100倍和400倍）。（j）髓腔近中壁表现正常：牙本质、前期牙本质以及多层成牙本质细胞（放大400倍）。（k）钙化屏障的空隙中可见坏死组织，未见细菌定植（Taylor改良B&B染色，放大400倍）。（经Ricucci[52]授权引用）

结构正常（图3-15e）。牙髓活力测试反应正常。随后将患牙拔除，去除充填材料，很明显先前牙髓暴露的位置上形成了钙化组织（图3-15f）。对牙齿进行组织学处理后，低倍镜下观察露髓处新形成的钙化组织。这种钙化组织与剩余牙本质差异明显（图3-15g）。钙化组织下方的牙髓中无炎症细胞聚集（图3-15h、i）。高倍镜下，新形成的组织近中部分可见含有坏死组织的陷窝（图3-15h）。改良Brown&Brenn染色并未发现这些区域内有细菌定植（图3-15k）。更高倍率下显示，剩余牙本质下方有一层整齐的成牙本质细胞（图3-15j），但新形

成的钙化组织下没有成牙本质细胞（图3-15i）。牙髓组织中不存在炎症，而且纤维成分较细胞成分明显增多。

　　病例2是一位22岁女性患者的上颌第一前磨牙。患牙大面积龋坏，但是病史和临床检查都倾向于将患牙诊断为可复性牙髓炎。在去腐即将结束时，出现了露髓点（图3-16b）。随后进行了直接盖髓，并用复合树脂修复牙齿。患者同时需进行正畸治疗，治疗方案包括拔除2颗第一前磨牙。盖髓术后15个月，牙髓活力测试反应正常。修复体临床表现正常（图3-16c），并且X线片

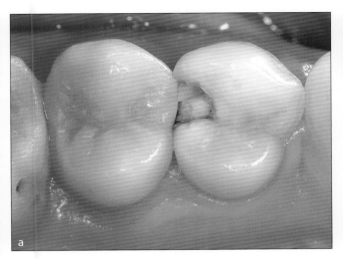
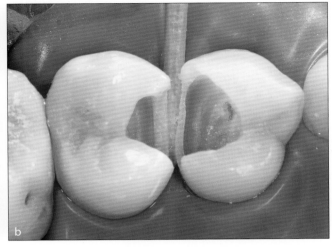
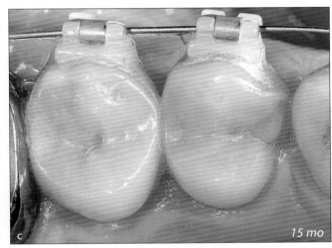

图3-16　（a）22岁女性患者，其2颗上颌前磨牙可见大范围邻面龋。患牙曾出现冷刺激敏感，没有自发痛。牙髓活力测试反应正常。（b）低速车针去除表浅龋坏组织，手用刮匙去除深部腐质。14牙颊侧髓角暴露。无菌棉球干燥窝洞，氢氧化钙盖髓，玻璃离子水门汀垫底，树脂充填。（c）患者接受正畸治疗。盖髓术后15个月，正畸医生要求拔除第一前磨牙。临床照片可见修复体完好。2颗牙齿牙髓活力正常，根尖周无影像学变化。

上没有发现任何异常。在样本固定前先将牙齿近远中向磨开，可见修复材料和窝洞间具有良好的适合性（图3-16d）。从先前牙髓暴露区的一侧至另外一侧进行连续切片，可见大量钙化组织生成，完全占据了露髓区域（图3-16e，图3-16h和图3-16k）。需要强调的是，这部分钙化组织是在盖髓术前就已经形成的，表明在龋病发展的过程中形成了一部分刺激性牙本质。不同时间段形成的两种钙化组织在组织特征上无法区分。与前一个病例相同，形成的组织不规则，内部可见

很多陷窝（图3-16e，图3-16h和图3-16k），并且没有小管状结构（图3-16i），此外还能看到一些有害刺激下幸存的成牙本质细胞（图3-16f）。钙化组织下方的牙髓组织没有炎症，并显示正常的组织学特征（图3-16j）。改良Brown&Brenn染色切片显示（图3-16k、l）窝洞底部没有细菌存在。因此，通过有效去除龋坏组织，充分保护露髓区以及冠部严密修复，来恢复牙髓内的稳定状态，使牙髓得以保存。

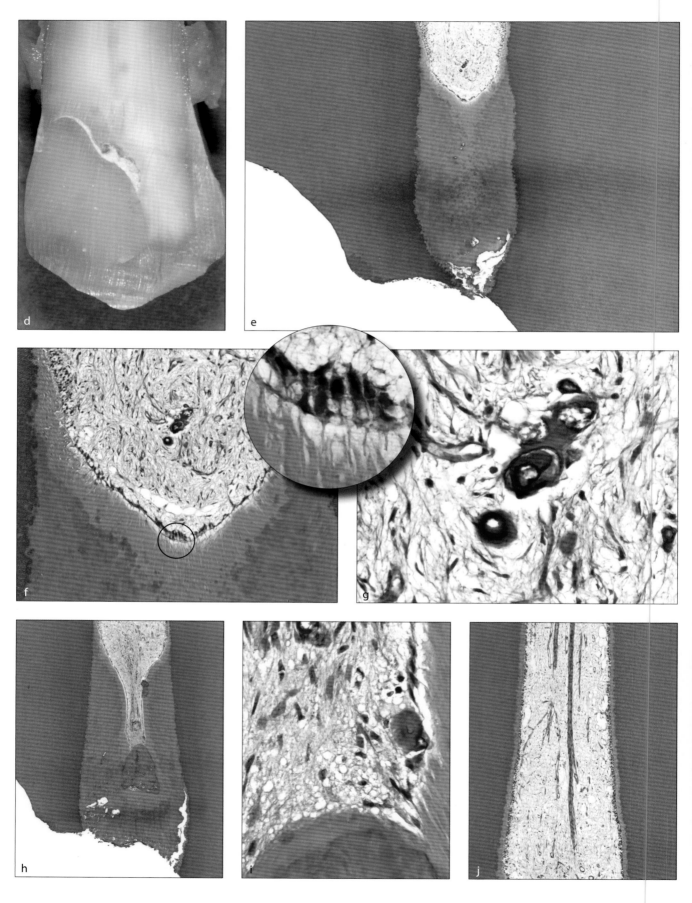

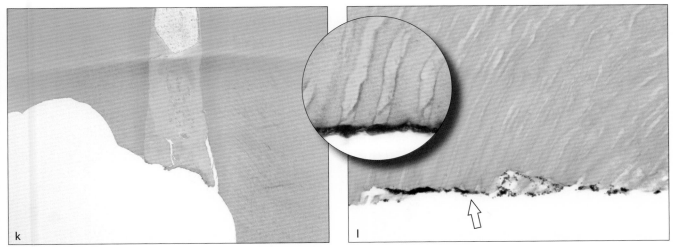

图3-16续 （d）牙齿磨片可见氢氧化钙覆盖在露髓处和周围牙本质上，玻璃离子水门汀和复合树脂有很好的结合，树脂与洞壁牙本质结合得也十分紧密。（e）经过露髓处的切片上可见大量钙化物，很难区分出先前形成的刺激性牙本质和盖髓后形成的钙化组织（HE染色，放大16倍）。（f）钙化物附近牙髓组织的细节图。牙本质小管数量明显减少，牙本质表面仅有一层残余的扁平状成牙本质细胞（放大100倍和400倍）。（g）（f）中牙髓中央区域的结构（放大400倍）。纤维组织中存在一些钙化核心，周边散布着一些慢性炎症细胞。（h）距（e）中切片70层的切片。钙化的进程是向心式，而牙髓组织位于正中央（放大16倍）。（i）（h）中牙髓的冠部区域（放大400倍），髓室顶没有成牙本质细胞，髓腔侧壁可见少量残余成牙本质细胞。（j）距（h）中切片50层的切片，可见钙化下方的牙髓组织结构正常（放大100倍）。（k）为距离（j）中切片不远的切片（Taylor改良B&B染色，放大16倍）。（l）（k）中左侧洞底（放大，400倍），这部分覆盖着残余的氢氧化钙，不存在细菌。插图内为箭头所指区域（放大1000倍）。**观点：**该直接盖髓病例获得了临床和组织学上的成功。露髓处被新生钙化组织完全修复，钙化组织下方没有成牙本质细胞。露髓处周边的牙本质下方分布着少量成牙本质细胞，尽管历经龋病和备洞的刺激，但是仍然存活了下来。牙髓组织表现为正常。该病例的成功归结于以下几个因素：1）露髓处无细菌定植；2）所有感染牙本质都已去除；3）修复体提供了有效封闭，防止细菌渗漏侵犯牙髓。

失败原因

文献中大量证据表明，细菌感染是牙髓健康的最大威胁。这一观点始于1965年，Kakehashi等人[43]发表了无菌大鼠和常规大鼠牙髓的相关重要研究。该研究的主要启示是如果感染能得到控制，牙髓损伤会顺利愈合。换句话说，盖髓术后维持牙髓健康，至关重要的一点就是保持露髓区组织的完整稳定，以及避免随时间推移再次感染。

图3-17所示的病例说明尽管临床上直接盖髓术获得成功，但组织学上牙髓组织产生了不良反应。该上颌第一前磨牙是与图3-16中患牙的对侧牙，远中可见深龋（图3-17a）。去腐时发现大量牙髓暴露（图3-17b）。经临床和影像学检查，患牙诊断为可复性牙髓炎，行直接盖髓术，复合树脂修复。15个月后，患牙因正畸需要拔除，此时患牙无明显不适，修复体良好（图3-17c），牙髓活力测试反应正常。患牙影像学表现正常。拔除患牙后，未见修复体边缘破坏。和前面的病例一样，复合树脂与窝洞之间适应性良好（图3-17d）。使用连续组织学切片进行检查，结果显示穿孔区域完全被钙化组织填满，与先前存在的刺激性牙本质重叠在一起（图3-17e，图3-17g和图3-17j）。髓角处，可见牙髓组织中游离的不规则钙化物（图3-17e）以及局限的坏死区，其边缘正在发生钙化（图3-17i）。这一病例与前一病例在组织学上明显不同的是，钙

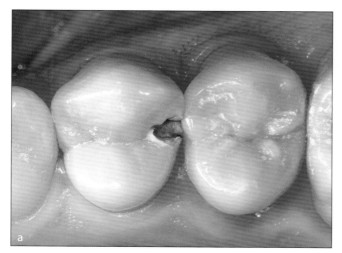

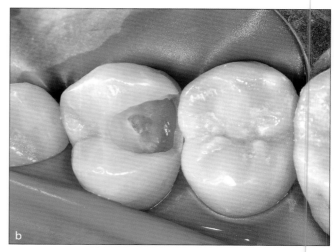

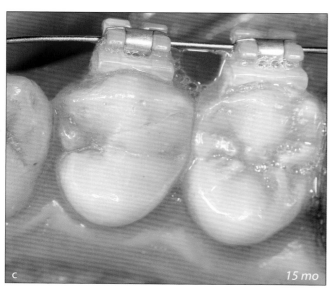

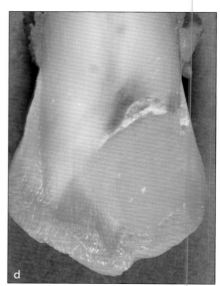

化组织下方的牙髓区域聚集了一定量的慢性炎性细胞（图3-17f）。细菌染色显示出炎症残留的原因：在接近露髓处的牙本质表面（图3-17j～l）以及一些牙本质小管中（图3-17j），可见细菌聚集。这些细菌很可能会不断释放代谢产物和毒素，而这些代谢产物和毒素会沿着不规则留有空隙的钙化组织持续发生渗漏，从而导致牙髓中持续存在慢性炎性反应。这一研究方法排除了微生物可能通过修复体边缘渗漏的可能，因为在窝洞底层或侧壁的任何区域，包括最接近窝洞边缘的区域，都没有观察到微生物。因此，在去腐不完全的情况下，这些细菌

仍然存在于窝洞内。虽然无法预测类似情况的未来发展变化和可能的临床意义，但可以肯定的是，在露髓处放置的氢氧化钙的碱性作用下，仍然能观察到存活下来的细菌。只要它们能够从坏死的碎片和组织液中获得营养，就能够继续生存和繁殖，并且定植的区域相对来说可不受免疫系统的影响。像这样的情况可能会持续数年，并可能导致后续发生牙髓损伤，伴有或不伴有临床症状。这些病例从生物学角度证实了，间接盖髓术不适合作为一种确定性治疗手段。事实上，修复体下方故意留下的龋坏组织是牙髓的持续刺激源。

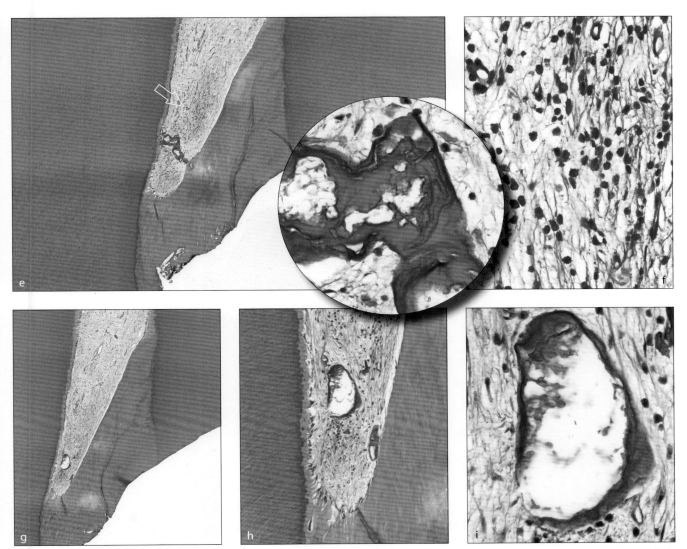

图3-17　与图3-16为同一患者。（a）左上第一前磨牙邻面龋，冷刺激敏感，无自发痛。牙髓活力测试反应正常。（b）去腐后，颊侧髓角大面积暴露。同前一个病例一样，露髓处覆盖氢氧化钙基质材料，玻璃离子水门汀垫底覆盖周围牙本质，树脂充填。（c）盖髓术后随访15个月，患牙因正畸需要拔除。修复体临床表现良好，牙髓活力测试反应正常，X线片显示根尖周正常。（d）固定标本前先对牙齿进行处理，可见树脂和窝洞结合紧密。（e）经过露髓处的切片，可见露髓处被新生钙化组织修复，插图中为髓角处的钙化物（HE染色，主图：放大25倍；插图：放大400倍）。（f）（e）中箭头所指的牙髓区域（放大400倍），可见中等浓度的慢性炎症细胞聚集。（g～i）距离（e）中切片不远处的切片，钙化物下方的牙髓组织中有一明显的空白区域，边缘正在发生钙化，周围可见一些慢性炎症细胞（放大25倍、100倍和400倍）。

　　图3-18所示的病例直接盖髓术后数月出现临床症状，表明治疗失败。一位32岁男性患者，因下颌磨牙咀嚼疼痛就诊。患牙曾有短暂的自发痛史。X线片显示下颌第二磨牙咬合面范围龋坏，累及近中髓角，未见根尖周病变（图3-18a）。患牙牙髓活力测试反应略迟钝，无明显叩痛。临床检查后无法确诊患牙是可复性牙髓炎还是不可复性牙髓炎，所以决定先去除龋坏组织，在术中视具体情况而定是否保存牙髓。局麻后橡皮障隔湿，打开龋洞。仔细地去除龋坏组织后，近舌髓角暴露。显微镜下可以看到软化牙本质覆盖着牙髓组织。去除这些软化牙本质会导致更大范围的牙髓暴露并引发出血，因此

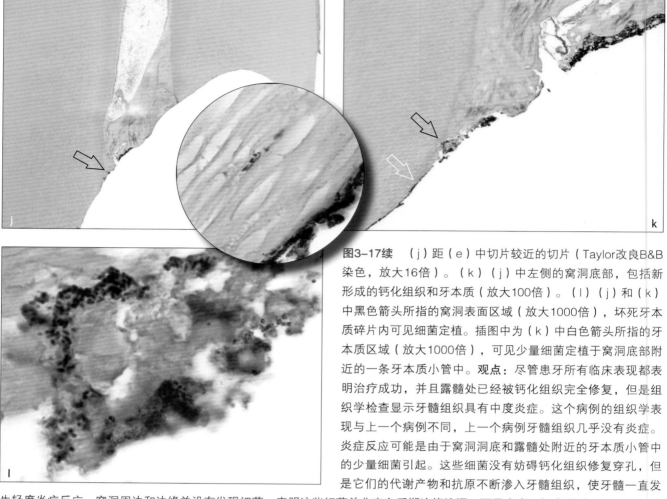

图3-17续 （j）距（e）中切片较近的切片（Taylor改良B&B染色，放大16倍）。（k）（j）中左侧的窝洞底部，包括新形成的钙化组织和牙本质（放大100倍）。（l）（j）和（k）中黑色箭头所指的窝洞表面区域（放大1000倍），坏死牙本质碎片内可见细菌定植。插图中为（k）中白色箭头所指的牙本质区域（放大1000倍），可见少量细菌定植于窝洞底部附近的一条牙本质小管中。观点：尽管患牙所有临床表现都表明治疗成功，并且露髓处已经被钙化组织完全修复，但是组织学检查显示牙髓组织具有中度炎症。这个病例的组织学表现与上一个病例不同，上一个病例牙髓组织几乎没有炎症。炎症反应可能是由于窝洞洞底和露髓处附近的牙本质小管中的少量细菌引起。这些细菌没有妨碍钙化组织修复穿孔，但是它们的代谢产物和抗原不断渗入牙髓组织，使牙髓一直发生轻度炎症反应。窝洞周边和边缘并没有发现细菌，表明这些细菌并非来自后期边缘渗漏，而是去腐不彻底所致。

决定将软化牙本质留在原处（图3-18b），并试图通过直接盖髓术保持牙髓活力。使用氢氧化钙粉末覆盖露髓处，随后用自固化氢氧化钙复合物衬洞，增强型氧化锌丁香油水门汀充填窝洞。嘱患者4个月后复诊以评估牙髓状况。但是，患者7个月后才来复诊，自诉患牙出现严重的自发性夜间痛。X线片显示患牙无明显病变，修复材料就位稳定，边缘完整。叩诊正常，但是牙髓活力测试反应加重，特别是冷刺激。于是决定打开窝洞进行检查。局麻后橡皮障隔离，去除修复材料。露髓点仍然存在（图3-18c），轻轻地探查未见出血，但有少量浆液性渗出。此时，患牙诊断为不可复性牙髓炎并计划行根管治疗。患者拒绝任何保牙治疗，要求拔牙。组织切片上证实髓室顶存在穿孔，即便可见一定量的钙化组织形成（图3-18d、e）。显然，无法确定钙化组织的形成，是盖髓术的结果还是既往龋坏感染所致。穿孔下方的牙髓组织已变性，与周边正常牙髓组织有明显的分界（图3-18d、e）。组织细菌学分析获得异常发现。在穿孔区，存在坏死碎屑以及品红染色的区域，可以分辨出一些与细菌外形相似的颗粒。类似的，朝向穿孔处近中壁的牙本质表面也有品红染色的微生物定植（图3-18f）。高倍显微镜观察，可见穿孔下方牙髓炎症过程的更多细节。组织内以单核细胞聚集为主，血管充血（图

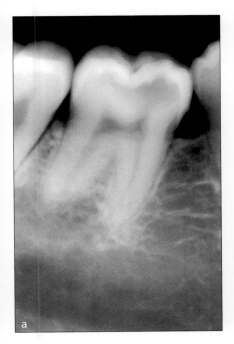
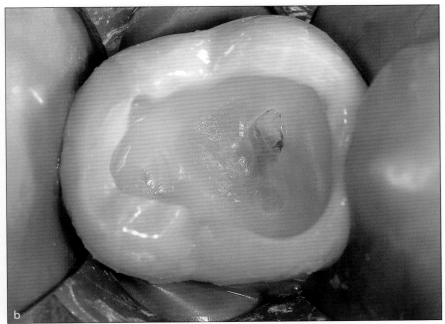
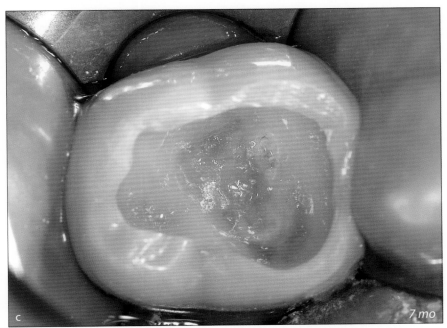

图3-18　（a）32岁男性患者，因右下磨牙严重的咀嚼痛和冷刺激痛前来就诊。患牙曾多次出现自发痛。第二磨牙牙髓活力测试反应加重。X线片上可见患牙咬合面深龋，接近近中髓角，未见根尖周变化。（b）使用手用器械去腐后，近舌髓角暴露。患牙行直接盖髓术，将化学纯氢氧化钙粉置于露髓处，无菌小棉球使氢氧化钙在露髓处及周围牙本质分布均匀。氢氧化钙基质材料覆盖氢氧化钙粉末和其余牙本质，增强型氧化锌丁香油水门汀充填窝洞，嘱患者4个月复查。（c）患者7个月后复诊，诉患牙仍持续不适，近期多次出现剧烈夜间痛，需服用止痛药。牙髓活力测试反应加重，热刺激尤为明显。X线片显示根尖周未见病理性变化。决定重新探查窝洞底部。局麻后，橡皮障隔离下去除充填物。先前近舌髓角露髓处未形成钙化组织，尖锐的探针可轻松进入露髓处。探诊并未出血，露髓孔可见浆液性渗出。患牙诊断为不可复性牙髓炎，拟行根管治疗。

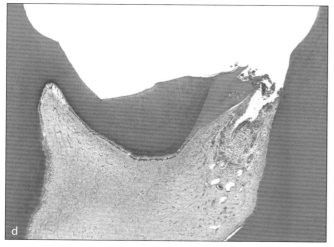
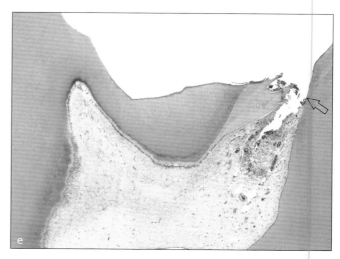
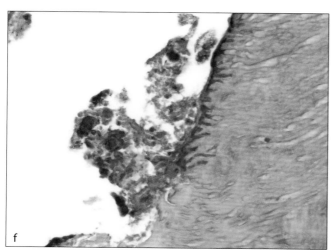
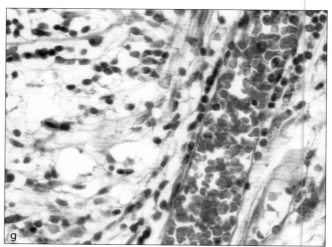

3-18g、h）。管腔中可见红细胞和急、慢性炎性细胞从血管床向外移动，即趋化作用将其吸引到间质组织（图3-18h）。少数细胞的胞浆内可见红染的吞噬颗粒，可能是细菌碎片（图3-18h）。

该病例的组织学和细菌学检查结果充分证实了感染对活髓保存治疗结果的影响。在这个特殊病例中，治疗前髓角的一小块区域内已出现坏死组织和细菌定植，从而导致诊断错误。此外，微生物难以避免地留在窝洞底部和露髓处，使牙髓组织持续破坏。造成直接盖髓术结果不确定[52]的原因是，医生在开始治疗前没有明确的界定标准，能辅助鉴别牙本质和牙髓的细菌微生物状态，以选择恰当的牙髓治疗手段。

活髓保存治疗在1个月或1年内发生失败，通常是感染持续存在的结果。也就是说，洞底牙本质中残留的细菌，或者是牙髓内组织坏死灶，都可能在最全面的临床检查中遗漏[53]。

晚期出现失败最可能的原因是牙髓再感染，即继发感染。继发感染的通道就存在于所谓的"牙本质桥"。一些学者认为这种硬组织屏障具有防护作用[15,22]。据报道，当修复体破坏时，该屏障可阻止微生物感染[54]。然而，大量动物和人类研究表明，该屏障不能提供可靠的防护[31,55,56]。事实上，这种屏障并不均匀，可能会有孔隙和缺损，一旦冠方修

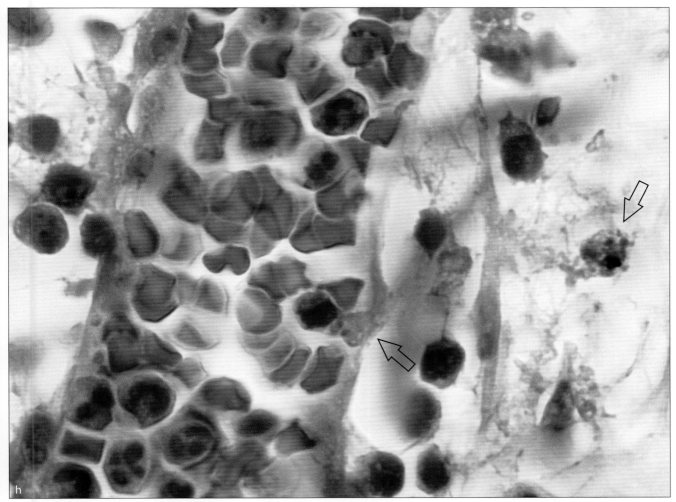

图3-18续　（d）然而患者拒绝任何保牙治疗，要求拔牙。牙齿经过处理后在光镜下进行观察。经过露髓处的切片上可见不完全的钙化物。无法确定这部分钙化组织是在先前龋病过程中形成，还是在盖髓术后产生。大体观显示髓腔近中的牙髓组织结构已被破坏，而其余牙髓组织表现正常（HE染色，放大16倍）。（e）与（d）中切片相邻的切片（Taylor改良B&B染色，放大16倍）。（f）（e）中箭头所指露髓处的近中牙本质壁（放大400倍），红染的细菌定植在坏死组织碎屑和牙本质小管内。（g）（e）中露髓孔下方的炎症组织（放大400倍），可见一条充血的血管穿过单核细胞聚集区域。（h）高倍（1000倍）镜下观察（g）中血管更冠方的部分，除了管腔内的红细胞外，还可识别出由于趋化作用吸引到炎症部位的大量多形核白细胞。一些炎症细胞已经离开血管床进入到间质组织，其他细胞也即将启动这一过程。左边箭头所指是一个变形的白细胞，正黏附于血管内皮上准备向间质组织迁移。右边箭头所指细胞，其胞质内充满了很多红染颗粒，这些可能是被吞噬细菌的碎片。**观点：**该病例直接盖髓失败，无疑与露髓处细菌的持续刺激有关。

复体边缘完整性破坏，细菌可通过这些孔隙和缺损进入到牙髓中（图3-15g、h和图3-15k）。以上机制有助于解释为何盖髓病例在长期随访中牙髓存活的比例会不断下降。这一信息来自Hørsted等[20]和Barthel等[57]的研究。在后者的研究中，活髓保存治

疗5年的失败率为45%，但10年后的失败率急剧增加至80%。

图3-19～图3-22中展示了直接盖髓术的晚期失败病例，从治疗到临床诊断为失败的时间间隔是3年7个月（图3-19）至8年（图3-20）。应当注

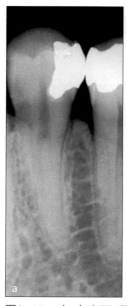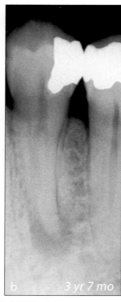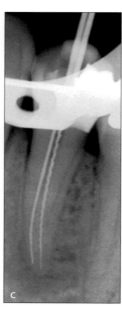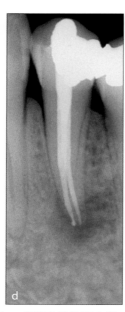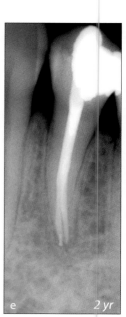

图3-19　（a）左下2颗前磨牙行直接盖髓术后，即刻拍摄X线片。露髓点较小，术前患牙均无症状。（b）术后3年7个月，患者诉34牙自发痛，牙髓活力测试无反应，叩诊阳性，35牙以上检查结果均正常。X线片显示34牙伴有根尖周病变。（c和d）34牙行根管治疗。（e）随访2年，34牙根尖周病变愈合。

意，虽然有一定比例的病例是在出现了急性症状后才被诊断为失败（图3-19~图3-22），但有时在完全没有症状的情况下牙髓也已经变性。因此，在常规复诊检查时，患牙牙髓活力测试无反应，X线片上出现根尖周透射影，表明盖髓治疗失败。图3-19和图3-20中的病例在盖髓术很长时间后出现根尖周病变，恰当的根管治疗后病变愈合。从盖髓失败的患牙根管中取出部分牙髓组织，进行组织学检查，发现其中存在细菌定植（图3-21g、h）。

直接盖髓术后5年6个月，磨牙露髓区域发现大量细菌定植，导致疼痛加剧（图3-22c~图3-22e）。患者拒绝进行任何牙髓治疗，要求拔牙。经过露髓处的切片证实冠髓完全崩解。在露髓处可见大量坏死组织碎片，微生物广泛定植其中（图3-22c、d），周围可见聚集的中性粒细胞，后者正在进行强烈的吞噬活动。一些细胞的细胞质中可见已被吞噬的细菌和细菌碎片（图3-22e）。

这些观察结果再次证实了感染（持续性或继发性）在导致盖髓术失败中的重要作用。然而，从临床角度看，很多情况下无法确定盖髓术失败是由于去腐后仍然残留细菌，还是因为随后发生的渗漏。

在盖髓术失败的诸多原因中，值得一提的是医生在操作中不慎将感染的牙本质碎片推到牙髓组织中。这种情况很有可能发生，除非医生极其小心地去除最后一层软化牙本质。未感染的牙本质碎片能够整合入新形成的组织中，并为矿化组织[58]的诱导形成提供生长因子和其他重要分子，而感染的牙本质碎片则可能会使病变加剧或作为细菌来源持续刺激牙髓（图3-20）。因此，龋齿去腐的过程有可能增加牙髓炎症破坏的风险。这些碎片大到能够在临床中发现，也可能小到医生无法察觉。

为了避免或最大限度地降低这种风险，Cvek[18]提出了一种较为可行的治疗方法，称之为"部分牙髓切断术"，Granath和Hagman[35]曾描述过这种

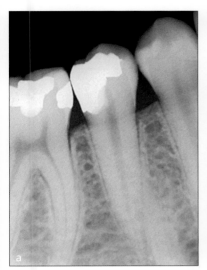
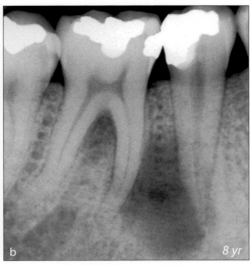
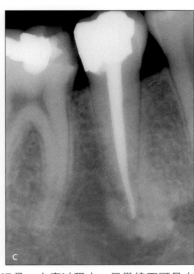

图3-20　（a）16岁女孩，其右下第二前磨牙行直接盖髓的术后，拍摄X线片。根据病历记录，去腐过程中，显微镜下可见少量牙本质碎片挤入到露髓孔，试图通过大量冲洗去除牙本质碎片，但是没有成功。即便如此，患牙依然行直接盖髓术。（b）8年后，患者牙龈肿胀，疼痛。患牙松动，伴叩诊痛和咀嚼痛。牙髓活力测试无反应。X线片上第二前磨牙和第一磨牙近中根之间可见大面积透射影，而第一磨牙牙髓活力正常。（c）第二前磨牙根管治疗后随访5年，根尖周透射影消失，但发生了异常骨硬化。

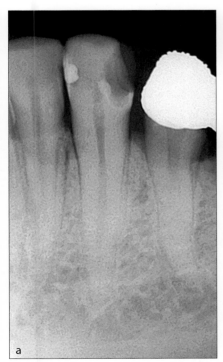
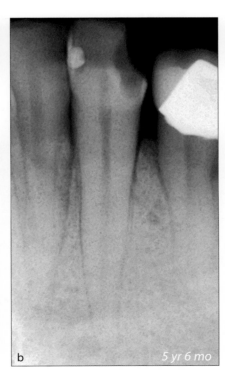
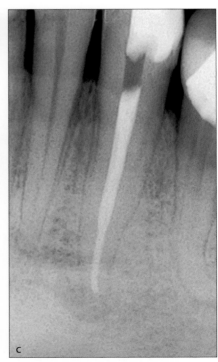

图3-21　（a）33牙远中行直接盖髓术，复合树脂修复。（b）5年半后，患牙出现严重自发痛。X线片上未见根尖周病变。牙髓活力测试反应加重，尤其是热刺激。叩诊阴性。（c）患牙行根管治疗，并对拔出的牙髓组织进行组织学分析。

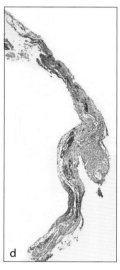
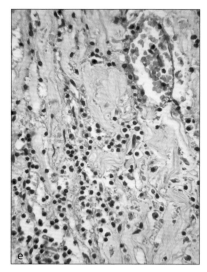
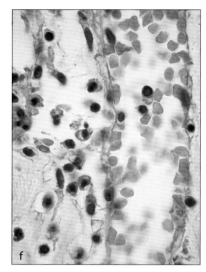
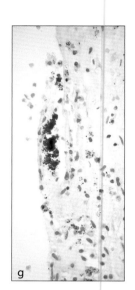

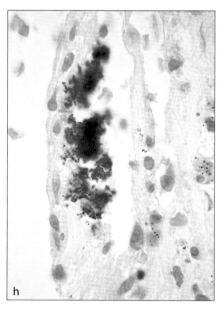

图3-21续　（d～f）整个牙髓内可见严重的炎症反应（HE染色，放大25倍、400倍和1000倍）。（g和h）细菌染色显示牙髓局部区域内可见细菌聚合体（Taylor改良B&B染色，放大400倍、1000倍）。（经Ricucci[52]授权引用）

牙髓切断技术。使用高速金刚砂车针在大量喷水的情况下，以无创的方式切割牙髓组织。在盖髓之前，牙髓创面需保持均匀且完全清洁。一项纵向研究中，一定数量因龋坏露髓的年轻恒牙行部分牙髓切断术，5年的牙髓存活率为90%[17,59]。然而必须说明，成人恒牙尚无类似数据。另一个对盖髓术或牙髓切断术治疗结果有重要影响的因素是机械露髓后牙髓出血的程度[27,28,32,60,61]。难以控制的大量出血表明可能存在更严重的炎症。此外，在出血的情况下，将盖髓材料充分适合地置于牙髓创面上非常困难。Schröder[62]报告说厚层血凝块的形成会延缓

愈合。但是，血凝块与愈合之间的关系尚未得到证实[31]。血凝块除了会阻止氢氧化钙与剩余牙髓表面之间适当接触外，还容易感染。而另一方面，感染控制后，血凝块可作为组织重建的基质[63]。

　　最后要讨论的因素是患者的年龄。仅有少量研究证实年龄对盖髓术和牙髓切断术效果的影响[20,64]。在一项回顾性研究中，Hørsted等人[20]注意到10～30岁患者的5年牙髓存活率大于90%，而50～80岁患者的存活率下降到70%。这些差异很可能是由于年轻牙齿的牙髓组织体积大，血管化程度高，使得这些年轻恒牙的活髓保存治疗更有效。

图3-22 （a）26牙远中深龋，去腐后露髓。直接盖髓后银汞充填。（b）5年半后，患牙出现剧烈疼痛。热刺激痛，冷刺激反应正常。叩诊敏感。X线片显示患牙近中根牙周膜增宽。患者不接受根管治疗，选择拔牙。（c）经过穿髓处的切片。穿髓孔处已形成了不完全的钙化组织，周围可见大量细菌定植（Taylor改良B&B染色，放大25倍）。（d）露髓区域的无定形组织中可见细菌大量定植（放大1000倍）。（e）髓腔内中性粒细胞密度增高，图片最中央的多形核白细胞已经吞噬了大量的细菌或细菌碎片（放大1000倍）。（经Ricucci[52]授权引用）

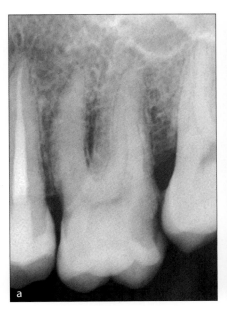
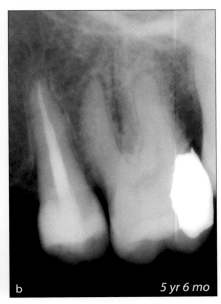
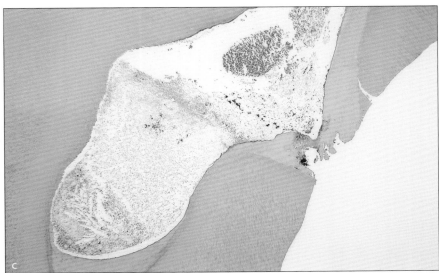
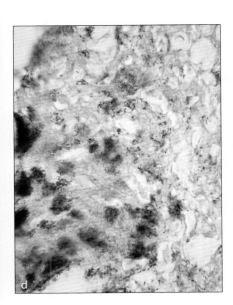
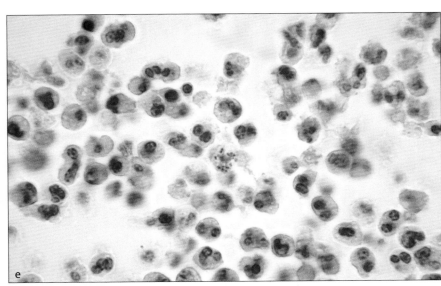

间接盖髓术

术语间接盖髓术，法文即"coiffage naturel"或"coiffage indirect"，原始词意是将龋坏牙本质永久性地留在修复体之下。这种方法的第一本参考书可以追溯到1746年Fauchard[65]的著作。为了治疗深龋，他建议留下一部分龋坏牙本质以覆盖牙髓，而不是"暴露神经，使得病情加重"。1859年，John Tomes[66]也提出了相同的观点："留下龋坏牙本质比失去牙齿要好"。然而，随着牙髓治疗的出现，这种设想不再具有合理性。自从1908年Black[67]以来，主流观点是"充填之前应彻底清创"。

"间接盖髓术"这一术语常用于描述停止广泛去腐，保留近髓的少量龋坏牙本质，一段时间后重新打开窝洞，据说牙髓中会形成一层保护性牙本质，此时继续去除保留的龋坏牙本质[68]。甚至有学者认为不需要重新打开窝洞[69]。

将软化牙本质永久地保留在修复体下方这一建议来自一些误导性的结论。Massler[70]指出，在龋齿的病损中，首先有一个"感染"的细菌侵入层，然后是深层"受累"但未感染的脱矿层，最后是无菌的硬化牙本质。Fusayama[56]也支持这一观点，他认为："当龋坏到达牙本质时，软化牙本质位于深层，下方为变色牙本质，而细菌侵入的只是最表层。"这与组织学和微生物学研究[2]以及第2章中提供的证据形成鲜明对比（图2-6和图2-9）。

在某些病例中，当龋病进展到牙髓组织附近时，Nygaard-Østby[71]提出了几种可能的"情况"。第1种情况是有一层完整的原发性牙本质将牙髓与龋病分开。在这种情况下，炎症牙髓是有限的，毫无疑问将龋坏牙本质留在原处没有任何好处。这只能阻碍牙髓正常修复的进程，并最终促进炎症发展。第2种情况是龋病已经侵入刺激性牙本质，或者可能已经进展到牙髓组织。此时牙髓已出现剧烈的炎症反应。留下感染的组织只能导致脓肿形成或坏死区域扩大。因此，部分去腐可以抑制感染这一观点仍存在争议。

总之，从生物学角度来看，将龋坏牙本质永久保留在修复体下方是不可取的。这样处理的后果是大量经活髓保存治疗的患牙迟早需要进行根管治疗。

当医生处理深龋时，去腐中发现某一部位有露髓的风险，可以选择"深龋治疗或龋病控制"的方式，通过两个阶段来完成治疗（图3-23和图3-24）[52]：

初诊

1. 橡皮障隔离，术区消毒。
2. 去净洞壁的龋坏组织。
3. 在髓壁上可能露髓的位置保留一部分龋坏组织。
4. 不要使用刺激性强的药物。
5. 用温和的水流冲洗窝洞，棉球干燥。
6. 使用自固化氢氧化钙复合物覆盖髓壁。
7. 所有洞壁上覆盖一层固化后变硬的水门汀。
8. 银汞合金或复合树脂修复患牙。
9. 记录完整治疗过程，嘱患者90天后复诊。

如果患者症状没有消失或在随访期间出现症状，则必须打开髓腔行根管治疗。如果随访期间没有症状，则可以继续第二阶段治疗。

复诊

1. 橡皮障隔离，术区消毒。
2. 去除所有修复材料以及髓壁上留下的所有龋坏组织。
3. 如果没有露髓（图3-23d），重复上面的流程，对牙齿进行永久修复。如果牙髓暴露（图3-24d），则进行根管治疗。

重要提示！如果患牙拟行冠修复，或者将作为固定桥的基牙，也应考虑进行根管治疗。

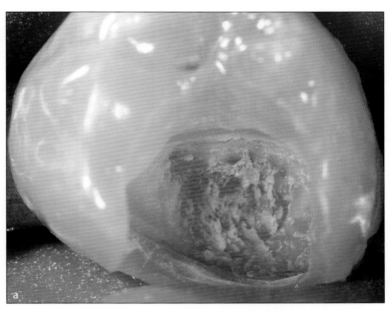

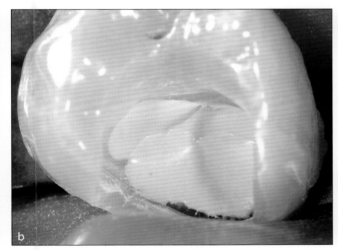

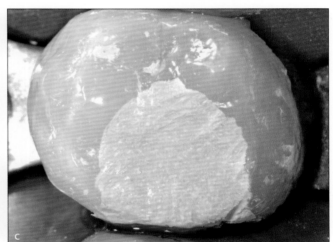

图3-23　14岁男性患者，下颌第二前磨牙远中深龋。患牙咀嚼痛，进甜食疼痛，无自发痛史。（a）局麻后，橡皮障隔离，去除无机釉和龋坏组织，在近髓处保留了部分软化牙本质。（b）使用氢氧化钙衬洞剂覆盖洞底。（c）增强型氧化锌丁香油水门汀充填窝洞。（d）90天后，患牙无任何不适，牙髓活力测试反应正常。去除氧化锌丁香油水门汀及衬洞材料，继续去除软化牙本质直到硬化牙本质。既往暴露的髓角已形成钙化组织。二次去腐并没有露髓，护髓后永久充填窝洞。

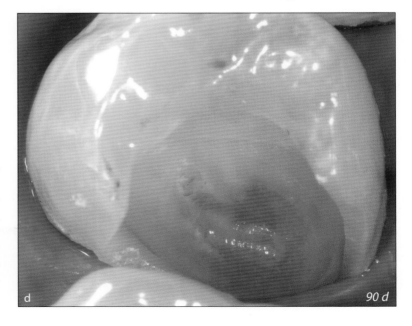

90 d

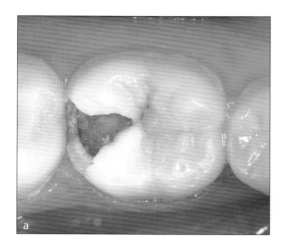

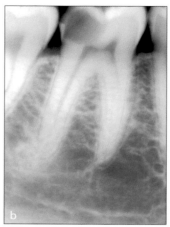

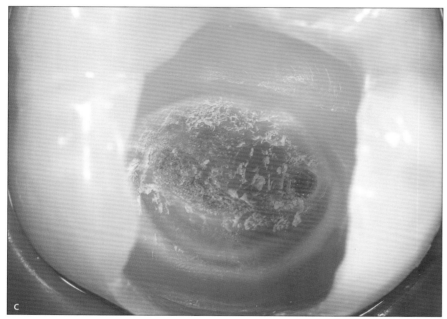

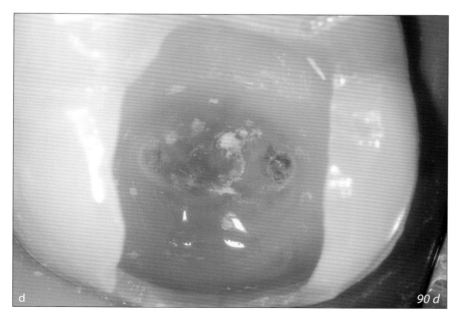

图3-24 （a）20岁男性患牙，其下颌第一磨牙深龋。曾有咀嚼痛，冷刺激痛，无自发痛史。牙髓活力测试反应加重。（b）X线片显示龋损接近远中髓角，但是根尖周无明显变化。（c）患牙可复性牙髓炎/不可复性牙髓炎的诊断并不明确，决定在去腐过程中进行判断。使用手用器械小心仔细地去除龋坏牙本质，其中一处髓角暴露，此时深部腐质尚未去除干净。如果继续去腐有可能扩大露髓的范围。决定行间接盖髓（实际上这个特殊的病例中，一部分属于直接盖髓）。在洞底最深处及周边牙本质上覆盖氢氧化钙基质材料，增强型氧化锌丁香油水门汀充填窝洞。嘱患者3个月后复查，并告知随访期间患牙有可能会出现疼痛，一旦出现上述情况，患牙需摘除牙髓并行根管治疗。（d）患者90天后复诊，自述随访期间无任何症状。X线片显示髓腔体积略微减少，远中根尖周组织阻射性增加。牙髓活力测试呈弱阳性，叩诊阴性。去除暂封物后，既往露髓处未见钙化组织形成。结合以上表现：冷测和电测呈弱阳性、根尖周组织骨硬化，患牙最终诊断为不可复性牙髓炎，需摘除牙髓。

分两个阶段进行去腐的优点在于，医生重新打开窝洞时可以评估牙髓活力状况是否依然正常，也能够确认在牙髓上方组织的完整性。临床实验表明，与一次性完全去腐相比，两次法可显著减少牙髓暴露的概率[72,73]。Bjørndal和Thylstrup[74]在一项临床试验中也证实了这一观点。在去腐过程中预期会露髓的94颗深龋患牙中，经两个阶段治疗后仅有5颗牙齿真正露髓。因此可以得出以下结论：两个阶段去腐可以减少牙髓暴露的概率。

普遍观点认为龋坏组织隔绝口腔环境一段时间后，能够中断产酸菌从饮食中摄取营养物质的途径。因此，可能仍有很少量的酸产生，这实际上有利于未感染软化牙本质的再矿化。将龋损隔绝口腔环境以减少微生物数量的多项研究都支持这一假设[75-78]。

然而，在评价支持两次法去腐的证据时，必须注意到，已发表的临床研究病例都经过仔细地挑选。许多这样的病例中，由于组织受到的刺激相对有限，牙髓处于较为良好的状态，或多或少都留有完整的原发性牙本质，因此这种实验设计是不合理的。

图3-23展示了间接盖髓术两次法的临床操作流程。这是一位年轻男性患者的下颌第二前磨牙，患牙远中深龋，没有任何不可复性牙髓炎的症状。手用器械去除深部龋坏组织的过程中，发现完全去除软化组织可能导致牙髓暴露（图3-23a）。因此停止去腐并进行间接盖髓，使用含有氢氧化钙的衬洞剂覆盖剩余龋坏牙本质（图3-23b）。用增强型氧化锌丁香油水门汀修复窝洞（图3-23c）。3个月后，患牙没有症状，进行第二阶段操作，去除修复材料并继续去除剩余的软化组织。操作过程中可见窝洞底部形成了硬化牙本质，未见牙髓暴露（图

3-23d），继续保护洞底，然后放置最终修复体。

相反，图3-24中的磨牙中没有得到类似结果。在这个病例中，医生在牙髓暴露前停止去腐（图3-24c），并进行间接盖髓。90天后，牙髓测试反应微弱，继续去腐发现髓角暴露，未见出血（图3-24d）。这些表现都共同指向不可复性牙髓炎（部分坏死）的诊断，表明患牙需要进行根管治疗。

牙髓切断术

牙髓切断术是指去除部分牙髓组织，通常包括冠髓（占据髓腔），直到根管口处。其适用于牙根未完全形成的患牙，目的是促进根尖继续形成。

根尖已发育完成的患牙，在去腐结束后，如果认为患牙髓腔内已经形成坏死灶，也可以考虑进行牙髓切断术。使用高速金刚砂车针在适当冷却下切除牙髓（图3-25c）。一旦牙髓止血，使用氢氧化钙粉末覆盖牙髓创面，并用临时材料充填窝洞。90天后，去除修复材料，如果治疗成功，将会观察到已隔离牙髓断面的钙化组织（图3-25g）。牙髓切断术最常用于牙髓病急症的紧急治疗，但是在这种情况下，它仅是一种临时治疗方法，不需要使用氢氧化钙覆盖根髓，并且随后必须要摘除牙髓，进行根管治疗[1]。

牙髓切断术通常能够有效地缓解急性症状，但不能作为永久性治疗，其原因在于医生不能确定细菌感染是局限于髓腔的组织中还是已经扩散并超过了根管口。如图3-26中所示，该上颌第一磨牙急诊行牙髓切断术，由于患者的要求没有进行随后的牙髓摘除术。6年后，去除修复材料发现根管口处没有形成钙化屏障（图3-26i），这是因为牙髓断面根尖方的组织中存在坏死灶和细菌感染。

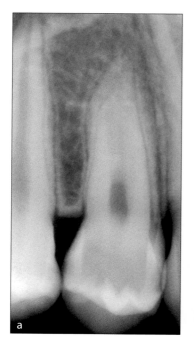

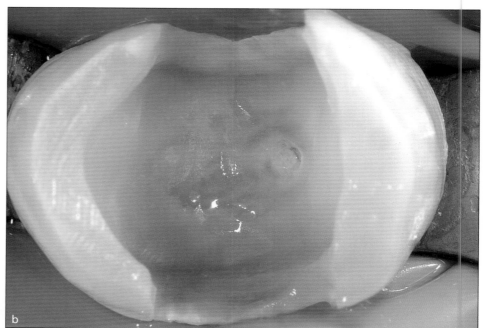

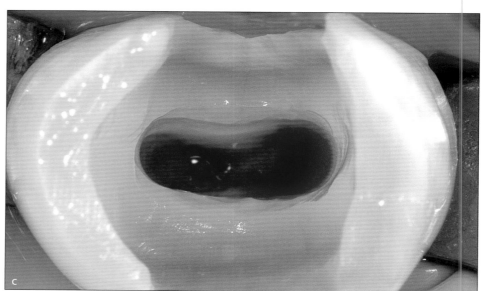

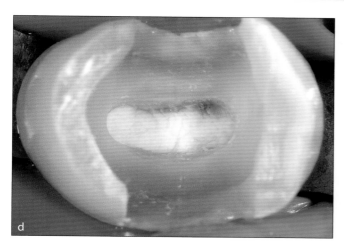

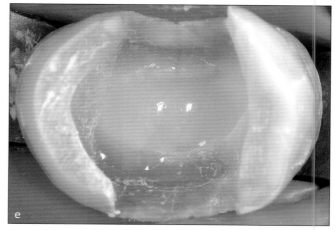

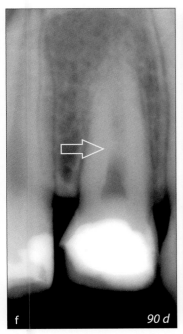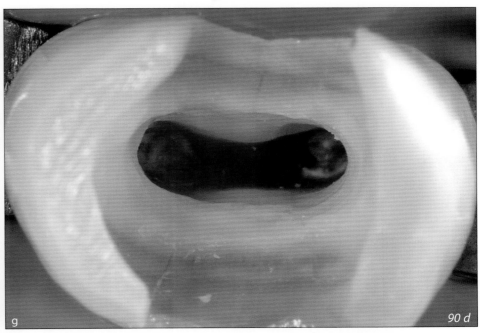

图3-25　（a）上颌前磨牙大范围龋坏，无自发痛史，曾出现咀嚼痛。（b）仔细去腐后，牙髓暴露但没有明显出血。（c）患牙行牙髓切断术。无菌棉球压迫后止血。（d）使用氢氧化钙粉末覆盖牙髓创面。（e）自固化氢氧化钙衬洞，玻璃离子水门汀垫底，增强型氧化锌丁香油水门汀暂封。（f）随访90天，X线片显示根管口附近可见钙化物（箭头所指）。（g）去除暂封材料，再次打开髓腔，将氢氧化钙冲洗干净，可见颊舌根管口处形成钙化组织。该病例治疗取得成功，患牙行永久修复。

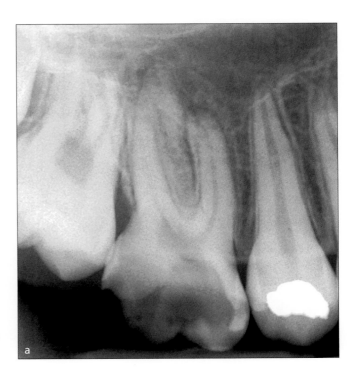

图26　（a）13岁男孩，其上颌第一磨牙出现剧烈疼痛。X线片显示冠部大面积龋坏。

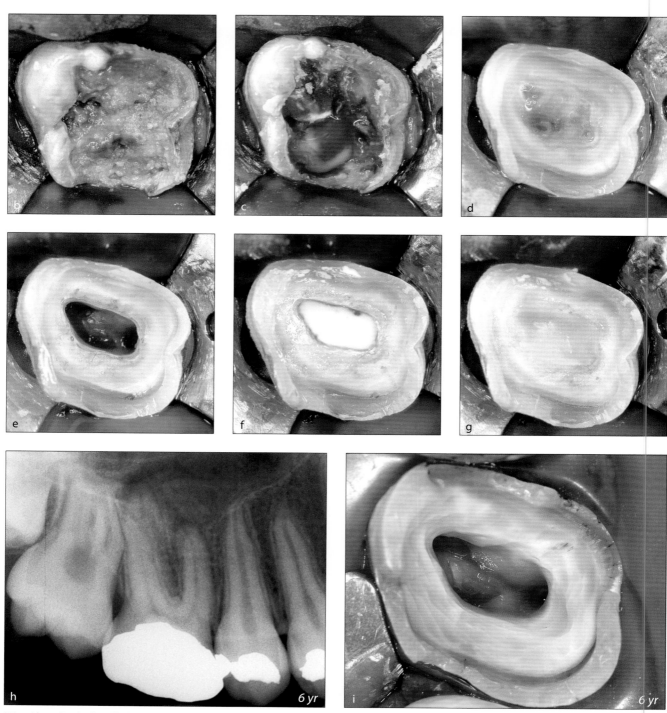

图26续 （b）患牙拟急诊行牙髓切断术。局麻下橡皮障隔离。（c）去除大量龋坏组织后，大量脓血从髓腔内涌出。（d）仔细地去净腐质，可见多处露髓点。（e）揭除髓顶，去除冠髓。（f）使用化学纯氢氧化钙粉末覆盖整个髓室底。（g）玻璃离子水门汀暂封，拟复诊行根管治疗。（h）初诊后，患牙症状消除，患者拒绝行根管治疗。复诊时将玻璃离子更换为银汞恢复整个牙冠。告知患者术后可能出现疼痛，如有不适随诊。6年后，患者因咀嚼痛就诊，随访期间无任何症状。温度测试呈阴性，叩诊敏感。X线片显示近中根硬骨板不连续。（i）此时，患者同意接受根管治疗。去除充填材料后，可见根管口通畅，无钙化组织形成。随着时间推移，牙髓已坏死。（经Ricucci[52]授权引用）

参考文献

[1] Bergenholtz G, Hørsted-Bindslev P, Reit C. Textbook of Endodontology. Oxford: Blackwell Munksgaard, 2004.

[2] Langeland K. Management of the inflamed pulp associated with deep carious lesion. J Endod 1981;7:169–181.

[3] Edwardsson S. Bacteriological studies on deep areas of carious dentine. Odontol Revy 1974;(Suppl)32:1–143.

[4] Lima KC, Coelho LT, Pinheiro IV, Rôças IN, Siqueira JF, Jr. Microbiota of dentinal caries as assessed by reverse-capture checkerboard analysis. Caries Res 2011;45:21–30.

[5] Cyr G, Arvis L, Safavi KE, Langeland K. Major etiologic factors leading to root canal procedures. J Endod 1985;10:145 (abstract #131).

[6] Langeland K, Langeland LK. Cutting procedures with minimized trauma. J Am Dent Assoc 1968;76:991–1005.

[7] Langeland K, Langeland LK. Problems of intradental testing of restorative materials. Int Endod J 1981;14:80–101.

[8] Langeland K, Langeland LK. Pulp reactions to cavity and crown preparation. Aust Dent J 1970;15:261–276.

[9] Ricucci D. Endodonzia preventiva. Risposta pulpare alla carie. Dental Cadmos 2006;10:1–21.

[10] Ricucci D, Giudice M. Procedure restaurative adesive, filtrazione batterica marginale e reazioni pulpari. Riv Ital Stomatol 2002;4:153–182.

[11] Hørsted-Bindslev P, Lovschall H. Treatment outcome of vital pulp treatment. Endod Topics 2002;2:24–34.

[12] Bergenholtz G, Spångberg L. Controversies in endodontics. Crit Rev Oral Biol Med 2004;15:99–114.

[13] Nyborg H. Healing processes in the pulp on capping. Acta Odontol Scand 1955; 13(Suppl):1–130.

[14] Schröder U. Effects of calcium hydroxide-containing pulp-capping agents on pulp cell migration, proliferation, and differentiation. J Dent Res 1985;64:541–548.

[15] Zander HA, Glass RL. The healing of phenolized pulp exposures. Oral Surg Oral Med Oral Pathol 1949;2:803–810.

[16] Nyborg H. Capping of the pulp. The processes involved and their outcome. A report of the follow-ups of a clinical series. Odontol Tidskr 1958;66:296–364.

[17] Calişkan MK. Pulpotomy of carious vital teeth with periapical involvement. Int Endod J 1995;28:172–176.

[18] Cvek M. A clinical report on partial pulpotomy and capping with calcium hydroxide in permanent incisors with complicated crown fracture. J Endod 1978;4:232–237.

[19] Haskell EW, Stanley HR, Chellemi J, Stringfellow H. Direct pulp capping treatment: a long-term follow-up. J Am Dent Assoc 1978;97:607–612.

[20] Hørsted P, Søndergaard B, Thylstrup A, El Attar K, Fejerskov O. A retrospective study of direct pulp capping with calcium hydroxide compounds. Endod Dent Traumatol 1985;1:29–34.

[21] Lim KC, Kirk EE. Direct pulp capping: a review. Endod Dent Traumatol 1987;3:213–219.

[22] Stanley HR. Criteria for standardizing and increasing credibility of direct pulp capping studies. Am J Dent 1998;11:S17–S34.

[23] Ward J. Vital pulp therapy in cariously exposed permanent teeth and its limitations. Aust Endod J 2002;28:29–37.

[24] Bender IB. Reversible and irreversible painful pulpitis: diagnosis and treatment. Aust Endod J 2000;26:10–14.

[25] Maryniuk GA, Haywood VB. Placement of cast restorations over direct pulp capping procedures : a decision analytic approach. J Am Dent Assoc 1990; 120:183–187.

[26] Baume LJ, Holz J. Long term clinical assessment of direct pulp capping. Int Dent J 1981;31:251–260.

[27] Stockton LW. Vital pulp capping: a worthwhile procedure. J Can Dent Assoc 1999;65:328–331.

[28] Schröder U. Reaction of human dental pulp to experimental pulpotomy and capping with calcium hydroxide. Odontol Revy 1973;24(Suppl): 5–22.

[29] Schröder U, Sundstrom B. Transmission electron microscopy of tissue changes following experimental pulpotomy of intact human teeth and capping with calcium hydroxide. Odontol Revy 1974;25: 57–68.

[30] Schröder U, Granath LE. Scanning electron microscopy of hard tissue barrier following experimental pulpotomy of intact human teeth and capping with calcium hydroxide. Odontol Revy 1972;23: 211–220.

[31] Hørsted P, El Attar K, Langeland K. Capping of monkey pulps with Dycal and a Ca-eugenol cement. Oral Surg Oral Med Oral Pathol 1981;52:531–553.

[32] Stanley HR, Lundy T. Dycal therapy for pulp exposures. Oral Surg Oral Med Oral Pathol 1972;34:818–827.

[33] Mjör IA, Dahl E, Cox CF. Healing of pulp exposures: an ultrastructural study. J Oral Pathol Med 1991;20:496–501.

[34] Cvek M, Granath L, Cleaton-Jones P, Austin J. Hard tissue barrier formation in pulpotomized monkey teeth capped with cyanoacrilate or calcium hydroxide for 10 and 60 minutes. J Dent Res 1987;66: 1166–1174.

[35] Granath L-E, Hagman G. Experimental pulpotomy in human bicuspids with reference to cutting technique. Acta Odontol Scand 1971;29:155–161.

[36] Heys DR, Fitzgerald M, Heys RJ, Chiego DLJ. Healing of primate dental pulps capped with Teflon. Oral Surg Oral Med Oral Pathol 1990;69:227–237.

[37] Cox CF, Keall CL, Keall HJ, Ostro E, Bergenholtz G. Biocompatibility of surface-sealed dental materials against exposed pulps. J Prosthet Dent 1987;57:1–8.

[38] McWalter GM, El-Kafrawy AH, Mitchell DF. Pulp capping in monkeys with a calcium-hydroxide compound, an antibiotic, and a polycarboxylate cement. Oral Surg Oral Med Oral Pathol 1973;36:90–100.

[39] Oguntebi B, Clark A, Wilson J. Pulp capping with Bioglass and autologous demineralized dentin in miniature swine. J Dent Res 1993;72:484–489.

[40] Kitasako Y, Inokoshi S, Tagami J. Effects of direct resin pulp capping techniques on short-term response of mechanically exposed pulps. J Dent 1999;27:257–263.

[41] Pitt Ford TR, Torabinejad M, Abedi HR, Bakland LK, Kariyawasam SP. Using mineral trioxide aggregate as a pulp-capping material. J Am Dent Assoc 1996;127:1491–1494.

[42] Olsson H, Davies JR, Holst KE, Schröder U, Petersson K. Dental pulp capping: effect of Emdogain Gel on experimentally exposed human pulps. Int Endod J 2005;38:186–194.

[43] Kakehashi S, Stanley HR, Fitzgerald RJ. The effects of surgical exposures of dental pulps in germ-free and conventional laboratory rats. Oral Surg Oral Med Oral Pathol 1965;20:340–349.

[44] Bergenholtz G. Advances since the paper by Zander and Glass (1949) on the pursuit of healing methods for pulpal exposures: historical perspectives. Oral Surg Oral Med Oral Pathol Oral Radiol Endod 2005;100:S102–S108.

[45] Atkinson ME. A [3H] Proline autoradiographic study of dentine bridge formation in transplanted mouse molar teeth. Arch Oral Biol 1976;21:59–65.

[46] Brännström M, Nyborg H, Strömberg T. Experiments with pulp capping. Oral Surg Oral Med Oral Pathol 1979;48:347–352.

[47] Tronstad L, Mjör IA. Capping of the inflamed pulp. Oral Surg Oral Med Oral Pathol 1972;34:477–485.

[48] Kumar V, Abbas AK, Fausto N, Aster JC. Robbins and Cotran Pathologic basis of disease, ed 8. Philadelphia: Saunders/Elsevier, 2010.

[49] Nanci A. Ten Cate's Oral Histology. Development, Structure, and Function, ed 7. St. Louis: Mosby/Elsevier, 2008.

[50] Cox CF, Bergenholtz G, Heys DR, et al. Pulp capping of dental pulp mechanically exposed to oral microflora: a 1-2 year observation of wound healing in the monkey. J Oral Pathol 1895;14:156–168.

[51] Goldberg F, Massone EJ, Spielberg C. Evaluation of the dentinal bridge after pulpotomy and calcium hydroxide dressing. J Endod

1984;10:318–320.

[52] Ricucci D. Endodonzia preventiva. Incappucciamento e pulpotomia. Dental Cadmos 2007;1:1–25.

[53] Mjör IA. Pulp-dentin Biology in Restorative Dentistry. Chicago: Quintessence Publishing, 2002.

[54] Calişkan MK. Clinical reliability of the dentine bridge formed after pulpotomy: a case report. Int Endod J 1994;27:52–55.

[55] Cox CF, Bergenholtz G, Heys DR, et al. Pulp capping of dental pulp mechanically exposed to oral microflora: a 1-2 year observation of wound healing in the monkey. J Oral Pathol 1985;14:156–168.

[56] Fusayama T. New concepts in operative dentistry. Chicago: Quintessence Publishing, 1980.

[57] Barthel CR, Rosenkranz B, Leuenberg A, Roulet JF. Pulp capping of carious exposures: treatment outcome after 5 and 10 years: a retrospective study. J Endod 2000;26:525–528.

[58] Smith AJ, Murray PE, Sloan AJ, Matthews JB, Zhao S. Transdentinal stimulation of tertiary dentinogenesis. Adv Dent Res 2001;15:46–50.

[59] Mejàre I, Cvek M. Partial pulpotomy in young permanent teeth with deep carious lesions. Endod Dent Traumatol 1993;9:238–242.

[60] Matsuo T, Nakanishi T, Shimizu H, Ebisu S. A clinical study of direct pulp capping applied to carious-exposed pulps. J Endod 1996;22:551–556.

[61] Schuurs AH, Gruythuysen RJ, Wesselink PR. Pulp capping with adhesive resin-based composite vs. calcium hydroxide: a review. Endod Dent Traumatol 2000;16:240–250.

[62] Schröder U. Effect of an extra-pulpal blood clot on healing following experimental pulpotomy and capping with calcium hydroxide. Odontol Revy 1973;24:257–268.

[63] Cox CF, Bergenholtz G, Heys DR, et al. Capping of the dental pulp mechanically exposed to the oral microflora – a 5 week observation of wound healing in the monkey. J Oral Pathol 1982;11:327–339.

[64] Zilberman U, Mass E, Sarnat H. Partial pulpotomy in carious permanent molars. Am J Dent 1989;2:147–150.

[65] Fauchard P. Le Chirurgien Dentiste, ou Traité des Dents: Vol. 2. Chez Pierre-Jean Mariete, 1746.

[66] Tomes J. A System of Dental Surgery. London: John Churchill, 1859.

[67] Black GV. A work on operative dentistry. Vol. 1. The Pathology of the Hard Tissue of the Teeth, Gersay and Index. Vol. 2. Technical Procedures in Filling Teeth. Chicago: Medical Dental Publishers, 1908.

[68] Cotton WR, Langeland K, Burmeister J, Farrel P. Evaluation of carious teeth with apical radiolucencies for indirect pulp capping. J Dent Res 1983;62:286.

[69] Kidd EA. Clinical Threshold for Carious Tissue Removal. Dent Clin North Am 2010;54:541–549.

[70] Massler M. Pulpal reaction to dental caries. Int Dent J 1967;17:441–460.

[71] Nygaard-Østby B. Introduction to Endodontics. Oslo: Universitesforlaget, 1971.

[72] Leksell E, Ridell K, Cvek M, Mejàre I. Pulp exposure after stepwise versus direct complete excavation of deep carious lesions in young posterior permanent teeth. Endod Dent Traumatol 1996;12:192–196.

[73] Magnusson BO, Sundell SO. Step-wise excavation of deep carious lesions in primary molars. J Int Assoc Dent Child 1977;8:36–40.

[74] Bjørndal L, Thylstrup A. A practice-based study on stepwise excavation of deep carious lesions in permanent teeth: a 1-year follow-up study. Community Dent Oral Epidemiol 1998;26:122–128.

[75] Bjørndal L, Larsen T. Changes in the cultivable flora in deep carious lesions following a stepwise excavation procedure. Caries Res 2000;34:502–508.

[76] Fairbourn DR, Charbeneau GT, Loesche WJ. Effect of improved Dycal and IRM on bacteria in deep carious lesions. J Am Dent Assoc 1980;100:547–552.

[77] Fisher FJ. The effect of a calcium hydroxide-water paste on micro-organisms in carious dentine. Brit Dent J 1972;133:19–21.

[78] Weerheijm KL, Kreulen CM, de Soet JJ, Groen HJ, van Amerongen WE. Bacterial counts in carious dentine under restorations: 2-year in vivo effects. Caries Res 1999;33:130–134.

Chapter 4

第4章 根尖周病变

Periradicular pathology

发病机理

正如第2章中所讨论的，龋坏露髓后，牙髓常产生急性炎症，继而导致冠髓内形成坏死区。牙髓组织炎症、坏死向根尖进展，这通常是一个缓慢的过程。在早期阶段，坏死牙髓组织范围极小，其余牙髓组织仍充满活力，无显著病理变化。随后，冠髓组织受累区域增加，直至组织坏死侵入根管口，累及根髓，并逐渐向根尖进展。在死髓和活髓的过渡区域内，总会观察到下面的组织反应梯度：细菌定植的坏死组织–急性炎症组织–慢性炎症组织–未发炎组织。这些特征分明的区域伴随着坏死/感染过程向根尖方向进展。

与医生们普遍持有的观点不同的是，根尖周炎产生时，牙髓未必全部坏死，感染也未必到达根尖孔。早期就可观察到根尖周炎症变化。组织学研究

表明，当坏死/感染到达根髓时，X线片上可能会出现牙周膜间隙增宽、甚至明显的根尖周透射影等改变[1-4]。因此，在这些病例中，感染进展过程中的炎症反应，会形成包括根尖区牙髓和根尖周组织在内的炎症连续体。多项研究已报道这一发现（图4-1a ~ d，图4-2h，图4-3e、f、j和图4-4b、c）[1-6]。

Ricucci等[4]在一项组织连续切片研究中（该研究的样本为50个伴有根尖周病变的根尖），观察到在18个病例中（约占总样本的1/3），根管的根尖部分存在不同程度炎症的活组织。从炎症反应和免疫学角度可以很容易地解释以上发现。当感染向根尖方向进展时，炎性组织后退。组织炎症程度因不同情况而有差异，并且不仅限于邻近感染前沿的较小区域内。例如，在年轻恒牙中，即使感染前沿仍在髓腔内，牙周膜可能已经发炎，牙周膜间隙已经增

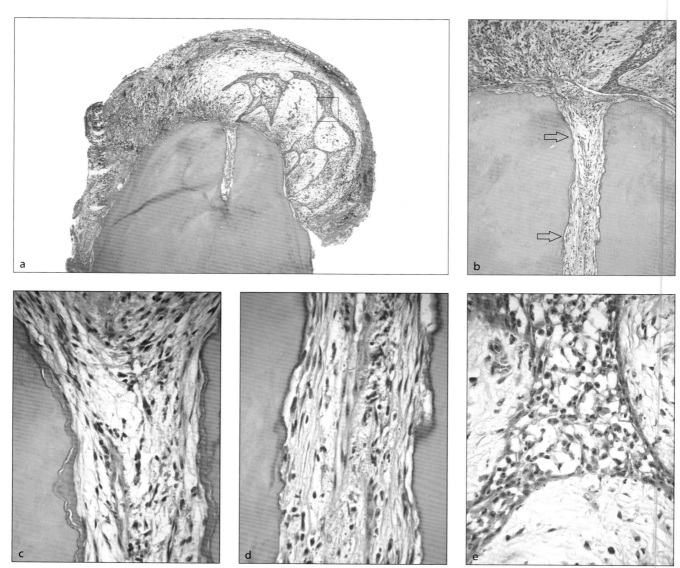

图4-1　拔除的伴根尖周病变的上颌磨牙腭根根尖。（a）穿经主根尖孔的切片。大体观显示含有牙髓组织的根管和根尖孔与病变的病理组织直接相连。在这些组织团中可看到上皮索（HE染色，25倍）。（b）放大根尖部（100倍）。上皮索增生进入根尖孔。（c）（b）中上方箭头所指的根尖孔区域（放大400倍）。结缔组织和一些散在的炎症细胞。存在多形核嗜中性粒细胞。可见朝向牙周膜的漏斗状根管开口。（d）（b）中下方箭头所指的区域（放大400倍）。结缔组织与少量炎症细胞。主要为成纤维细胞和结缔组织纤维。（e）（a）中垂直矩形界线内的区域（放大400倍）。一条有炎症细胞浸润的上皮索分支。（f）高倍放大（1000倍）一条上皮索，可见严重的炎症浸润。上皮细胞似乎分层、扁平。（g）（a）中病变外周水平向矩形界线内的区域（放大400倍）。组织仅轻微发炎，边界为纤维组织"假囊"。（h）与（a）中切片距离较远的一张切片。可见一条较大的、含有破碎组织的根管分支及其根尖孔。上皮伸入根尖孔，形成一个面向细菌的"上皮塞"（Taylor 改良B&B染色，25倍）。（i）根管分支的特写图（放大100倍）。（j）（i）中箭头所指区域（放大1000倍）。细菌定植的坏死组织团。（k）（h）中箭头所指区域的特写图。活组织。不存在细菌（放大1000倍）。（授权改编自Ricucci等[4]的研究）。**观点**：组织学诊断为上皮性肉芽肿。尽管根尖周炎症较为严重，主根管根尖部分的牙髓仍有活力，仅中度发炎。根管分支内含有坏死组织和细菌。在根尖孔和根尖周组织内无细菌存在。

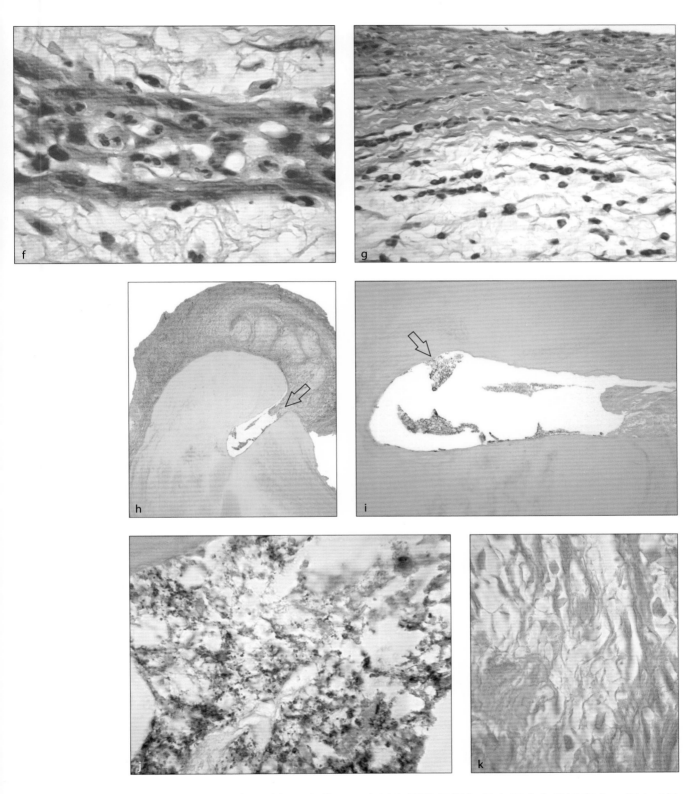

宽。细菌毒力因子可以经由组织扩散，引起更大范围的组织炎症，而不仅仅局限于与大部分侵袭细菌接触的狭小区域内。

下面的图片中会介绍一些典型病例，这些病例中根尖活髓组织与根尖周病变共同存在。图4-1显示附着于上颌第一磨牙腭根的大面积根尖周病变。在根尖部分，可见伴有血管、神经的，未发炎的牙髓组织，与形成病变的病理组织直接相连。该病理

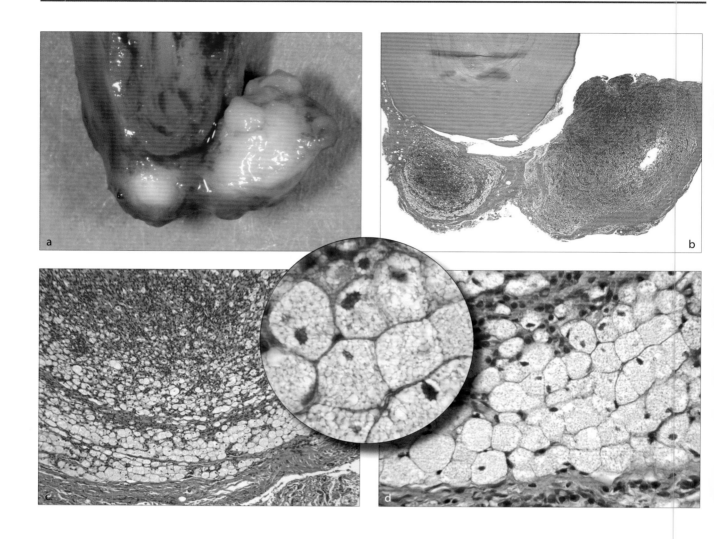

图4-2 （a）48岁女性患者的下颌第一磨牙近中根，牙髓已坏死。无临床症状。拔除时附于根尖的根尖周病变组织，由两个不同的，但是内部相连的部分构成。（b）不穿经根管的切片。大体观可见病变的两个部分：近中（左侧）和远中（右侧）。这两个部分具有不同的组织学特点，被一厚层结缔组织分隔。病变和牙根间的空隙是由于拔除过程中组织部分脱落（HE染色）。（c和d）近中部分可见大量泡沫细胞（放大100倍和400倍，插图：放大1000倍）。（e）距（b）中切片不远处的切片（改良Taylor B&B染色，25倍）。（f）（e）中远中病变（右侧）的中心区（放大400倍）。慢性炎症细胞密度极高。无细菌存在。（g）（e）中箭头所指病变的外周部分（放大400倍）。一簇细菌位于由成纤维细胞和大量结缔组织构成的"假囊"的外表面。细菌存在于无炎症反应的区域，有力证明了组织在拔牙过程中被细菌污染。（h）距（e）中切片一定距离的、穿经根尖孔的一张切片。在最后部分，有炎性组织直接与根尖周病变相连续。其大小上明显小于（e）。（i）（h）中的矩形区（放大400倍）。以多形核嗜中性粒细胞占优势，未见细菌。（j）（h）中箭头所指的根管壁区。可见根管壁上有细菌，邻近有炎性细胞聚集（放大400倍）。观点：此病例证实在无症状慢性根尖周炎的根尖周病理组织中无细菌存在。在面临根尖孔区炎性反应的情况下，细菌主要附着于根管内壁。在病变外表面、未发炎纤维组织上存在的细菌，是在拔牙过程中污染的结果。

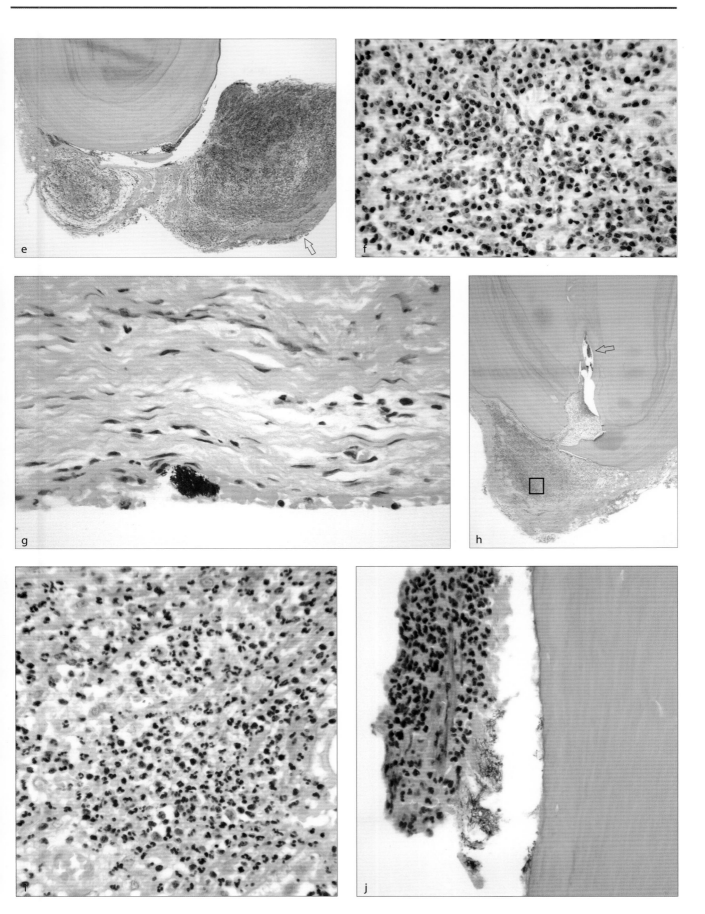

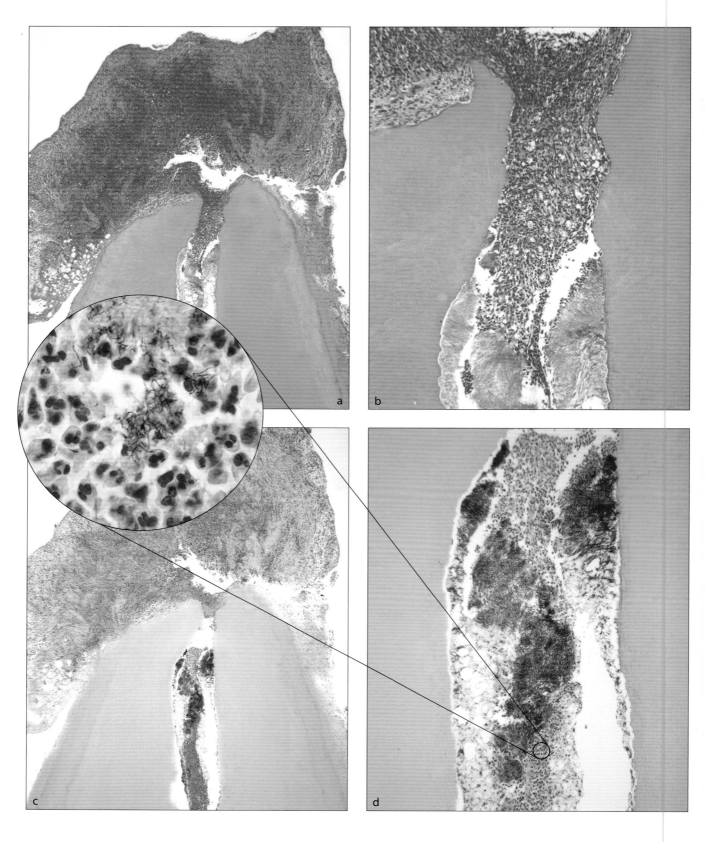

组织被诊断为上皮性肉芽肿，在一些切片中，上皮索似乎长入了根尖孔，几乎形成了一个抵抗牙髓感染进展的物理屏障"帽"。图4-5中，连带根尖外囊性病变组织一起被拔除的上颌前磨牙，其根尖活

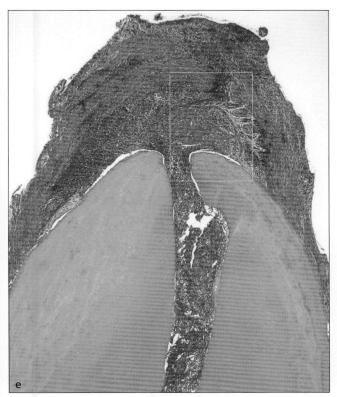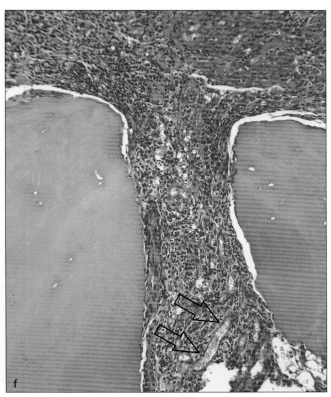

图4-3 （a）25岁男性患者，上颌第一磨牙伴有根尖周病变的近中颊根根尖。切片穿经近中颊根的主根管（HE染色,放大 25倍）。（b）根尖末端的根管部分（放大100倍）。炎症组织伴冠方的无定形物质团块。注意根管壁和牙根外表面上的明显吸收。（c）距（a）中切片较短距离的切片。蓝色无定形物质团块，是细菌群落（Taylor改良 B&B染色，25倍）。（d）在中倍放大下（放大100倍），细菌聚合体被高密度的炎症细胞围绕。插图内放大的区域：成簇的丝状菌被多形核嗜中性粒细胞围绕（放大1000倍）。（e）腭根。穿经根尖孔（放大25倍）的切片。（f）根尖部分（放大100倍）。根尖孔内的炎症性组织和一些血管（箭头）。

髓组织中几乎没有炎症细胞。该组织结构良好，可见血管和慢性炎症细胞（图4-5g、h）。图4-4报道的病例中，下颌磨牙近中根的根尖部分仍有活髓组织，并伴有严重的外吸收。结构良好的结缔组织与吸收区域中炎性组织无间隔地融合。

从临床角度来看，重要的事实是，很多病例中牙髓感染前沿限于根管腔更冠方的部位（图4-2h，图4-4g和图4-4h）。因此，位于根管中更接近根尖部位的炎性结缔组织，与根尖周的炎性组织类似，可能未被细菌定植。这种状态曾被称为牙髓"部分坏死"，有助于解释为什么当把根管锉插入根尖周炎患牙的根管内，即使根管锉还没有到达根尖区，未麻醉的患者也会感到刺痛。这也有助于解

释在治疗根尖周炎患牙时，将根管机械预备控制在短于根尖1mm处会获得较高的成功率。

根尖牙髓组织能够抵抗坏死，其原因在于特定解剖区域内的循环系统。根尖1/3是主根管分支的常见区域，来自牙周膜丰富循环网络的神经血管束穿经该区域。这样可让养分、氧、防御细胞和分子持续到达根尖区，维持组织活力，抵抗细菌侵袭。

然而，在牙髓感染的自然发展过程中，随着时间的推移，最后一部分根尖活髓组织也会无法避免地坏死、感染。图4-6显示牙髓组织液化现象的开始，这是牙髓组织完全坏死和感染的前兆。图4-3显示细菌侵袭的后期。这是一位25岁男性的上颌第一磨牙。患者曾骤发多次急性疼痛，患牙咬合敏

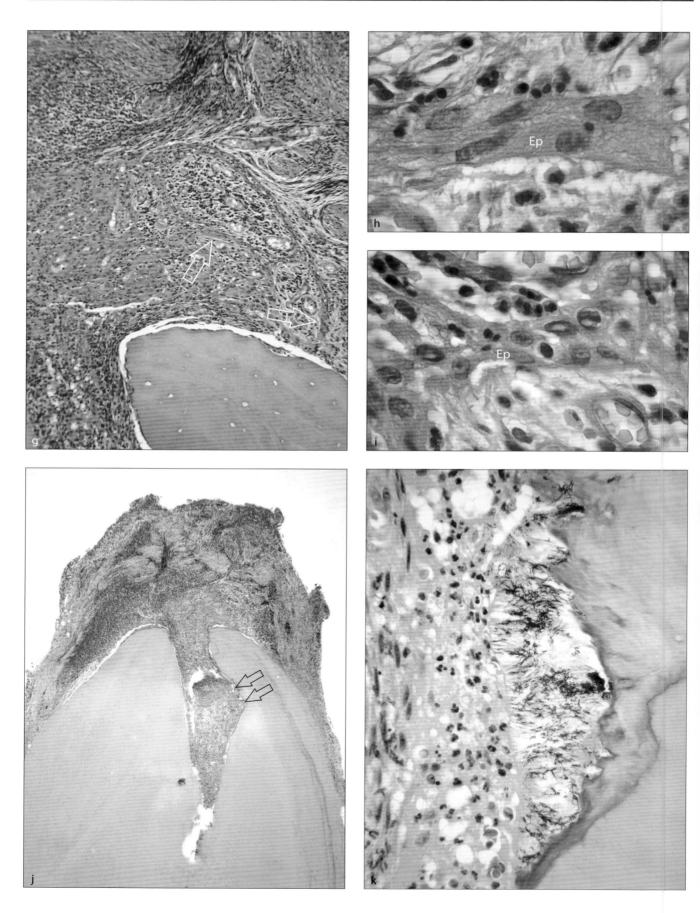

图4-3续　（g）（e）中矩形界线内区域（放大100倍）。在其肉芽组织中，可识别出上皮索。（h）（g）中上方箭头所指的区域（放大1000倍）。较大的上皮细胞（Ep）被炎症细胞围绕。（i）（g）中下方箭头所指的区域（放大1000倍）。上皮索（Ep）被多形核嗜中性粒细胞浸润。（j）与（e）中切片邻近的切片（放大25倍）。（k）（j）中箭头所指的区域。附着于根管壁的细菌聚合体被高密度的多形核嗜中性粒细胞围绕，根管中部可看到结缔组织（放大400倍）。（经Ricucci和Bergenholtz[2]授权引用）

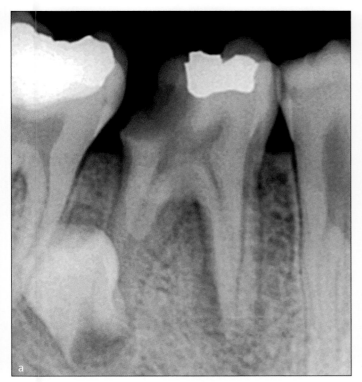 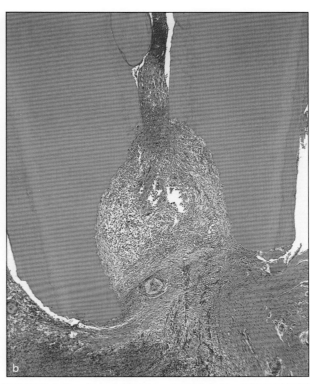

图4-4　（a）15岁男性患者，下颌第一磨牙龋损穿髓。患者数月前开始出现症状，但是在就诊时，患牙无症状。X线片显示近中根周围透射影，一颗多生牙的牙冠与远中根重叠。（b）近中根尖在近远中平面上的切片。大范围吸收改变了根尖孔的原始解剖。在更冠方的位置，可见附着于左侧根管壁的大块钙化物。结构良好的结缔组织存在于根管的根尖部分和吸收区域内，与根尖周病变连续。（HE染色，放大50倍）

感、肿胀。然而患者在拔牙时并无症状，无根管进行性感染的客观体征。在大体观切片中，可观察到附着于近颊根根尖的病变。在距根尖较近的根管内存在炎性组织。在炎症前沿，可见由碎屑形成的杂乱组织团块（图4-3b）。邻近的细菌染色切片（图4-3c、d）显示，组织碎屑团块主要由细菌组成。高倍放大下（圆形区域）可见丝状菌定植。这些微生物被大量的、具有高度吞噬活性的多形核中性粒细胞（PMNs）包围。

图4-3e～i显示同一磨牙腭根根尖上的病变。

在更接近根尖的炎性结缔组织中，可观察到一些血管的存在，表明该处组织试图修复和再生（图4-3f）。该根尖周病变具有典型肉芽肿的组织学特征，夹杂着一些增生的上皮组织（图4-3g～i）。上皮索呈岛状排列，被炎性结缔组织包绕。高倍放大下可见上皮索被PMNs浸润。一张邻近的细菌染色切片（图4-3j、k）显示根管内炎性组织根尖方的一片区域，可见丝状菌附着于根管壁上。PMNs围绕着微生物团，在根管较中心的位置可见结构良好的结缔组织。

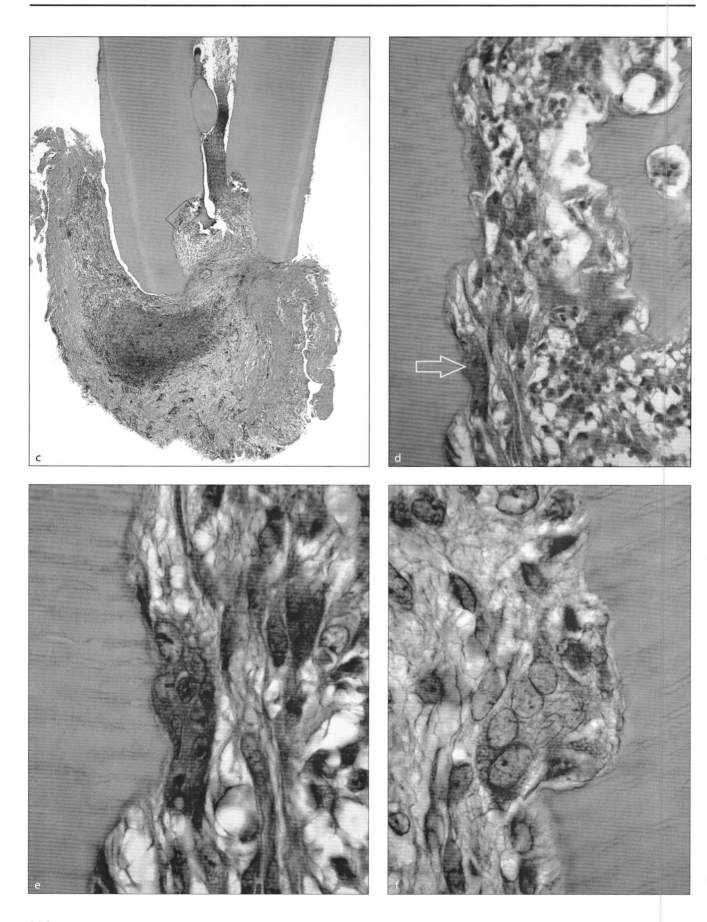

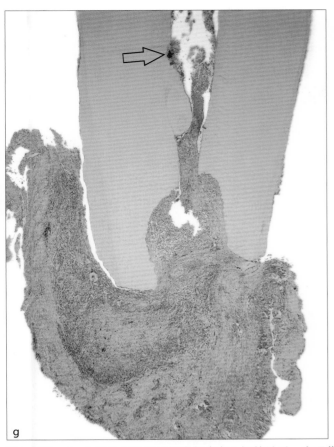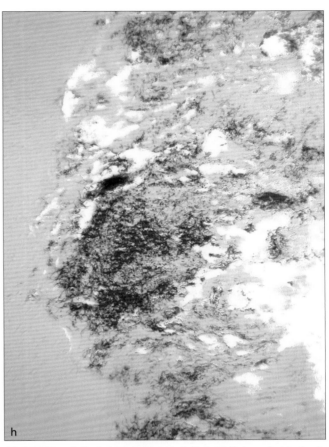

图4-4续　（c）其他切片显示根尖与病变之间的关系。在吸收区域内可见一小片残余牙本质碎片（放大25倍）。（d）（c）中矩形界线内的区域（放大400倍）。由于存在吸收陷凹，残余牙本质表面并不规则，其中一些陷凹被较大的多核细胞占据。（e）（d）中箭头所指的根管壁区域（放大1000倍），多核巨细胞。（f）对侧壁（放大1000倍），吸收细胞（破牙质细胞）占据吸收陷凹。（g）距（c）中切片较短距离的切片。在大体观中，细菌仅定植于根管的冠方部分（Taylor改良B&B染色,放大25倍）。（h）（g）中箭头所指的根管壁区域（放大400倍）。坏死组织被细菌定植。

以下2张图片显示细菌侵袭到达根尖的时刻。图4-7显示一位37岁男性患者上颌第一磨牙的腭根。患者曾骤发多次急性肿痛，然而患者在拔牙时并无症状。有趣的是，这个病例中患牙的主根管有两个出口。其中一个出口在无主根管的切片上可以看到，它在根尖周组织的开口附近含有细菌（图4-7a）。该出口的另外一部分根管非常弯曲，细菌前沿恰好位于根管末端（图4-7b、c）。在图4-8中可观察到相似的组织学状况，该上颌前磨牙根尖部牙髓组织的坏死，似乎恰好止于主根尖孔和根尖分歧开口水平（图4-8a），与根尖周炎症组织界线分明（图4-8b、c）。

该病例也说明了牙髓坏死和感染的进展必然累及侧支根管和根尖分歧。当侧支根管存在于主根管牙髓坏死的区域内时，侧支根管内的组织也出现坏死。一开始，牙髓组织坏死过程并未累及侧支根管内的所有组织。实际上，在侧支根管中可观察到坏死/PMNs过渡区，发炎的活组织与根尖周病变相连。换言之，至少在早期阶段，侧支根管中组织越接近牙周膜，炎症反应越轻微。这是因为来源于牙

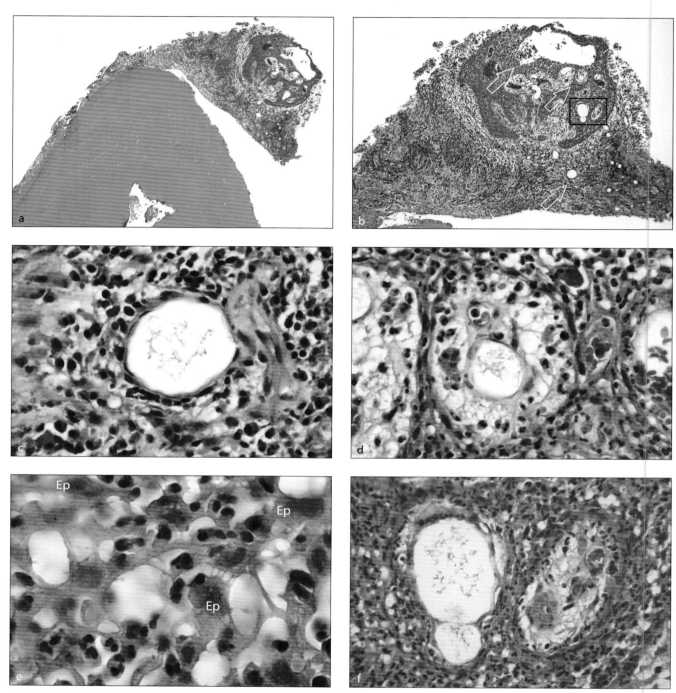

图4-5 （a）上颌前磨牙。穿经主根管二分叉的切片（HE染色，25倍）。（b）根尖周病变组织。在占据病变最大部分的肉芽组织中，其中一部分由分支状的上皮索组成。在该结构内，可观察到一个较大的空腔和几个较小的空腔。在发炎的结缔组织内，增生上皮外侧存在一些较小区域的空腔（放大50倍）。（c）（b）中下方箭头所指的空腔（放大400倍）。空腔内含有坏死碎屑，被高密度的单核炎症细胞围绕。（d）（b）中右上方箭头所指的区域（放大400倍）。一个含有碎屑的微腔正在由上皮包围的结缔组织岛内形成。（e）（b）中左上方箭头所指的腔壁区域（高倍放大1000倍）。其腔壁是由含有较大棱形细胞的上皮构成（Ep）。由于多形核嗜中性粒细胞的浸润，上皮性腔壁几乎被炎症细胞所掩盖。组织内可辨别出大量微腔。（f）（b）中矩形的区域（放大400倍）。在左侧，两个含有碎屑的微脓腔有融合的趋势。在右侧，组织部分坏死的区域仍然含有两条血管和一个上皮细胞巢。这些区域被由大量中性粒细胞浸润的上皮索包围。

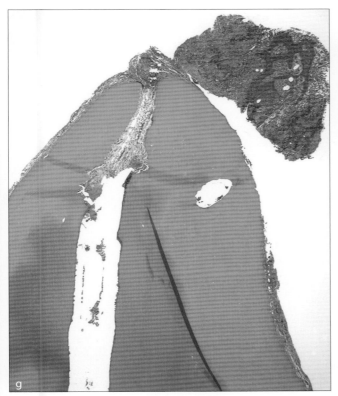
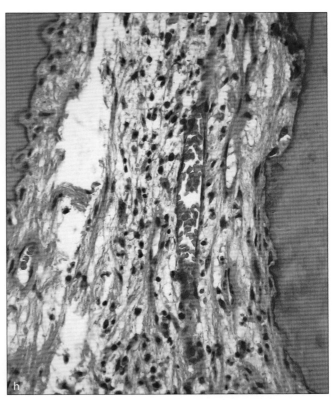

图4-5续 （g）穿经主根管、根尖孔及较大根管分支的切片。根尖牙髓组织似乎仍有活力。因为根尖周软组织被从牙根上撕脱，已经不可能在真性囊肿和袋状囊肿之间做出鉴别诊断（放大25倍）。（h）（g）中根尖部分的细节图。结缔组织几乎完全被慢性炎症细胞浸润（放大400倍）。**观点：** 该病例表明，在根尖部牙髓组织坏死前，也能形成明显的根尖周炎病变。在病变的上皮索内、在被上皮包围的结缔组织岛内以及发炎的结缔组织内都可观察到脓腔，证实囊肿形成所必需的空腔可同时存在于病变区的上皮和结缔组织内。

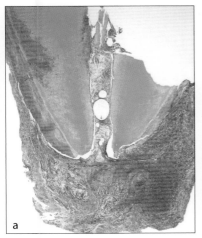
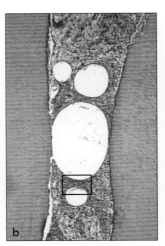
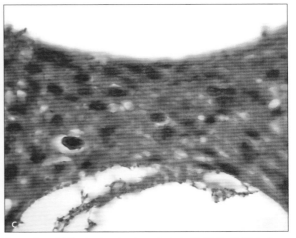

图4-6 65岁女性患者的下颌切牙，牙髓坏死，存在未经治疗的冠方龋损。患牙被拔除时，根尖周病变组织附着于根尖上。（a）穿经主根管的切片。大体观显示在根尖部分存在的机化组织与根尖周病变连续。组织中存在数个空腔。根尖伴有吸收（Masson三色染色，放大25倍）。（b）另一张切片。根管的根尖部分（放大100倍）。空腔内含有碎屑（HE染色）。（c）（b）中矩形界线内的区域（放大400倍）。两个较大空腔之间的组织边缘模糊，其组织内部有一些微腔和炎性细胞聚集，表明有脓肿形成。

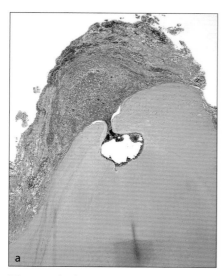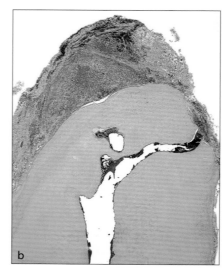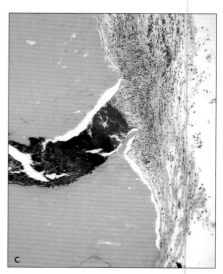

图4-7 （a）上颌第一磨牙腭根。穿经主根管的一个分支根尖孔的切片（Taylor改良B&B染色，放大25倍）。（b）70多张切片后，可以看到主根管的第二个分支的出口（放大25倍）。（c）（b）中的分支出口（放大100倍）。细菌生物膜占据整个分支管腔，直接与根尖周病变组织相接触。（经Ricucci和Bergenholtz[2]授权引用）

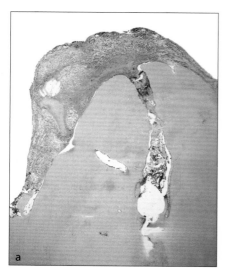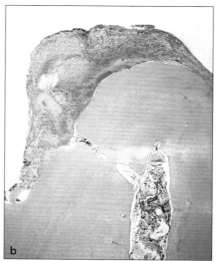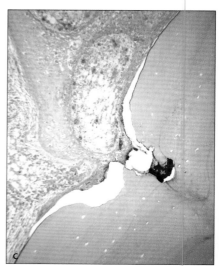

图4-8 （a）34岁女性患者的上颌第二前磨牙。患牙无症状。穿经主根管根尖部分和一条分支的切片（Taylor改良B&B染色，放大25倍）。（b）穿经根尖分歧出口的切片。病变左侧部分的所有切片中，均可观察到细长的空腔，表明存在胆固醇结晶（放大25倍）。（c）另一张切片。根尖分歧的出口。分支根尖孔被细菌生物膜完全占据。生物膜直接与病变中增殖的上皮索相接触。病变组织和牙根之间的空腔是收缩伪影（放大100倍）。

周组织、提供防御要素的血液循环，至少在一段时间内，能够抵抗牙髓坏死和感染的侵袭。随着时间的推移，侧支根管内组织会自然进展为全部坏死。

图4-8b和4-8c中很好地说明了这种情况。本书第8章会更为详细地探讨侧支根管和根尖分歧中组织的变性现象。

根尖周病变分类

和任何炎性病变一样，如果致病媒介未被中和或清除，根尖周炎症过程会持续活跃。然而，根尖周炎在人体中具有独一无二的特点，从某种意义上来说，仅靠宿主防御不足以清除坏死牙髓中的感染。由于坏死牙髓组织丧失循环功能，防御细胞和分子无法进入根管，无法直接去控制感染。进入髓腔的糖解细菌和蛋白水解细菌，偏爱根管内富含糖蛋白的炎性渗出液。因此，由根管感染导致的根尖周炎基本上是一个自我维持的过程，除非采取充分的临床治疗定向清除感染源。

在描述根尖周病变的组织形态学特点和确定其各自发生率之前，有必要介绍多项旨在探讨根尖周病变中炎性浸润特点的研究[7-15]。这些研究的主要目的是探究参与其中的免疫反应的性质。通过使用免疫组化标记，目前已经识别了多种免疫活性细胞，包括不同类型的淋巴细胞及其细胞因子。研究结果强调，在病变发展的早期阶段，促炎活性占主导；而在晚期阶段，参与调节炎症过程的细胞因子占优势。

在整个病程中，因观察时间的差异，根尖周炎在形态学方面可以表现为多种形式。在最初一项针对附有根尖周病变的拔除牙的研究中，Thoma[16]鉴别了"单纯性牙齿肉芽肿"、"上皮性牙齿肉芽肿"、"坏死和化脓性牙齿肉芽肿"、"不同退化过程的牙齿肉芽肿"（包括囊肿的最初形成）和"形成囊肿的牙齿肉芽肿"。这一基于显微镜下大体外观的分类，已历经多年但改变较少。很多教科书中使用大幅简化的根尖周炎亚分类：渗出性（根尖脓肿）和增生性（根尖肉芽肿和根尖囊肿）。在这些分类之间，当然存在多种过渡阶段和组织结构。根尖周炎可在临床上分为无症状的（或者慢性）和有症状的（或者急性）根尖周炎。

对于根尖囊肿，病变结构与受累牙根管的关系尤其重要。Simon[17]首次描述了两种类型囊肿的形态特点：那些囊腔被上皮衬里完全封闭的根尖囊肿，称为*真性囊肿*，那些上皮衬里的囊腔与根管腔直接相通的，称为*海湾囊肿*。Nair等[18]随后证实这两种不同形态的囊肿的存在，并将*海湾囊肿*称为*袋状囊肿*。尽管没有实验数据能得出最终结论，普遍观点认为*袋状囊肿*经根管治疗后可能会愈合，而被上皮完全封闭，与根管腔不相通的真性囊肿，不会受常规根管治疗的影响[19]。

如今，普遍观点认为只有以下两个条件都满足时，才能做出根尖周炎的组织病理学诊断：（1）活检标本包括处于原始空间关系的病变与根尖；以及（2）沿标本长轴进行连续切片[2,4,18]。

这就意味着，恰当的活检标本仅仅是指那些经拔牙获得的，病变仍附着于患牙根尖的标本，或者是在根尖手术中获得的，包括患牙根尖、病变和周围骨在内的石蜡切片。根尖周病变组织碎片或者从牙槽骨刮除的整个病变，都不能用来对根尖周炎的类型做出精确诊断。也不能接受活检样本中随机取得的切片。必须从样本的一端到另一端连续完整的进行切片。这种方法对于做出恰当的组织病理学诊断至关重要[4,18]。这是因为在短距离内获得的切片之间可能呈现不同的组织类型。

图4-9a中显示的切片会得出肉芽肿的诊断，而图4-9c是距其一段距离获得的切片，显示病变中心伴大面积液化坏死的脓肿，图4-9d、e显示其更高放大倍数下的细节。同样的，根据图4-10b中显示的一张单独的切片会得出上皮性肉芽肿的诊断，而根据连续切片序列就会明确得出囊性病变的诊断（图4-10c~e）。图4-11~图4-13中展示了连续切片的例子。

本书中使用的组织病理学分类对Nair等[18]提出的分类做了一些改变，其基本依据是病变中上皮细胞的存在与否，以及炎症细胞的分布。

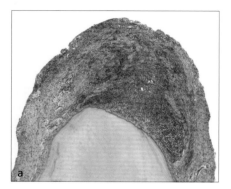
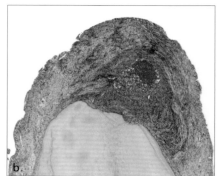
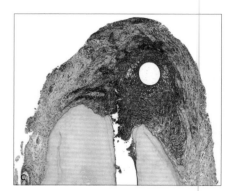
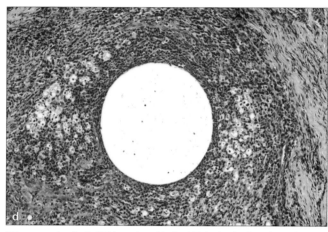
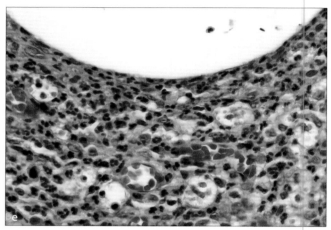

图4-9 （a）上颌第二磨牙拔除时腭根根尖附着有根尖周病变组织。这是未穿经主根管的切片。该切片中的病变有肉芽肿的组织学特征（HE染色，放大25倍）。（b）大约60张切片后，仍看不到根管，此时病变的中间部分具有不同的染色，可观察到一些微腔（放大25倍）。（c）另外90张切片后，可见主根管，止于单个粗大的根尖孔。在根尖周病变中心，可见一明显的圆形空腔。根尖孔伴有吸收（放大25倍）。（d）高倍放大（100倍），可在空腔内观察到坏死碎屑，表明在组织处理前，该空腔被液体占据。此外，空腔被大量聚集的炎症细胞完全包围。（e）高倍放大（400倍）空腔的底缘。炎症细胞中主要为多形核嗜中性粒细胞。（授权改编自Ricucci[61]等的研究）。**观点**：组织学诊断为非上皮性脓肿。主要是中性粒细胞的溶酶体酶引起组织液化，从而导致病变中心形成脓腔。切片中未观察到脓腔中的液体部分，是因为组织处理过程中各种不同的化学溶液浸泡将脓腔中的液体"冲刷掉"了。脓腔中可观察到一些组织碎屑。如果组织学观察仅限于（a）中切片，该病例的诊断就是非上皮性肉芽肿。而连续切片技术能够让我们得到非上皮性脓肿的诊断。

根尖周病变组织病理学分类

根尖脓肿

　　脓肿是脓液积聚在组织液化导致的空腔内而形成的。急性根尖脓肿的形成可无前期慢性炎症，或者是前期慢性无症状病变急性发作的结果。脓肿病变由PMNs聚集形成，通常以淋巴细胞和浆细胞为主要成分的肉芽组织为边界。这是因为在很多病例中，脓肿实质上是肉芽肿的急性发作，表现为病灶中存在不同程度的急性炎症区域（图4-9和图

4-14）。根据上皮索存在与否，这些病变可进一步被分为*上皮性脓肿*和*非上皮性脓肿*。对伴有急性临床症状的病变组织进行组织细菌学分析，结果发现PMNs细胞外和胞浆内都存在的细菌，证实其吞噬活性（参考第5章）。在病变中有时可观察到很多含有细胞残骸和不同防御阶段PMNs的微腔（图4-14b～d），在一些病例中会形成更大的含有细胞残骸的脓腔（图4-9c～图4-14e）。在一些病变的外围区域可以观察到胶原纤维束（图4-9c）。

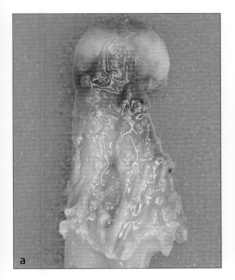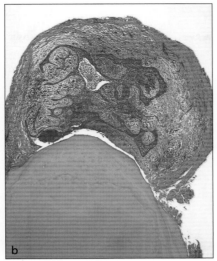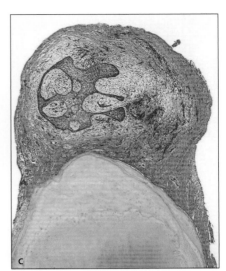

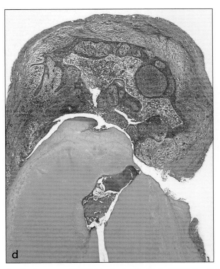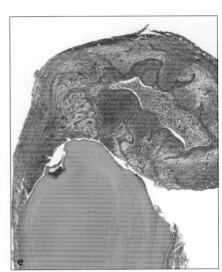

图4-10　（a）伴根尖周炎的上颌第一磨牙远颊根。36岁男性患者因多次出现急症就诊，但是患牙在拔除时无症状。（b）没未穿经根管的切片。病变组织中存在上皮索，不存在空腔（HE染色,放大25倍）。（c）数层切片后，未见根管，但是此时可以看到一个被上皮组织包围的较小空腔（放大25倍）。（d）距（c）中切片大约100张切片后，可见根管。该切片穿经主根管的一条根尖部分支。在根尖端可以看到第二个根尖孔。该切片中的囊腔直径比（c）中大很多。该囊腔由上皮壁衬里，管腔内充满碎屑。在该切片中，囊腔壁被其中一个根尖孔中断，表明尽管存在组织收缩伪影，还是可以看出囊腔与根管之间是相连续的（放大25倍）。（e）另外100层切片后，不再看到根管。另外一个分支的根尖孔位于对侧的根面上。在病变中心，可以看到一个完全由上皮衬里、含有碎屑的囊腔（放大25倍）。（经Ricucci和Bergenholz[2]授权引用）

根尖肉芽肿

　　根尖肉芽肿是一种由肉芽组织构成的慢性炎症，其肉芽组织主要被淋巴细胞、浆细胞和巨噬细胞浸润。这些病变可能是*上皮性的*或*非上皮性的*。

　　在肉芽肿结缔组织中可观察到不同数量和分布的所有类型的慢性炎症细胞：淋巴细胞、浆细胞、巨噬细胞、泡沫细胞和多核异物细胞（图4-2～图4-4和图4-6）。在病变外围，炎症组织通常被几乎无炎症细胞的纤维组织替代（图4-1g和图4-2g）。上皮组织可能以条索的形式随机分散于病变中（图4-1a，图4-3e，图4-8a、b）。这些上皮条索似乎通常被PMNs和慢性炎症细胞浸润（图4-1e、f和图4-3h、i）。这是根尖肉芽肿的特点，

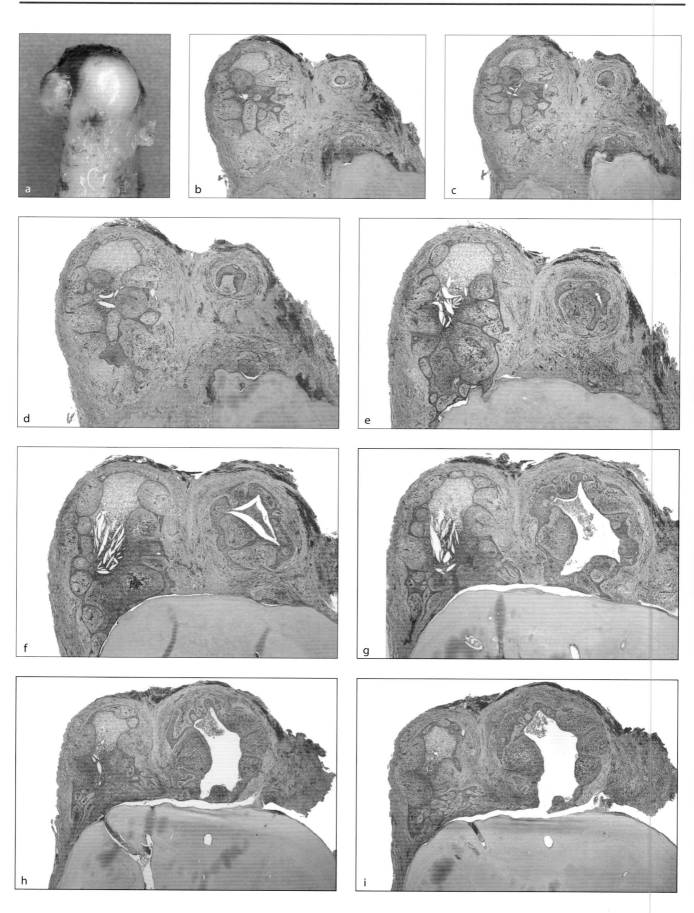

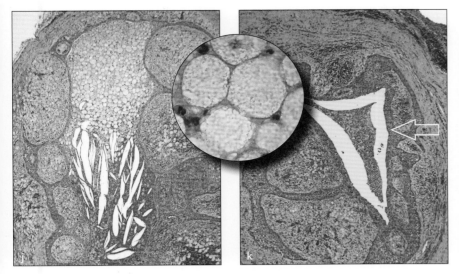
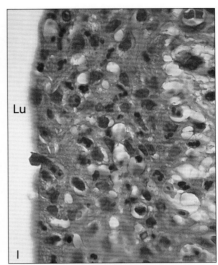
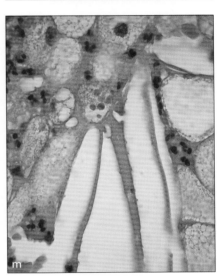

图4-11　（a）上颌第二前磨牙拔除时，根尖周病变牢固附着于根尖端。病变似乎由数个病灶组成。（b~i）平行于颊-腭平面的系列连续切片。这些5μm厚切片中的每一张，都是从30~40张连续切片中选出的。这一系列切片显示出有两个不同的囊腔被纤维组织明显分开。左侧囊腔的诊断是真性囊肿，因为在所有切片中，它都被上皮壁完全衬里；在连续切片的任何一张切片中，它都不与根管腔相连续。对于右侧囊腔，不能明确诊断其囊肿类型，是因为它的最后几张切片显示病变组织与牙根面分离。这种源自手术的伪影导致无法明确囊腔与牙根和根管的准确关系（HE染色，放大25倍）。（j）（f）中的左侧囊腔（放大50倍，插图放大1000倍）。在上方区域内，可见特征性的泡沫细胞聚集，散在多形核嗜中性粒细胞。在囊腔下方，细长空腔表明存在胆固醇结晶的聚集。（k）（f）中右侧的囊腔。囊腔内有大量的坏死碎屑（放大50倍）。（l）（k）中箭头所指的囊壁区域（放大1000倍）。邻近囊腔的上皮细胞和破裂的中性粒细胞。Lu：囊腔。（m）（f）中左侧的空腔（放大1000倍）。泡沫细胞与胆固醇晶体之间的过渡区。（经Ricucci[4]等授权引用）

因为在身体其他部位形成肉芽肿的炎症组织中，PMNs位于血管外的情况是罕见的。在一些病例中，可观察到上皮索延伸至根尖孔区域，显示有内陷进入根管的趋势（图4-1h、m和图4-8c）。上皮排列正常，因而可封闭含有大量淋巴细胞、浆细胞和丰富循环网络的肉芽组织岛（图4-1a）。

根尖囊肿

　　*真性*根尖囊肿是一种带有明显病理囊腔的根尖周病变，其病理囊腔完全被上皮衬里封闭，与患牙根管无任何交通。袋状根尖囊肿是一种袋状根尖周病变，其上皮衬里的囊腔向患牙根管开口，并与之相通。

　　真性囊肿的特点是存在一个或多个被上皮衬里完全封闭的囊腔，在组织连续切片中没有任何一张切片显示其囊腔与患牙根管相通（图4-13）。在不同的降解阶段，囊腔可能表现为半空或内含细胞团和坏死物，一些病例的囊腔中含有胆固醇结晶（图4-11j和图4-11m）。胆固醇结晶通常被样本处理过程中使用的化学物溶解，但是观察到具有"碎玻璃"或"松针"状典型尖锐外观的空隙，也可证实胆固醇结晶的存在（图4-11j，图4-11m和图4-13p~r）。PMNs常紧密聚集在胆固醇结晶的周围（图4-11m和图4-13r）。不同部位的囊腔上

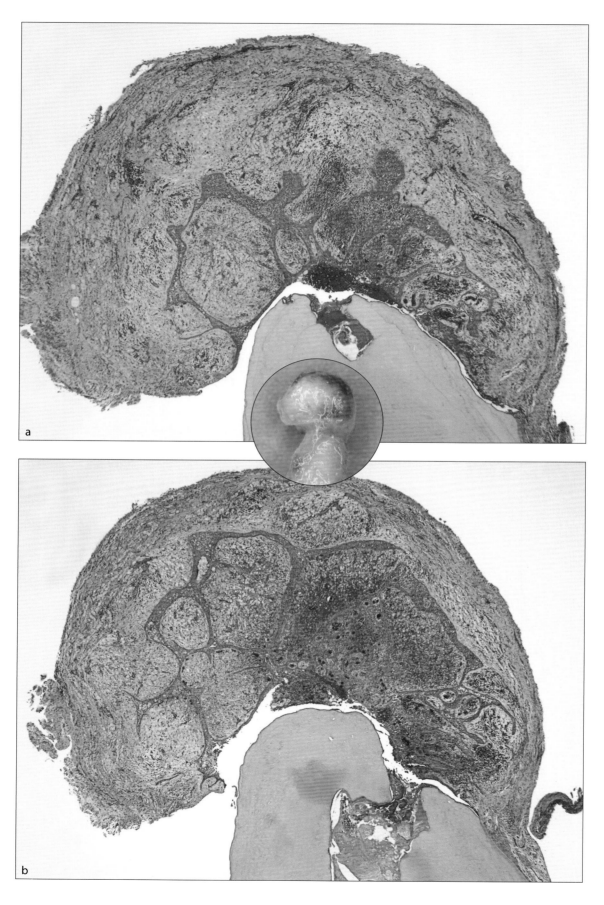

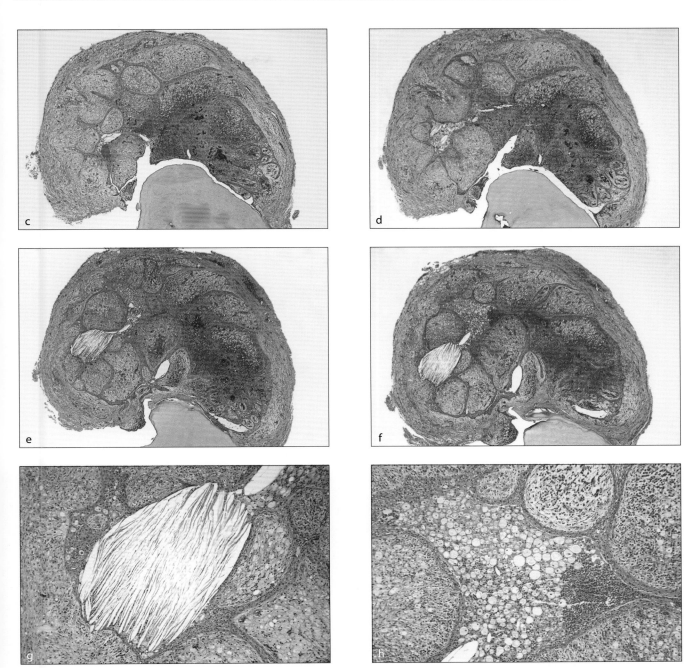

图4-12 （a）22岁男性患者，上颌第一前磨牙腭侧根尖附着有根尖周病变组织。切片穿经恰好位于根尖端的一个粗大根尖孔。存在很多上皮索，但是没有观察到空腔（HE染色,放大25倍）。（b）距（a）中切片大约30张切片。主根管第二个较大的分支开口位于根尖右侧（放大25倍）。（c）另外30张切片后，出现主根管的另一个分支，该分支位于根尖左侧，与（b）中分支相对。在病变的左侧部分中，出现一个较小的空腔（放大25倍）。（d）在该系列连续切片中，在主根管消失的同时，分支更加明显。在病变的左侧部分中，空腔更大，被上皮完全包绕。可见胆固醇结晶（放大25倍）。（e）30张连续切片后，可见（c）和（d）中分支的粗大开口。除了左侧的空腔外，在病变中心可观察到第二个空腔（放大25倍）。（f）另外20张切片后，在病变的右侧部分中出现第三个空腔（放大25倍）。（g）（f）中左侧囊腔的细节图。细长的空腔表明存在胆固醇结晶的聚集（放大100倍）。（h）（f）中空腔的右侧部分。囊腔内容物主要为泡沫细胞和多核嗜中性粒细胞（放大100倍）。观点：在这个活检样本和类似的活检样本中，很难区分出囊肿的两种形态类型。难点在于根尖1/3复杂的根管形态，而且，其多个分支开口于根尖表面的不同位点。例如，（c~f）病变左侧部分中的空腔似乎与任何根尖孔都没有关系，但是不能排除该空腔和其他空腔实际上是不规则分布于根尖周病变中的单个复杂空腔的延伸。

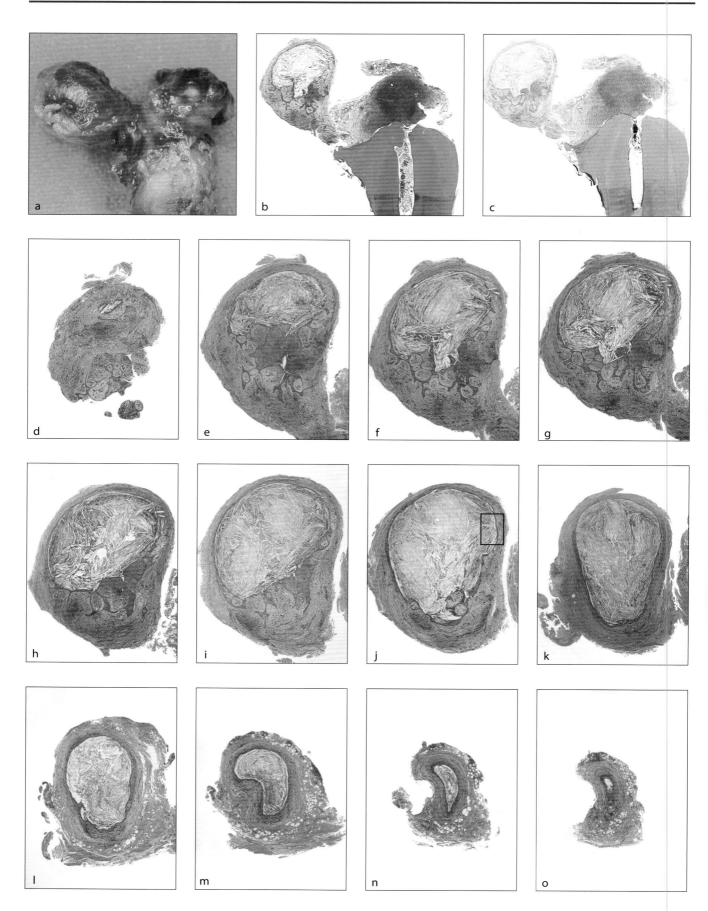

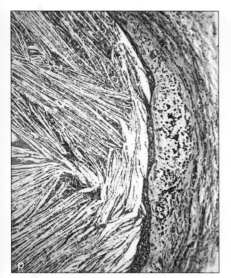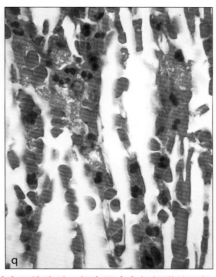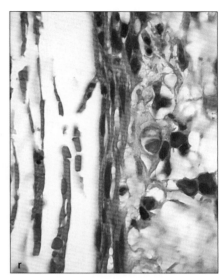

图4-13 （a）28岁男性患者，上颌第二前磨牙拔除时，根尖周病变组织附着于根尖上。病变软组织团块明显由近中和远中两个部分构成。（b）穿经主根管的切片。病变远中部分中的空腔占据了它的大部分体积（HE染色，放大8倍）。（c）细菌染色。大体观（Taylor改良B&B染色，放大8倍）。（d~o）连续切片序列。制作切片时，将活检样本从一端切至另一端，直至样本完全耗尽。共制备了约500张切片。从连续切片中每35~40张选出一张展示，包含病变的圆形远中部分。（i）和（j）中展示了囊性肿物最大直径处的切片。在所有的切片中，囊腔内均被上皮完全衬里，与根管无任何交通，可以得出真性囊肿的诊断（放大25倍）。（p）（j）中矩形界线内的囊壁区域（放大100倍）。从右向左，囊壁分别由炎症细胞浸润的上皮下结缔组织和一薄层复层鳞状上皮组成。（q）（p）中的囊壁（高倍观，放大1000倍）。上皮细胞都非常扁平。在囊腔内，可观察到原先被胆固醇结晶占据的典型的细长空腔（放大1000倍）。（r）高倍放大（1000倍）囊腔的中心。晶体之间的空隙内充满了坏死碎屑、红细胞和多形核嗜中性粒细胞。（经Ricucci和Bergenholtz[2]授权引用）

皮壁厚度差异较大，而且似乎常被PMNs浸润（图4-5e）。上皮衬里可能显示朝向囊腔脱落的迹象，伴有外观模糊、胞核不清楚的细胞（图4-11l）。囊壁被排列形成一种假囊结构的结缔纤维束包绕。在病变外围的胶原纤维束间，可观察到中等密度的慢性炎症细胞。在同一病变中，能够观察到一个以上的囊腔并不罕见（图4-11和图4-15）。

被划分为袋状囊肿的病变，其囊腔被上皮壁包绕，上皮壁在患牙牙根外表面结合，形成一个"囊"，将根尖孔与病变的其余部分隔绝。囊腔与患牙根管腔直接相通（图4-16和图4-17）。囊壁的复层鳞状上皮可能呈现脱屑迹象，并被PMNs浸润。囊腔内可能存在大量的碎屑。囊腔的外围通常被结缔组织束包绕。

图4-13中展示了一例根尖周真性囊肿病例，其囊腔内充满了胆固醇结晶。图4-13b展示了一个

由两种不同实体组成的病变的大体观：一个典型的肉芽肿和一个囊性病变。图4-13p、q显示复层上皮壁和曾被胆固醇结晶占据的空腔。组织连续切片排除了囊腔与根管腔之间交通的可能性。将该病变从一端到另一端整体切片，直至样本耗尽（图4-13d~o）。该病例证实连续切片技术对于恰当诊断根尖周囊肿的重要性，另外也证实连续切片能够准确确定囊肿的类型[3,18,20,21]。

在这里需要重点强调的是，根据大量活检样本的检查经验，作者认为即便采用连续切片技术，要将根尖周袋状囊肿和真性囊肿区分清楚还是极为困难的。这可能发生于根尖1/3具有复杂根管解剖的那些病例中，其多个分支在根面的开口相互之间有一定的距离。实际上，只有对于具有开口于接近根尖几何顶点的单个粗大根管的病例，才容易作出鉴别诊断。Nair及其团队[18,20,22]的研究仅反复展示了具

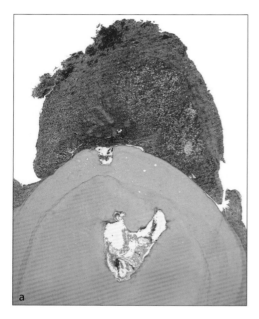
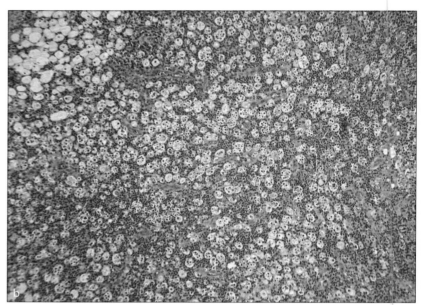
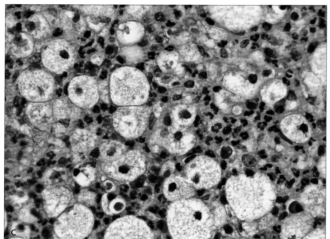
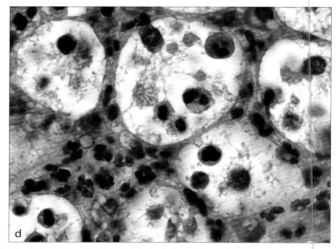

图4-14 （a）27岁女性患者，上颌第一磨牙腭根附着有根尖周炎病变组织。切片同时穿经主根管分叉处和其中一个根尖孔（HE染色，放大25倍）。（b）（a）中病变的中心（放大100倍）。在高密度的炎症细胞之间，散布着大量微腔。不存在上皮索。（c）在高倍放大（400倍）镜下，可见多形核嗜中性粒细胞。微腔内含有坏死碎屑。（d）在高倍放大（1000倍）镜下，（c）中的微脓腔。在每一个微腔内，都含有坏死细胞的残余和炎症细胞。该病例的组织学诊断为非上皮性根尖脓肿。（经Ricucci等[14]授权引用）

有简单根管解剖的牙根切片，甚至未提及可能的常见变异。图4-16a、b和图4-17c切片中的病变可容易地诊断为袋状囊肿，图4-13中连续切片的病变可诊断为真性囊肿。另一方面，在具有复杂根管解剖的根尖1/3区，由于相当一部分根尖分歧在根面的开口位置差异较大，要鉴别图4-10c，4-10e，图4-11i，图4-12a~h和图4-15a、b切片中病变的囊肿类型，几乎是不可能的。

应当指出的是，在对包括根尖周病变和根尖在内的活检标本进行的组织学研究中，在患牙被拔除后，尽管病变和根尖之间的关系在肉眼观察下似乎未受破坏，但在组织切片时还是可以发现有软组织脱落或破坏。这显然是活检所必须采用的外科技术（拔除或根尖手术）的常见结果。

图4-15中显示的囊性病变证实了诊断的难度。图4-15a中显示的囊腔，其上皮壁延伸至未见根尖

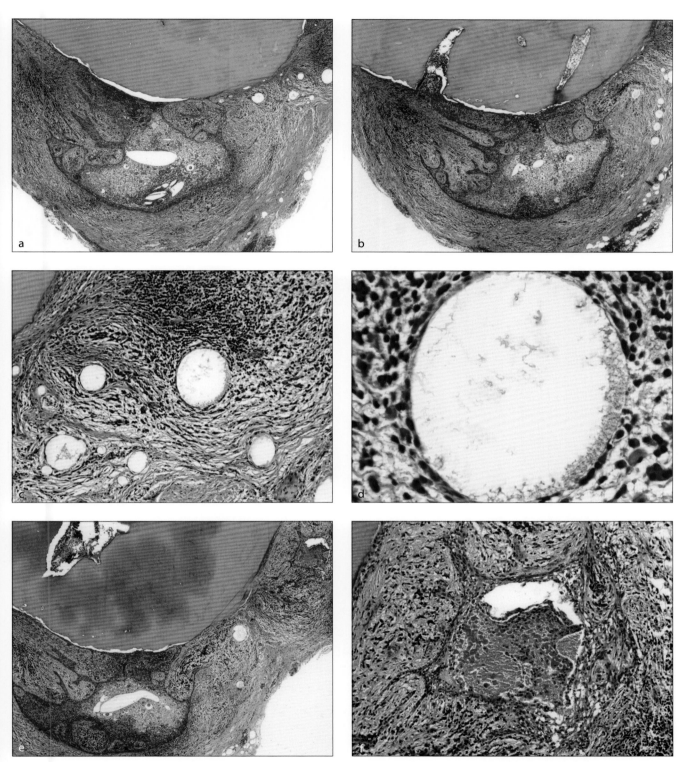

图4-15 （a）该切片可见含有囊腔的根尖周病变。囊腔似乎被上皮完全衬里。该切片未穿经任何根管在根尖的开口（HE染色，放大25倍）。（b）是与（a）中切片距离很远的一张切片。该切片中显示出2个根尖孔，其中一个与病变相连续（放大25倍）。（c）（a）中右侧远离囊腔的病变区域（放大100倍）。可看到一些不同大小的、含有碎屑的微腔。（d）（c）中右上方较大的微腔（放大400倍）。（e）远离（a）和（b）的切片。在病变的右上方部分，可见第二个囊腔（放大25倍）。（f）（e）中右上方的囊腔（放大100倍）。该囊腔中含有坏死碎屑，被上皮完整地包绕。**观点：**囊腔似乎源于微腔的融合区域。由于存在数个（根管）小分支，所以难以鉴别该病变中的囊肿类型。

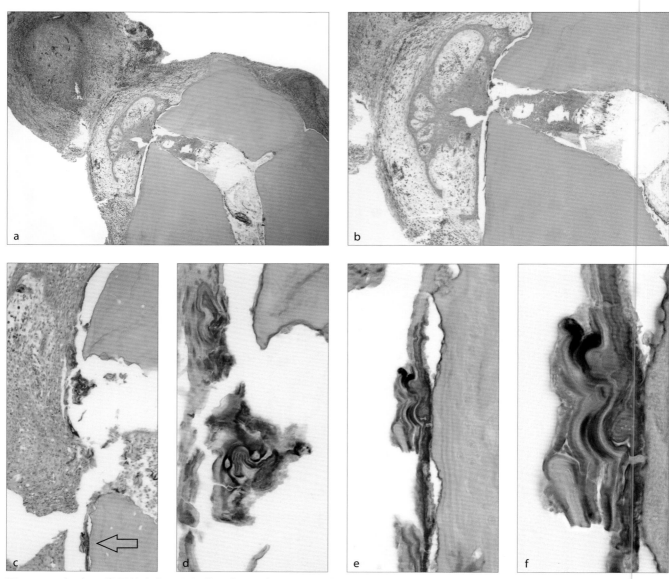

图4-16 （a）24岁男性患者，上颌第一磨牙腭根的根尖周病变。大体观可见止于根尖侧方的主根尖孔和相反方向走行的分支。病变完全被根尖孔周围对称排列的非角化复层上皮衬里（Taylor改良B&B染色，放大16倍）。（b）根尖部分的根管内的菌落、坏死组织和聚集的慢性炎症细胞。注意在根尖孔出口和沿牙根表面显示的品红染色体（放大25倍）。（c）放大（100倍）根尖孔区域。空腔为收缩伪影。（d）（c）中根尖孔出口区上部。可见两个接近炎症组织的、品红染色的复杂结构（放大400倍）。（e和f）分别放大400倍和1000倍（c）中箭头所指的结构。该结构似乎分为多层。看不到细菌细胞。（授权改编自Lin等[62]的研究）。**观点：** 在该病例和其他类似病例中观察到的异常结构，常被炎症细胞围绕，表明具有较高的抗原性。尽管该结构有时与具有典型细菌特征的聚集体共同存在，其来源于细菌这一假设似乎合乎情理；然而，这些丛聚物的来源尚无从知晓，但它们也许是生物膜或细菌结构的"尸体"残留物，保留了能使炎症持续的大量细菌产物和细胞成分。

孔的牙根表面。多层切片后（图4-15b）出现两个分支的开口。囊壁上皮延伸至其中一个分支，但是不能建立一种清楚的连续关系。全面检查连续切片系列中的其他切片并不能区分囊肿的形态类型。

图4-10中展示的病例总结了除组织伪影外，与复杂结构相关的难题。图4-10c和图4-10e中的切片展示了一个被上皮完全包绕，与很多分支开口无任何关系的囊腔。图4-10d让我们可以看到沿着其中一个开口的中断的囊性上皮。令人遗憾的是，软组织从牙根分离，并不能让我们观察到囊腔与分支

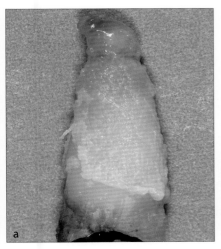
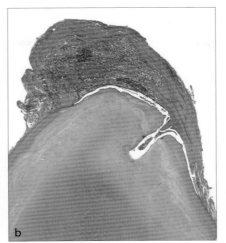
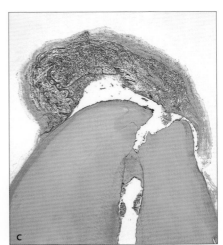
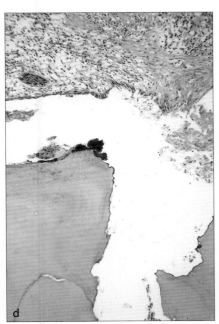
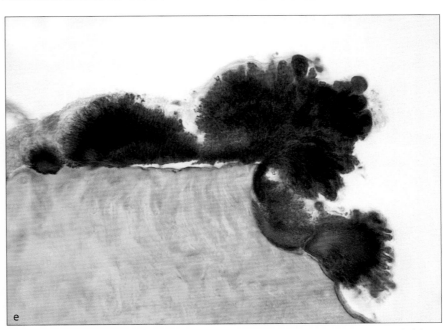

图4-17　71岁女性患者，转诊来拔除左上颌尖牙，这是她口腔中的最后一个牙齿。临床检查可见其临床牙冠已经严重破坏，根管腔广泛暴露在口腔环境中。牙科病史显示患者有数次伴有肿胀、疼痛和发热的急性发作史，但是在此次就诊时患牙无任何症状。（a）在患牙拔除之后，病变组织仍然附着在根尖上。（b）穿经那个更冠方的根尖孔的切片（HE染色,放大25倍）。（c）距前一张切片大约0.5mm远、穿经第二个根尖孔的切片，该根尖孔恰好与主根管连续。病变中存在与根管腔直接相通的一个囊腔。其组织学诊断为"袋状囊肿"。注意位于病变外周的那个结缔组织"假囊"；而且可见其牙根有明显的吸收（Taylor改良B&B染色，放大25倍）。（d）根尖孔的细节图。在紧邻根尖孔的根面牙骨质上，有细菌聚合体附着（放大100倍）（e）在高倍放大（1000倍）镜下，细菌聚合体被认为是黏附于根面的生物膜，由向游离面呈束状生长的树状细菌结构构成。

管腔之间存在的精确关系。图4-11系列切片中报道了一种完全类似的情况，右侧囊肿的囊壁似乎朝着根面中断，可注意到牙根面上有横行的分支剖面，并存在软组织脱落的情况（图4-11i）。

在大部分病例中，根尖1/3的根管解剖特点是具有令人困惑的复杂性（图4-1，图4-5，图4-7，图4-8，图4-10，图4-12和图4-14n～图4-17）。在一项纳入50个根尖周病变样本的研究中，除其他因素外，Ricucci等[4]检查了连续切片过程中遇到的根尖孔的数目。他们指出开口于单个根尖孔的单根管仅存在于13个（26%）病例中。在其余的37个（74%）病例中，各自都存在不同数目的根尖分歧，每一根尖分歧在根面都有单独的开口。这些分支中含有与根尖周病变相连续的组织。他们得出结论，临床上不可能对这些分支进行机械预备，冲洗液也很难到达这些部位。医生应谨记根尖1/3解剖的极度变异。

根尖囊肿是否会成为治疗难题，是非常值得讨论的问题。基于形态学观察，Nair[19,23]推测，由于囊腔与根管腔缺乏直接交通，常规根管治疗难以治愈所谓的真性囊肿。其病理过程可自我维持，能够持续扩大，不受根管感染的影响。然而这一假说仍未被证实，根据临床和X线数据很难得出结论。因为医生无法预先确定他将要处理的病变是否是囊肿（真性或袋状）。正如第9章中将要讨论的，证实或推翻这一假说只能通过对失败病例活检，并进行组织形态学研究。然而，有必要指出的是，根据现有的知识，没有明确的理由去相信，根尖囊肿的这两种形态变异对于根管治疗有不同的反应。同样地，它们不应该被视作两种不同的病理实体。

袋状囊肿也可能会影响治疗结果。因为在机械预备过程中，囊液可在压力作用下持续渗入根管中，增加常规根管治疗的难度。在这种情况下，使用氢氧化钙封药有助于干燥根管。袋状囊肿带来的另一个问题是，理论上它们更容易被感染，因为囊腔与感染根管直接相通。这有利于细菌从根管直接进入囊腔。细菌一旦到达囊腔，宿主的防御功能就可能无法及时地将其清除。

一项研究[24]报道了42颗大范围根尖周病变（被认为是囊肿）患牙常规根管治疗的结果。根管预备后封氢氧化钙，间隔3周，换药2次，最终充填前持续封3个月氢氧化钙。大约75%病例中大范围根尖周病变完全愈合。必须指出的是，被检查的病例不一定是囊性病变，由于研究条件的限制，不可能进行组织学检查以明确诊断。

不同类型根尖周病变的发病率

过去发表了多项有关人类根尖周病变中根尖囊肿发生率的组织学研究。不同作者报道的囊肿发病率差异较大，6%～55%[18]。这种明显的差异源自不同的取样方法和采用的不同组织学标准。例如，Bhaskar[25]、Lalonde和Luebke[26]的研究发现，在根尖周病变中囊肿的发生率分别为42%和44%。如今认为这些数值并不可靠。首先，这些作者分析了不同来源的样本。 Bhaskar研究[25]中的2308例病变样本来自314位术者，而Lalonde和Luebke[26]研究中的800个活检样本来自134位医生。根尖周组织样本是通过根尖搔刮得到的，并不能代表病变整体。在根尖手术中，医生经常可能只是将病灶碎片状地刮除，而不是一次性完整地去除病变组织。因此，病变组织中被液体充盈的空间坍塌，使得病变鉴定极为困难。

此外，这些研究中并没有进行连续切片。对含有上皮索的组织碎块进行随机切片，部分样本可能表现为具有上皮覆盖的囊腔，而实际上并不存在。Nair等[18]一项纳入256个病变样本的研究结果，强有力地支持该假设。52%的病变组织中存在上皮索，但是实际上仅有15%可以诊断为囊肿。

还应该指出的是，Bhaskar[25]、Lalonde和Luebke[26]的研究中报道的是小段上皮索的高倍图像。也就是说，其结果与病变连续切片的低倍图像并不一致。因此，很明显本书中引用的42%和44%囊肿发生率，是由于其方法错误，研究者没有分析与根尖相连的根尖周病变，尤其是那些已被诊断为囊肿而实际上仅含有上皮索的病变。

采用以上探讨的严格标准，Nair等[18]发现，在他们的研究中35%的病变为脓肿，50%为肉芽肿，仅有15%为囊肿。52%的样本中含有上皮：40%的根尖脓肿和45%的肉芽肿存在上皮化。61%的囊肿具有真性囊肿的特征，而39%的囊肿符合袋状囊肿的诊断。

在一项纳入50例根尖周病变样本的组织学研究中，Ricucci等[4]发现28%的病变为脓肿，40%为肉芽肿，32%为囊肿。50例病变样本中21例病变（42%）呈现上皮化，但是，其中仅有16例是囊肿。然而，必须注意的是，Nair等[18]与Ricucci等[4]的研究中报道的不同类型根尖周病变发生率，不能被机械地视为普通人群中的真实发病率。主要原因在于取样方法。在Nair等[18]的研究中，所有256例样本均为连续收集的附有根尖周病变的拔除牙。因此，这些病例只是代表了一家大学门诊，一定时期内全部拔除牙中所知甚少的一部分。Ricucci等[4]的研究采用了类似的方法，其50例样本是一位医生日常执业中拔除的牙。很明显，在患牙拔除过程中，并非所有的根尖周病变都附着于根尖上。只有当病变范围不太大，病变外周存在牢固附着于根尖的连接结构，才可从牙槽骨中被整体刮除。因此，研究中获得的附着于根尖的病变，仅代表根尖周病变的一部分，所获得的发生率数值仅与研究样本相关。显然，这一因素可解释不同研究者报道的发生率之间的差异。

囊肿形成的可能机制

囊肿形成可被视作根管感染宿主防御反应的最后阶段，尽管没有数据支持肉芽肿总会变成囊肿这一事实。实际上，囊肿仅占根尖周病变的一小部分[4,17,18]。Valderhaugh等[27]以猴子为研究对象，观察实验诱导的根管感染的根尖周反应，发现需要经过相当长的时间才能形成部分或全部被上皮覆盖的囊腔。实验200天后，对16例病变进行检查，发现其中11例形成囊肿特征。实验在200天以内检查的病变均不具有囊性结构。需要注意的是，在整个观察期间，所有实验病例的根管均开放于口腔环境中，因此可让细菌直接进入根尖周组织。在所有已经形成完整

囊肿的病例中，上皮均附着于根面。该研究并未认识到Simon[17]和Nair[18]等随后描述的袋状或真性囊肿的结构。

目前学者们已提出了多项解释囊肿形成的理论[28]：

1. 第一项理论为"营养不良"。当上皮岛在三维球状细胞团持续生长时，上皮团中心细胞逐渐远离营养源，发生坏死和液化变性。坏死区域内积聚的产物会吸引中性粒细胞。此后，微腔合并形成复层鳞状上皮覆盖的囊腔[29]。与该理论相左的是，根尖肉芽肿内的上皮索，常被结缔组织包绕，被PMNs浸润，内部细胞坏死并不常见（图4-1e、f，图4-3g和图4-3i）。

2. "脓肿"理论反而认为，当结缔组织内形成脓腔时，上皮细胞增殖，覆盖已存在的空腔[27,30]。这是因为上皮细胞具有覆盖暴露的结缔组织的固有倾向[31,32]。上皮增殖在慢性根尖周炎中比在根尖脓肿中更为常见[18]。目前尚无证据支持炎性根尖周组织中增殖的上皮索总是会形成囊肿。Nair等[18]发现52%被检查的根尖周病变中具有上皮增殖，但是其中仅有15%为囊肿。根尖周囊肿的形成可能是由基因调控[28]。Nair等[33]试图通过实验诱导大鼠形成炎性囊肿，以验证通过"脓肿途径"形成根尖囊肿这一假说。他们将具核梭杆菌注入已植入大鼠背部的组织笼中，7天后接种上皮细胞，结果导致16个组织笼中的2个形成炎性囊肿。这2个组织笼中总共含有4处囊肿。他们得出结论，注入细菌产生急性炎症病灶，病灶进而被增殖的上皮封闭，诱导形成炎性囊肿。

3. 免疫理论则反过来认为上皮生长过程中囊肿的形成，可能是由针对活化的马拉瑟上皮剩余的免疫反应所介导的，上皮剩余的异常生长具有抗原性[34]。

4. 第四种理论是上皮索的逐渐融合[28]。该理论认为炎性根尖囊肿的形成，是由于在所有方向上增殖的上皮索的融合，形成一个三维球状团块。由于

血液供给减少，上皮团中不同程度炎性细胞浸润的纤维结缔组织逐渐变性，形成囊腔。

我们认为根尖囊肿的形成是系统性的，并非仅由一种机制所致。例如，在炎性结缔组织中常可见微脓腔的形成(图4-5c、d，图4-5f，图4-9c～e和图4-15c、d)，但在一些病例中，可在更多区域内观察到空化现象。图4-5介绍的病例中，在其上皮索内(图4-5e)，陷入上皮嵴的结缔组织岛内(图4-5d)，以及距上皮一定距离的炎症病变组织内,可同时观察到脓腔(图4-5b、c)。

无论是通过哪种途径导致空腔形成以及其被上皮覆盖，真性囊肿形成的整个过程可按时间的先后顺序分为三个阶段[35]：

1. 第一阶段，"休眠"的马拉瑟上皮细胞剩余，可能在病变区炎症细胞产生和释放的化学介质和代谢物的影响下，开始进行增殖。

2. 第二阶段，经由上述机制之一，有上皮内衬的空腔形成。

3. 第三阶段，骨质破坏的同时，囊肿扩大。有观点认为，囊肿的增长与进入囊腔中的炎症细胞变性、分解导致渗透压升高有关，炎症细胞变性、分解导致囊腔内大分子物质数量激增。另一方面，观察发现开口于根管腔的袋状囊肿也有体积增大的趋势，这可能把渗透压升高导致囊肿增长的可能性排除。T淋巴细胞和巨噬细胞产生的化学介质，能够促进骨质吸收，这一理论似乎更可信。

根尖囊性病变中的呼吸上皮

囊腔衬里上皮通常为复层鳞状上皮。在一些罕见病例中，根尖囊肿可部分地或完全地被具有呼吸道上皮特征的一种上皮衬里，即*多层（或假复层）纤毛柱状上皮*[36-40]所覆盖。"假复层"一词是指由单层细胞构成的上皮，它们的细胞具有不同的高度和排列，每个细胞的基底部都附着于基底膜，仅有一部分细胞可到达游离面。它们的胞核相对于基底膜具有不同高度，乍看起来上皮似乎分层。实际上，经适当的切片和染色，很明显它是由一层细胞构成（图4-18）。在有些病例中，观察不到细胞或胞核具有不同高度，因此呈现*单层纤毛柱状上皮*（图4-18）。这两种类型上皮的显著特征是存在*纤毛*。纤毛是具有适于收缩的复杂内部组织，可以活动的丝状结构，覆盖其细胞的游离面。在呼吸系统中，通过向同一方向有规律和有节律地运动，纤毛可决定细胞表面液体流向，因此有助于清除对机体有害的黏液和固体颗粒。纤毛是被外翻质膜包裹的细丝，长5～10μm，直径接近0.2μm，仅在最高倍数光镜下可见。

呼吸上皮的另外一个特征是存在*杯状细胞*。这种细胞是人体中唯一的单细胞腺体，嵌于上皮细胞之间。主要功能是分泌黏液素（一种蛋白多糖），和水一起形成黏液。在分泌过程中，黏蛋白原的液滴积聚在胞核与细胞游离面之间。因此细胞松弛，呈典型的杯状，胞核被挤压到另一极。样本经过常规固定和处理会使黏液滴丢失，因此细胞的尖部具有明显的空泡区域（图4-19f）。

根尖周病变中纤毛柱状上皮的来源尚不完全清楚。Shear等[40]认为有三种可能性：（1）细胞从上颌窦或鼻腔迁移而来；（2）由复层鳞状上皮化生而来；或者（3）由颌骨中的全能细胞分化而来。最可信的假说是细胞从上颌窦迁移而来。尽管这种类型的上皮在下颌囊肿中也可观察到[36,37]，但是最常见于上颌后牙根尖周囊肿。上颌前磨牙和磨牙根尖可能接近上颌窦底，并且，众所周知根尖周炎症可引起上颌窦炎。Nair等[39]检查了256例根尖周病变，在3例病变中发现纤毛上皮，其病变受累牙均为上颌前磨牙。我们分析了167例根尖周病变，发现其中4例（均为上颌磨牙）病变中存在纤毛上

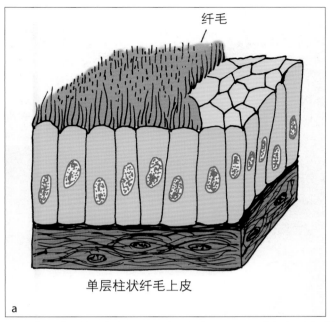
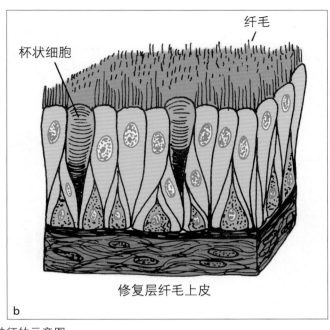

图4-18 描述单层柱状纤毛上皮和假复层纤毛上皮组织形态学特征的示意图。

皮。下面的病例讨论中将介绍其中2例。

病例讨论

第一个病例是位于上颌第一磨牙腭根的根尖周病变。该病变顶部异常增大（图4-19a），经组织学检查发现其内衬纤毛柱状上皮（图4-19b），这部分有可能属于上颌窦底，在拔牙过程中被撕裂，同根尖周病变一起被去除。其诊断为"袋状囊肿"，囊腔可能与根管腔相通（图4-19c）。囊腔的3/4内衬纤毛柱状上皮，其余部分内衬复层鳞状上皮。

第二个病例为附着于上颌第二磨牙根部的病变，患者是一位70岁女性，自诉患牙多次肿痛。尽管在一些切片中，该病变表现为真性囊肿（图4-20a、b），而连续切片证实其为袋状囊肿。即便在这个病例中，其大部分囊腔依然内衬纤毛柱状上皮，有些区域内衬复层鳞状上皮。

在以上两个病例中，膨大的上皮细胞的胞核较大，位于基底膜一侧，其游离面上有明显的纤毛，大部分纤毛与细胞长轴平行（图4-19e、f和图4-20c）。经Masson三色染色，有纤毛附着的细胞

一端染色较深（图4-19f）。杯状细胞散布于上皮细胞之间。当杯状细胞的胞核在光镜下可见时，呈现扁平状，位于其细胞的基部。空泡使胞浆呈膨胀状态，有时似乎朝囊腔方向开口（图4-19f）。在上皮细胞之间偶尔可观察到PMNs，这些PMNs在被存在于囊腔内的细菌趋化吸引穿过上皮墙时，沿长轴变扁（图4-20c）。

X线片能鉴别肉芽肿和囊肿吗？

多年来，一些研究声称可根据影像学特征鉴别根尖肉芽肿和囊肿。根尖囊肿具有较为清晰的X线阻射边界，而其肉芽肿特点是边界不清[41]。此外，根尖囊肿表现为清晰的、近于圆形的X线透射影，根尖周硬骨板消失，更为重要的是，病变被骨白线包围[42]。以往的研究结论过于绝对：囊肿比肉芽肿病变范围大[43]，直径超过15mm的病变肯定是囊肿[35]。所有这些研究使以下观念长期存在：范围较大和边界明显的病变均为囊肿，因此需要手术治疗。争论还在继续，但是如今普遍观点认

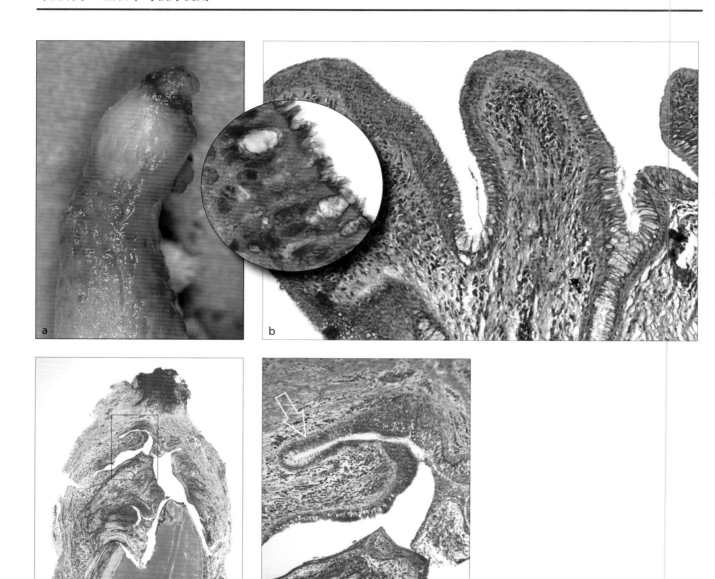

图4-19　（a）25岁女性患者，上颌第一磨牙拔除后，其腭侧根尖上牢固地附着有纤维组织"袖"包绕的病变组织。注意病变顶端存在异常外翻结构。（b）病变顶端的异常外翻结构（放大100倍）。呈现由上皮覆盖的手指状突起（HE染色）。圆形插图的区域显示上皮细胞游离端存在纤毛（放大1000倍）。（c）穿经根尖孔的其他切片（Masson三色染色，放大25倍）。（d）（c）中矩形界线内的病变区域（放大100倍）。空腔被上皮衬里。

为，仅仅根据常规X线片不能在囊性和非囊性病变之间做出鉴别诊断[44]。计算机体层摄影（CT）[45]和密度测定[46]也不能成功做出鉴别诊断。已有研究探索将超声用于鉴别诊断[47,48]，众所周知超声能够凸显液体，用于研究血流，但是超声无法穿过骨皮质。因此，正如Nair[21]所说，超声技术顶多可用于检查未被骨质完全封闭的病变。近期研究表明，锥形束计算机体层摄影（CBCT）用于对大范围根尖周病变做出肉芽肿和囊肿的鉴别诊断具有良好的前景[49]，但是该技术的可靠性仍需验证和标准化。

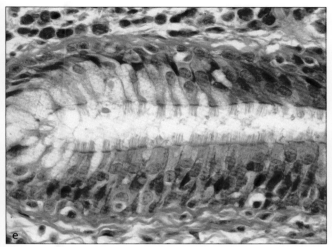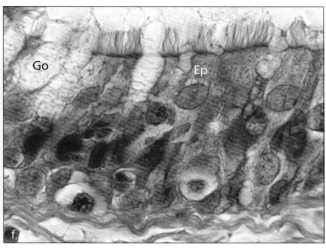

图4-19续 （e）（d）中箭头所指的空腔凹陷处（放大400倍）。囊腔衬里是由一层假复层纤毛柱状上皮和散布的黏液分泌细胞（杯状细胞）构成。上皮细胞下面就是被慢性炎症细胞浸润的、具有多束胶原纤维的基底膜。（f）在高倍放大（1000倍）下的（e）中区域。上皮细胞体积较大，含有较大的位于细胞基底部的胞核。在囊腔边缘，上皮细胞游离面呈现一条深染的线，向囊腔伸出许多细发丝状的纤毛。在囊腔中，可观察到无定形物质剩余，这些物质很可能是由杯状细胞分泌的黏液（Ep：上皮细胞；Go：杯状细胞）。**观点：**该病变具有"袋状囊肿"的特点，囊腔衬里是呼吸上皮。这种类型上皮存在的一种合理解释为参与形成根尖周病变的腭根根尖区组织与上颌窦底之间的解剖连续性。支持这种来源的事实证据是病变顶端的外翻结构存在呼吸上皮层。病变的形成过程可能使得骨性上颌窦底丧失、病变组织与窦底黏膜融合，所以，在拔牙过程中撕裂了其中一部分，从而遗留在根尖周病变组织上。

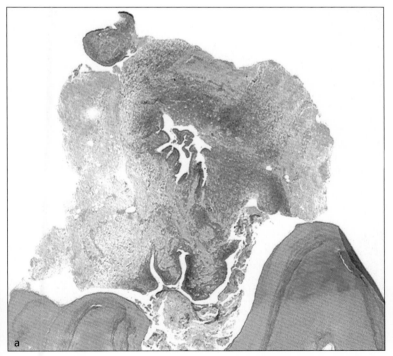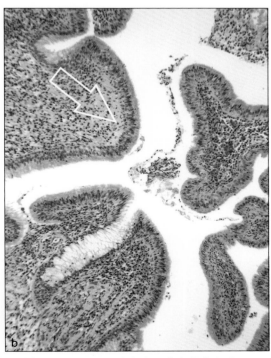

图4-20 （a）70岁女性患者，上颌第二磨牙拔除后，根尖附有大范围根尖周病变。可见一个空腔存在于病变的中心（Taylor改良B&B染色，放大8倍）。（b）（a）中空腔的细节图。空腔被上皮组织衬里，含有碎屑（放大100倍）。

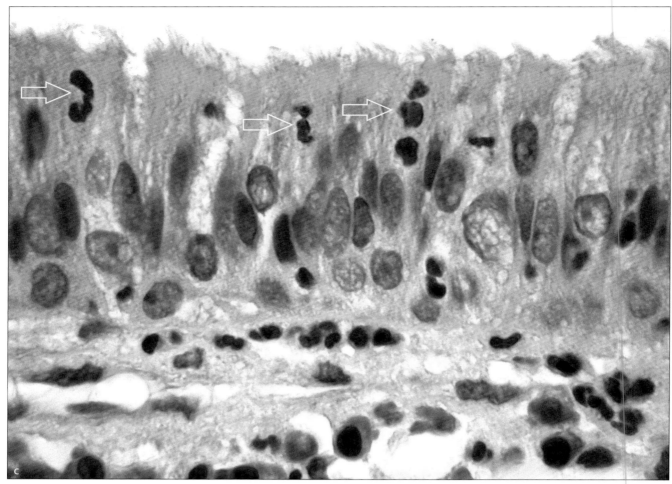

图4-20续 （c）（b）中箭头所指的囊壁区域（放大1000倍）。切片平面与上皮细胞长轴完全平行。基底膜上存在一层假复层纤毛上皮。上皮下组织被大量炎症细胞浸润。在体积较大的上皮细胞之间可见少数黏液分泌细胞。在上皮细胞之间，还可观察到很多似乎正在从上皮下组织迁移进入囊腔的嗜中性粒细胞（箭头所指）。

Ricucci等[44]开展了一项以60例根尖周炎患牙为研究对象的影像学和组织学相关性研究。每一颗牙都使用持片器并进行平行投照以完成X线片的拍摄。通过拔牙或根尖手术获取样本，病变附着于牙根上，保持与根尖的原始关系，处理后用光镜观察。两位不知晓组织学诊断的专家，在使用参考图像统一标准后，对所有样本的X线片进行独立分析。要求这两位专家记录X线片上射线透射区周围是否存在骨白线。比较两位专家的评估结果，通过共同讨论来解决分歧。细致地对活检样本进行连续切片，根据Nair等[18]建立的脓肿、肉芽肿和囊肿（真性或袋状）的分类标准对样本进行分类。然后将X线影像学评估结果与病理学诊断结果进行比较。10例X线片上显示骨白线的病变中，仅有3例的病理学诊断为囊肿，其余7例为肉芽肿或脓肿。47例X线片上没有显示骨白线的病变中，40例的病理学诊断为肉芽肿或脓肿，7例为囊肿。图4-21中展示的是Ricucci等[44]研究中的一个病例，该病例因X线片上显示骨白线而被认为是囊肿，而实际上是脓肿。相反的是，图4-22中展示的病例，X线片上射线透射区周围并没有显示骨白线，被认为是非囊性病变，而实际上是囊肿。

以上发现推翻了文献中可通过X线片诊断根尖囊肿的观点[35,41-43]。也为教科书中根尖周病变的X线

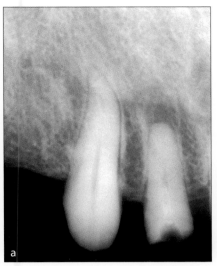 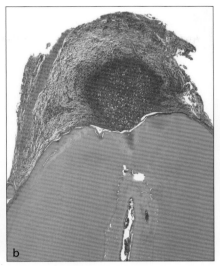 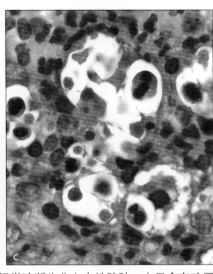

图4-21　（a）上颌侧切牙的根尖周透射区外周，可见阻射白线。（b和c）病变的组织学诊断为非上皮性脓肿。大量含有碎屑的微腔被高密度的急性和慢性炎症细胞包围（HE染色，分别放大25倍和1000倍）。（经Ricucci等[44]授权引用）

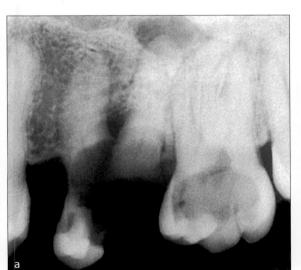 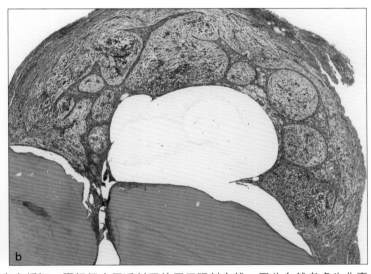

图4-22　（a）23岁男性患者，上颌第一磨牙临床牙冠完全龋坏。腭根根尖周透射区外周无阻射白线，因此自然考虑为非囊性病变。（b）然而组织学检查显示该病变为囊肿。囊肿并未占据整个病变（HE染色，放大25倍）。（经Ricucci等[44]授权引用）

片表现与组织学发现并无关联这一观点提供了证据[50,51]。因此，在分析X线片时，应使用通称"根尖周病变"，而非"肉芽肿变"或"囊肿"。根尖周病变的鉴别诊断不能依据X线片表现，而是需要组织学连续切片检查。因为这两种病变的治疗方法都是根管治疗，预后也可能相似，似乎没有充分的理由来做鉴别诊断。然而为了得出根尖囊肿是否在治疗后会愈合这一最终结论，这种鉴别在治疗时会很有帮助。

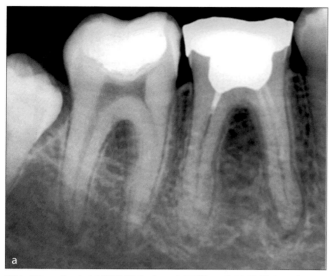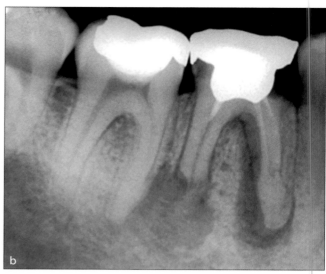

图4-23 （a）28岁男性患者，右下第一磨牙咀嚼痛。患牙已于6个月前完成根管治疗。患牙叩诊疼痛。X线片显示根管治疗质量不佳，充填物仅到达根管口，近中根尖周围已经出现局限的透射区。建议患牙接受再治疗，但是患者选择延期治疗。（b）3年6个月后，患者因该牙急性疼痛、肿胀再次就诊。X线片显示近中根和远中根都存在大范围的根尖周透射区和牙根吸收。远中根明显变短。

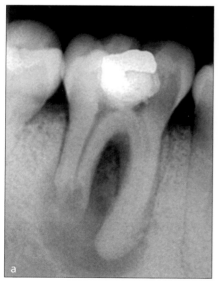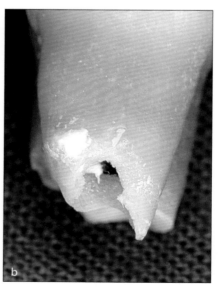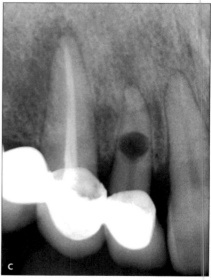

图4-24 （a）下颌第一磨牙具有大范围根尖周病变，远中根重度吸收。（b）在拔除之后，可见其远中根解剖结构已经改变。（c）上颌侧切牙根中部显示大范围内吸收。

根尖周炎中的牙根吸收

"牙根吸收"一词意思是破坏牙体组织的细胞（通常是指破牙质细胞）去除牙骨质和/或牙本质的过程[52]。除恒牙萌出过程中乳牙的生理性牙根吸收外，牙根吸收现象是一种疾病的表现；因为在大部分病例中，牙根吸收与细菌感染导致的炎症过程相关（图4-23和图4-24）。牙根吸收的原因也可能是急性创伤、肿瘤和囊肿等病理性扩张以及牙再植、正畸牙移动等治疗措施。根据吸收过程起初累

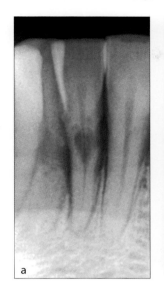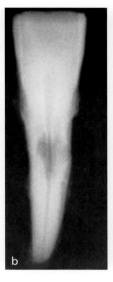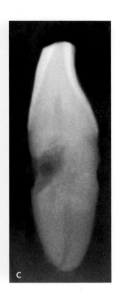

图4-25 （a）患者因下颌切牙剧烈疼痛就诊。X线片上除了显示有重度牙周病外，还显示牙根冠1/3存在透射区。可见其根管轮廓穿过透射区，表明为外吸收。患者要求拔牙。（b和c）为两张拍摄角度相差90°的拔除牙X线片，用以更加直观地证明该例病损为继发累及牙髓的外吸收。

及的是牙髓，还是牙周膜，破坏根管壁，还是牙根外表面，可将牙根吸收分为*内吸收*与*外吸收*。

牙髓源性的*根尖炎性吸收*必须与*侵袭性根颈吸收（或上皮下牙根外吸收）*相鉴别[52,55]。后者实际上并不是源自牙髓的炎症变化，而是与边缘性牙周组织炎症相关。图4-25展示的病例中，牙髓只可能是后续被累及的。

几乎在所有伴牙髓坏死和根尖周炎的临床病例中，通过组织学检查，都可发现不同程度的根尖吸收现象（图4-3b，图4-4b、c，图4-6a，图4-9b、c，图4-17c、d和图4-19c）[52,55]。以小鼠为研究对象的实验表明牙根吸收、变短常见于牙髓感染的患牙[56]。与根尖周炎相关的牙根吸收可表现为不同的形态，严重破坏根尖结构。可累及根尖孔周围区域和/或根管内壁[52,55]。在一项纳入114颗根尖周炎患牙的组织学研究中，Laux等[52]发现30例样本在根尖外表面和根尖孔水平的根管内壁上存在严重缺损。在一些病例中，吸收过程会使根尖孔开放呈漏斗状，逐渐破坏牙根结构直至牙本质破裂，破

裂的碎片进入根尖周组织。Vier和Figueiredo等[55]使用扫描电镜（SEM）检查了104例类似的根尖样本，发现常见的根尖吸收的形态和严重程度与Laux等[52]的报道相似。根尖吸收与否或严重程度，与病变的组织学类型之间并无关联。

在炎症早期阶段，根尖周炎相关的牙根吸收似乎与骨吸收同时开始[56]。牙骨质剥脱可能与牙周膜破坏同时发生，并可能受到破牙质细胞的侵袭。一旦吸收开始，需要确定牙根吸收过程是否是进行性的，这种吸收似乎与牙外伤导致的吸收类似，分为暂时性吸收和进行性吸收。因此，牙根样本的组织学检查可同时显示吸收活跃区和被牙骨质部分地或完全修复的已吸收区[57,58]。为何即便存在类似的致病媒介，一些病例中的组织破坏较为严重，而其他病例中的组织破坏并不严重或者不存在组织破坏，原因尚不得而知。

在X线片上可以容易地观察到已经持续改变牙根原始结构的大范围吸收（图4-23和图4-24）。而对于未使牙根变短、但是在牙根轮廓内不同位点

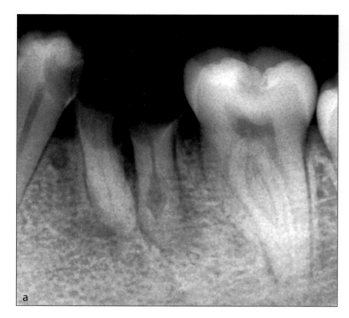
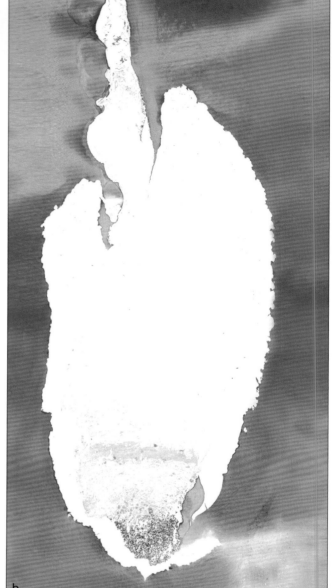
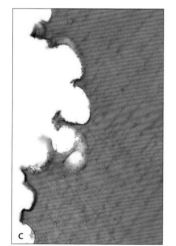
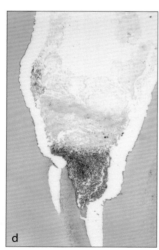

图4-26　（a）下颌第一磨牙的龋坏残根。远中根具有根尖周病变，在其根中至根尖1/3的过渡区内，可见大范围吸收区域。（b）远中根的图片蒙太奇效果显示出的整个内吸收缺损区域。碎屑和一些残余组织仅可见于吸收区内最接近根尖的部分。吸收陷窝的存在使得吸收区域的边缘不规则（HE染色，放大25倍）。（c）吸收区域的右侧壁（放大400倍）。可观察到一些空的陷窝。在牙髓组织坏死前，这些陷窝曾被破牙质细胞占据。（d）吸收区缺损的根尖部分，含有坏死碎屑，紧邻根尖区聚集的炎症细胞。注意在坏死组织中的冠方，有一些细菌菌落（Taylor改良B&B染色，放大25倍）。

上表现为大片射线透射区的吸收，X线片可用于鉴别是内吸收还是外吸收。如果在射线透射区域内可看到根管轮廓，则为外吸收（图4-25a～c）；如果根管轮廓在射线透射区域内突然中断，则为内吸收（图4-24c）。

在X线片上不容易识别小范围的牙根吸收（图4-4a）[52,59]。Laux等[52]开展了一项以根尖周炎患牙为调查对象的研究，旨在探索X线影像学检查与组织学观察之间的相关性。仅有19%的患牙可在X线片上呈现根尖炎症性吸收的迹象，而81%的样本可在组织学上观察到根尖吸收。仅有7%的病例牙根吸收的X线影像学和组织学诊断具有相关性。他们的结论是，在临床上常规拍摄的个别X线片，不足以诊断因根尖周炎而发生的牙根吸收。

改变牙根原始结构的牙根吸收，其治疗难度较大。图4-4报道的是一位15岁男性患者的下颌第一磨牙。X线片显示远中大面积龋损穿髓，近中根周存在射线透射区（图4-4a）。X线片上也可看到一个多生、埋伏的前磨牙。患者诉自发痛。近中根的组织切片显示根尖部存在X线片上看不到的大面积吸收区（图4-4b～c）。吸收区的冠方显示存在矿化过程。在根尖部分的根管内可见炎性组织。高倍光镜下，在根管壁牙本质上可看到陷窝以及典型的多核吸收细胞（图4-4d～f）。细菌染色显示感染前沿位于距根尖孔一段距离的根管冠方（图4-4g、h）。

在类似这种病例中，X线片上无法及时确认牙根吸收的真正范围。这种情况的一个间接临床体征，是机械预备过程中根尖部会出血不止。医生可能面临的困境是：是需要尽力去除该出血组织，还是将工作长度止于出血组织的水平。类似于图4-4中展示的这种严重的根尖吸收，清除根尖处软组织的任何努力都是无用功。电子根尖定位仪对于类似情况到底有多大用处，尚不得而知。

另一方面，试图去除出血组织以尽量接近根尖孔，很可能导致过度预备和超填，必然不利于治疗结果。Cotti等[60]报道了一位20岁患者伴有严重牙根吸收、貌似牙根未发育成熟的下颌第二磨牙；机械预备至吸收水平，然后封氢氧化钙，治疗获得成功。应开展进一步研究以证明该治疗方法的有效性。

图4-26中报道了牙根内吸收的组织学特点，长期龋坏的这例下颌磨牙，其临床牙冠已完全被破坏，以至于近远中的牙根分离。远中根具有根尖周病变和大范围的内吸收。组织学检查显示该吸收区

域内几乎完全是空腔，仅有一些坏死碎屑和细菌。吸收区域的内壁并不规则，其原因是在牙髓感染坏死前存在含有破牙质细胞的陷窝。

可修复的内吸收或外吸收患牙应接受牙髓治疗。医生必须牢记，牙根炎症性吸收的主要治疗目标是去除根尖周炎症的病因，抑制吸收细胞（主要指破牙质细胞）的形成及其活性。如果我们可以控制这些因素，那么，患牙的愈合过程将会很顺利。

参考文献

[1] Langeland K. Tissue response to dental caries. Endod Dent Traumatol 1987;3:149–171.
[2] Ricucci D, Bergenholtz G. Histologic features of apical periodontitis in human biopsies. Endod Topics 2004;8:68–87.
[3] Ricucci D, Langeland K. Apical limit of root canal instrumentation and obturation, part 2. A histological study. Int Endod J 1998;31:394–409.
[4] Ricucci D, Pascon EA, Pitt Ford TR, Langeland K. Epithelium and bacteria in periapical lesions. Oral Surg Oral Med Oral Pathol Oral Radiol Endod 2006;101:239–249.
[5] Lin L, Shovlin F, Skribner J, Langeland K. Pulp biopsies from the teeth associated with periapical radiolucency. J Endod 1984;10:436–448.
[6] Ricucci D. Apical limit of root canal instrumentation and obturation, part 1. Literature review. Int Endod J 1998;31:384–393.
[7] Babal P, Soler P, Brozman M, et al. In situ characterization of cells in periapical granuloma by monoclonal antibodies. Oral Surg Oral Med Oral Pathol 1987;64:348–352.
[8] Johannessen AC, Nilsen R, Skaug N. Enzyme histochemical characterization of mononuclear cells in human dental periapical chronic inflammatory lesions. Scand J Dent Res 1984;92:325–333.
[9] Lukic A, Arsenijevic N, Vujanic G, Ramic Z. Quantitative analysis of the immunocompetent cells in periapical granuloma: correlation with the histological characteristics of the lesions. J Endod 1990;16:119–122.
[10] Marton IJ, Kiss C. Characterization of inflammatory cell infiltrate in dental periapical lesions. Int Endod J 1993;26:131–136.
[11] Perrini N, Fonzi L. Mast cells in human periapical lesions: ultrastructural aspects and their possible physiopathological implications. J Endod 1985;11:197–202.
[12] Piattelli A, Artese L, Rosini S, Quaranta M, Musiani P. Immune cells in periapical granuloma: morphological and immunohistochemical characterization. J Endod 1991;17:26–29.
[13] Stern MH, Dreizen S, Mackler BF, Levy BM. Antibody-producing cells in human periapical granulomas and cysts. J Endod 1981;7:447–452.
[14] Stern MH, Dreizen S, Mackler BF, Selbst AG, Levy BM. Quantitative analysis of cellular composition of human periapical granuloma. J Endod 1981;7:117–122.
[15] Torabinejad M, Kettering JD. Identification and relative concentration of B and T lymphocytes in human chronic periapical lesions. J Endod 1985;11:122–125.
[16] Thoma KH. A histopathological study of the dental granuloma and diseased root apex. J Natl Dent Assoc 1917;4:1075–1090.
[17] Simon JH. Incidence of periapical cysts in relation to the root canal. J Endod 1980;6:845–848.
[18] Nair PN, Pajarola G, Schroeder HE. Types and incidence of human

periapical lesions obtained with extracted teeth. Oral Surg Oral Med Oral Pathol Oral Radiol Endod 1996;81:93–102.

[19] Nair PN. New perspectives on radicular cysts: do they heal? Int Endod J 1998;31:155–160.

[20] Nair PN. Apical periodontitis: a dynamic encounter between root canal infection and host response. Periodontol 2000 1997;13:121–148.

[21] Nair PNR. Non-microbial etiology: periapical cysts sustain post-treatment apical periodontitis. Endod Topics 2003;6:96–113.

[22] Nair PNR. On the causes of persistent apical periodontitis: a review. Int Endod J 2006;39:249–281.

[23] Nair PN, Sjögren U, Schumacher E, Sundqvist G. Radicular cyst affecting a root-filled human tooth: a long-term post-treatment follow-up. Int Endod J 1993;26:225–233.

[24] Calişkan MK. Prognosis of large cyst-like periapical lesions following nonsurgical root canal treatment: a clinical review. Int Endod J 2004;37:408–416.

[25] Bhaskar SN. Nonsurgical resolution of radicular cysts. Oral Surg Oral Med Oral Pathol 1972;34:458–468

[26] Lalonde ER, Luebke RG. The frequency and distribution of periapical cysts and granulomas. An evaluation of 800 specimens. Oral Surg Oral Med Oral Pathol 1968;25:861–868.

[27] Valderhaug J. A histologic study of experimentally induced radicular cysts. Int J Oral Surg 1972;1:137–147.

[28] Lin LM, Huang GT, Rosenberg PA. Proliferation of epithelial cell rests, formation of apical cysts, and regression of apical cysts after periapical wound healing. J Endod 2007;33:908–916.

[29] Ten Cate AR. The epithelial cell rests of Malassez and the genesis of the dental cyst. Oral Surg Oral Med Oral Pathol 1972;34:956–964.

[30] Valderhaug J. A histologic study of experimentally induced periapical inflammation in primary teeth in monkeys. Int J Oral Surg 1974;3:111–123.

[31] Oehlers FAC. Periapical lesions and residual cysts. Brit J Oral Maxillofac Surg 1970;8:103–113.

[32] Summers L. The incidence of epithelium in periapical granulomas and the mechanism of cavitation in apical dental cysts in man. Arch Oral Biol 1974;19:1177–1180.

[33] Nair PN, Sundqvist G, Sjögren U. Experimental evidence supports the abscess theory of development of radicular cysts. Oral Surg Oral Med Oral Pathol Oral Radiol Endod 2008;106:294–303.

[34] Torabinejad M. The role of immunological reactions in apical cyst formation and the fate of epithelial cells after root canal therapy: a theory. Int J Oral Surg 1983;12:14–22.

[35] Shear M, Speight P. Cysts of the Oral and Maxillofacial Regions, ed 4. Oxford: Wiley-Blackwell, 2007.

[36] Fujiwara K, Watanabe T. Mucous-producing cells and ciliated epithelial cells in mandibular radicular cyst: an electron microscopic study. J Oral Maxillofac Surg 1988;46:149–151.

[37] Gorlin RJ. Potentialities of oral epithelium namifest by mandibular dentigerous cysts. Oral Surg Oral Med Oral Pathol 1957;10:271–284.

[38] Marsland EA, Browne RM. Two Odontogenic Cysts, Partially Lined with Ciliated Epithelium. Oral Surg Oral Med Oral Pathol 1965;19:502–507.

[39] Nair PN, Pajarola G, Luder HU. Ciliated epithelium-lined radicular cysts. Oral Surg Oral Med Oral Pathol Oral Radiol Endod 2002;94:485–493.

[40] Shear M. Secretory epithelium in the lining of dental cysts. J Dent Assoc S Afr 1960;15:117–122.

[41] Wood NK. Periapical lesions. Dent Clin North Am 1984;28:725–766.

[42] Browne RM, Edmondson HD, Rout PG. A Radiological Atlas of Diseases of the Teeth and Jaws. Chichester: John Wiley, 1983.

[43] Mortensen H, Winther JE, Birn H. Periapical granulomas and cysts. An investigation of 1,600 cases. Scand J Dent Res 1970;78:241–250.

[44] Ricucci D, Mannocci F, Pitt Ford TR. A study of periapical lesions correlating the presence of a radiopaque lamina with histological findings. Oral Surg Oral Med Oral Pathol Oral Radiol Endod 2006;101:389–394.

[45] Trope M, Pettigrew J, Petras J, Barnett F, Tronstad L. Differentiation of radicular cyst and granulomas using computerized tomography. Endod Dent Traumatol 1989;5:69–72.

[46] Shrout MK, Hall JM, Hildebolt CE. Differentiation of periapical granulomas and radicular cysts by digital radiometric analysis. Oral Surg Oral Med Oral Pathol 1993;76:356–361.

[47] Cotti E, Campisi G, Ambu R, Dettori C. Ultrasound real-time imaging in the differential diagnosis of periapical lesions. Int Endod J 2003;36:556–563.

[48] Cotti E, Campisi G, Garau V, Puddu G. A new technique for the study of periapical bone lesions: ultrasound real time imaging. Int Endod J 2002;35:148–152.

[49] Simon JH, Enciso R, Malfaz JM, et al. Differential diagnosis of large periapical lesions using cone-beam computed tomography measurements and biopsy. J Endod 2006;32:833–837.

[50] Bergenholtz G, Hørsted-Bindslev P, Reit C. Textbook of Endodontology. Oxford: Blackwell Munksgaard, 2004.

[51] Kronfeld R. Histopathology of the Teeth and their Surrounding Structures, ed 2. Philadelphia: Lea & Febiger, 1939.

[52] Laux M, Abbott PV, Pajarola G, Nair PN. Apical inflammatory root resorption: a correlative radiographic and histological assessment. Int Endod J 2000;33:483–493.

[53] Heithersay GS. Invasive cervical root resorption: an analysis of potential predisposing factors. Quintessence Int 1999;30:83–95.

[54] Trope M. Root resorption due to dental trauma. Endod Topics 2002;1:79–100.

[55] Vier FV, Figueiredo JA. Prevalence of different periapical lesions associated with human teeth and their correlation with the presence and extension of apical external root resorption. Int Endod J 2002;35:710–719.

[56] Balto K, White R, Mueller R, Stashenko P. A mouse model of inflammatory root resorption induced by pulpal infection. Oral Surg Oral Med Oral Pathol Oral Radiol Endod 2002;93:461–468.

[57] Andreasen JO. Cementum repair after apicoectomy in humans. Acta Odontol Scand 1973;31:211–221.

[58] Andreasen JO, Rud J. Modes of healing histologically after endodontic surgery in 70 cases. Int J Oral Surg 1972;1:148–160.

[59] Malueg LA, Wilcox LR, Johnson W. Examination of external apical root resorption with scanning electron microscopy. Oral Surg Oral Med Oral Pathol Oral Radiol Endod 1996;82:89–93.

[60] Cotti E, Lusso D, Dettori C. Management of apical inflammatory root resorption: report of a case. Int Endod J 1998;31:301–304.

[61] Ricucci D. Lesioni periapicali di origine endodontica. Aspetti clinico-radiografici, istopatologici e microbiologici. Riv Ital Stomatol 2001;4:153–173.

[62] Lin LM, Ricucci D, Lin J, Rosenberg PA. Nonsurgical root canal therapy of large cyst-like inflammatory periapical lesions and inflammatory apical cysts. J Endod 2009;35:607–615.

Chapter 5

第 5 章 根管感染

Endodontic infections

根尖周炎是一种主要由根管系统感染引起的感染性疾病[1]。正如前面几章所讨论的,化学和物理因素可导致根尖周炎症,但是研究表明根管感染对于不同类型根尖周炎的进展和维持至关重要[2-5]。由于根管内缺乏宿主免疫,无论是牙髓坏死(龋病、外伤、牙周病或医源性操作的并发症)还是牙髓摘除之后,都会发生根管感染。

在不同类型的微生物中,细菌被视为与根尖周炎病因相关的主要感染源。然而,也可在根尖周病变中找到其他类型微生物,包括真菌、古生菌和病毒[6-9],但是它们在根尖周炎病因中的地位尚未确定。根管系统细菌感染的特点通常是细菌群落附着于根管壁而形成生物膜[10-12]。

17世纪荷兰业余显微镜制造者Antony van Leeuwenhoek(1632—1723)首次观察并记录了根管内的细菌。他报告说患龋牙的根管"被软性物质塞满","整个东西"似乎是有活力的[13]。1894年,Willoughby Dayton Miller在分析完从根管内采集的样本后,发表了一项揭示细菌与根尖周炎相关性的里程碑式的研究报道[14]。根管微生物群在根管的冠方、中段和根尖区呈明显不同的形态。

尽管Miller推测细菌可能是根尖周炎的病因,直到70年后他的这个假设才被Kakehashi等[3]的一项研究证实,后者无疑是牙髓病学领域最常被引用的一项研究[15]。该研究将大鼠的牙髓暴露于口腔环境中,然后对牙髓的反应进行组织学评估,结果发现所有的常规大鼠均出现牙髓坏死和根尖周炎,而无菌大鼠的牙髓不仅保持活力,还通过形成硬组织自我修复。Sundqvist的经典研究[5]进一步证实了细菌在根尖周炎病因中的重要作用。该研究对外伤后死髓牙根管中的细菌进行评估,结果发现细菌仅存在于伴有根尖周炎的死髓牙根管中,证实细菌是根尖周炎的感染源。90%的样本中存在厌氧菌。Sundqvist的研究也证实了当不存在细菌感染时，根管中的坏死牙髓组织本身和污浊组织液不会引发和维持根尖周病变。

根管感染的途径

在正常情况下，牙本质–牙髓复合体是无菌的，其外层牙釉质和牙骨质可以隔绝口腔微生物群。如果失去了这些保护层，口腔细菌就直接接触牙本质–牙髓复合体，那么后者就有感染的风险。牙本质一旦暴露，细菌可通过牙本质小管到达牙髓。有研究证实，与活髓牙相比，死髓牙中细菌侵入牙本质小管的速度更快[16]。在活髓牙中，牙本质小管液及其内容物（包括成牙本质细胞突、胶原纤维和牙本质小管壁内衬的鞘状限制板)向外运动影响着牙本质小管的渗透性，可延迟细菌侵入小管。此外，龋损下的硬化牙本质、三期牙本质、玷污层和管内沉积的纤维蛋白原等其他因素，也会降低牙本质的渗透性，因而会限制，甚至阻止细菌通过牙本质小管侵入牙髓[17]。抗体、补体系统成分等宿主防御分子，也可能存在于活髓牙的牙本质小管液中，有助于抵抗细菌侵入深层牙本质[18-20]。因此，除非牙本质非常薄以及渗透性相当高，只要牙髓有活力，暴露的牙本质不会成为牙髓感染的重要途径。如果牙髓活力受损及其防御机制被破坏，即使极少量的细菌也可引起根管感染。

从牙冠完整的外伤死髓牙中也可分离出细菌[5,21]。在大多数外伤牙的釉质中存在宏观和微观裂纹，其裂纹不一定止于釉牙本质界，而是深达牙本质[22]。一条裂纹即可将大量的牙本质小管暴露于口腔环境。这些裂纹可被菌斑堵塞，即为细菌提供入口。如果外伤后牙髓仍保持活力，上述牙本质小管液和内容物会阻碍细菌深入牙本质小管。在这种情况下，通常不会危及牙髓健康。另一方面，如果外伤后牙髓坏死，牙髓就失去自我防御细菌侵入的能力，无论牙本质厚度如何，牙本质小管都将成为细菌到达和定植坏死牙髓的通道。

牙髓直接暴露于口腔是根管感染最常见的途径。龋病是牙髓暴露的最常见原因，医源性修复操作或外伤也可导致牙髓直接暴露，使细菌到达牙髓。暴露的牙髓几乎都会经历炎症、坏死和感染。

与牙周疾病相关的龈下菌斑生物膜中的细菌，理论上也会以根管内微生物到达牙周组织相同的途径（根尖孔、侧支根管口或副根管口，牙本质小管和医源性牙根穿孔）到达牙髓。然而，有研究证实尽管伴边缘性牙周炎的患牙，其牙髓内可能发生不同程度的变性和炎症改变，但是，只有当牙周袋深达根尖孔，导致进入根尖孔、营养牙髓的主要血管发生不可逆损伤时，牙髓才会因牙周疾病而发生坏死[23]。

微生物也可在牙科治疗期间或治疗后进入根管。这被视为一种继发性感染（继发于治疗），治疗过程中无菌链被打破或者诊间、根充后冠方唾液渗漏都可能导致参与继发感染的微生物进入根管中。

感染与解剖

根管系统内微生物所在的位置及其构成的相关知识，对于理解疾病的过程，建立有效的抗菌策略尤为重要。越来越多的证据显示根尖周炎，与龋病和牙周病类似，也是一种由生物膜导致的疾病，或者至少是一种与细菌生物膜密切相关的疾病。这是因为定植于根管系统的细菌，通常在黏附于根管牙本质壁上的固着生物膜内生长。然而，常陷于坏死组织中的细菌，也可能会以共聚（异种细菌）、聚集（相同细菌），还可能会浮游存于根管中[10-12]。

主要以生物膜形式存在的细菌也可堵塞侧支根管和主根管间的峡区[24,25]。实际上，伴长期根尖周炎的病例中，可能有大量细菌侵入牙本质（图

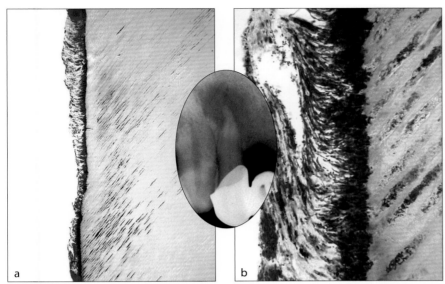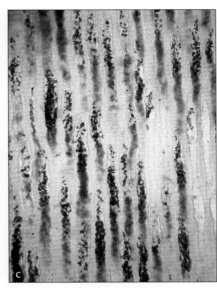

图5-1 （a）牙髓坏死伴大范围根尖周病变（插图）的上颌切牙根管壁。患牙多次肿痛。根管壁牙本质被生物膜覆盖，细菌深植于多个牙本质小管中（Taylor改良B&B染色，放大100倍）。（b）更冠方部分的根管（放大1000倍）。牙本质小管深层的细菌密度比浅层更高。革兰阳性和革兰阴性菌广泛定植于牙本质小管中。（c）牙本质小管被细菌严重侵入的牙本质壁的细节图（放大1000倍）。（经Ricucci和Siqueira[42]授权引用）

5-1a～c）。在覆盖根管壁的生物膜下，常见细菌侵入牙本质小管。牙本质小管的直径足够允许大多数根管细菌的侵入。有研究表明，70%～80%的根尖周炎患牙发生牙本质小管感染[26,27]。牙本质小管感染可深达300μm[12]。

根管治疗中使用的器械和材料容易接触并去除浮游于主根管内的细菌，而对于那些以生物膜形式附着根管壁或进入峡区、侧支根管和牙本质小管内的细菌，由于器械和材料难以到达，所以需要特殊的治疗策略将其清除。

生物膜：牙髓病学新概念

生物膜是一种固着的多细胞微生物群落，特点是细胞牢固附着于物体表面，并陷入自产的胞外聚合物（EPS）基质中[28,29]。在细菌生物膜中，个体细胞生长、聚集以形成微菌落（群体），这些微菌落嵌入并且非随机分布于EPS基质中，其间并被水通道分隔[29-32]。在生物膜中，细菌群落

大约占生物膜干重10%～15%，而EPS基质则超过85%～90%[33,34]。

Nair[11]曾经对感染根管中类似生物膜的微生物结构进行过首次形态学描述。他使用透射电镜（TEM）检查了31颗附有根尖周病变的离体牙。他指出，主根管中细菌（球菌、棒状菌、线状菌和螺旋体）团块以聚集物的形式散在分布。有很多细菌悬浮于潮湿的根管中，而在根管壁上有致密的细菌聚集物黏附形成或薄或厚的细菌凝聚物。充塞于细菌细胞之间的无定形物质，可被认为是细菌来源的细胞外基质。细菌凝聚物的栅栏结构与牙齿外表面的菌斑类似，表明两者具有类似的黏附机制。

随后，学者们对原发性或持续性/继发性根管感染的患牙进行了一些原位形态学调查，也报道了类似的观察结果[10,12,35-37]。结果发现，除主根管外，在根管系统的解剖变异中（包括根尖分歧、侧支根管和峡区）中也存在细菌生物膜[24,25,38]。在一些（治疗后）继发性根尖周炎患牙中，也存在附着于根尖外表面的生物膜（根管外生物膜）[39-41]。

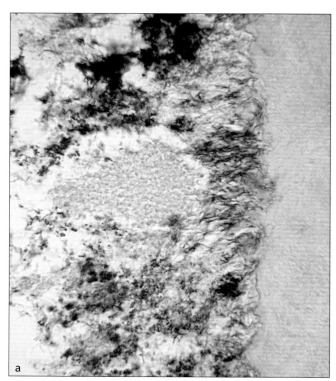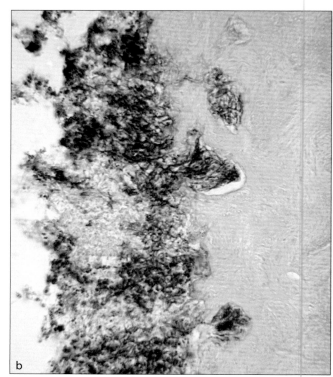

图5-2　伴有大范围根尖周病变的上颌磨牙腭根根尖1/3的生物膜形态。（a）生物膜黏附于不规则的根管壁。在生物膜深层，丝状菌占优势，球菌则在生物膜表面数量更多（Taylor改良B&B染色，放大100倍）。

根管生物膜群落的组织细菌学分析

这些初步观察得出了根尖周炎是由细菌生物膜引起的疾病这一假设。然而，直到Ricucci和Siqueira[42]的组织细菌学和组织病理学研究之后，才确定了生物膜的发生率及其与不同类型根尖周炎的相关性。该研究评估了原发性或（治疗后）继发性根尖周炎患牙中根管根尖部分生物膜的发生率。也确定了生物膜与患牙临床和组织病理结果的相关性。该研究的主要发现如下：

■ 在77%根尖周炎患牙根管的根尖部分，通常可观察到根管内生物膜。其中，未治疗和已治疗根管中生物膜的发生率分别为80%和74%。生物膜通常附着于根管牙本质壁上，但在一些病例中，甚至根尖孔附近的炎性软组织上都有生物膜的形成。

■ 覆盖根尖主根管壁的生物膜下方的牙本质小管，大多被来自生物膜基部结构的细菌侵入。此外，生物膜也常覆盖根尖分歧、侧支根管和峡区的内

壁。

■ 细菌生物膜更常见于大范围根尖周病变患牙的根尖部根管中。所有在X线片上显示直径大于10mm的根尖周病变患牙根管中都存在细菌生物膜。大范围根尖周病变是由"更陈旧的"根管内感染引发长期持续的病理过程的结果。在长期持续的感染过程中，病原菌有足够的时间和条件适应环境，形成成熟的、组织有序的生物膜群落。

■ 与根尖脓肿和肉芽肿相比较，根尖囊肿与根管内生物膜的相关性更高。可以预期的是，根尖周病变越陈旧，形成囊肿的可能性越大。与大范围根尖周病变患牙类似，病理过程的持续时间也有助于解释与囊肿相关的生物膜的高发生率。

■ 根管外生物膜并不常见，仅在6%病例中观察到。其中除1个病例之外，其他病例均与根管内生物膜相关。存在根管外生物膜的所有病例都有症状。

■ 细菌也会以絮状物或浮游细胞等形式存在于主根

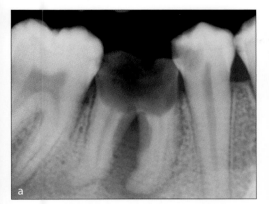

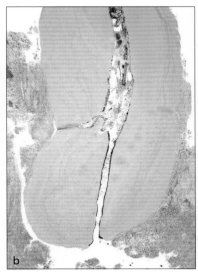

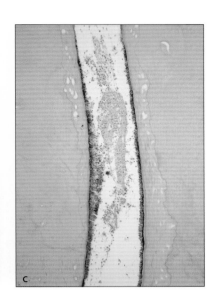

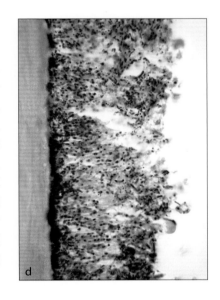

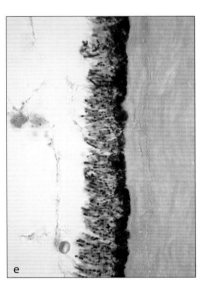

图5-3　（a）18岁女性患者，右下颌第一磨牙严重龋坏。患牙已经反复出现肿痛伴有发热等急性发作恶化症状。患者近期服用抗生素，症状已缓解。临床检查可见，除右下颌第一磨牙残冠外，右下颌第二前磨牙远中深龋。X线片显示46牙根尖周存在大范围病变，累及到根分叉区域。拔除患牙。（b）穿经近中根根尖方1/2的纵向切片。大体观可见切片完全沿着主根管走向至根尖孔，且可见一个根管分支止于牙根远中面。根管被碎屑和细菌完全占据（Taylor改良B&B染色，放大25倍）。（c）根尖部根管壁（放大100倍），被连续的细菌生物膜衬里。根管内有一部分为空腔，可见细胞碎片。（d）高倍放大（1000倍）c图中左侧根管壁。树枝状结构从生物膜突出至根管腔。这些栅栏状结构表示存在低密度的细菌和大量细胞外基质。球菌占优势。注意散布于栅栏状结构间的空腔。（e）放大（1000倍）c图中右侧根管壁。具有与d图类似的特点，但是生物膜厚度较薄。

管、根管分支和峡区的腔隙中，可与坏死牙髓组织混合或悬浮于液相中。临床样本中的细菌絮状物可能源于腔隙液体中细菌聚集物/共聚物的生长或源自生物膜的散落[43]。絮状物可具有很多与生物膜相同的特征。

根管内生物膜的组织形态学特点

　　根管内细菌生物膜通常较厚，由多层细胞构成。每一个生物膜都有不同的形态类型。细菌细胞/种群与胞外基质之间的相对比例变化很大。实际上，根管生物膜形态常存在个体差异。

　　在很多病例中，根管生物膜似乎紧密地黏附于牙本质壁上（图5-2a），分层堆积在不规则的根管牙本质壁表面，并且充填牙本质吸收区（图5-2b）。与牙本质直接接触的几层细菌，其细胞密度更高，因此常看不到生物膜基质。有时，在细菌密度较低和能清晰显示基质的区域，可以观察到由球菌或杆菌细菌链形成的柱状结构（图5-3d、e）。在一些部位，生物膜厚度并不一致，但可以表现为具有丰富基质和散在细菌细胞的均匀层。在其他病例中，生物膜可形成完全占据主根管腔的致密团块（图5-4b和图5-5a～c）。

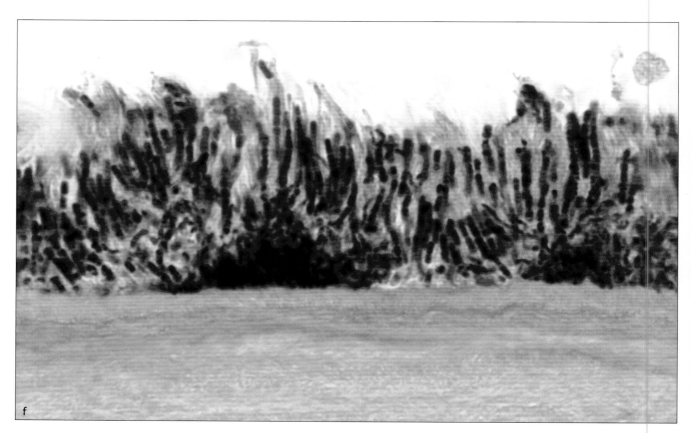

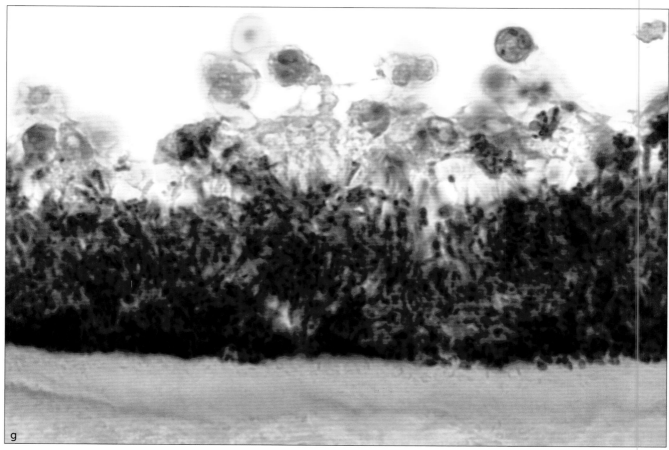

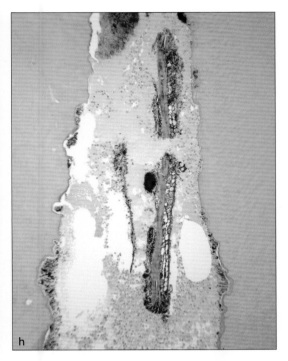

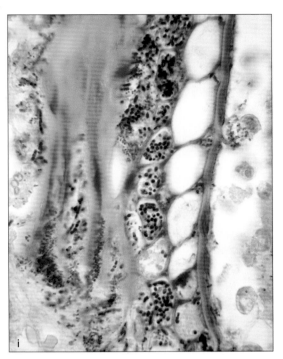

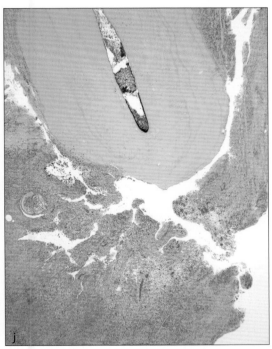

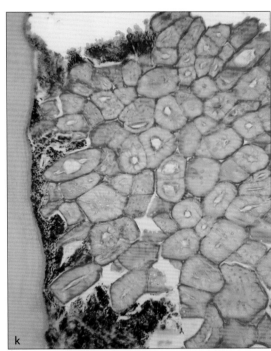

图5-3续 （f和g）高倍放大（1000倍）b图中根管不同区域内不同形态的生物膜。（f）显示出相互平行且浸没于细胞外基质中的规则的细菌链，突向根管腔。g图显示出致密聚集的细菌，细胞外基质较少；注意有一些中性粒细胞被吸引至生物膜的外表面。（h）（b）中根管的冠方部分（放大100倍）。根管内可见细长的蔬菜类食物残渣。注意沿根管壁分布的不规则区被细菌丛所占据。（i）食物残渣的细节图，很明显，定植于较大植物细胞中的圆形微生物的体积比邻近区域的细菌大得多（大10倍），提示前者有可能是酵母菌（单细胞真菌），尽管在光镜下不能进行鉴别（放大1000倍）。（j）距（b）切片一定距离、未穿经根尖孔的切片。可见根管的一部分被一团品红染色的球形团块所充填，后者被凝集的细菌围绕。（k）更高倍的放大（400倍）显示这些结构物很可能是食物残渣（较大的蔬菜细胞）。

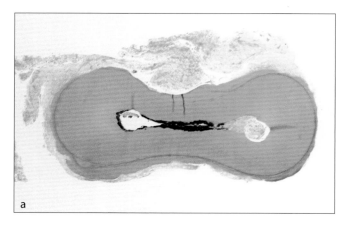
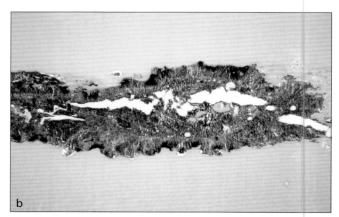
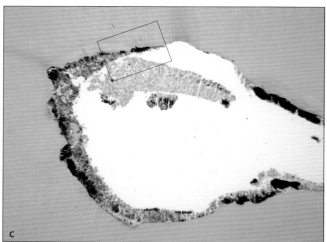
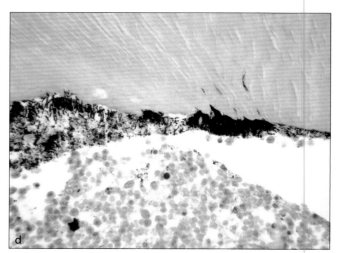

图5-4　图5-3a中展示的右下颌第一磨牙近中根。（a）牙根的中1/3和冠1/3交界处的横向切片。大体观显示连接近颊根管与近舌根管之间的较大峡区，其中被一些聚集成团块的细菌占据（Taylor改良B&B染色，放大10倍）。（b）放大的峡区（放大50倍）。可见一层稠密的生物膜黏附在根管牙本质壁上。（c）a图中的左侧近舌根管（放大100倍）。根管内壁几乎完全被生物膜所覆盖。注意有细胞聚积在管腔的近中部分。（d）c图中矩形界线内的区域（放大400倍）。生物膜邻近积聚的多形核中性粒细胞。细菌已侵入一些牙本质小管中。（经Ricucci和Siqueira[42]授权引用）

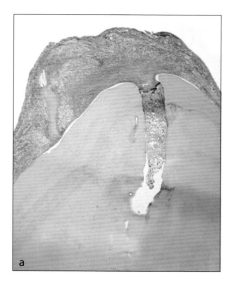

图5-5　（a）穿经牙髓坏死伴根尖周炎的上颌第二前磨牙根管根尖部分的切片（Taylor改良B&B染色,放大25倍）。（b）根尖孔的细节图。根管腔被一块厚实的生物膜完全充填，生物膜突然止于根尖孔水平，由一层轮廓清晰的细胞将其与根尖周病变组织分开（放大100倍）。（c）（b）中根管的右半部分的放大图像（放大400倍）。生物膜主要由丝状菌组成。

观点：在这个病例中，生物膜不仅形成于根管牙本质壁上，似乎也粘附于感染前沿的软组织和炎性结缔组织。

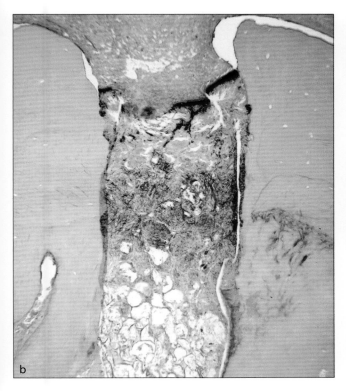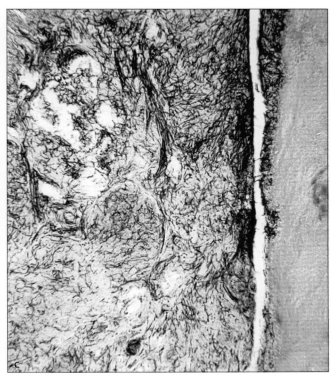

牙本质壁以及进入根管腔的食物颗粒（图5-3h~k）或木屑（图5-6d、e）等异物都可为生物膜提供附着面。

将根尖周炎归类为生物膜所致疾病的标准

已有研究提出将一种已知的感染性疾病归类为生物膜所致疾病的6项标准[42,43,45]如下：

1. 感染细菌黏附于物体表面或与物体表面相关。"相关"一词意味着细菌聚集物/共聚物不必牢固附着于物体表面。
2. 直接检查感染的组织，可见细菌形成由细胞外基质包绕的细菌丛或微菌落。
3. 感染常局限于一个特定部位，尽管感染可以传播，但属于继发感染。
4. 使用抗生素难以或无法清除感染，尽管病原微生物在浮游状态易被杀灭。
5. 宿主免疫不能有效清除，这一点可由微生物定植部位常被宿主防御细胞包绕而得以证明。多形核

中性粒细胞（PMNs）和巨噬细胞在细菌聚集物/共聚物原位附近积聚，强烈表明生物膜是疾病病因。
6. 清除或严重破坏生物膜的结构及其生态，可使疾病缓解。

在Ricucci和Siqueira的研究中，根尖周炎符合以上6条标准中的4条。

- 细菌群落黏附于根管牙本质表面或至少与其相关（标准1）。
- 在绝大多数样本中，可见被无定形细胞外基质包绕的细菌菌落（标准2）。
- 根管生物膜常局限于根管系统内，仅有少数病例的生物膜可延伸至牙根外表面，但是生物膜不会经病变播散（标准3）。
- 在绝大多数病例中，生物膜邻近积聚在根管系统（包括主根管、根尖分歧和峡区）根尖部位的炎症细胞（大部分为PMNs）（标准5）。

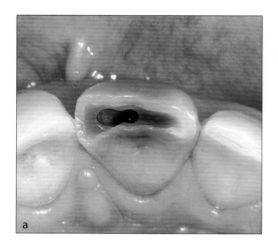
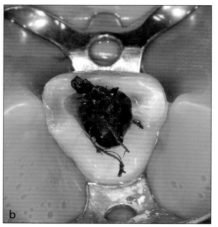
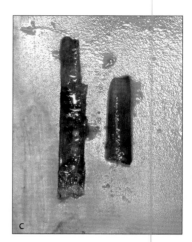
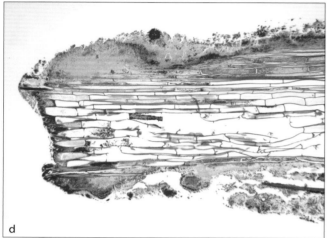
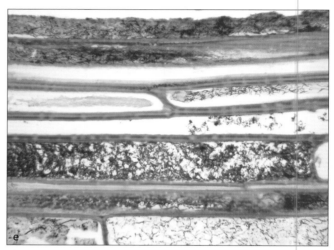

图5-6　（a）16岁男孩，上颌中切牙牙髓坏死。患牙于数年前冠折。无疼痛症状。临床检查可见髓室暴露。剩余牙冠严重变色。（b）计划根管治疗。适当开髓后，可见髓室中有一团黑色碎片。（c）将其中两段主要的碎片用福尔马林固定后进行组织学处理。（d）其中一段碎片的组织学观察，显示出符合典型植物细胞特征的纤维素纤维。该碎片实际上是患者用来剔除进入其根管中食物残渣的牙签碎片。一层较厚的生物膜牢固黏附在牙签表面（Taylor改良B&B染色，放大50倍）。（e）植物细胞的细节图显示定植其中的细菌形态。主要为棒状菌和丝状菌（放大1000倍）。

该研究没有评估标准4，但是众所周知，全身使用抗生素无法有效控制根管内感染，尽管根管内大部分浮游的细菌对目前使用的抗生素敏感[46-48]。全身使用抗生素对根管内感染效果不佳，主要是由于细菌位于无血管的坏死组织中，药物无法抵达细菌病原体。

对于标准6，目前尚无研究证实处理根管微生物的特定直接效果，但是细菌培养实验证实，将根管内的微生物量降低至细菌培养技术检测不到的水平，治疗效果更佳[49-52]。生物膜是细菌导致根管感染的主要方式，因此当细菌培养结果为阴性时，生物膜可能被清除或明显破坏。此外，在根管治疗后疾病患牙的根管中常观察到生物膜，进一步满足标准6。

根管生物膜形成的动力学

在大多数部位，生物膜的形成起始于覆盖固体表面的液体中浮游的微生物细胞在该表面的定植。组织细菌学观察表明根管生物膜的形成可能遵循一系列不同的动力学。

根尖周炎常是龋病发展的结果，而龋病也是一种由生物膜引发的疾病。龋病与引发龋病的生物膜同步向牙髓进展。当最后一层牙本质被龋损破坏后，牙髓就初步暴露于龋病生物膜。其结果导致龋损下方的牙髓严重发炎、坏死；感染前线继续推进，从而累及髓腔中的组织，然后向根尖方牙髓进展。生物膜通常出存在于感染前站。因此，有理由认为随着根管感染向根尖方进展，生物膜也逐渐沿着根管壁形成。随着时间的推移，生物膜群落变得更有条理，最终达到一种平衡和稳定的状态—顶级群落。

感染根管中的微生物多样性

细菌培养和分子微生物学研究已揭示感染根管中微生物的多样性。总的来说，在不同类型根尖周炎患牙的根管样本中，目前已识别出接近500种不同类型的可培养和尚不可培养的微生物种类[53]。这些类群通常以多种菌种组合存在于原发性感染的标本中，而以较小类型组合存在于继发性/持续性根管感染中[54]。到目前为止，尽管从感染根管样本中识别的细菌类群很多，但是在不同研究中，有20～30种菌种最为常见，因而被视为主要的优势菌。这些种类属于*梭菌属、卟啉单胞菌属、普雷沃菌属、密螺旋体属、坦纳菌属、微小单胞菌属、假支杆菌属、放线菌属、链球菌属和肠道球菌属*。

根尖周病变中存在细菌吗？

这一问题深深吸引着研究根尖周炎的先驱们。从Kronfeld[55]的观察直到最近的研究，普遍观点认为在慢性根尖周炎中，细菌通常局限于根管系统内，明显处于感染与宿主防御间的一种平衡状态（参考第4章）。实际上，从总体来说，根尖周炎的形成是机体对于根管内感染的反应，它构成一道

有效屏障，以防止感染扩散至牙槽骨和身体其他部位。在大多数情况下，根尖周病变成功地阻止了微生物侵入根尖周组织。这种状态可长期维持不变；但是在某些情况下，平衡可被打破，从这个意义上来说，微生物可侵入发炎的根尖周组织，导致根管外感染。

根管外感染最常见的形式是急性根尖脓肿，其特点是，由于根管内的大量致病菌进入根尖周组织，从而导致根尖周组织的化脓性炎症。然而，有另一种类型、与急性根尖脓肿不同的根管外感染，其特点是常无明显症状。在根尖周组织中，微生物可以生物膜的形式附着于根尖外表面[41,56]，或是在根尖周病变内形成紧密结合的放线菌菌落。这种根管外微生物是在彻底根管治疗后根尖周病变仍持续存在的病因之一[58,59]，将会在本章后面部分中讨论。

根管外感染可取决于也可不依赖于根管内感染[58]。急性根尖脓肿明显取决于根管内感染；一旦建立脓液引流通道并妥善地治疗根管内感染，根管外感染就会终止。

图5-7和图5-8详细介绍了细菌超出根管同时伴有急性临床症状的两个病例。这两位患者都具有典型的脓肿症状（口周组织肿胀，剧烈疼痛），都在急性期内拔除患牙。对患牙及其术后仍附着于牙根的病变组织进行组织学检查，发现大量的微生物存在于由PMNs主导的炎性根尖周组织中（图5-7e、f和图5-8e、f）。

独立的根管外感染，指的是不再依赖根管内感染，并且即便根管内感染被成功清除，却仍然持续存在的根管外感染。目前，已有研究表明，在被称为根尖（或根尖周、根周）放线菌病中，与独立的根管外感染密切相关的主要是一些放线菌和*丙酸丙酸杆菌*[57,60-62]。这些细菌形成紧密结合的菌落，能够共同抵抗细胞吞噬[63]。然而，根尖放线菌病作为一种可自我维持的、不依赖根管内感染而存在的病

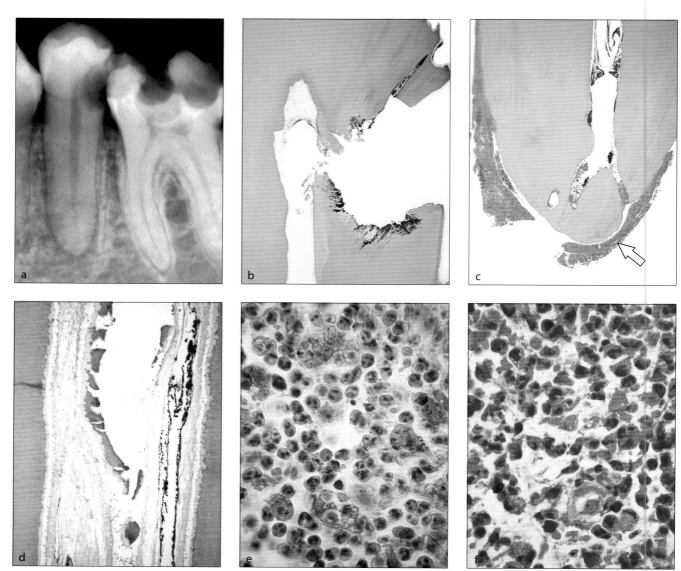

图5-7　35岁男性患者，左下颌区剧烈疼痛和肿胀。临床检查显示诱发急性症状的是左下颌第二前磨牙，患牙远中严重龋坏，牙髓温度测试无反应，松动，叩诊极其敏感。（a）X线片示穿通远中髓角的龋损和初始的根尖周透射影。拔除患牙，行组织学检查。（b）患牙冠部的大体观。在龋损穿通髓室处有一部分似乎为空腔（Taylor改良B&B染色，放大25倍）。（c）患牙的根尖部。大体观显示根尖分歧。注意根管腔中被细菌定植的碎屑。仍然附着于牙根的病变组织碎片（放大25倍）。（d）牙根冠1/3和中1/3过渡区的根管腔（放大100倍）。牙髓组织紊乱。大量细菌定植于剩余的血管结构中。图片显示细菌的定植是沿着血管路径向根尖方向进展。（e）（c）中箭头所指示的根尖周组织（放大1000倍）。在变性的吞噬细胞胞浆中可见细菌聚集。（f）这是与（c）切片邻近的切片。相比之下，该图片显示（e）中吞噬了细菌的细胞似乎已坏死、胞核消失（HE染色，放大1000倍）。

理实体，以及其作为导致根管治疗失败的一种特殊原因，都仍有待进一步证实[28,64]。

只有在光镜下组织切片中发现典型的"放射状真菌"结构或者放线菌玫瑰花结构，才有可能做出根尖放线菌病的诊断[65,66]。典型的放线菌菌落存在一个呈强染色中心区，其中交叉和分支的菌丝被伴有外周菌丝的胞外基质结合在一起，外周菌丝呈现棒状或杆状[58,65,67]。该菌落通常被多层PMNs所包绕

图5-8 （a）42岁女性患者，右颊部肿胀。患者自述夜间持续性跳痛，使用多种止痛药难以缓解。（b）临床检查示严重龋坏的右上颌第二前磨牙是病灶牙。患者拒绝任何治疗，要求拔除患牙。拔除时发现根尖周病变组织仍然附着于根尖端。（c）穿经主根尖孔的切片。注意牙根严重吸收（Taylor改良B&B染色,放大25倍）。（d）根尖处根管的细节图。根管内的细菌感染邻近根尖孔处大量聚集的炎症细胞（放大100倍）。

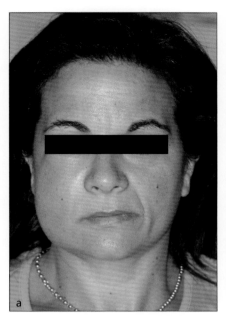

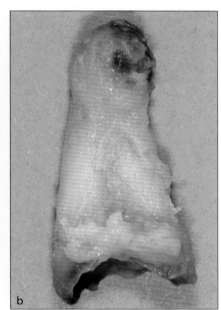

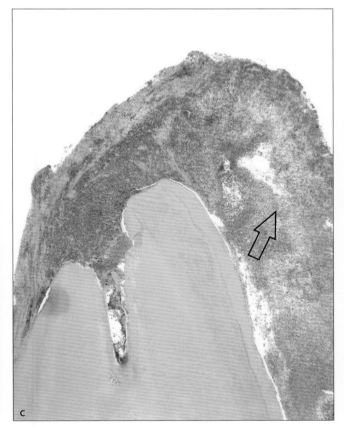

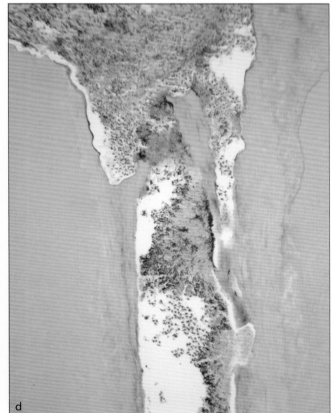

（图5-9i和图5-10g、h）。

除根尖放线菌病和出现窦道的病例外，慢性根尖周病变内是否长期含有细菌，仍存在争议[68]。运用棋盘杂交、荧光原位杂交（FISH）等依赖细菌培养或不依赖细菌培养的分子生物学研究，发现在根管治疗效果不佳的根尖周炎患牙中存在与病变相关的根管外复杂的微生物群[72,73]。

有研究发现厌氧菌是一些根尖周病变中的优势

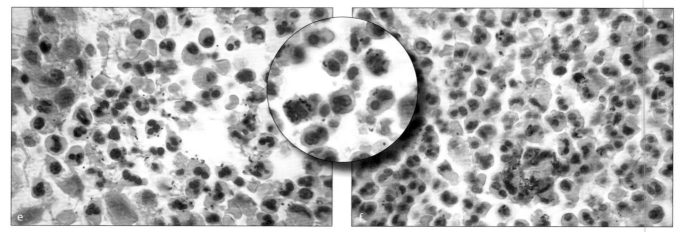

图5-8续 （e和f）（c）中箭头所指区域内的那块病变组织（放大1000倍）。细菌散布于根尖周病变组织中，后者主要由具有强大吞噬活性的多形核中性粒细胞构成。很多中性粒细胞的胞浆内充满细菌可证实其吞噬活性。**观点：**与上一个病例类似，细菌进入根尖周病变组织中，并且促使炎症反应加剧。参与这一阶段的主要细胞是多形核中性粒细胞，这是典型的急性炎症反应。

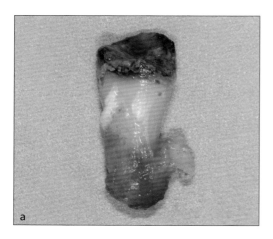

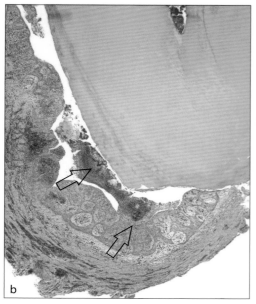

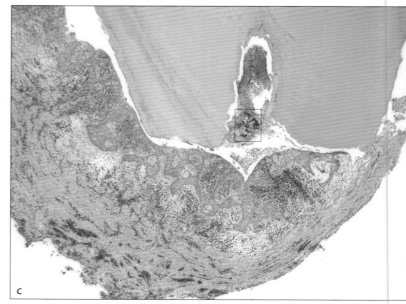

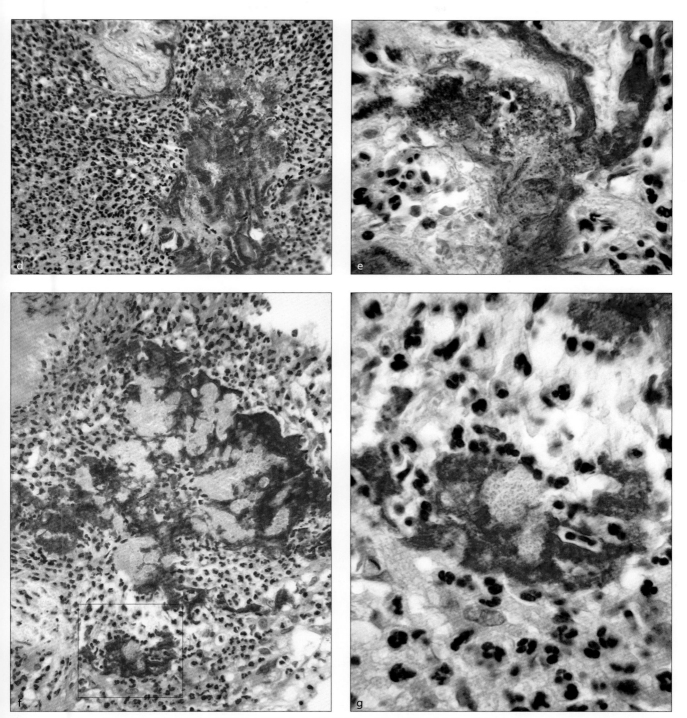

图5-9 （a）54岁男性患者的严重龋坏伴根尖周炎病变的下颌第二前磨牙近中面观。无临床症状。（b和c）是相距50张切片分别获得的2张切片。囊壁与根面有关，囊腔与根管腔连续，可得出袋状囊肿的诊断。根尖吸收过程导致根尖结构严重破坏（Taylor改良B&B染色，放大25倍）。（d）囊肿内容物。b图中下方箭头所指区域（放大100倍）。区域内存在多个被高度密集的多形核中性粒细胞包绕的无定形结构，其中之一被品红深染。（e）b图中上方箭头所指区域（放大1000倍）。被品红染色的无定形结构与聚集的革兰阳性细菌共存。在龙胆紫染色的蓝色区域内细菌清晰可辨；相反，在品红染色的结构中，看不出细菌的存在。（f）（c）中矩形界线内的根尖孔区域（放大400倍）。品红染色的无定形结构被急性炎症细胞包绕。（g）（f）中的矩形区域（放大1000倍）。炎症细胞被无定形结构吸引，表明这些结构具有高抗原性。

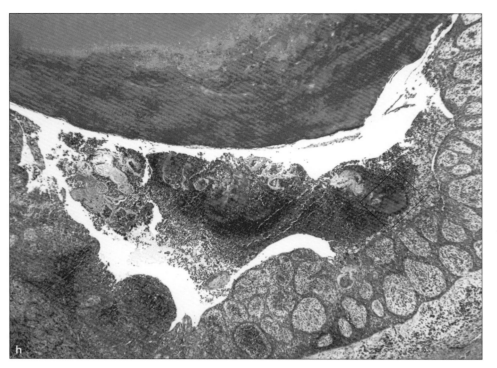

图5-9续 （h）不穿经根尖孔的切片。囊腔的细节图（Masson三色染色，放大100倍）。（i）h图中矩形界线内的区域（放大400倍）。向外周呈放射状的无定形结构核心，被一丛"栅栏样"中性粒细胞包绕。（经Ricucci[79]授权引用）。观点：1.在囊腔中，可看到细菌源性结构，尽管分辨不出其典型特征；但是，"放射状真菌外观"以及密集的多形核中性粒细胞提示为放线菌菌落。2.在病变的其他区域和囊腔内，可观察到被品红染色和被强烈炎症反应包围的无定形结构。这些结构可能来源于细菌。

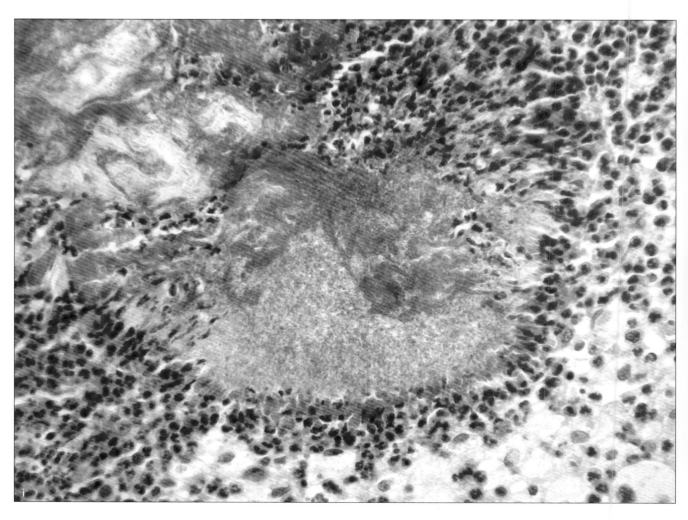

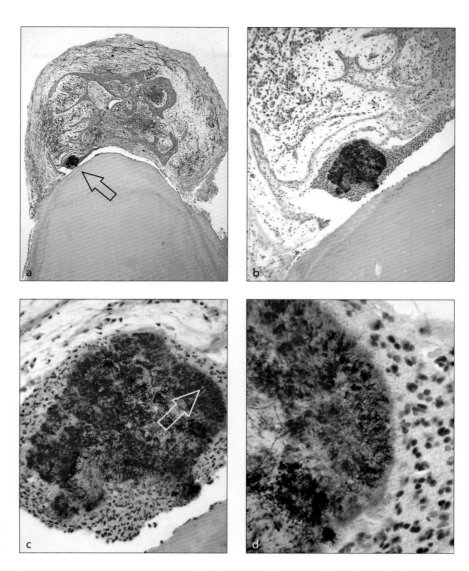

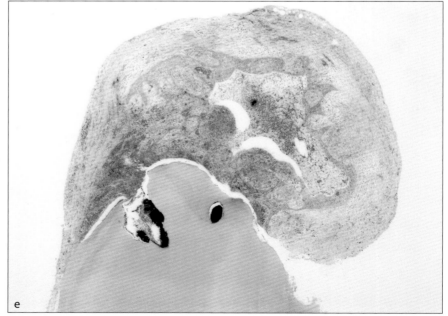

图5-10　36岁男性患者的上颌第一磨牙伴根尖周炎的远颊根，既往有数次急性发作史。（a）不穿经根管的切片。病变似乎是上皮性的（Taylor改良B&B染色,放大25倍）。（b）a图中箭头指示的区域（放大100倍）。在牙根附近，可见密集成团的细菌被炎症细胞包绕，细菌与牙根分隔。（c）更高倍放大的图像（放大400倍），可见包绕上述菌落的细胞主要是多形核中性粒细胞。（d）（c）中箭头所指的生物膜外周区域，细菌排列呈"放射状"，被积聚的中性粒细胞包绕，是一种典型的放线菌菌落（放大1000倍）。（e）距（a）切片120张获得的切片，穿经被大量细菌定植的一个较大根尖分歧开口。在病变组织中心，可见空腔；在这张切片中，空腔似乎被上皮衬里完全包绕（放大25倍）。

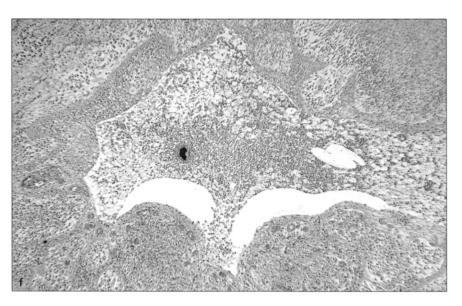

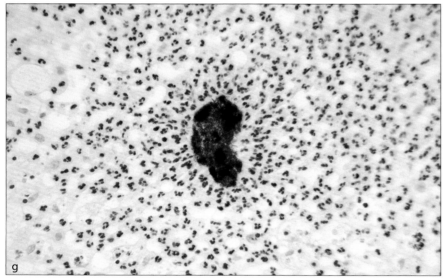

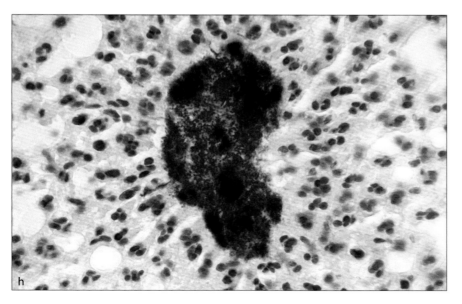

图5-10续　（f）（e）中囊腔的细节图。在由进入囊腔的大量炎症细胞所形成的团块中，可见一个细菌菌落（放大50倍）。（g和h）在更高倍放大下（分别放大400倍和1000倍），菌落呈放射状，被大量多形核中性粒细胞包绕，该病例是一种典型的放线菌病。（经Ricucci和Bergenholtz[80]授权引用）

微生物[69,73,75]。这些研究除了讨论是否能够有效预防在手术获取根尖周病变样本过程中的污染，并没有评估根管根尖部分的细菌学状况。这样就难以确定根管外感染是否依赖于根管内感染。

在经拔牙术获得的患牙感染根管的根尖外表面可观察到生物膜样结构。Tronstad等[41]报道，在一些根管治疗后疾病患牙根尖外表面，覆盖一层连续、光滑、无清晰结构，且含有不同细菌形态类型的物质。在其牙根表面的吸收陷窝和其他不规则结构内，可见由细胞外基质包裹的细菌。Lomçali等[76]使用扫描电镜（SEM）在无症状根尖周炎患牙牙根外表面观察到被致密基质包裹的成串或分层的细菌。Siqueira和Lopes[77]等使用SEM研究26例类似的未治疗患牙样本，仅在根管根尖部分内观察到细菌。其中仅有一个病例的细菌积聚超出根尖孔，且有玉米穗样结构形成。Ricucci等[40]描述了两个根管治疗无效的病例，其患牙根外表面存在结石。使用光镜和细菌染色对经过根尖切除术获取的其中一个病例的根尖进行处理和观察，发现其牙根外表面被一层含有大量细菌形态类型的无定形物质所覆盖。

基于文献中描述的一些病例，我们认为严重的根管内感染是根管外感染的重要前提条件。这种严重根管内感染的原因可能是由于大范围龋损导致根管长期暴露于口腔环境、根管治疗不完善或者存在窦道。

图5-11描述的则是细菌在牙根外表面定植的晚期阶段。该病例患牙根管长期暴露于口腔环境，颊侧窦道长期存在。拔牙时，发现覆盖在根尖外表面的大量结石，同时排除了其牙周来源的可能性（图5-11b～e）。组织学检查显示包埋于无定形基质中的细菌占据根尖孔区域，并且定植到牙根外表面（图5-11f～i）。

根尖周牙石形成的可能机制

牙石是矿化的牙菌斑生物膜，已有大量研究描述其形成机制[78]。矿物盐沉淀使松软的菌斑硬化，这通常始于菌斑形成的第1天至第14天之间。并非所有的菌斑都会钙化。早期菌斑只含有少量的无机物，随着菌斑的逐渐矿化，无机物含量增加。多个独立钙化灶变大，再合并形成坚硬的结石团块。牙石分层形成，常被薄层护膜分隔，后者在矿化过程中被包埋在牙石内部。

在根尖外表面形成牙石的途径可能有多种。通常会认为，根尖周病变与牙周袋的相通可能导致根尖部牙石的形成，但是在图5-11展示的病例中，这种相通并不存在。该病例和类似病例根尖外表面的牙石沉积物很可能是由于根管内来源的根管外生物膜矿化而成。唾液是龈上牙石矿化的主要来源，龈下牙石的矿物质则由龈沟液或牙周袋内液提供[78]。图5-11所展示的病例中的窦道长期存在，窦道可能是根尖周与口腔环境相通的合理路径。除了组织液中的矿物质外，经窦道进入根尖周病变的唾液矿物盐也可有助于根尖外表面菌斑生物膜的矿化。然而，在无窦道存在的情况下，根尖外菌斑生物膜还是能够矿化，炎性渗出液和根尖周组织液中所富含的由骨质和牙体溶出的矿化物，可能是根尖外牙石矿化的来源。

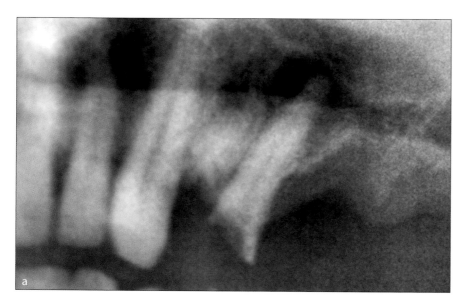

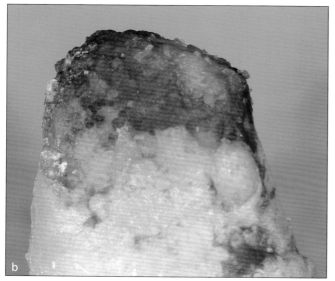

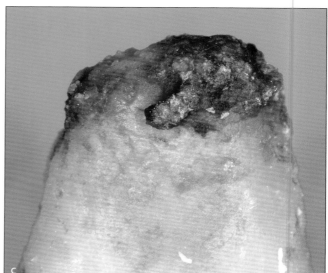

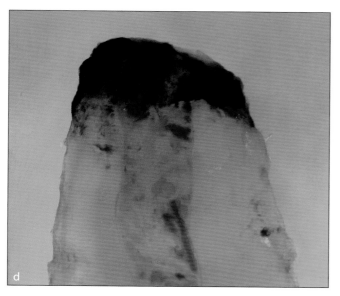

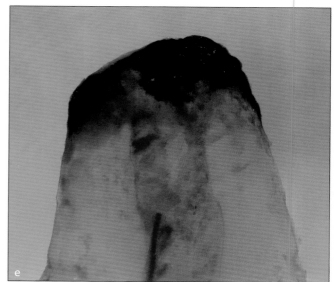

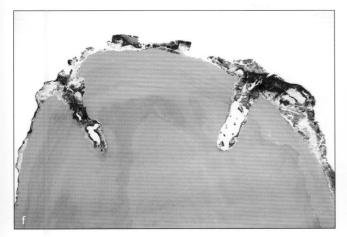
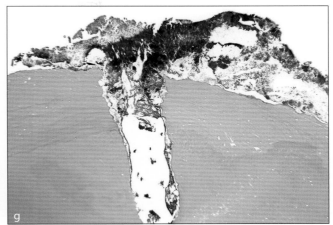
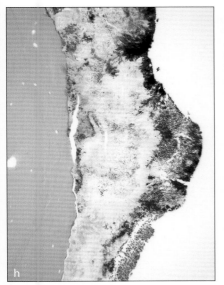
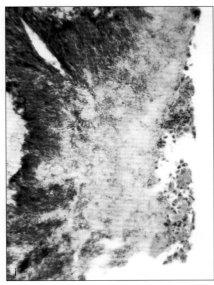
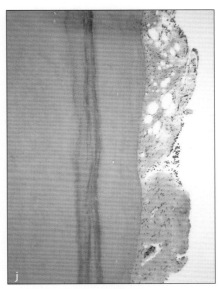

图5-11　63岁男性患者，左上颌第二前磨牙临床牙冠因长期龋病严重破坏，导致根管暴露。患者自述该区域反复发生脓肿。拔牙时，可见其颊侧黏膜上存在窦道。患牙轻度松动，牙周袋探诊深度3~4mm。（a）全景片的细节图显示患牙根尖周大范围透射影。患者拒绝任何治疗，要求拔除患牙。患牙拔除时，根尖周病变组织残留在牙槽骨内，接着被另行去除。（b和c）拔出的牙根根尖1/3的远中面和近中面的照片。根尖端被沉积的结石覆盖，牙根其余部分无结石形成，排除了积聚的结石来源于边缘性牙周炎病损向根尖的延伸。（d和e）在石蜡包埋前，浸没于透明剂中的根尖近中面和远中面的照片，证实结石的形成选择性地侵及根尖表面。注意主根管向根尖方向分为两个较大的分支。（f）穿经两个根管分枝开口而不经过主根管的切片。两个分支开口末端被含有大量细菌的无定形结构充填。这种结构延续至牙根外表面（Taylor改良B&B染色，放大25倍）。（g）（f）中右侧分支开口的细节图（放大50倍）。（h）黏附于根面的生物膜的细节图。该区域内表层细菌密度较大，深层主要是细胞外生物膜基质（放大100倍）。（i）与（h）中区域相邻的区域（放大400倍）。与h图对比可见，细菌密度排列相反，深层密度较大。（j）在根面更冠方的一个区域内，牙周膜重新出现（放大100倍）。（经Ricucci和Bergenholtz[80]授权引用）。**观点：** 当有窦道长期存在的情况下，根尖与口腔环境直接相通，唾液和组织液双向流动。该病例明确证实了对于建立在牙根外表面上的根管外感染，常规根管治疗无效。

参考文献

[1] Siqueira JF Jr. Microbiology of apical periodontitis. In: Ørstavik D, Pitt Ford T (eds). Essential Endodontology, ed 2. Oxford: Blackwell Munksgaard, 2008:135–196.

[2] Bergenholtz G. Micro-organisms from necrotic pulp of traumatized teeth. Odontol Revy 1974;25:347–358.

[3] Kakehashi S, Stanley HR, Fitzgerald RJ. The effects of surgical exposures of dental pulps in germ-free and conventional laboratory rats. Oral Surg Oral Med Oral Pathol 1965;20:340–349.

[4] Möller AJR, Fabricius L, Dahlén G, Öhman AE, Heyden G. Influence on periapical tissues of indigenous oral bacteria and necrotic pulp tissue in monkeys. Scand J Dent Res 1981;89:475–484.

[5] Sundqvist G. Bacteriological studies of necrotic dental pulps [Odontological Dissertation no. 7]. Ůmea, Sweden: University of Ůmea, 1976.

[6] Saboia-Dantas CJ, Coutrin de Toledo LF, Sampaio-Filho HR, Siqueira JF Jr. Herpesviruses in asymptomatic apical periodontitis lesions: an immunohistochemical approach. Oral Microbiol Immunol 2007;22: 320–325.

[7] Siqueira JF Jr, Sen BH. Fungi in endodontic infections. Oral Surg Oral Med Oral Pathol Oral Radiol Endod 2004;97:632–641.

[8] Slots J, Sabeti M, Simon JH. Herpesviruses in periapical pathosis: an etiopathogenic relationship? Oral Surg Oral Med Oral Pathol Oral Radiol Endod 2003;96:327–331.

[9] Vianna ME, Conrads G, Gomes BPFA, Horz HP. Identification and quantification of archaea involved in primary endodontic infections. J Clin Microbiol 2006;44:1274–1282.

[10] Molven O, Olsen I, Kerekes K. Scanning electron microscopy of bacteria in the apical part of root canals in permanent teeth with periapical lesions. Endod Dent Traumatol 1991;7:226–229.

[11] Nair PNR. Light and electron microscopic studies of root canal flora and periapical lesions. J Endod 1987;13:29–39.

[12] Siqueira JF Jr, Rôcas IN, Lopes HP. Patterns of microbial colonization in primary root canal infections. Oral Surg Oral Med Oral Pathol Oral Radiol Endod 2002;93:174–178.

[13] Dobell C. Antony van Leeuwenhoek and his "little animals". London: Staples Press Limited, 1932.

[14] Miller WD. An introduction to the study of the bacterio-pathology of the dental pulp. Dent Cosmos 1894;36:505–528.

[15] Fardi A, Kodonas K, Gogos C, Economides N. Top-cited articles in endodontic journals. J Endod 2011;37:1183–1190.

[16] Nagaoka S, Miyazaki Y, Liu HJ, et al. Bacterial invasion into dentinal tubules of human vital and nonvital teeth. J Endod 1995;21:70–73.

[17] Pashley DH. Dynamics of the pulpo-dentin complex. Crit Rev Oral Biol Med 1996;7:104–133.

[18] Ackermans F, Klein JP, Frank RM. Ultrastructural localization of immunoglobulins in carious human dentine. Arch Oral Biol 1981;26:879–886.

[19] Okamura K, Maeda M, Nishikawa T, Tsutsui M. Dentinal response against carious invasion: localization of antibodies in odontoblastic body and process. J Dent Res 1980;59:1368–1373.

[20] Okamura K, Tsubakimoto K, Uobe K, Nishida K, Tsutsui M. Serum proteins and secretory component in human carious dentin. J Dent Res 1979;58:1127–1123.

[21] Wittgow WC, Jr, Sabiston CB Jr. Microorganisms from pulpal chambers of intact teeth with necrotic pulps. J Endod 1975;1:168–171.

[22] Love RM, Jenkinson HF. Invasion of dentinal tubules by oral bacteria. Crit Rev Oral Biol Med 2002;13:171–183.

[23] Langeland K, Rodrigues H, Dowden W. Periodontal disease, bacteria, and pulpal histopathology. Oral Surg Oral Med Oral Pathol 1974;37:257.

[24] Nair PN, Henry S, Cano V, Vera J. Microbial status of apical root canal system of human mandibular first molars with primary apical periodontitis after "one-visit" endodontic treatment. Oral Surg Oral Med Oral Pathol Oral Radiol Endod 2005;99:231–252.

[25] Ricucci D, Siqueira JF Jr. Apical actinomycosis as a continuum of intraradicular and extraradicular infection: case report and critical review on its involvement with treatment failure. J Endod 2008;34:1124–1129.

[26] Matsuo T, Shirakami T, Ozaki K, et al. An immunohistological study of the localization of bacteria invading root pulpal walls of teeth with periapical lesions. J Endod 2003;29:194–200.

[27] Peters LB, Wesselink PR, Buijs JF, van Winkelhoff AJ. Viable bacteria in root dentinal tubules of teeth with apical periodontitis. J Endod 2001;27:76–81.

[28] Costerton JW. The Biofilm Primer. Berlin, Heidelberg: Springer-Verlag, 2007.

[29] Donlan RM, Costerton JW. Biofilms: survival mechanisms of clinically relevant microorganisms. Clin Microbiol Rev 2002;15:167–193.

[30] Costerton JW, Stewart PS, Greenberg EP. Bacterial biofilms: a common cause of persistent infections. Science 1999;284:1318–1322.

[31] Socransky SS, Haffajee AD. Dental biofilms: difficult therapeutic targets. Periodontol 2000 2002;28:12–55.

[32] Stoodley P, Sauer K, Davies DG, Costerton JW. Biofilms as complex differentiated communities. Annu Rev Microbiol 2002;56:187–209.

[33] Flemming HC, Wingender J. The biofilm matrix. Nat Rev Microbiol 2010;8:623–633.

[34] Lawrence JR, Korber DR, Hoyle BD, Costerton JW, Caldwell DE. Optical sectioning of microbial biofilms. J Bacteriol 1991;173: 6558–6567.

[35] Carr GB, Schwartz RS, Schaudinn C, Gorur A, Costerton JW. Ultrastructural examination of failed molar retreatment with secondary apical periodontitis: an examination of endodontic biofilms in an endodontic retreatment failure. J Endod 2009;35:1303–1309.

[36] Ricucci D, Siqueira JF Jr, Bate AL, Pitt Ford TR. Histologic investigation of root canal-treated teeth with apical periodontitis: a retrospective study from twenty-four patients. J Endod 2009;35:493–502.

[37] Schaudinn C, Carr G, Gorur A, et al. Imaging of endodontic biofilms by combined microscopy (FISH/cLSM - SEM). J Microsc 2009;235: 124–127.

[38] Ricucci D, Siqueira JF Jr. Fate of the tissue in lateral canals and apical ramifications in response to pathologic conditions and treatment procedures. J Endod 2010;36:1–15.

[39] Ferreira FB, Ferreira AL, Gomes BP, Souza-Filho FJ. Resolution of persistent periapical infection by endodontic surgery. Int Endod J 2004;37:61–69.

[40] Ricucci D, Martorano M, Bate AL, Pascon EA. Calculus-like deposit on the apical external root surface of teeth with post-treatment apical periodontitis: report of two cases. Int Endod J 2005;38:262–271.

[41] Tronstad L, Barnett F, Cervone F. Periapical bacterial plaque in teeth refractory to endodontic treatment. Endod Dent Traumatol 1990;6:73–77.

[42] Ricucci D, Siqueira JF Jr. Biofilms and apical periodontitis: study of prevalence and association with clinical and histopathologic findings. J Endod 2010;36:1277–1288.

[43] Hall-Stoodley L, Stoodley P. Evolving concepts in biofilm infections. Cell Microbiol 2009;11:1034–1043.

[44] Hall-Stoodley L, Costerton JW, Stoodley P. Bacterial biofilms: from the natural environment to infectious diseases. Nat Rev Microbiol 2004;2:95–108.

[45] Parsek MR, Singh PK. Bacterial biofilms: an emerging link to disease pathogenesis. Annu Rev Microbiol 2003;57:677–701.

[46] Baumgartner JC. Microbiologic aspects of endodontic infections. J Calif Dent Assoc 2004;32:459–468.

[47] Gomes BP, Jacinto RC, Montagner F, Sousa EL, Ferraz CC. Analysis of the antimicrobial susceptibility of anaerobic bacteria isolated from endodontic infections in Brazil during a period of nine years. J Endod 2011;37:1058–1062.

[48] Khemaleelakul S, Baumgartner JC, Pruksakorn S. Identification of bacteria in acute endodontic infections and their antimicrobial susceptibility. Oral Surg Oral Med Oral Pathol Oral Radiol Endod 2002;94:746–755.

[49] Engström B, Hard AF, Segerstad L, Ramström G, Frostell G. Correlation of positive cultures with the prognosis for root canal treat-

ment. Odontol Revy 1964;15:257–270.

[50] Sjögren U, Figdor D, Persson S, Sundqvist G. Influence of infection at the time of root filling on the outcome of endodontic treatment of teeth with apical periodontitis. Int Endod J 1997;30:297–306.

[51] Sundqvist G, Figdor D, Persson S, Sjögren U. Microbiologic analysis of teeth with failed endodontic treatment and the outcome of conservative re-treatment. Oral Surg Oral Med Oral Pathol Oral Radiol Endod 1998;85:86–93.

[52] Waltimo T, Trope M, Haapasalo M, Ørstavik D. Clinical efficacy of treatment procedures in endodontic infection control and one year follow-up of periapical healing. J Endod 2005;31:863–866.

[53] Siqueira JF Jr, Rôças IN. Diversity of endodontic microbiota revisited. J Dent Res 2009;88:969–981.

[54] Siqueira JF Jr, Rôças IN. Exploiting molecular methods to explore endodontic infections: Part 2 – Redefining the endodontic microbiota. J Endod 2005;31:488–498.

[55] Kronfeld R. Histopathology of the Teeth and their Surrounding Structures, ed 2. Philadelphia: Lea & Febiger, 1939.

[56] Noiri Y, Ehara A, Kawahara T, Takemura N, Ebisu S. Participation of bacterial biofilms in refractory and chronic periapical periodontitis. J Endod 2002;28:679–683.

[57] Happonen RP. Periapical actinomycosis: a follow-up study of 16 surgically treated cases. Endod Dent Traumatol 1986;2:205–209.

[58] Siqueira JF Jr. Periapical actinomycosis and infection with Propionibacterium propionicum. Endod Topics 2003;6:78–95.

[59] Tronstad L, Sunde PT. The evolving new understanding of endodontic infections. Endod Topics 2003;6:57–77.

[60] Byström A, Happonen RP, Sjögren U, Sundqvist G. Healing of periapical lesions of pulpless teeth after endodontic treatment with controlled asepsis. Endod Dent Traumatol 1987;3:58–63.

[61] Sjögren U, Happonen RP, Kahnberg KE, Sundqvist G. Survival of Arachnia propionica in periapical tissue. Int Endod J 1988;21:277–282.

[62] Sundqvist G, Reuterving CO. Isolation of Actinomyces israelii from periapical lesion. J Endod 1980;6:602–606.

[63] Figdor D. Microbial aetiology of endodontic treatment failure and pathogenic properties of selected species [Odontological Dissertation no. 79]. Umea, Sweden: University of Umea, 2002.

[64] Siqueira JF Jr, Ricucci D. Periapikale aktinomykose. mikrobiologie, pathogenese und therapie. Endodontie 2008;17:45–57.

[65] Nair PNR, Schroeder HE. Periapical actinomycosis. J Endod 1984;10:567–570.

[66] Slack JM, Gerencser MA. Actinomyces, Filamentous Bacteria. Biology and Pathogenicity. Minneapolis: Burgess Publishing Company, 1975.

[67] Figdor D, Sjögren U, Sorlin S, Sundqvist G, Nair PN. Pathogenicity of Actinomyces israelii and Arachnia propionica: experimental infection in guinea pigs and phagocytosis and intracellular killing by human polymorphonuclear leukocytes in vitro. Oral Microbiol Immunol 1992;7:129–136.

[68] Baumgartner JC, Xia T. Antibiotic susceptibility of bacteria associated with endodontic abscesses. J Endod 2003;29:44–47.

[69] Sunde PT, Olsen I, Debelian GJ, Tronstad L. Microbiota of periapical lesions refractory to endodontic therapy. J Endod 2002;28:304–310.

[70] Tronstad L, Barnett F, Riso K, Slots J. Extraradicular endodontic infections. Endod Dent Traumatol 1987;3:86–90.

[71] Wayman BE, Murata SM, Almeida RJ, Fowler CB. A bacteriological and histological evaluation of 58 periapical lesions. J Endod 1992;18:152–155.

[72] Gatti JJ, Dobeck JM, Smith C, et al. Bacteria of asymptomatic periradicular endodontic lesions identified by DNA-DNA hybridization. Endod Dent Traumatol 2000;16:197–204.

[73] Sunde PT, Tronstad L, Eribe ER, Lind PO, Olsen I. Assessment of periradicular microbiota by DNA-DNA hybridization. Endod Dent Traumatol 2000;16:191–196.

[74] Sunde PT, Olsen I, Gobel UB, et al. Fluorescence in situ hybridization (FISH) for direct visualization of bacteria in periapical lesions of asymptomatic root-filled teeth. Microbiology 2003;149:1095–1102.

[75] Handal T, Caugant DA, Olsen I, Sunde PT. Bacterial diversity in persistent periapical lesions on root-filled teeth. J Oral Microbiol 2009;1:1946.

[76] Lomçali G, Sen BH, Cankaya H. Scanning electron microscopic observations of apical root surfaces of teeth with apical periodontitis. Endod Dent Traumatol 1996;12:70–76.

[77] Siqueira JF Jr, Lopes HP. Bacteria on the apical root surfaces of untreated teeth with periradicular lesions: a scanning electron microscopy study. Int Endod J 2001;34:216–220.

[78] Newman MG, Takei H, Carranza FA, Klokkevold PR. Carranza's Clinical Periodontology, ed 10. Philadelphia: WB Saunders, 2006.

[79] Ricucci D, Pascon EA, Pitt Ford TR, Langeland K. Epithelium and bacteria in periapical lesions. Oral Surg Oral Med Oral Pathol Oral Radiol Endod 2006;101:239–249.

[80] Ricucci D, Bergenholtz G. Histologic features of apical periodontitis in human biopsies. Endod Topics 2004;8:68–87.

Chapter 6

第6章 牙髓治疗临床操作步骤

Clinical endodontics: treatment procedures

本章继续以生物学为基础来探讨牙髓治疗中主要的临床操作步骤。根据本书的基本理念，只要深入理解疾病过程、确定治疗目标，并使用基于生物学原则的临床技术，几乎所有治疗都会取得相似的效果。

在治疗牙髓疾病时，需要明确区分*活髓*和*死髓*病例。活髓牙的牙髓通常处于未感染的状态。感染即使存在，通常也局限于暴露于龋病或口腔的那部分牙髓中。牙髓摘除术是不可复性牙髓炎病例首选的治疗方法，目的是预防进一步的牙髓坏死和感染，以及根尖周炎的发生。牙髓摘除术的操作步骤包括去除全部牙髓组织，然后进行根管预备和充填。死髓牙病例的治疗，则是另外一种完全不同的情况，其重点在于控制根管系统中的感染，以创造有利于根尖周组织愈合的根管内环境。

无菌操作

在牙髓治疗的所有步骤中，*无菌操作*是至关重要的一环。无菌操作是指手术过程中为防止微生物进入手术伤口而采取的所有措施。牙髓治疗中的无菌技术包括几个关键步骤。第一步是去除患牙、邻牙表面以及牙龈组织周围的菌斑生物膜和牙石。可以通过牙周刮匙或超声工作尖来去除，洁治之后使用沾有浮石粉的刷子或橡皮杯进行最终抛光（图6-1）。

在根管治疗时使用无菌器械是无菌操作中重要的一步。开髓和根管预备器械需保存在可高压消毒的盒子里。在使用器械时，必须格外小心，以便器械进入根管的部分不受污染。因此，医生应该注意不要用手接触器械的工作端。器械使用后，应放置在装有抗菌溶液的特殊容器中。

术区隔离和消毒

缺少橡皮障的隔湿，牙髓治疗的无菌操作就无从谈起。事实上，橡皮障隔湿是根管治疗的"必要条件"，不仅是由于微生物学的原因，而且也可以保护患者免受意外伤害，从而保护医生免受法律诉讼。令人遗憾的是，尽管橡皮障技术早在1864年就出现了，但是世界上仍然有非常多的牙医很少或从未在牙髓治疗中采用这种技术[1]。这也是导致全科牙医牙髓治疗失败率较高的原因之一[2-6]。

人们常说，临床操作中有时无法使用橡皮障夹，但是这只是一个借口。如果牙齿无法隔离，那么就应该重建牙齿外形以便隔离。当牙冠剩余结构并不足以支撑橡皮障夹时，可以考虑局部切龈或翻瓣去骨来弥补冠方的不足。在进行切龈或去骨前最好请牙周专科医生会诊，确定最佳的治疗方法，确保邻牙不因手术而受到过度损害。

当橡皮障安置完毕后，医生应该仔细检查橡皮障与牙齿之间有无渗漏。这是为了避免消毒剂和冲洗液渗入口腔，这些液体多有腐蚀性并且会造成口腔黏膜损伤。微小渗漏区域可以用封闭剂来封闭。Möller建议在获得完善的隔离后，应使用30%过氧化氢和5%碘酊擦拭隔离区（图6-1）[7]，高浓度的过氧化氢（H_2O_2）具有腐蚀性，擦拭时应格外小心。另外也可以用低浓度的过氧化氢（例如6%浓度）、2.5%的次氯酸钠、碘化物或2%洗必泰作为替代品来消毒[8]。

去除龋损及不良修复体

在开髓和疏通根管之前应去尽龋洞内所有感染牙本质（图6-1），这是为了避免将细菌带入根管系统。去除龋坏牙本质后术区严重污染，这时可用水流冲洗并配合强吸将感染牙本质碎屑冲刷掉。然后再次按上述步骤消毒术区，更换污染器械，使用新的无菌器械。

图6-2中展示的是一例由全科牙医转诊给牙髓专科医生的高难度病例。病例记录显示患牙治疗方法存在严重的错误，即进入根管前未去尽龋坏组织。下颌第一磨牙疑似牙根穿孔。隔离术区并去除临时充填材料后可见开髓口近中、悬空的颊尖和舌尖下大量的龋坏组织（图6-2a）。医生必须在对牙冠和髓腔进行仔细清理后，才能进行根管探查、工作长度测定和根管预备，以避免将感染碎屑带入根管。治疗的首要步骤是去除感染组织及薄壁弱尖。其目的是预防就诊期间出现牙尖折裂。探查髓底发现近中及颊侧均有覆盖部分根管口的牙本质突，牙本质突下含有机组织和细菌（图6-2b）。去除牙本质突，暴露根管口，并为下一步治疗做准备（图6-2c）。

除了龋坏组织外，不良直接或间接修复体均应一并去除，尤其是时间较长以及边缘明显渗漏的修复体（图6-3）。如果不去除这些修复体，其边缘容易堆积细菌，约诊期间可能使根管再次感染。

在这些操作过程中，可考虑重建患牙。在这一阶段，可去除含有无基釉质和/或牙本质的部分牙体结构，以便最终重建患牙。除此之外，还便于器械进入根管和降低咬合（图6-2b）。当然，并不能因此而去除过多的冠方牙体组织。

牙髓治疗前的准备

在很多疑难病例中，可能需要使用一系列技术手段使牙髓治疗能顺利完成，并防止出现并发症，使牙髓治疗的预后更佳。这些牙髓治疗前准备措施的目的可总结如下：

- 创造可隔离的术区。
- 确保器械的橡皮片有一个水平的、稳定的、准确的参照点。倾斜或不规则的髓室壁会让医生无法控制器械进入根管的深度，这样更易出现根管堵塞、台阶或者过度预备等事故。

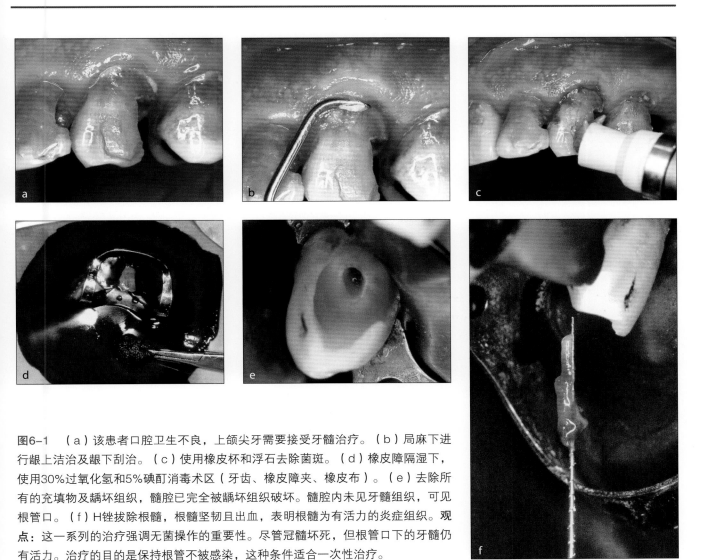

图6-1　（a）该患者口腔卫生不良，上颌尖牙需要接受牙髓治疗。（b）局麻下进行龈上洁治及龈下刮治。（c）使用橡皮杯和浮石去除菌斑。（d）橡皮障隔湿下，使用30%过氧化氢和5%碘酊消毒术区（牙齿、橡皮障夹、橡皮布）。（e）去除所有的充填物及龋坏组织，髓腔已完全被龋坏组织破坏。髓腔内未见牙髓组织，可见根管口。（f）H锉拔除根髓，根髓坚韧且出血，表明根髓为有活力的炎症组织。**观点**：这一系列的治疗强调无菌操作的重要性。尽管冠髓坏死，但根管口下的牙髓仍有活力。治疗的目的是保持根管不被感染，这种条件适合一次性治疗。

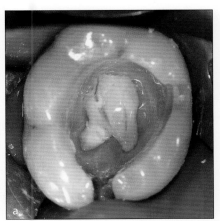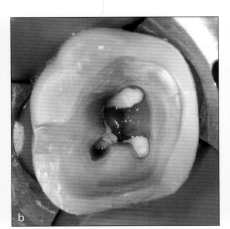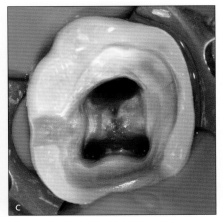

图6-2　（a）下颌磨牙疑似远中根管预备过程中穿孔，全科牙医将患牙转诊给牙髓专科医生。照片显示近中及牙尖下残留大量龋坏组织。（b）清理窝洞及去除薄弱牙尖，可见部分牙本质突覆盖近中根管口。（c）消除所有牙本质阻挡。建立髓腔通路。

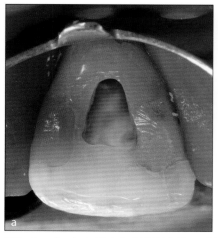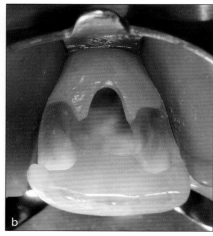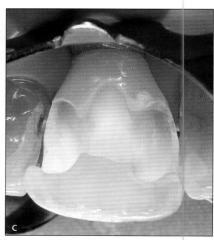

图6-3 （a）上颌中切牙牙髓坏死。制备开髓洞形。可见两邻面充填物边缘微渗漏。（b）去除充填物，重新对窝洞预备。（c）完成根管治疗后，对牙冠进行内漂白，以便后期修复。

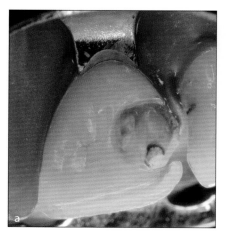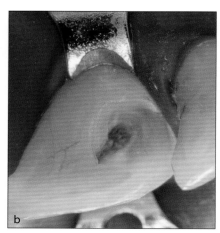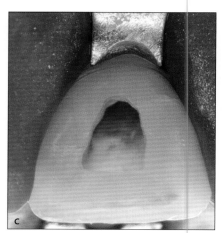

图6-4 （a）上颌中切牙已接受树脂充填，牙髓已坏死。去除充填物后，可见龋坏牙本质。（b）清理窝洞。去除远中切端薄弱的牙釉质，以防牙折。（c）复合树脂修复缺损，常规开髓。

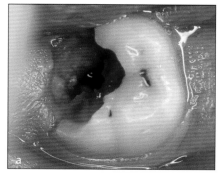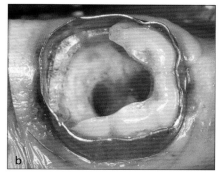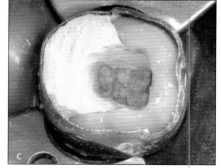

图6-5 （a）9岁男孩，下颌第一磨牙牙冠严重缺损。远中龋坏达龈下。（b）电刀切除牙龈，暴露远中牙釉质边缘。清理窝洞:龋坏累及整个髓腔。修整铜环以适应牙齿外形。（c）加热软化牙胶，暂封根管口以免堵塞，铜环内使用氧化锌丁香油水门汀充填。橡皮障隔湿，常规开髓。

图6-6　（a）上颌第一前磨牙，牙髓已坏死，伴颊侧窦道。牙冠远中大面积龋坏。牙龈组织增生到龋洞中，覆盖了洞缘。仔细探查，结合X线片发现牙槽嵴顶与洞缘之间有足够的空间。电刀切除增生牙龈组织。（b）暴露远中边缘，隔湿，并清理窝洞。去除薄壁弱尖以防诊间牙折。

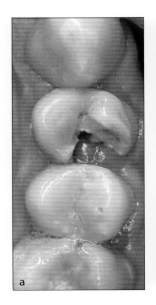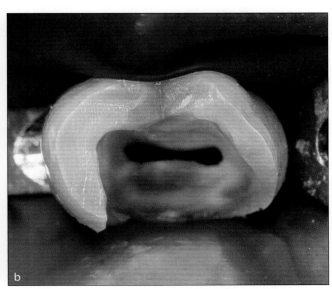

- 重建髓腔以便稳定橡皮障夹并可在根管预备中储存冲洗液。
- 具有4个洞壁的窝洞可使暂封物更加稳固。

　　对于前牙来说，进行彻底的髓腔清理后，可用复合树脂酸蚀粘接技术恢复缺损的牙体组织（图6-4）。然而对于后牙来说，在清除感染组织并用牙胶保护根管口后，建议使用正畸带环或铜环来重建牙体组织，后者更容易修整并适应牙冠形态。建议使用坚硬的水门汀材料进行充填，比如磷酸锌。待材料固化后，平整咬合面并用橡皮障隔离。最后常规开髓（图6-5）。

牙周组织对隔湿的干扰

　　一般来说，严重破坏的牙冠其边缘通常位于龈下。这种情况并不能作为牙髓治疗时无法隔离的理由。如果患牙真的不能被隔离，那么也就意味着无法修复。医生应考虑采用一些措施以暴露健康牙体边缘，还必须进行详细的临床检查并仔细评估X线片，来明确生物学宽度的范围[9]。因为在某些病例中，未必需要通过翻瓣进行冠延长。例如，在图6-6a中展示的病例，一开始认为可能需要翻瓣，但经过详细的临床检查后，发现覆盖在牙齿远中边缘的牙龈组织只是增生的组织。只要去除该增生组织即可获得良好的隔湿（图6-6b）。

　　如果剩余牙体组织边缘接近牙槽骨的边缘，并且已丧失了必需的生物学宽度，那么就需要进行冠延长手术，包括翻瓣和去骨。当结缔组织和牙周上皮愈合后，可创造出牙槽嵴顶上必需的空间，可将牙齿边缘置于龈沟外。如图6-7所示，接受冠延长术的尖牙可顺利进行牙髓治疗和后期的冠部修复，否则患牙可能会被拔除。

　　图6-8所展示的是一例复杂病例。15岁女性患者，经临床检查发现下颌第二磨牙牙冠大面积缺损，临时材料充填。舌侧可见远舌尖缺失，缺失部位被增生的牙龈组织占据（图6-8a）。牙髓活力测试结果为阴性。X线片显示髓顶已消失，远中根尖周围可见透射影。第三磨牙牙冠仍在发育过程中（图6-8b）。该病例的治疗方案为冠延长术，切除远中增生牙龈组织和拔除第三磨牙。因此，根管

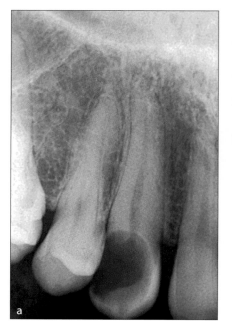
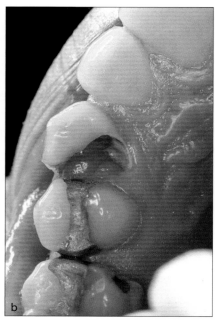
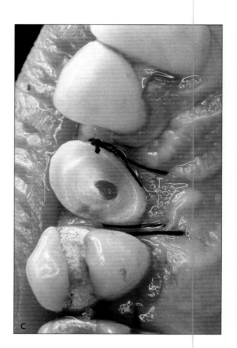
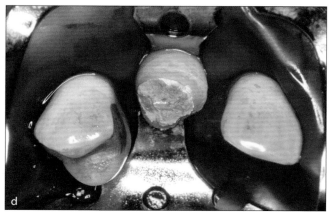

图6-7 （a）X线片示上颌尖牙牙冠大面积龋坏。牙髓活力测试结果呈阴性，根尖无明显病变。（b）腭侧观见牙冠破坏严重。牙龈组织覆盖部分窝洞。（c）去尽龋坏组织后行冠延长。注意根管口可见活髓组织。（d）牙周组织愈合后，隔湿患牙进行根管治疗。

治疗和后期修复得以顺利进行。经过10年5个月的随访（图6-8c），可见根尖周和边缘骨结构恢复正常，修复体仍可正常使用。

开髓

在过去20年中，开髓步骤并没有明显变化。读者可参考其他牙髓病学教科书。本书中将描述开髓过程中的一些普遍规律和基本原则。

开髓不仅要遵循根管解剖结构，更要建立一个使器械可直达根尖部的直线通路。可使用直径合适的车针和金刚砂涂覆的超声工作尖，将突入髓室和覆盖根管口的牙本质去除，从而使根管冠部成漏斗状（图6-9）。GG钻可以应用于根管口的预备（图6-9b和图6-10b）。为防止器械折断，GG钻应在旋转中进入根管。在大部分牙齿中，牙本质突会覆盖根管口（图6-11）。这些牙本质突通常覆盖上颌磨牙颊侧根管口及下颌磨牙近中根管口。图6-10a显示了牙本质突是如何影响器械进入近中根管的。可使用小号GG钻，朝着牙尖顶的方向轻柔施压，以去除这些牙本质突（图6-10b），最后，近中根管没有冠方牙本质的阻挡，直线通路得以建立（图6-10c、d）。

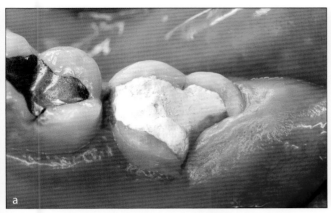
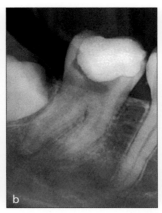
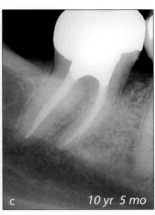

图6-8 （a）下颌第二磨牙，远中牙龈增生覆盖缺失的远舌尖。（b）X线片显示远中根具有根尖周病变，第三磨牙的牙冠未萌出。治疗计划为拔除第三磨牙，对47牙行冠延长术。然后47牙接受根管治疗，使用银汞修复牙冠，（c）随访10年5个月，X线片显示牙冠边缘及根尖周骨结构正常。

图6-9 （a）开髓后，舌隆突相应位置可见牙本质突，影响器械进入根管。（b）可用GG钻稍向腭侧壁上下提拉施压去除牙本质突。（c）预备完成后，开髓洞形呈直线向根尖方向逐渐缩小的漏斗形。

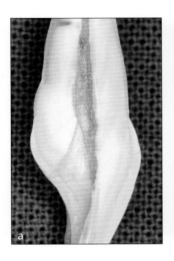
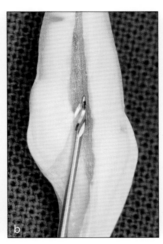
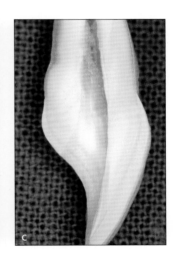

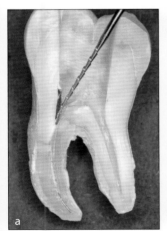
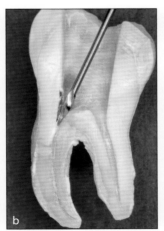
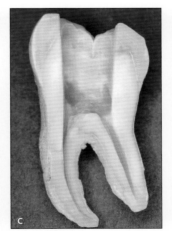
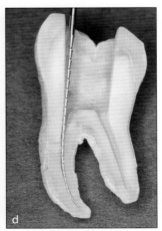

图6-10 （a）下颌第一磨牙开髓后。牙本质突（红色部分）覆盖近中根管口。这时，根管锉进入近中根管后向远中倾斜。（b）小号GG钻去除牙本质突。（c）根管口预备完成。（d）器械可呈直线进入近中根管。

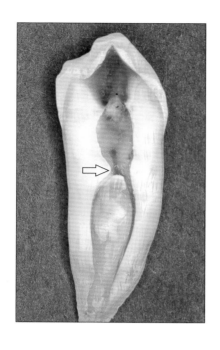

图6-11　下颌第一前磨牙单根双根管。值得注意的是，舌侧根管口几乎完全被牙本质突覆盖（箭头所示）。

6-13c）。

一般来说，开髓洞口的形态应该与髓室顶的形态相似。需完整揭去髓室顶以免遗漏髓角，而髓角中可能含有残留的细菌生物膜、组织碎片和根管封闭剂。细菌生物膜和组织碎片可能会导致治疗期间根管的再次感染，根管封闭剂有可能导致根管治疗后牙冠变色。开髓洞口不应过大，但也不应以保留牙体组织为借口而过小（图6-14）。

推荐开髓步骤为首先根据需要治疗的牙齿制备相应的开髓口形态，称为*开髓洞形*。这是初步的开髓口形态，到达髓腔后可根据髓室顶的实际形态并且便于器械进入根管口时无阻碍，可将开髓洞口扩大或改良。这种开髓口形态称为*便利形*。

图6-15中的上颌磨牙因重度牙周病导致牙髓炎（图6-15a）。首先制备具有上颌磨牙经典开髓洞形的开髓口（图6-15b）。揭全髓顶后，使用探针可探及近颊及远颊根管口，并未探及腭侧根管口。经仔细检查发现腭侧存在髓室顶，将其去除。这使得最终的开髓洞口呈罕见的四边形。改变开髓洞形有助于医生找到副腭根相应的腭侧第二根管口（图6-15c）。此病例中也存在MB2（在这个病例中是第五根管）（图6-15c）。恰当的开髓使所有的根管得到成功的治疗（图6-15d～h），长期随访也证实了这一点（图6-15i、j）。

遗漏根管可能是根管治疗后症状持续存在和/或治疗后根尖周炎产生的原因之一。因此医生应仔细地探查髓室底寻找额外根管口[11]。在下颌磨牙中，连接两个近中根管口的裂隙常被牙本质突覆盖（图6-16a），医生应使用尖锐的探针仔细探查，以寻找容易被忽略的近中中央根管口。如果疑似存在近中中央根管，应完全去除牙本质突，直到髓室底与近中髓壁形成的线角清晰可见（图6-17）[12,13]。近中中央根管可能存在独立的根管及根尖孔，或与其余两根管中的任一根管在不同水平融合[12,13]。同样在上颌磨牙中，这类冠方牙本质突增加了寻找近颊

上颌磨牙的第四根管，即近颊第二根管（MB2）或近中腭侧根管，其根管口常被牙本质突覆盖。上颌第一磨牙第四根管发生率约为50%[10]，所以医生应该仔细地寻找，图6-12展示了寻找和预备第四根管口的一系列临床操作步骤。图6-12b显示当未探及MB2根管口时，应首先寻找和预备3个主根管口，然后沿着近颊根管口和腭侧根管口的连线探查，使用根管探针或小号根管锉探查近中牙本质壁与髓底的线角。一旦探及根管口，将根管锉轻柔地插入根管中（图6-12c），小幅度扩锉，向近中牙本质轻柔地加压。这使得近中牙本质出现缺口，使根管口清晰暴露。然后使用1或2号GG钻去除更多的近中牙本质，这一过程中不要让GG钻进入根管深部。最终完成第四根管的预备（图6-12d）。

图6-13所示的上颌第一磨牙的再治疗中，发现"遗漏的"第四根管。其根管口的位置更接近于腭侧根管口，而不是近颊根管口（图6-13b和

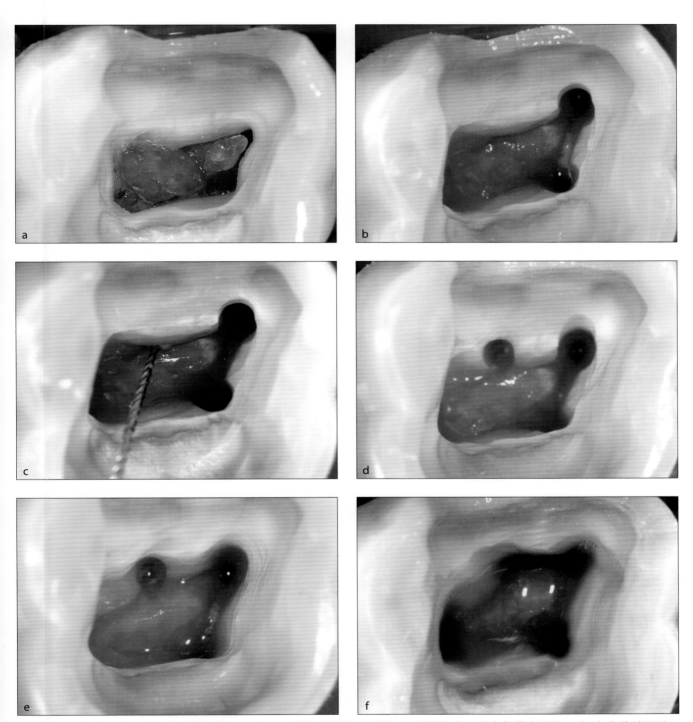

图6-12　上颌第一磨牙定位和预备根管口。（a）去龋及揭除髓室顶后，可见钙化物几乎占据整个髓腔。（b）去除髓石后，可见3个主根管口。经探查及手用锉初步预备后，2号和3号GG钻预备根管口。此时未见第四根管。（c）10号K锉探查髓室底与近中壁相交处。沿近颊根管口向腭根管口方向，直到器械可进入疑似根管中，并可向根尖方向深入。定位到了第四根管。（d）使用根管锉上下提拉扩大根管口，然后使用1、2号GG钻进一步扩大。（e）使用金刚砂超声工作尖仔细地去除近颊及第四根管口之间的牙本质突，使髓底及近中壁线角清晰可见，这样可以避免遗漏根管。（f）根管预备完成后的根管口。

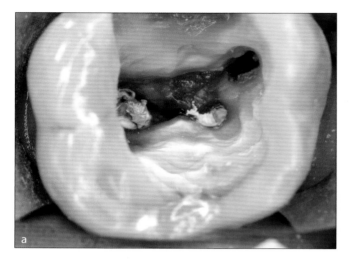

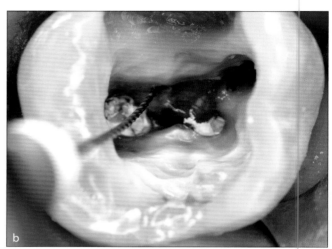

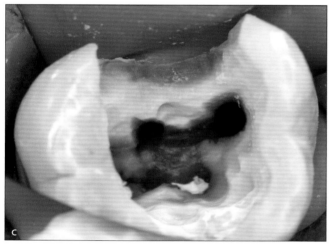

图6-13 （a）上颌第一磨牙根管再治疗。清理髓腔后，可见已接受治疗的3个根管口。（b）寻找第四根管。沿近颊及腭侧根管口连线探查，使用10号K锉可进入近中壁与髓室底的交角处的可疑根管中。注意该病例中第四根管口更接近腭侧根管口。（c）去除近中牙本质突及完成第四根管预备后的髓腔形态，可以完整地看到连接近颊根管口与第四根管口的沟槽。

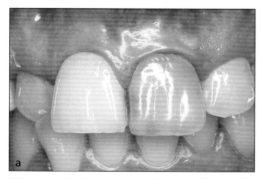

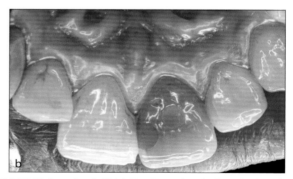

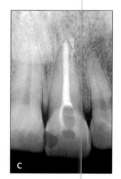

图6-14 （a）上颌中切牙冠变色，数年前曾接受牙髓治疗。（b）腭侧观可见开髓不充分。（c）X线片示髓腔内残留充填材料，导致牙冠变色。

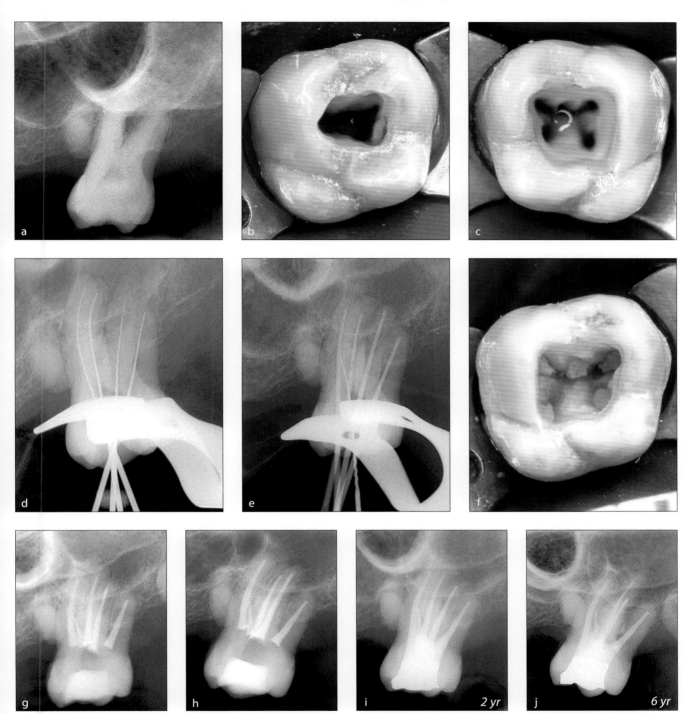

图6-15　（a）58岁女性患者，左上颌第二磨牙剧烈疼痛。临床检查可见牙冠完整，但是存在重度牙周病，可探及5~6mm深牙周袋。牙髓活力测试患牙剧烈疼痛。X线片示牙冠完整但是存在牙槽骨缺损。近中可见残根。（b）拟对患牙行牙髓摘除术。麻醉及隔湿后，制备常规的三角形开髓洞形。（c）完整去除髓室顶后，最终便利形为四边形，不同于常规上颌磨牙开髓洞形。探及5个根管口：2个腭侧根管口、2个颊侧根管口以及MB2根管口。（d）确定4个主根管的工作长度。（e）牙胶插入已完成预备的4个主根管中，器械插入MB2证实其在根管中段与MB融合。（f）使用牙胶及封闭剂采用冷侧压充填技术充填根管。可见充填后的髓腔形态。（g和h）不同角度拍摄的术后X线片。（i和j）随访2年和6年的X线片，可见根尖周组织正常。

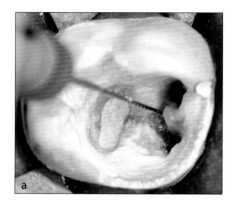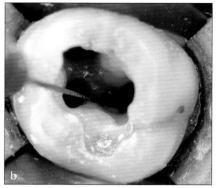

图6-16 （a）使用根管锉探查下颌磨牙近中根管间的裂隙，显示存在近中中央根管，根管口被牙本质突完全覆盖。（b）在上颌磨牙中，小号根管锉可探入腭侧根管旁细小根管口。进一步预备后显示这并不是一独立根管，只是侧腭根管的延伸。

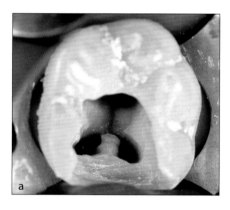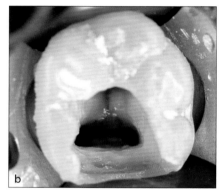

图6-17 （a和b）去除下颌磨牙近中牙本质突，可直视连接2个主根管口的裂隙。

根管的难度。根管探针和小号根管锉可以用于寻找和探查这类额外根管。一旦定位根管口，应使用手用器械扩大根管口，之后使用GG钻或镍钛（NiTi）器械继续扩大根管口（图6-12）。

医生应时刻谨记异常根管结构的存在[11]。其中一种就是下颌第二磨牙中所谓的"C形根管"（图6-18和图6-19）。根管系统与其牙根的外形相似，呈"C"形，且牙根凹向舌面。单独通过X线片很难诊断C形根管，通常医生需要观察髓室底才能发现，存在连接近远中根管口的真正的"C"形裂隙。"C"形根管存在很多变异[14-16]，其中之一是存在独立的近中舌根管；在这种病例中，"C"形裂隙连接近颊和远中根管口，使根管呈带状（图6-18）。

下颌磨牙的另一种变异就是存在独立的远舌根，其根管口位于远中舌侧（图6-20b）。图6-15显示上颌磨牙一种不常见的解剖变异，患牙存在2个腭根，髓底存在2个相应的腭侧根管口。医生应谨记这些变异仅占正常结构比例的一小部分。

最后，值得指出的是，在开髓过程中，以及在根管治疗的几乎所有其他阶段中，使用适当的放大装置至关重要。

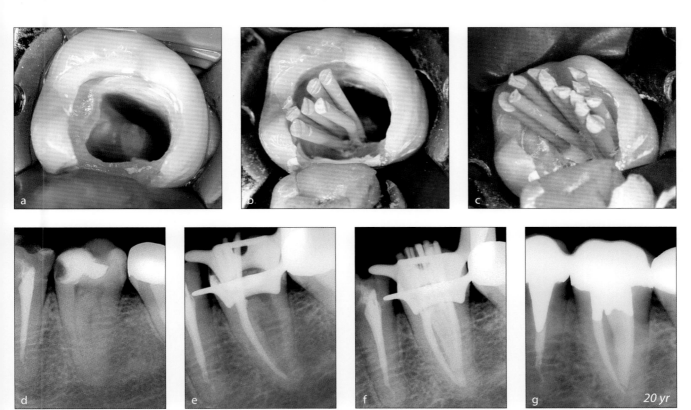

图6-18 （a）左下第二磨牙 "C形"根管。预备完成后，可见近舌根管、近颊与远中根管口融合呈C形。凹向舌向。（b）首先充填近舌根管。（c）去除多余牙胶，完成C形根管的充填。侧方加压充填技术特别适合带状根管。（d）术前X线片，可见该牙为单根。（e）近舌根管充填后的X线片。（f）C形根管充填后的最终X线片。（g）随访20年的X线片，显示根尖周结构正常。

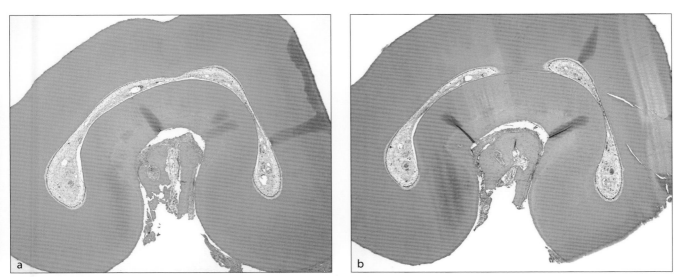

图6-19 下颌第二磨牙C形根管结构的横向组织切片。（a）根中1/3处的切片。 连续的 "C"形根管，与牙根形态相近（HE染色，放大25倍）。（b）中为距（a）中切片根尖方0.5mm获得的切片，"C"形结构被其路径中间的牙本质中断（放大25倍）。由于这种解剖结构的存在，使用当前的预备技术很难彻底地清理根管。

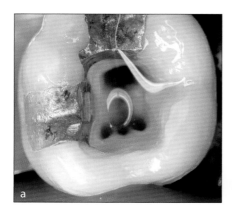 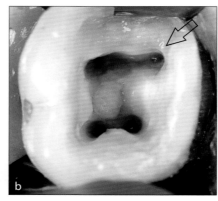

图6-20 （a）下颌磨牙具有3个近中根管口。（b）下颌磨牙远舌根管口（箭头所指）。

根管治疗一次法、两次法或多次法

根管治疗是采用一次性法还是两次法，取决于牙髓和根尖周组织的病理状况。显然，这同样受其他因素的影响，比如医生的经验和技术、出现术中并发症、存在临床症状以及其他因素。然而，最终选择取决于根管内是否存在感染。

在活髓病例中，感染通常局限在暴露于口腔的冠髓中。当去除冠髓后，发现根管口处存在活髓组织，通常可一次完成根管预备和充填，前提是不存在延迟治疗的情况，比如根管钙化、吸收和时间限制。如果根管治疗不能一次完成，那么首选氢氧化钙混合水、生理盐水或甘油作为诊间根管内封药。

死髓牙病例中最常存在根管感染，尤其是伴有根尖周病变时。在这类病例里，髓腔和根管口均可见坏死组织。对于伴有根尖周炎的病例，细菌不仅存在于主根管内，更会进入包括牙本质小管、侧支根管、根尖分歧和峡区在内的整个根管系统中。因此，应尽最大努力地清除根管系统中的细菌。机械预备和冲洗液通常无法接触到主根管之外的细菌，使得一次性根管治疗的消毒效果不可预测。因此，需要诊间在根管内使用抗菌剂，使其渗透到那些复杂结构中，以杀灭那些机械化学预备影响不到的细菌。根充前首选氢氧化钙混合惰性材料（水、生理盐水、甘油）或生物活性材料（洗必泰、樟脑对氯

酚）作为诊间封药，以增强根管消毒效果。

越来越多的医生选择一次性完成根管治疗，即使对于牙髓坏死并伴有临床症状的病例也是如此。据称，未被机械化学预备杀灭的微生物，会被具有抗菌性的封闭剂杀灭或者被根充材料"包埋"以阻断其营养供应。一次性根管治疗可能会节省很多治疗时间，而且存在以下优点：医生在根充时对根管解剖的细节(如根管的弯曲和不规则程度)了如指掌。

尽管一次性根管治疗具有以上优点，但是在决定治疗次数时更应考虑到治疗的长期效果。最理想的结果取决于通过治疗创造出有利于组织恢复健康的条件。根尖周病变愈合所需的最佳条件是根管内不存在微生物，活髓牙病例最接近这一条件，所以基本上活髓牙病例根管治疗的成功率接近100%。因此，医生应采取可有效控制根管感染的治疗方案，以建立有利于组织愈合的环境。

目前比较根尖周炎一次法或两次法根管治疗成功率的临床随机对照研究并不多见。有研究指出，使用氢氧化钙诊间封药的两次甚至更多次根管治疗，比一次性根管治疗的成功率高10% ~ 20%[17-21]。然而，也有研究发现两种治疗方法的成功率并无明显差异[22]，甚至一次性根管治疗的成功率高10%[23, 24]。Sathorn[25]等对这一问题进行系统综述，然而只有3篇文献符合纳入标准[21, 23, 24]。

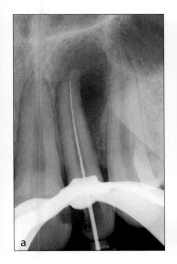 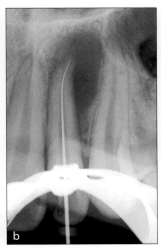 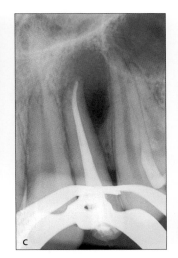 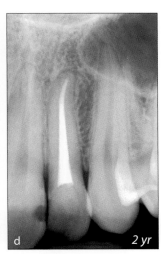

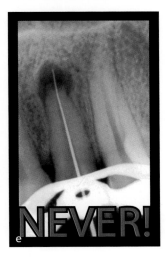

图6-21　（a）侧切牙伴大面积根尖周病变。确定工作长度。器械未到达根尖。根尖向远中弯曲。（b）确认工作长度拍摄的X线片。（c）根管机械预备后，氢氧化钙封药1周。然后充填根管。注意根管预备成具有连续的锥度，根充物均匀。（d）随访2年的X线片显示根尖周骨再生。（e）侧切牙伴根尖周阴影和根尖吸收。X线片显示器械远远超出根尖。虽然可以（而且必须）重新调整工作长度，但术后急症的发生率增加。

因数据有限，不能确切得出哪种治疗方法更好的结论。这并不一定就意味着两者之间无任何差异，只是现有的数据不足以得出最终结论，并且数据的统计学意义不明显。然而，最近一项大样本研究明确指出[26]，使用氢氧化钙诊间封药的两次或多次根管治疗，其成功率明显高于一次性根管治疗。这与其他研究结果一致，感染控制的最佳方案是使用诊间封药的两次法[27, 28]。然而，应尽可能避免进行两次以上的治疗，以免引起继发感染[29]以及缩短根管治疗后牙齿的存留时间[30]。

确定工作长度与机械预备

在确定工作长度时，应避免根管锉超出根尖孔进入根尖周组织中，特别是在感染病例中。为此，应在术前X线片上测量牙齿的长度。考虑到可能存在X线片影像失真，第一根插入根管的器械应短于根管长度。电子根尖定位仪是根管探查和工作长度确定时重要的辅助工具。如果不使用电子根尖定位仪，那么测量工作长度的器械应短于根管长度（图6-21a、b）而不能超出根尖孔（图6-21e）。尤其在死髓牙病例中，根管锉不应超出根尖孔，否则会使坏死感染物进入根尖周组织，从而引起术后急症

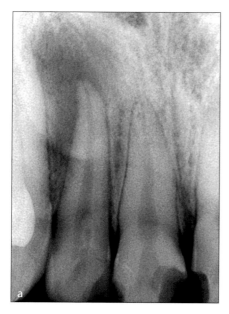
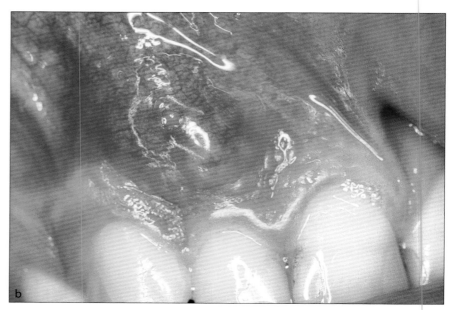

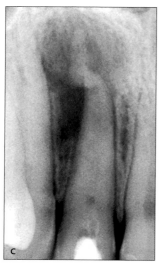
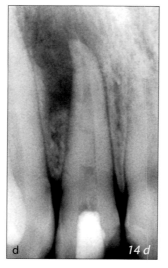

图6-22 （a）上颌侧切牙牙髓坏死伴根尖周炎。患牙曾接受直接盖髓术。现在无任何症状。X线片示根尖周大面积阴影。确定工作长度后，对根管进行机械预备，氢氧化钙封药。（b）治疗24h后患者出现疼痛和牙龈肿胀。（c）X线片显示，氢氧化钙被推出根管外。切开引流。（d）两周后，临床症状消失。根尖周组织中无明显的氢氧化钙。**观点**：术后急症的发生并不完全是由于氢氧化钙被意外地推入根尖周病变中，而是刺激因子（坏死碎屑、细菌及其毒性产物）同时超出根尖孔。这可能是由于工作长度确定失误，导致根管过度预备。

（图6-22）。

　　根尖狭窄是根管预备和充填理想的止点[31,32]，但是其位置在临床上很难确定，甚至无法定位。根尖狭窄位置多变，通常短于影像学根尖0.5～1.5mm，这被认为是根管治疗理想的止点。值得注意的是，从解剖学和组织学的角度来看，当器械到达影像学根尖时，其实已经超出根尖孔进入牙周膜[31]。在大多数病例中，将根管预备至影像学根尖并不可取，意味着过度预备。

　　根管机械化学预备的目的包括：

- 清理，包括去除活髓或死髓以及前期牙本质。
- 消毒，在感染病例中去除细菌及其代谢产物。
- 成形，将根管预备成锥形，以便于充填。

　　充分并且有效的预备根管是一项艰难的任务，这需要医生经过大量的训练并具有丰富的经验。多年以来，只有手用器械应用于根管预备，尽管很多人尝试研发机用器械辅助甚至代替手用锉。然而，证据显示这些早期的产品和设备并不是很理想[33]。已进入市场的声波和超声根管预备设备，似乎比以前的设备更安全，因为它们不是靠器械旋转切割根管壁，而是依靠声波或超声来预备根管。相比手用器械和早期的机用器械，这类器械得到了医生们的一致好评[34]。然而，严格的组织学研究表明，根管清理的质量受解剖和病理因素影响，而不是使用的预备技术。横断面为圆形的直根管，其清理和成形效果最佳[35]，然而这种具有理想形态的根管并不常见[36]。

近年来，随着超弹性镍钛合金的应用，机用旋转器械再次进入市场。1988年，第一款超弹性镍钛合金制作的根管锉面世[37]。随后变锥度镍钛器械的出现，在医生中引起了强烈反响并且大受欢迎，此后越来越多的新器械投放市场。研发人员认为，这些器械应该简化并缩短治疗时间。事实上，在过去10年中镍钛器械广受全科牙医和牙髓专科医生欢迎，以至于制造商（被巨大的市场潜力所吸引）争先恐后地生产出更多具有创新设计的器械。

如果医生对牙髓病治疗有足够的了解并且接受过大量的临床前培训，那么镍钛旋转器械确实是很有价值的。然而，器械大量涌入市场的同时也带来一些问题。其简化操作的同时可能会使医生忽视牙髓病治疗的生物学基础。没有充分掌握解剖和病理学知识，即便使用机用器械也不会提高治疗效果[38]。

机用器械的普及主要在于其能够提高根管预备的速度，而不在于其清理和消毒根管的实际能力。大量的体外研究表明，镍钛器械通常能够保持根管弯曲度[39, 40]，但是根管清理效果并不理想，因为预备后仍有很多根管壁未被清理到[41, 42]。预备过程中的并发症，如器械分离、根尖阻塞和工作长度丢失等也并不少见[43, 39]。此外，在卵圆形根管中，这些器械往往会将根管预备成圆形，使颊舌向预备不足，这可能导致残留细菌而影响治疗结果[41,44-47]。因此，虽然镍钛器械的出现是牙髓病学领域的巨大进步，它可以在减少误差的情况下更好的成形根管，但是与手用器械相比，旋转器械除了速度快之外，并不具有显著优势。

总体来说，器械的设计和材料方面的改进可促

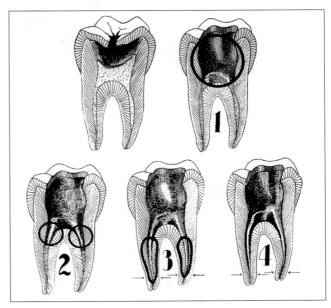

图6-23　从这幅图（摘自Balters 1930年出版的著作[51]）中可以看出，自牙髓病学创建之初，就出现了预备根尖之前首先预备根管上2/3的概念。

进根管成形，但在根管消毒方面并未取得较好的清洁效果。因此，根管冲洗作为机械化学预备的重要组成部分，在这方面起着至关重要的作用。严禁在干燥的根管中进行预备。在根管预备的全程应使用大量的1%～2.5%次氯酸钠溶液进行冲洗。

首先疏通根管，确认没有解剖和钙化形成的障碍，然后使用器械预敞根管冠方和根中1/3，这种方式最初被称为"冠向下技术"，后来改为"逐步深入技术"。"冠向下技术"这一术语于1980年提出[48]，而第一次科学试验可以追溯到1984年[49]。必须指出的是，20世纪80年代强调的首先预敞冠方这一观点，其实已经在1928年的美国文献[50]以及1930年的欧洲文献[51]中出现过（图6-23）。

在预备根管的根尖1/3之前，应首先预备根管冠2/3，有以下几个优点：

- 降低根管冠方的弯曲度。
- 使根尖1/3预备更加容易。
- 使扩大的冠方根管能容纳冲洗液。
- 使冲洗针头更加深入根管，从而增强根尖的冲洗效果。

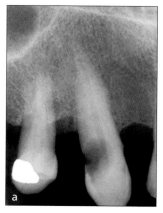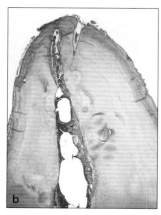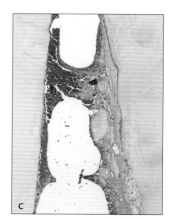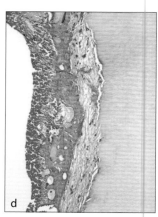

图6-24 （a）上颌尖牙因修复原因拔除。牙髓仍有活力。工作长度确定后，使用机用镍钛器械完成根管预备。机用镍钛系统中最大号锉的尖端直径为35号，因此将根尖预备至35号0.02锥度，5%次氯酸钠溶液冲洗根管。随后拔除患牙。（b）贯穿根尖区的纵向切片。根管内充满了牙髓碎片（HE染色，放大25倍）。（c）根管的细节图（放大50倍）。（d）放大100倍图（c）中右侧根管壁。根管壁上可见预备过程中被压到完整牙髓组织上的一层坏死组织。观点：在这个病例中，根管初始的根尖直径大于35号，因此预备过程中器械甚至无法接触到根尖的牙本质壁，导致根尖1/3充满组织碎屑及坏死物，这并不符合根管预备的机械和生物学理念。每一套根管预备系统都应含有大号器械，以将具有不同直径的根管成形。需要强调的是，即使次氯酸钠溶液浓度再高，仍不能完全清除残余牙髓组织。

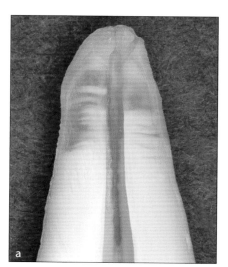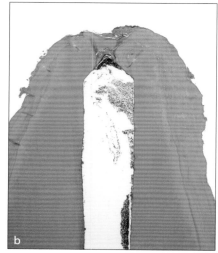

图6-25 前牙预备根充挡示例。（a）完成预备后的上颌尖牙，手用锉预备形成根充挡。可见根尖分歧。（b）上颌中切牙因大面积龋坏，经根管治疗后8年拔除。根尖1/3预备至70号。可见根充挡形态如同K锉。根尖孔可见钙化组织（HE染色，放大25倍）。

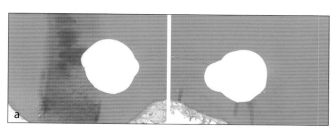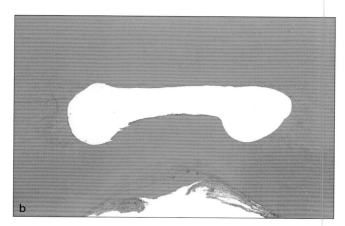

图6-26 （a）下颌第一磨牙手用器械完成预备后，近中根根中1/3的横切面组织切片，双根管均清洁（HE染色，放大25倍）。（b）根中及根尖过渡区。连接两主根管间粗大峡部。未见牙髓碎屑（放大25倍）。

然后确定工作长度，通常短于影像学根尖0.5~1.5mm，之后可以使用机用旋转器械或手用镍钛锉预备根尖。综上所述，使用镍钛合金器械预备根管最重要的是，这种器械可以减少根管预备中的意外风险和根管偏移。显然，无论手用器械还是机用器械——医生均应规范化操作。

根管治疗的另一争议是根尖扩大的程度。倡导热塑牙胶根管充填技术的学者建议在狭窄根管中根尖预备应止于20号[52]。另一些学派则认为根尖应至少预备至35号或更大，增加根管壁的机械预备面积，以减少根管壁上残留的细菌生物膜和去除更多的感染牙本质和残余牙髓[53]。根据根尖区的解剖学研究[54]，20号的器械根本不可能接触到绝大多数根管的所有根管壁。这是因为多数牙齿的根管在距离根尖孔1mm处变粗[55]。确定根尖预备直径的一种恰当的方法，是用第一根到达工作长度且尖端具有摩擦感的根管锉，即初尖锉，来确定根尖直径。而对于感染根管，显然应该逐步增加到达工作长度的器械号数。

图6-24所示的病例说明了为什么必须使用直径大于根尖初始直径的器械来预备粗大的根管。在一些病例中，一些厂家提供的用于根尖制备的器械无法达到这一目的。

医生应特别注意在距离根尖0.5~1.5mm的位置制备根充挡，在同一位置上逐渐增加器械的直径（图6-25）。这将有利于将充填材料局限于根管内，同样也将降低超充的风险。建议医生沿着根管的整个横断面进行预备，因为根管的横断面很少是圆形的（图6-26b）。

使用能够到达距工作长度3~5mm内的较细的针头大量冲洗根管，同时注意回吸冲洗液。为了防止牙本质碎屑阻塞根管，可用小号锉反复疏通至工作长度。一旦将根管制备成从根管口到根尖止点具有连续锥度的锥形时，就意味着根管预备已经完成了。

根管预备技术的清理能力

很多用于评估根管预备技术和冲洗液清理能力的研究，都是使用扫描电镜（SEM）对离体牙进行观察。根管的清洁程度是根据不同水平的根管壁上存在的碎屑和玷污层，以及根管壁牙本质小管的开放程度来评估的。SEM研究的一个主要缺点是仅能观察研究组织的表面，因此并不能确定碎屑的厚度，难以区分细胞聚集体。此外，在标本脱水这一必要过程中，会出现软组织收缩和硬组织裂纹等组织伪影。尽管存在这些局限性，由于该方法易于操作，不需要长时间的处理过程，样品分析可以在较短的时间内完成，因此受到很多研究者的青睐。

另一方面，光学显微镜的研究肯定更复杂，事实上，在文献中很少使用这种研究方法。

不同的研究者可能会使用保存在福尔马林中的离体牙[56]，对猴牙进行体内研究[35]或对人牙进行体内研究[33]。很明显，与扫描电镜获得的信息相比，用光学显微镜获得的信息在定性和定量上都要全面得多。事实上，光学显微镜可以区分黏附在根管壁或游离于根管中的残余软组织，能识别细胞类型，分析主根管残髓、侧支根管及根尖分歧中组织的炎症反应，区分前期牙本质和牙本质，识别并量化牙本质小管及碎屑中定植的细菌。

病例讨论

这里我们会展示一些实验病例，这些病例中的患牙在体内已使用手用器械或机用旋转器械预备，由于修复原因而被拔除。这些样本所属的病例研究不能公开发表，因为病例数量不足以用来同质分组，来比较不同预备技术、冲洗液、根管内封药和观察期的根管清理效果。尽管存在这些局限性，但这些观察结果似乎反映了以往组织学研究的结果[35]。

研究结果整体表明：

■ 粗而直的圆形根管，无论使用手用还是旋转器械

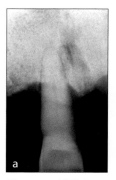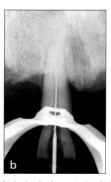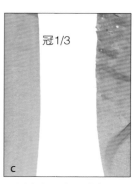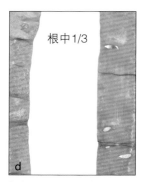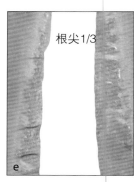

图6-27　试验牙。79岁老年患者，上颌中切牙为活髓，由于修复原因需拔除。（a）术前X线片。（b）确定工作长度后。使用GG钻预备根管冠2/3，使用手用锉预备根尖1/3。1%次氯酸钠溶液冲洗根管，随后拔除患牙。纵向制备组织切片。（c~e）根管冠、中、尖1/3的大体观。根管壁清洁（HE染色，放大25倍）。

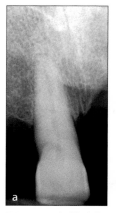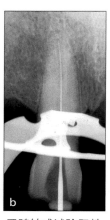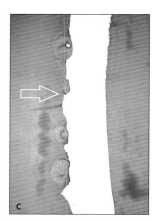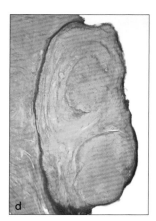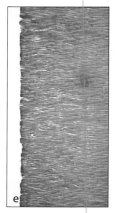

图6-28　颌骨残留牙。牙髓敏感试验阳性。治疗方案为全口义齿修复。（a）术前X线片。（b）确定工作长度，使用镍钛器械预备根管。5%次氯酸钠溶液冲洗根管，立即拔除患牙。（c）根中及根尖1/3的过渡区。根管中无残余牙髓组织，右侧管壁光滑，而左侧壁由于髓石嵌入牙本质中形成不规则区（HE染色，放大25倍）。（d）放大400倍（c）中箭头所示的钙化物。钙化物呈同心圆状。（e）放大400倍（c）图中右侧壁，牙本质小管清晰可见。

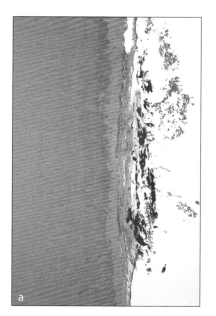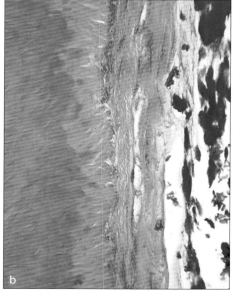

图6-29　上颌前磨牙。使用机用镍钛器械预备根管，5%次氯酸钠溶液冲洗根管。（a）器械未接触的部分根管壁。从左到右：牙本质、前期牙本质、钙化牙髓、碎屑（HE染色，放大100倍）。（b）在高倍镜下（放大630倍）可见轻微染色的残余成牙本质细胞。

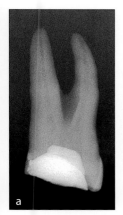 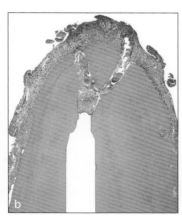 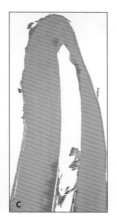 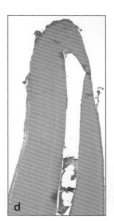 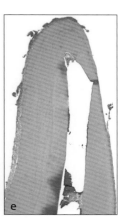

图6-30　（a）上颌第一前磨牙。牙髓有活力。使用机用镍钛器械在体内预备根管。主尖锉：35号0.02锥度。使用5%次氯酸钠溶液冲洗根尖区，然后立即拔除患牙。患牙近远中向投照的X线片显示颊根较直（左），腭根轻度弯曲。（b）颊根的根尖部分。切片显示根管清洁，无游离的碎屑，管壁上也无碎屑附着。根尖预备得较为标准，根管壁使用常规方法预备。注意根尖分歧中含有活的组织（HE染色，放大25倍）。（c~e）与颊根相反，腭根的纵向切片显示根管中1/3有大量碎屑。此外，预备时没有遵循根管的弯曲，形成朝向弯曲外侧壁的偏移（放大25倍）。**观点**：直根管可以被很好地清理，而弯曲根管无法被彻底清理。这些切片证实超弹性合金器械不能保持根管的初始弯曲。

进行预备，均可以取到很好的清理效果。

■ 椭圆形或扁平状，且具有不同程度弯曲的细根管，无论是使用手用器械还是机用器械都无法被有效地清理。

■ 根管预备后，管腔内完全没有残髓几乎是不可能的。

图6-27所示，使用手用器械和GG钻对上颌中切牙的冠上2/3进行有效清理。除了没有游离或附着的残髓以外，根管有效清理的一个重要标准是去除前期牙本质。在一些切片中可观察到根尖分歧中有牙髓组织（请参阅第8章）。同样，图6-28中的上颌中切牙经过镍钛器械预备后清除牙髓组织。根管壁不规则区与之前的钙化有关。

图6-24中，上颌尖牙根管预备后，根尖1/3的组织学评价结果并不理想。使用镍钛旋转器械预备根管，该系统推荐将根尖预备到35号。组织学切片显示原始根管的直径要比器械的直径大得多。图6-29所示，根管机械预备不能充分清理上颌前磨牙根管壁的某些区域。在组织学切片中可观察到，伴有残余成牙本质细胞的牙髓结缔组织位于完整的前期牙本质上。

在图6-30的组织学切片中可观察到，镍钛器械并不能像厂家宣传的那样可以保持根管初始弯曲。上颌第一前磨牙的腭根具有一定程度的弯曲。切片显示器械倾向于去除根管外侧壁的牙本质，几乎造成穿孔。然而图6-26中所示，下颌磨牙的近中根经有效预备后，其根管中1/3及根中1/3与根尖1/3的过渡区管腔均得到了有效的清理。

根管预备过程中的操作失误

医生在预备弯曲根管时需要一些特殊的技巧。对于手用器械，小号不锈钢锉弹性较好，可顺应根管的弯曲，但从25号起，器械的刚性大幅增大，使用前需要预弯。如不预弯，容易在根管外侧壁的不同位置上形成台阶或"歧坡"，比如根管向近中偏移。预弯手用器械并小幅度上下提拉（不可旋转），可保持根管初始弯曲度，即使弯曲度较大的情况下仍适用。图6-31所示的病例证明这一点。

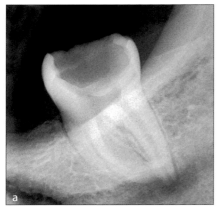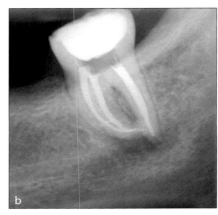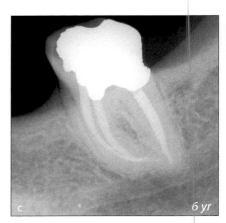

图6-31 （a）下颌磨牙牙髓坏死伴根尖周病变。近中根重度弯曲。（b）术后X线片显示根管预备遵循根管的初始弯曲，预备后的根管具有连续的锥度，根充物均匀。（c）随访6年拍摄的X线片显示根尖周骨质完全愈合。

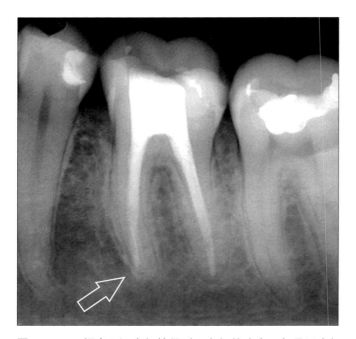

图6-32 下颌磨牙远中根管得到了良好的治疗，但是近中根管明显向近中偏移（箭头所指）。

镍钛器械的弹性比不锈钢器械高，可减少根管预备过程中的失误，特别是在预备弯曲根管的过程中。然而，尽管概率很小，使用弹性较高的镍钛旋转器械时仍有可能发生根管偏移（图6-30）。下颌磨牙近中根管和上颌磨牙近颊根管通常较为弯曲，预备难度较大。图6-32显示下颌磨牙的近中根管发生偏移。

根管预备中较为严重的并发症是牙根穿孔。常见于开髓（髓底穿孔）、预备弯曲根管、处理根管钙化、金属异物或台阶过程中。穿孔发生在髓底或医生可直视的根管冠方时应使用三氧化矿物聚合物（MTA）进行修补。位于根管深部的穿孔修补较为困难，多数情况下只能通过手术修补。当穿孔造成大量充填材料超出根管时，会明显损伤周围组织。如图6-33所示，32岁女性患者，自觉前磨牙根尖区颊黏膜肿胀明显（图6-33a）。触诊质地较硬且有弹性，扣诊轻微疼痛。第一前磨牙牙髓敏感测试反应正常，第二前磨牙使用丙烯酸树脂冠临时修复，侧方及垂直扣诊均不适。第二前磨牙约6个月前曾接受根管再治疗，纤维桩及临时树脂冠修复。偏位投照X线片显示颊侧根面穿孔致根管充填材料超出，医生并未察觉穿孔误以为是根管（图6-33b）。翻瓣探查见颊侧皮质骨破坏以及牙根穿孔，充填材料被挤压至黏膜下（图6-33c）。此病例可采用MTA修补穿孔。

图6-34显示牙髓专科医生对破坏严重的下颌磨牙进行根管再治疗。近中根管无法疏通最终导致侧穿（图6-34a~f）。治疗失败的原因为近舌根管内

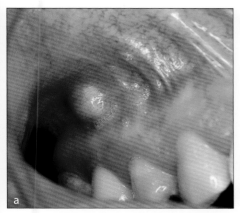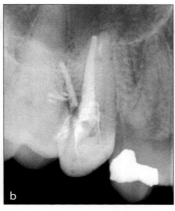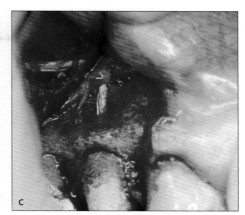

图6-33　（a）上颌前磨牙根尖附近存在硬弹性肿物。（b）近中偏位拍摄的X线片显示大量根管充填物超出根管进入牙周组织中。（c）翻瓣证实颊侧骨板和牙根穿孔导致充填材料超出。

的感染并未得到有效清除（图6-34h）。由于机械预备限于根管内，充填材料未进入牙周组织，穿孔处的牙周破坏较轻（图6-34g）。

由于机用镍钛器械在临床中的大量使用，导致器械分离频繁发生。与以往观点不同，器械分离并不是导致治疗失败的直接原因[57,58]。当器械无法取出时，会阻碍根尖部分预备，间接导致治疗失败。医生应尽可能避免器械分离，尤其是在弯曲根管中，应时常更换器械，特别是小号器械。发现锉变形时应立即丢弃。

然而，当发生器械分离时，医生应尽可能取出分离器械。目前，手术显微镜和超声设备可有效地辅助分离器械的取出。通常情况下，位于冠2/3且操作者可直视的分离器械取出难度不大。将超声工作尖置于根管壁与分离器械之间，去除牙本质并取出分离器械。

图6-35所示的是全科牙医转诊给牙髓专科医生的病例，要求取出位于下颌第二磨牙近中根根尖的两段分离器械。首先应将根管口及冠1/3充分预备以创造分离器械冠方的直线通路，显微镜下使用超声工作尖在分离器械与根管壁之间制备通路，以便小号手用器械可以绕过分离器械（图6-35b）。最

终，在超声震动下取出分离器械（图6-35c）。

当分离器械位于严重弯曲根管根尖区时，取出异常困难甚至不可能。如图6-36所示上颌第二磨牙MB2根尖明显弯曲。在镍钛旋转器械预备过程，器械分离于根尖区。尽管试图制备旁路但未成功。由于患牙为活髓，治疗计划为保留器械，完成剩余部分的根管治疗。随访4年7个月的X线片显示根尖周无明显病变。

根管冲洗

在机械预备的全程应进行反复大量的冲洗。冲洗液的主要作用有：

■ 通过机械冲刷去除微生物、牙髓和牙本质碎屑。

■ 化学消毒。

■ 溶解软组织。

■ 在疏通及预备过程中润滑器械。

分析文献发现，目前常用的根管冲洗液有：次氯酸钠、表面活性剂（阴离子、阳离子和中性离子）、螯合剂（EDTA）、柠檬酸、过氧化物（氢、尿素）、洗必泰等。这些都不能满足冲洗液

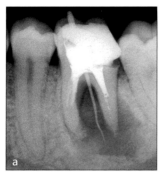

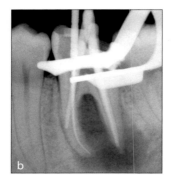

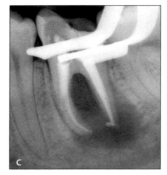

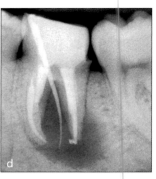

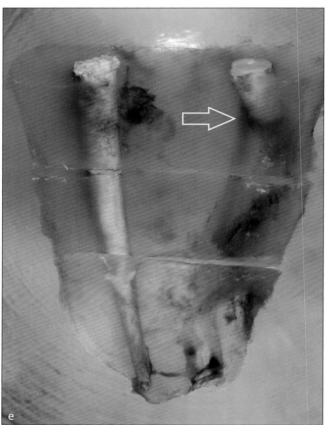

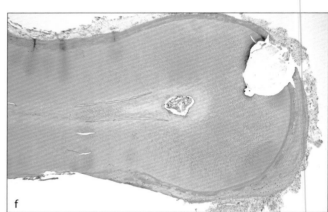

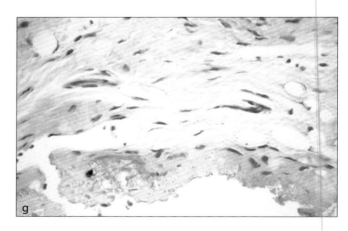

图6-34 （a）将牙胶尖插入窦道中拍摄X线片，可见下颌磨牙根管治疗不完善，根尖周存在大面积透射影。（b）按照正确的工作长度对近颊及远中根管进行再治疗。近舌根管根充填物下方根管堵塞，尝试疏通过程中导致穿孔。X线片上，可见牙胶尖指示牙根穿孔部位。为防止材料超出根管，将近舌根管充填至穿孔处。（c）根充完成。未见材料超充。在最终修复前，对患牙进行观察。（d）6个月后，窦道仍存在，拔除患牙。（e）脱钙后的近中根尖1/2，分成3个部分进行活检。箭头所指的是根管预备偏离原根管的位置。（f）器械接触根面处的横向切片。可见未经治疗的根管（Taylor改良B&B染色，放大25倍）。（g）放大400倍穿孔与牙周组织之间的过渡区。未见炎症结缔组织。（h）放大400倍未经治疗的根管，可见细菌定植的牙本质碎片和碎屑。

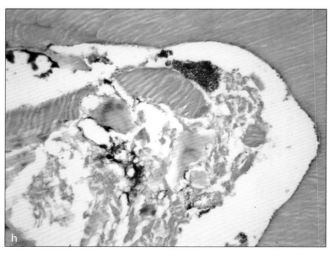

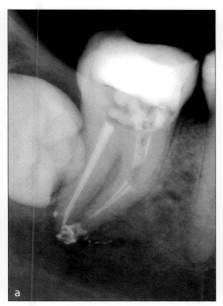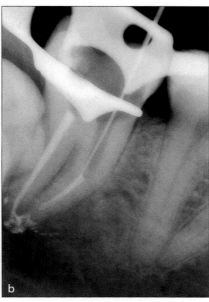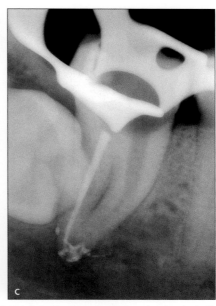

图6-35　（a）全科牙医将一例下颌第二磨牙病例转诊至牙髓专科医生，要求取出位于近中根的2根分离器械。（b和c）充分敞开根管口和冠上1/3。建立分离器械冠方的直线通路。将根管锉插入分离器械与牙本质壁的间隙，直到分离器械松动。然后取出分离器械。

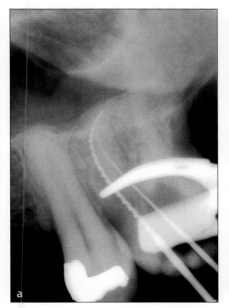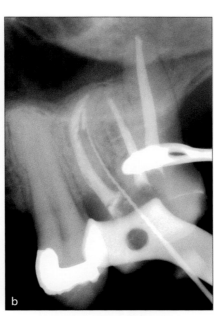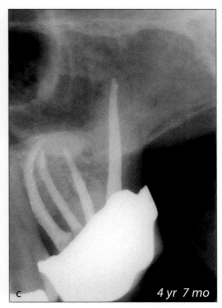

图6-36　（a）上颌第一磨牙深龋，牙髓有活力。使用镍钛旋转器械预备完近颊根管后，确定第四根管（MB2）的工作长度。MB2是一个独立的根管，向远中极度弯曲，接近90°。（b）机械预备过程中，镍钛器械根尖1/3处分离。尽管手用锉可插入分离器械与牙本质壁间一定深度，但是用尽了所有方法，最终没能取出分离器械。将根管充填至分离器械上端。（c）随访4年7个月，患牙无任何症状。X线片显示根尖周骨质正常。

的所有理想要求。多年来大量文献研究表明，次氯酸钠溶液的效果优于其他冲洗液，但其理想浓度仍有待研究。

次氯酸钠溶液两个最主要的特性使之成为首选的根管冲洗液：

1. 具有很强的抗菌性。
2. 可以溶解有机物。

次氯酸钠溶液具有广谱抗菌性，能迅速杀死细菌、细菌芽孢、真菌、原生动物和病毒[59, 60]。大部分口腔细菌与次氯酸钠溶液短时间接触都能被有效杀死[61,62]。众所周知，在实验条件下，高浓度次氯酸钠溶液在最理想的时间和接触条件下能增强抗菌效果[63]，但是也有一些研究显示在根管中提高次氯酸钠溶液的浓度并不能显著增强抗菌效果[64-66]。在一项临床研究中，Byström和Sundqvist[65]评估了0.5%和5%浓度的次氯酸钠溶液在感染根管中的抗菌作用，结果显示这两种溶液的抗菌效果并无差异。使用0.5%、5%浓度次氯酸钠溶液或者5%浓度次氯酸钠溶液联合EDTA溶液对根管进行机械化学预备后，细菌检测率各为60%、50%和55%[65]。Siqueira等[66]的一项体内研究中，在对根管机械预备后分别使用1%、2.5%和5.25%浓度次氯酸钠溶液进行冲洗，然后评价根管内细菌减少量，结果显示不同浓度次氯酸钠溶液间无明显差异。同样，使用自适应锉（SAF）进行根管预备，并使用2.5%和6%浓度次氯酸钠溶液冲洗根管后发现，两种浓度的次氯酸钠溶液间无显著差异[64]。大量反复置换次氯酸钠溶液可以保持其抗菌效果并补偿其浓度降低的影响。Baumgartner和Cuenin[67]在评估次氯酸钠溶液组织溶解能力时也观察到了类似的结果。

大量文献均已证实次氯酸钠溶液有溶解有机物的能力[67-69]。影响其溶解活组织和坏死组织速度的因素包括有机物和次氯酸盐的含量、冲洗液的浓度、冲洗频率和冲洗强度，以及组织与溶液的接触

面积。因此，在根管冲洗时一定要大量反复置换次氯酸钠，这一点非常重要。

次氯酸钠溶液对活组织有刺激作用，与其浓度成正比。然而，如果使用时次氯酸钠溶液仅限于根管内，并且与根尖周组织短时间内少量接触，次氯酸钠溶液对根尖周组织刺激并不明显。无论使用何种浓度的次氯酸钠溶液，都应该注意防止次氯酸钠溶液超过根尖孔。应使用直径0.3mm的冲洗针头短于工作长度3~5mm进行冲洗；使用硅胶止动片标记冲洗针头插入的深度。冲洗时，针头切忌卡在根管内，勿向根尖方向施加过大压力。

次氯酸钠溶液进入根尖周组织时，患者会立刻产生剧烈疼痛，有时会伴有严重的水肿。在随后数小时肿胀持续甚至波及嘴唇和眼睑，还可能会发生血肿和软组织坏死。这类事故的紧急处理应在最初数小时内口服消炎药/镇痛药并进行冷敷。根据反应的严重程度，可能需要使用抗生素预防继发感染。

图6-37所示是上颌磨牙根管治疗时次氯酸钠超出根尖孔的后果。30岁女性患者，要求治疗上颌第一磨牙根管治疗过程中的并发症。患者自述在完成根管充填和树脂冠修复后患牙仍有症状。于是她再次就诊并接受根管再治疗。再治疗过程中，患者突然出现剧烈灼痛，以至于无法继续治疗。在接下来的几天里，疼痛持续存在，口服止痛药无明显缓解，而且严重影响睡眠。皮肤呈紫色。1周后，由于患者的症状和临床体征无明显改善，牙医给患者开具了皮质类固醇激素，但根据患者的描述，也未能奏效。约20天后，患者决定咨询另一位医生，检查发现患者面部不对称，右侧肿胀明显（图6-37a）。双手触诊颊部发现深部有一硬且有弹性的团块。触诊疼痛明显。口内检查，上颌第一磨牙咬合面可见一小开髓孔，大概只是为了进入近颊根管（图6-37b）。X线片显示远颊及腭根管已行根充，但是近颊根管内未见充填物。近颊根管的根尖区可见低密度影（图6-37c）。完成恰当开

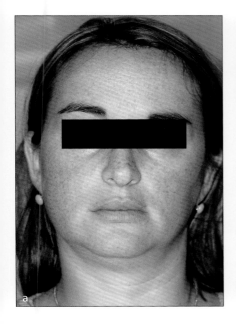
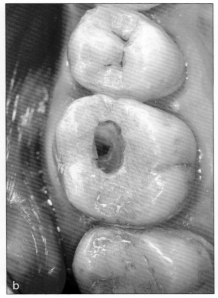
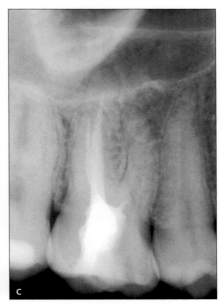
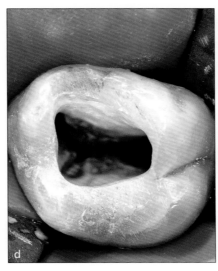
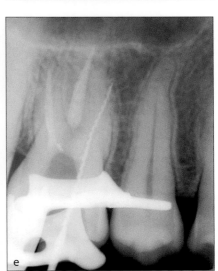

图6-37 全科牙医在治疗右上第一磨牙时，发生次氯酸钠事故。20天后，患者仍伴有并发症。（a）患者右侧水肿导致面部不对称。（b）咬合面可见开髓不充分。（c）X线片显示近颊根管未经治疗，近中存在透射影。（d）橡皮障隔湿下，重新开髓。（e）将根管锉插入近颊根管中，可见牙根穿孔。次氯酸钠溶液经穿孔处超出，导致事故发生。

髓（图6-37d），使用器械仔细地探查近颊根管，在根中1/3与根尖1/3交界处的近中发现穿孔（图6-37e）。之前的医生未发现穿孔，所以才不慎将大量次氯酸钠注入周围组织。医生应特别注意这类医疗事故的法律后果。

去除玷污层

玷污层通常指牙本质经根管器械切削后，贴附于根管壁，由有机物和无机物组成的碎屑。除了在切削牙本质时产生的矿化胶原颗粒外，玷污层中还包含残髓和细菌[70]。玷污层厚度一般约为1~2μm，在一些区域里可观察到玷污层深入牙本质小管深达40μm（玷污栓）[71]。

对于是否应该去除玷污层目前还未达成共识，其中的一部分原因是缺乏相关的临床研究。但是从逻辑上来看应该去除玷污层。

■ 去除玷污层有利于促进根管内药物的渗透和加强抗菌作用[72]。药物的作用可能会受到玷污层这一物理屏障的影响。

■ 去除玷污层有利于充填材料对根管壁的适应，从

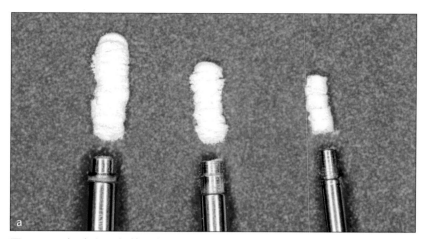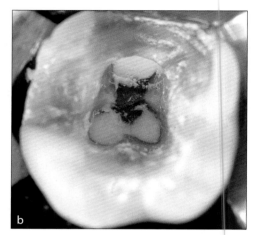

图6-38　（a）如果根管预备后无法彻底干燥根管，可使用不同型号的输送器将氢氧化钙粉末置于根管中。（b）在其他情况下，可将氢氧化钙与生理盐水混合成糊状，放入根管，使用大号纸尖的粗端，压实根管口处的氢氧化钙糊剂，去除多余水分，最终完成封药。

而提高封闭能力[73-75]。

- 通过去除玷污层，消除残存细菌潜在的营养源[76, 77]。
- 玷污层内可能含有残余细菌，是持续感染的潜在来源[70, 77]。

　　根管经机械化学预备后，诊间封药（已感染的牙齿）或根管充填（未感染的牙齿）前可使用5～10mL次氯酸钠溶液冲洗根管，然后使用5～10mL的EDTA溶液（或其他去除无机物的溶液）进行终末冲洗。医生应确保这些冲洗液到达根尖区，并至少存在1～3min。

根管封药

　　一般认为，感染病例需患者两次就诊完成治疗。因为在大部分感染根管中，经机械化学预备后仍可检测到细菌[19, 65, 78-86]。如果有足够的空间和充足的营养，残余细菌将会大量增殖进而引起明显的临床症状[87]。因此，根管封药的目的是清除机械化学预备后存留的细菌来加强根管消毒效果[88]。

　　本书中大多数感染病例均使用氢氧化钙作为诊间封药。氢氧化钙是一种强碱性物质（pH=12.5），遇水分解成钙离子和氢氧根离子。它的高pH对与其接触组织有很强的腐蚀性，甚至导致接触组织表面坏死。然而，由于其溶解度和扩散性较差，以及与组织代谢产生的二氧化碳反应生成的碳酸钙，腐蚀仍然局限于接触区。为了改善氢氧化钙在根管中的消毒作用，一些学者建议氢氧化钙与其他药物并用[84, 89, 90]。

　　氢氧化钙可与生理盐水或蒸馏水混合呈糊状，然后使用螺旋输送器低速送入根管。当根管充满氢氧化钙糊剂时，可用大号吸潮纸尖的粗端轻压根管口，将糊剂略微压实，同时除去多余的水分。对于粗大且预备后无法完全干燥的根管，可使用不同直径的输送器将氢氧化钙粉直接导入根管（图6-38a）。少量粉末散落根管口外时，可用适当直径的垂直加压器压实，直至填满整个根管（图6-38b）。在任何情况下都应避免将药物推出根尖孔。

　　当根管充满氢氧化钙后，应特别注意冠方封闭，防止口腔细菌污染。常用的冠方封闭材料为氧化锌丁香油水门汀，尤其是加强型。在后牙区，应

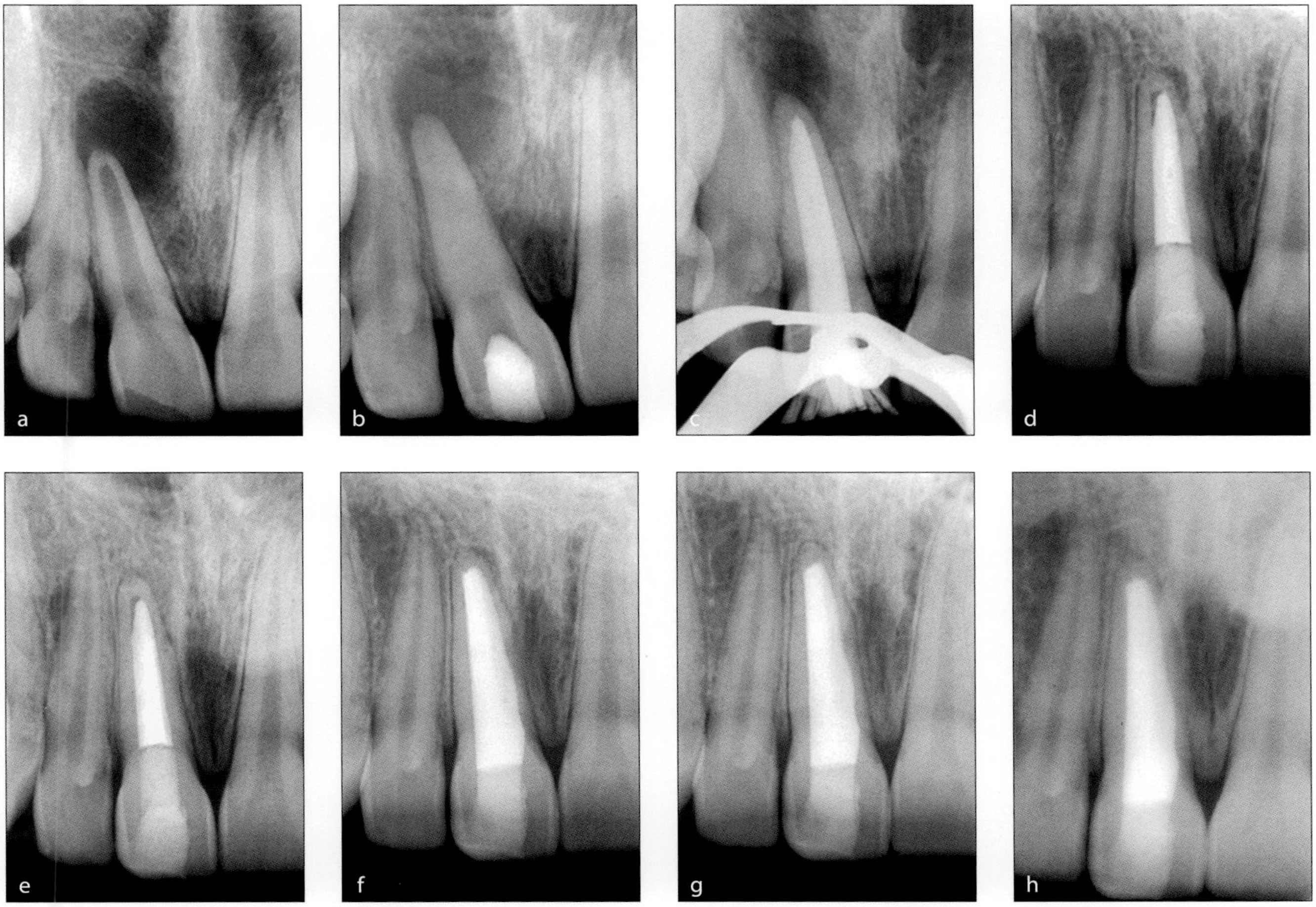

图6-39　（a）10岁女孩，3年前外伤致右上中切牙牙折，X线片上可见根尖大面积阴影，根管比对侧同名牙粗大。（b）将化学纯氢氧化钙粉末放入根管中，X线片上可见根管影像消失。（c）根充后的X线片。氢氧化钙封药40天后完成根管充填，可见根尖透射影明显缩小。（d）8个月后随访。根尖透射影进一步缩小，但填充材料根尖可见空隙。（e）随访4年后拍摄的X线片显示根尖周透射影仍存在，大小无明显改变，根尖部的空隙似乎变大。（f）根管再治疗后拍摄的X线片。（e）随访2年4个月后，根尖周透射影消失，硬骨板连续。（h）随访14年后拍摄的X线显示根尖周骨质正常。（经Ricucci和Langeland[137]授权引用）。**观点：**该病例随访4年后病变明显缩小但未消失，患者无临床症状，根据Bender和Seltzer[116]标准，治疗是成功的。然而根据更严格Strindberg[99]标准，该病例是失败的，应接受再治疗。最终根尖周透射影完全消失，牙周膜间隙恢复正常。

进行双层封闭，第一层封闭根管口，第二层用较硬的材料充填至咬合面。

再次就诊时可用器械轻柔去除根管内氢氧化钙，并配合次氯酸钠溶液大量冲洗。显然，根管内封药是否能完全去除取决于根管壁光滑度。*体外*研究表明，根管一些区域内仍残留氢氧化钙和其他药物[91, 92]，使用EDTA溶液可以减少残留量[93]。也有人认为被动超声荡洗比单纯注射器冲洗能更有效清除不规则区域的药物残留[94]。但是临床上无法验证氢氧化钙是否完全去除。氢氧化钙残留在根管腔内的临床意义尚不明确，但是由于使用氢氧化钙诊间封药的根管治疗成功率较高，即使少量残留于根管内应该对治疗效果无明显影响。

然而，氢氧化钙的疗效并不是绝对的。如图6-39的病例所示，10岁女性患者，上颌前牙区肿痛。经检查发现右上中切牙因3年前外伤，致牙釉质和牙本质折断。X线片显示牙根较对侧牙短且根管粗大，并伴有大面积的根尖病变，根尖孔已闭合（图6-39a）。拟行根管治疗，在机械化学预备后使用化学纯氢氧化钙粉充填根管。由于氢氧化钙的X线阻射性接近牙本质，术后X线片疑似根管"消失"（图6-39b）。术后40天症状逐渐消失，使用手用器械去除氢氧化钙并配合大量次氯酸钠冲洗。然后使用冷侧压技术将牙胶及封闭剂充填根管。值得注意的是，封药40天后根尖周阴影范围缩小（图6-39c）。术后8个月复查，患牙无明显症状。X线片显示病变进一步缩小，但根管内充填物根方仍见透射影（图6-39d）。4年后，根尖阴影无明显改变但根管中透射影增大（图6-39e）。根据国际公认标准，病灶在4年的观察期后未完全愈合，即使比初始病变范围有所减小并且无任何症状，仍视为失败[95]。

目前对于根尖周炎未完全痊愈最合理的解释是，根管治疗大幅度降低了根管内细菌数量但并未将其完全消灭。很可能是由于氢氧化钙并没有使根管内的pH升高到足以杀灭牙本质小管、根管分支或不规则区域内的细菌。随着根管内空隙的形成，残存细菌有足够空间和营养进行增殖，维持根尖周炎。因此，应进行根管再治疗。去除根管内牙胶，重新根管预备，根管内封氢氧化钙1周，之后将其完全去除后行根管充填（图6-39f）。术后2年4个月复查，可见硬骨板连续，病变完全愈合（图6-39g）。术后14年复查可见正常组织影像（图6-39h）。

干燥根管

最后使用次氯酸钠冲洗根管后，可用强吸连接一根细小的针头，放置在根管深处吸干根管，之后以无菌的纸尖吸干。切勿将空气吹入根管！

最后可用吸潮纸尖放置在短于工作长度1mm处静止1min。如果纸尖湿润，可继续封氢氧化钙1周或更长时间。

如果纸尖干燥，那么无论患牙是否存在根尖周病变，均可进行直接充填。病变的愈合需要时间，如果根管内无菌（无感染的活髓牙）或感染已被控制到适于组织愈合的水平（感染的死髓牙）时，疾病就会愈合。

根管充填

目前有多种根管充填材料和方法，但牙胶仍然是最主要的根管充填材料。尽管也有人尝试用其他材料替代牙胶，但并未成功。热牙胶垂直加压技术越来越盛行，但冷侧压充填技术仍是世界各地教学及应用最广泛的根管充填技术[96]。目前对于哪种技术的治疗效果更佳尚无定论。本书中大多数病例采用冷侧压充填技术。其优点在于能够很好地控制根尖部充填（图6-40），这也是热牙胶技术的不足之处。

侧方加压的目的是获得以牙胶为主、少量封闭剂为辅的严密充填。牙胶在侧方加压器的作用下发生轻微变形并被压实于根管内以便减少封闭剂使用的量（图6-41和图6-42）。所有的封闭剂均有一定刺激性并且可吸收[97]，但是必须充满牙胶与根壁以及牙胶间的空隙。

应选择与主尖锉相一致的主牙胶尖并修整以适应预备后的根尖，回拉时略有阻力，称为"摩擦感"。如主牙胶尖到达工作长度回拉无阻力，可以选用大号牙胶尖或刀片修剪尖端0.5mm，直到获得"摩擦感"。

由于牙胶尖制造时存在公差，"标准化"的牙胶号数只是一种近似值，因此选择主牙胶尖时应将其置于根管内，拍摄X线片确认是否到达工作长度，同时取出时有"紧缩感"。确定主尖后使用镊子在其冠方标志点对应处做出标记。牙胶尖在使用之前均应浸泡在次氯酸钠中进行消毒。

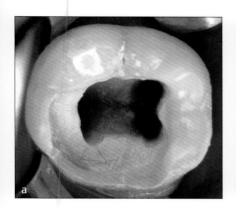 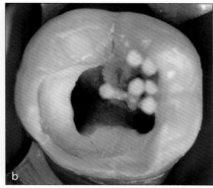 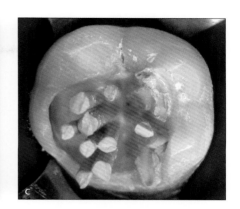

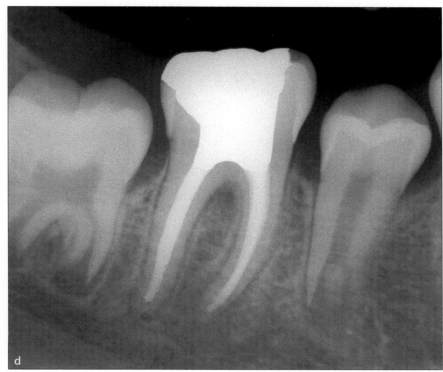

图6-40　冷侧压技术。10岁女孩的下颌第一磨牙接受根管充填。（a）根管预备后的髓腔。（b）首先充填近舌根管。（c）充填后的近颊和远中根管。拍摄X线片确定充填质量。（d）冠修复后拍摄的X线片。根充物的止点和密度都很理想。

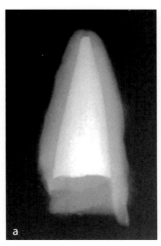 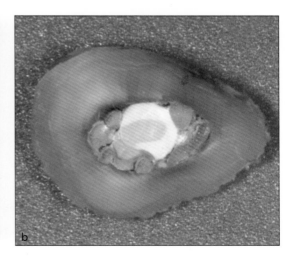

图6-41　（a）上颌中切牙根管治疗后6年，因牙折导致拔除。X线片显示根管粗大，根充物致密。对患牙进行组织学处理。（b）脱钙后将牙根切割成多个横截面。根中部的照片显示，主牙胶尖和副尖经压缩变形构成根充材料的主体。封闭剂在样本脱矿和试剂处理过程中被冲刷掉，因此在图片中看不到。

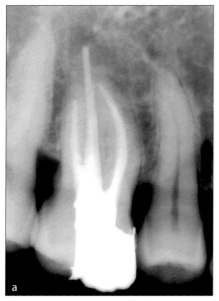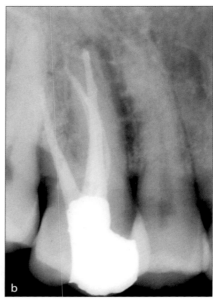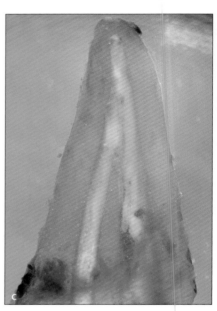

图6-42　68岁老年男性患者，其上颌第一磨牙于3年前接受根管治疗。采用冷侧压技术完成根管充填。因患牙出现症状，颊侧牙龈肿胀，患者再次就诊。探诊发现病变累及根分叉，腭侧牙周袋深度超过10mm。患牙诊断为腭根纵裂。拔除患牙。（a）正位片显示患牙根管治疗质量较高，腭根根尖周围可见少量透射影。（b）近中偏位片显示，腭根近中的牙周膜间隙明显增宽。（c）透明处理后的颊根近中面观。第四根管（MB2）与近颊根管在根尖部融合，这两个根管内的充填物致密且均匀，根充止点也很理想。

在主牙胶尖和根管壁涂布适量封闭剂，然后将主牙胶尖置入根管内到达工作长度。选择可到达距工作长度约2mm位置的侧压器来进行侧向加压，以为副尖充填提供空间。如此反复操作直到侧压器不能进入根管冠1/3以下。拍摄X线片，若X线片显示根管内充填物影像均匀一致且到达工作长度，使用携热器去除根管口多余牙胶，垂直加压压实牙胶，酒精清除髓腔内多余封闭剂以防牙冠染色。如充填不致密，可继续侧方加压或取出全部充填物，重新充填。

从生物学角度来看，根管充填并没有治疗性目的，而是充填根管，防止细菌再次进入（未感染的活髓牙病例），或包埋经机械化学预备及根管消毒后存活的细菌（感染的死髓牙病例）。

图6-43到图6-45所示的病例在治疗时为活髓，经过长期随访，2颗下颌磨牙和1颗上颌尖牙经

过完善的根管充填及良好的冠方封闭后，远期效果良好。

根管治疗的长期疗效评估

所有经根管治疗的牙齿均应定期进行临床和影像学复查，尤其是伴有根尖周炎的病例，可能需要数月乃至数年痊愈。根管治疗理想的结果是根尖周不存在病变。因此，如果牙齿在治疗时根尖周组织正常（如活髓病例），那么在随后影像学复查中仍应正常。而对于根尖周炎病例，最理想的治疗结果是症状消失且根尖周组织恢复正常。除了影像学表现，治疗成功与否还取决于患牙临床症状是否消失，包括疼痛、肿胀和窦道愈合情况。

根据欧洲牙髓病学会指南[95]，第一次随访应在术后1年。如果病变仅有所缩小，那么应归类

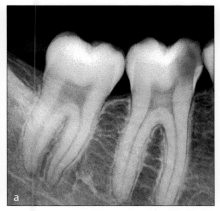
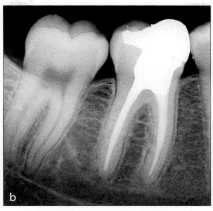
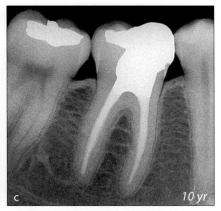

图6-43　（a）16岁女孩，下颌第一磨牙近中龋坏穿髓。自述患牙伴有咀嚼痛、冷刺激疼痛以及自发性阵痛。患牙的诊断为不可复性牙髓炎，治疗计划为牙髓摘除术。（b）一次性完成根管治疗。使用银汞修复牙冠后拍摄X线片。可见根充物距影像学根尖1.5mm。（c）随访10年后拍摄的X线片上可见根尖周骨质正常。

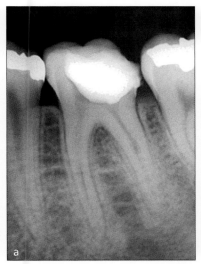
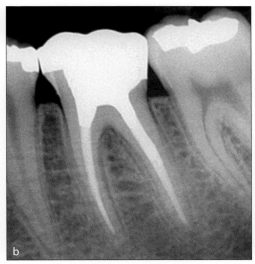
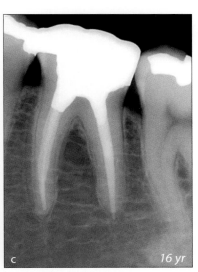

图6-44　（a）14岁男孩，下颌第一磨牙为活髓。一周前患者因急性疼痛就诊，患牙接受牙髓切断术。患者现在已无明显症状。（b）一次性完成根管治疗及冠修复。（c）随访16年后拍摄的X线片上可见根尖周骨质正常。

为"不确定"，应进一步随访4年。如果在长期随访中患牙仍存在根尖周透射影，即使没有临床症状，仍应归为"失败"，应考虑改变治疗方案。Ørstavik[98]进行的一项研究证实治疗后1年随访的重要性。该研究纳入了599个经根管治疗的牙根，每年随访1次直至术后4年。该研究分析了术前无根尖周病变的病例"出现"根尖周炎的概率，以及术前伴有根尖周病变的病例"愈合"的概率。根尖周炎"出现"和"愈合"概率的峰值均出现在术后1年。从临床角度来看，术前无根尖周病变的病例如果注定会出现根尖周病变，大部分会发生在治疗1年后。同样，伴有根尖周病变的病例如果注定会愈合，骨质形成的X线表现常出现在治疗1年后，尽管病变完全愈合有时可能需要4年或更长的时间。

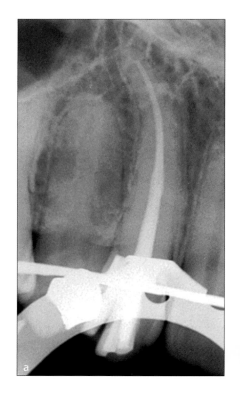
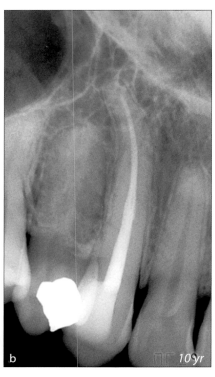

图6-45 （a）上颌尖牙龋坏穿髓。一次性完成根管治疗。牙根弯向远中。（b）随访10年后拍摄的X线片。经临床和影像学评估，认为该病例治疗成功。

根管治疗的最终目的是预防和治疗根尖周炎。因此，治疗成功最有效和最严格的标准是患牙无任何临床及影像学的疾病指征。一些学者认为根管治疗成功的标准是"临床功能完全恢复"和"牙齿存留"，而只有当影像学检查确定患牙无根尖病变时，方能接受以上标准。因为即使患牙伴有根尖周病变，在没有疼痛症状的情况下，也可以行使正常功能。然而，如果根尖周病变仍存在，患牙就应该接受治疗。同样，我们也无法接受根管治疗后病变"停止"这一所谓成功标准。对于伴有根尖周炎的病例，根管治疗的主要目的是现有病灶消失而非维持原状。

图6-39e所示的病例治疗后随访4年，可见根尖周阴影相比治疗前有所缩小（图6-39a），根据"牙齿存留"这一标准，该无症状病例应被视为"成功"病例。然而，它是一个失败病例，经再治疗后可见根尖周阴影消失（图6-39g和图

6-39h）。将伴有根尖周阴影的牙齿视为"成功存留的牙齿"也缺乏证据，因为持续存在的感染是根尖周组织无法痊愈的主要原因。因此，如果患牙接受根管治疗后一直存在根尖周病变，即使没有任何临床症状，根管内仍存在感染。这表明根管治疗时失败的，患牙应接受根管再治疗或手术治疗。

将Strindberg的标准[99]略作改变，我们推荐的牙髓治疗结果分类如下：

成功：

1. 复查时患牙无临床症状及体征。
2. 患牙根尖周病变完全愈合，根尖周出现连续的硬骨板，牙周膜间隙正常。

不确定：

1. 复查时患牙无临床症状及体征。
2. 根尖病变有所缩小，但术后4年根尖周仍未恢复

正常结构。

3. 超充材料周围的牙周膜间隙可能会增宽。

失败或不成功：

1. 复查时患牙存在临床症状及体征。
2. 根尖周病变出现。
3. 患牙术前根尖周病变未发生变化或有所增大。
4. 患牙根尖病变有所缩小，但在随后的4年复查中根尖周并未完全恢复正常结构。

根管治疗成功率

自1956年Strindberg[99]发表第一篇有关根管治疗成功率的研究以来，涌现了大量相关文献。绝大部分文献都来自纵向研究，包括对大量根管治疗病例的定期随访，并试图找出影响预后相关因素，比如患牙术前状态或治疗方法。由于多种原因导致研究结果各不相同。例如，病例的组成（牙齿的类型、样本量、病例的纳入标准）；与治疗相关的变量（术者、使用的技术、细菌培养、最终修复类型）；研究方法（实验设计、回访率、影像学判读、观察时间、分析方法和评估标准）[100]。这些差异会使医生感到困惑，因为医学（也包括牙科）需要更高质量的证据来支持临床操作[101]。

在过去80年中发表的60项纵向研究中，大多数都不符合有效性和相关性的质量标准。最近的一篇综述显示，按照严格的统计学标准只有11项研究有意义[102]。这些研究表明牙髓治疗的整体成功率在80%～96%。研究一致指出，活髓牙与牙髓坏死伴根尖周炎的患牙根管治疗的成功率存在差异。Sjögren等[20]认为活髓牙的成功率为96%，然而牙髓坏死伴根尖周炎的患牙成功率降至86%。这也说明了消除根管内感染的难度。值得注意的是，对于伴有根尖周炎的患牙再治疗成功率降至62%。

"多伦多研究"[100]显示，无根尖病变的患牙根管治疗成功率为92%，然而伴有根尖周病变的患牙成功率则降至74%。有趣的是，该研究根据严格的临床/影像学标准进行评估，根管治疗的总体成功率为81%。如果像以往的一些研究一样，依据较为宽松标准，将病变缩小但未完全愈合的患牙视为治疗成功，成功率将达到92%。将无症状且能"行使功能"的患牙也视为治疗成功的话，那么根管治疗的成功率将高达97%。

所以，医生应非常仔细地解读这些研究得出的数据。这些研究是由牙学院开展的，相关治疗也是由专家直接完成或指导学生完成，而情况截然不同的是，对大样本人群进行流行病学研究时，根管治疗是由全科牙医完成的。这些流行病学研究计算了根管治疗的流行率，评估治疗质量，并记录研究对象有无根尖周病变。这些研究得出一个令人震惊的事实：30%～65%由全科牙医完成的根管治疗达不到治疗标准，并出现术后根尖周炎[4-6, 103-110]。

病变大小是否重要？

就治疗结果而言，研究表明病变范围越大，成功率越低[26, 111-113]。即便如此，对于伴有大面积病变的患牙，非手术根管治疗仍是首选方法，并且成功率较高（70%～80%）。一些学者根据经验认为病变范围越大成功率越低，因为他们认为"范围较大的病变均为囊肿，而根管治疗后囊肿无法愈合"，这种说法其实并没有科学依据。首先，并非所有的大范围病变都是囊肿。其次，没有证据表明非手术根管治疗无法治愈囊肿。最后，这些病例成功率较低是因为感染更为复杂，已扩散至整个根管系统，使得根管消毒困难重重，无法创造出利于疾病愈合的环境。

我们不能根据病变的范围和边界来区分其病理类型。必须强调这一点，因为很多医生仍错误地认为，X线片上显示范围较大且边界清晰的病变就是囊肿，并且认为常规根管治疗对囊肿无效，必须选择手术治疗。我们在第4章中已经强调，根据影像

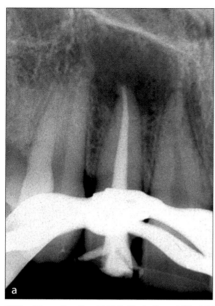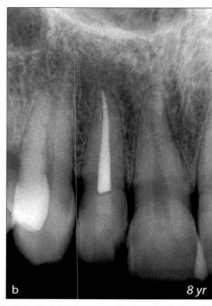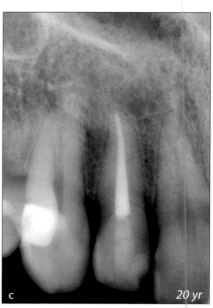

图6-46　（a）27岁女性患者，侧切牙根尖周存在直径为15mm的大面积病变。氢氧化钙封药2周后完成根充。（b）随访8年后拍摄的X线片上可见根尖周病变完全愈合，硬骨板连续。（c）随访20年后拍摄的X线片上可见患牙根尖周正常。

学表现来诊断根尖周炎病变的组织学性质是不可靠的。无论病变范围和影像学特征如何，都应首选非手术根管治疗，然后定期随访。换言之，一旦确诊病变为牙源性，应通过根管治疗控制根管内感染。

如图6-46和图6-47中所示，大范围根尖周病变经根管治疗后，随访显示愈合良好。同样，图6-48和图6-49所示的病变呈圆形且具有骨白线，经根管治疗后仍最终愈合。

图6-50中所示的病例，因诊断错误以及治疗方案不合理，导致严重的临床后果。28岁女性患者，因右上侧切牙长期存在问题而就诊。大约10年前，患牙突然出现剧烈疼痛，根管开放引流长达数月。完成根管治疗后，术后颊侧立即出现窦道。患牙多次接受根管再治疗，但效果不佳。患者近期的全景片显示大范围透射影累及中切牙至第二前磨牙根尖区（图6-50a）。根据全景片，医生将该病变诊断为囊肿，并且建议患者摘除囊肿及切除侧切牙根尖。未对切除的组织进行组织学检查。术后2个月，因患牙症状持续存在且颊侧窦道再次出现，患者再次就诊。此时，医生认为患者或许存在某种非炎症性病变，建议患者拍摄CT。CT显示病变范围约22mm×15mm（图6-50b、c）。初诊医生将该患者转诊给牙髓专科医生。接诊医生分别拍摄了两张不同角度的牙胶尖示踪片（图6-50d、e）。病变累及中切牙至第二前磨牙根尖区。示踪片显示牙胶尖偏向远中并指向尖牙和第一前磨牙根尖之间部位。第一、第二前磨牙根尖可见一清晰独立的透射影（图6-50e）。侧切牙根尖似乎已能"切除"，但未见充填材料（图6-50d）。中切牙、尖牙热诊及牙髓活力测试反应正常，尽管两颗前磨牙均未见龋坏，但牙髓温度测试、电测无反应，表明牙髓已坏死。

初诊医生对于治疗操作过程的描述可解释以上现象。他在皮质骨上打了两个孔，近远中各一个。远中的孔位于前磨牙根尖区，很可能切断了神经血管束。侧切牙根管内感染是引起病变的主要原因，应接受根管再治疗，2颗前磨牙为预防进一步感染也应接受根管治疗。

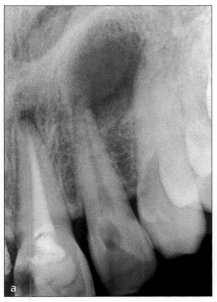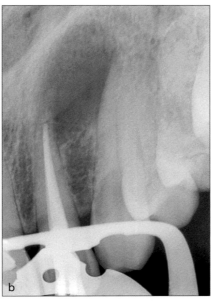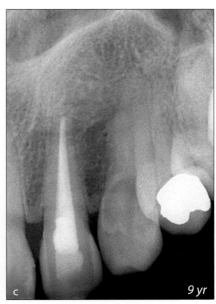

图6-47 （a）上颌侧切牙牙髓坏死伴大面积根尖周阴影。（b）氢氧化钙封药2周后完成根充。（c）随访9年后拍摄的X线片显示根尖周病变完全愈合。

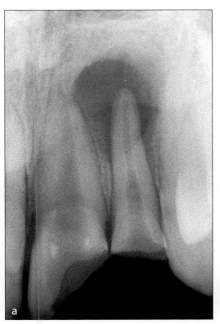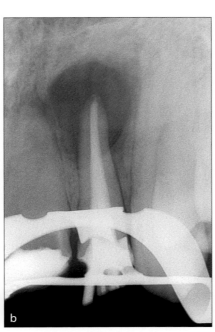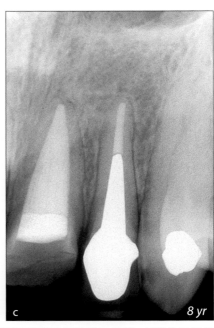

图6-48 （a）26岁男性患者,因左上中切牙及侧切牙修复体松动就诊。去除修复体后可见龋损累及髓腔和根管。X线片显示根管内没有充填材料。侧切牙根尖周围存在大面积透射影。透射影边缘清晰,可见骨白线。（b）侧切牙接受根管治疗,氢氧化钙封药2周后,使用冷侧压技术完成根管充填。（c）8年后随访。病变完全愈合,根尖周硬骨板连续。**观点**：充分的机械化学预备以及氢氧化钙封药可显著降低根管内的微生物负荷,达到根尖周病变愈合所需的阈值。严密的根管充填和冠部封闭使得治疗结果更加稳定,让根尖周骨组织能够长期稳定地再生。很多人错误地认为边界清晰并且伴有骨白线的圆形病变一定是囊肿,然而这种病变经根管治疗后仍然可以愈合。

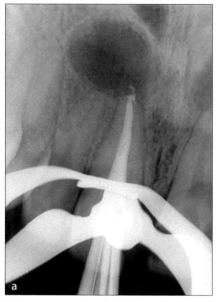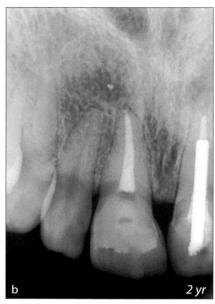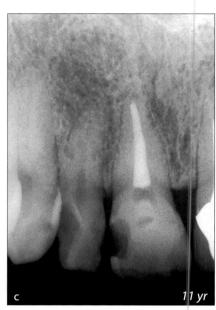

图6-49 （a）右上中切牙根尖周围可见大面积圆形透射影，边界清晰，伴骨白线。氢氧化钙封药两周后完成根充。（b）随访2年后拍摄的X线片上可见病变区域充满了新生骨小梁。既往病灶的边界仍然清晰可见。（c）随访11年后拍摄的X线片上可见病变完全愈合。（Lin等[38]授权引用）

橡皮障隔离下开髓，手用器械去除根管内充填材料，测量工作长度。GG钻预备根管冠2/3，手用器械预备根尖，1%次氯酸钠溶液大量冲洗根管，氢氧化钙封药，氧化锌丁香油水门汀暂封。2周后，去除根管内氢氧化钙，重新预备根管、冲洗和封药。反复进行以上步骤直至症状完全消除。26天后窦道愈合，封药63天后对根管进行侧方加压充填（图6-50f）。然后使用复合树脂修复患牙。

与此同时，另外2颗前磨牙也完成治疗。术后1年，随访X线片可见明显的向心性骨质再生（图6-50g）。2年后，骨再生基本完成（图6-50h）。随访4年后，术前透射影完全消失（图6-50i）。

本病例详细描述了对同一种病变所采取的两种不同治疗方法，明确证实忽视根尖周炎产生和持续存在的生物学和微生物学病因，会导致诊断错误以及不恰当的治疗措施。

首先，初诊医生没有对患者进行详尽的检查。很明显，病因是侧切牙根管内的感染。事实上，从X线片上可以看出根充材料和管壁之间有空隙。初诊医生也很可能没有做牙髓活力测试以确诊病灶牙，也许2颗前磨牙最初是活髓。其次，诊断错误。病变大小不能作为确诊囊肿的依据。无论在任何情况下，即使医生认为所处理的病变是囊肿，根管治疗也不能治愈囊肿，必须首选手术治疗的观点也是错误的。以上病例不存在任何手术指征。

尽管以上病例经过第一次手术后情况恶化，但是在理解病变的病因，作出正确诊断和恰当处理（非侵入性）后，仍然取得了极好的治疗结果（图6-50f~i）。

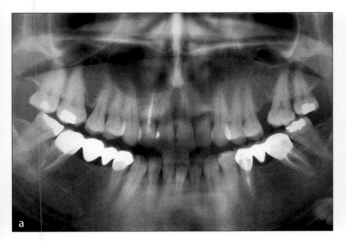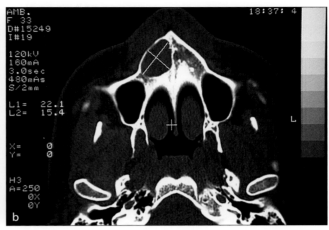

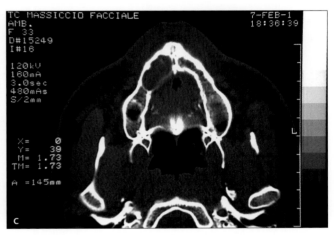

图6-50 （a）28岁女性患者，全景片上可见大面积溶骨性病变。全科牙医认为必须通过手术"去除囊肿"。（b）令人意外的是，术后2个月肿胀再次出现。CT显示病变位于右上颌骨中，面积为22.1mm×15.4mm。（c）CT的另一个层面上可见腭侧皮质骨板缺失。（d和e）全科牙医将该病例转诊给一位牙髓专科医生。患者就诊时颊侧可见窦道。将牙胶尖插入窦道中，从不同角度拍摄X线片。X线片上可见侧切牙根尖已被切除，但未见倒充填材料。中切牙和尖牙牙髓活力测试结果正常，而两颗不存在龋损的前磨牙牙髓活力测试无反应。这是因为手术去骨时破坏了2颗前磨牙根尖区域内的神经血管束。（f）该病例的治疗方案为侧切牙接受冠向根管再治疗，2颗前磨牙接受根管治疗。重新预备侧切牙，氢氧化钙封药后观察，直到临床症状完全消失，再完成根管充填。（g）随访1年后拍摄的X线片上可见大量向心性形成的新生骨。（h）随访2年后拍摄的X线片显示骨缺损几乎完全愈合。（i）随访4年后拍摄的X线片显示根尖周骨缺损完全愈合。

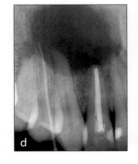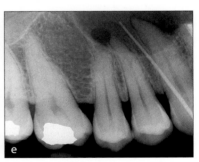

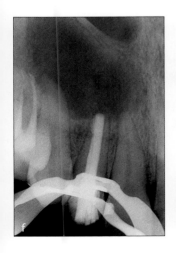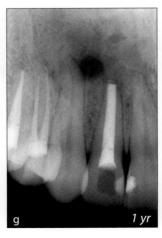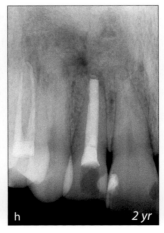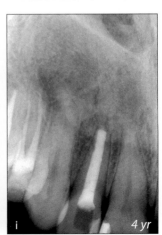

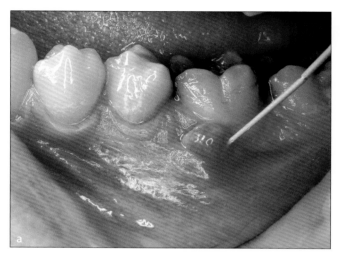

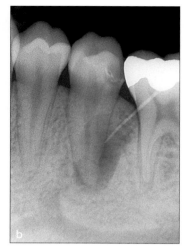

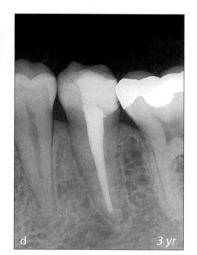

图6-51 （a）下颌第二前磨牙牙髓坏死，颊侧可见窦道。将牙胶尖插入窦道后拍摄X线片，可见牙胶尖从远中向近中走行。窦道口接近第一磨牙，但是牙胶尖指向第二前磨牙。（b）"窦道示踪"证实牙胶尖进入35牙根尖周病变中。（c）对35牙进行机械预备，氢氧化钙封药2周，根充前拍摄X线片。（d）随访3年后拍摄的X线片显示患牙根尖透射影消失。**观点：**窦道口闭合当然是病变愈合的一个指征。但是只有当其他临床指征（例如，无异味或持续渗出）表明感染不存在时，才应该对患牙进行根管充填。

化脓性根尖周炎

　　根尖周炎通常局限于根尖周组织。然而一旦脓肿形成就可能扩散到周围组织，导致组织破坏化脓。这种情况多为急性发作，表现为肿胀、剧烈疼痛、叩痛及扪痛。然而，根尖周炎也可能没有任何临床症状，通常是因为急性炎症转为慢性炎症或者慢性病灶恶化，但还没有严重到引起肿胀和疼痛的程度。这里主要讨论的是*化脓性根尖周炎（又称慢性根尖脓肿）*，其主要特征为存在窦道。

　　窦道是指脓液从脓腔经口腔黏膜或皮肤等到达外部环境的通道。由于根尖的解剖位置、组织的阻力及周围的解剖层面，窦道开口于根尖区的黏膜上（图6-51~图6-53）。

　　有时，窦道可沿牙周膜开口于龈沟，类似牙周病变。比较少见的是窦道开口于面部或颈部（图6-54和图6-55）。除了口腔和皮肤外，窦道也可能会进入上颌窦，导致牙源性鼻窦炎[114]（图6-56）。窦道壁由炎症组织组成，很少能观察到来自黏膜的增生上皮细胞[115,116]。

　　将牙胶尖插入窦道拍摄X线片对于诊断很有意义。这种方法被称为"窦道示踪法"，用以明确炎症的来源（图6-51a、b）。

　　从治疗的角度来看，窦道的存在并不意味着疾

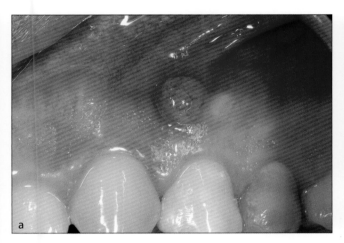
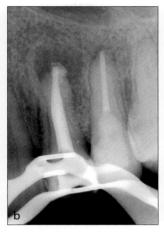
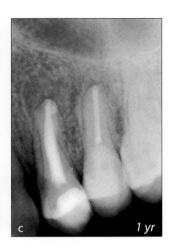
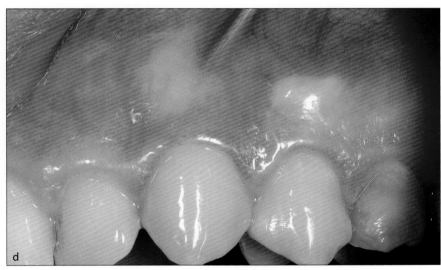

图6-52 （a）上颌尖牙与第一前磨牙之间的颊侧龈缘可见窦道，窦道口为增生性息肉。前磨牙牙髓活力测试结果为阴性。（b）X线片显示第一前磨牙伴有根尖周病变，第二前磨牙已行根管治疗。机械预备后根管内封药2周，窦道愈合，根管充填。（c）随访1年后拍摄的X线片显示根尖周溶骨性病变已被新生骨小梁填充，牙周膜间隙略增宽。（d）术后1年拍摄的临床照片显示牙龈正常，无窦道的痕迹残余。

病的严重程度或治疗难度增加。事实上，治疗方法同其他类型的根尖周炎一样，即非手术根管治疗。窦道本身并不需要特殊处理，并且可以作为评价治疗效果的一种临床指征。实际上，只有在窦道完全愈合后才能进行根管充填（图6-51c）。对病变进行合理的治疗，然后通过临床及影像学复查证实根尖周病变愈合（图6-51d和图6-52c）。

牙源性窦道也可出现在面部或颈部，尽管并不像在口腔中那么常见[117-121]。在这些情况下，患者通常会在内科就诊而非牙科，尤其是当患牙无症状的时候[119]。当窦道经过多次手术切除、活检或抗生素治疗所有这些不必要和无效的治疗后，但又重新出现，医生往往才能做出正确的诊断[121]。因此，当面部或颈部出现皮窦时，医生应考虑牙源性感染的可能性[118]。

图6-54和图6-55中展示了两例经不必要的手术后才确诊的病例。病例一，51岁女性患者，因面部窦道咨询过多名内科医生，并最终决定手术切除。但是窦道很快复发，患者几经辗转才到牙科就诊，牙医做出了正确的诊断。病例二，9岁男性患者，经手术切除位于下颌骨边缘的皮窦。术后2周皮窦又重新出现（图6-55a）。确定并去除牙源性病因后，窦道立即愈合（图6-55b）。及时的诊断本来可以避免手术切口造成的永久性瘢痕。

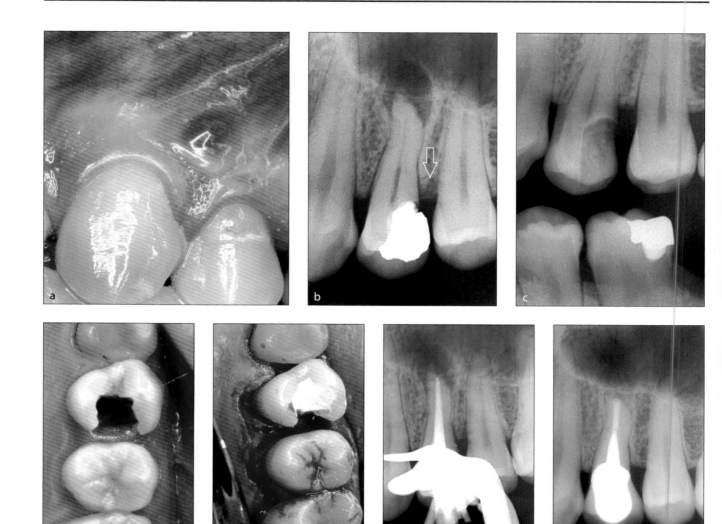

图6-53 （a）26岁女性患者，尖牙和第一前磨牙之间颊侧可见窦道，牙髓活力测试结果正常。第一前磨牙远中咬合面可见银汞充填物，牙髓活力测试无反应，叩诊不适。（b）X线片显示第一前磨牙根尖周围伴有大面积透射影，边缘清晰。银汞充填物近髓，远中适应性较差。窝洞边缘接近牙槽骨（箭头所指）。（c）除了根管治疗的问题之外，患牙能否保存还取决于是否能修复牙冠的远中面。因此，在制订治疗方案之前，应去除旧修复体探查洞缘。咬翼片显示的洞缘和牙槽嵴顶之间的距离，比（b）中两者之间的距离更大，表明需要冠延长术去除部分牙间骨。（d）去除原修复材料后拍摄的口内照片。（e）翻瓣后去骨。（f）患牙接受根管预备，氢氧化钙封药24天后完成根充。（g）随访9年拍摄的X线片显示病变完全愈合。

图6-54 （a）51岁女性患者，因颏部出现皮瘘，由全科牙医转诊至牙髓专科医生。患者曾多次就诊，并在普外科接受"皮瘘切除术"，治疗数天后窦道复发。最后，患者于牙科就诊，全科牙医认为皮瘘为牙源性，建议患者拍摄全景片及CT，并将其转诊至牙髓专科医生。（b）窦道口可见血凝块。（c）CT横断面显示左下切牙根尖周伴有大面积透射影。（d）X线片上可见患牙根尖周阴影和牙槽骨丧失。（e）2颗切牙接受根管治疗。根管预备后氢氧化钙封药。同时进行牙周治疗。（f）根管预备7天后，窦道口闭合无渗出。周围皮肤稍水肿。（g）氢氧化物封药28天后，窦道几乎完全愈合，仅残留既往"皮瘘切除术"后的瘢痕。周围皮肤正常。

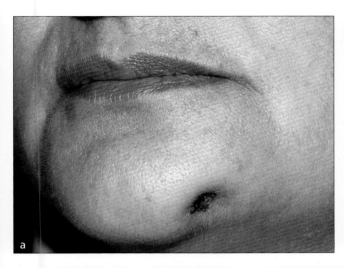

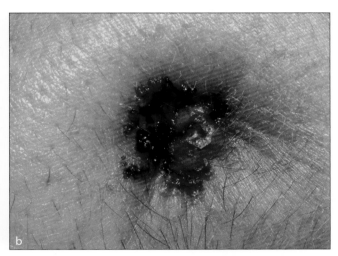

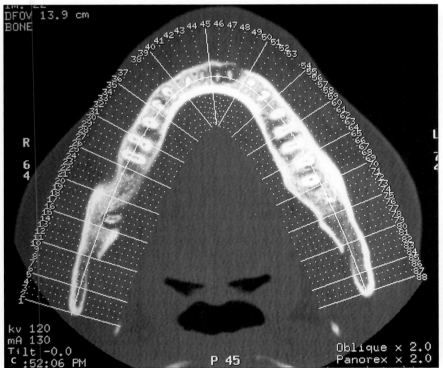

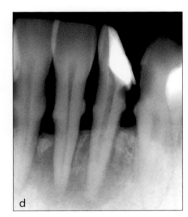

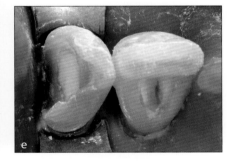

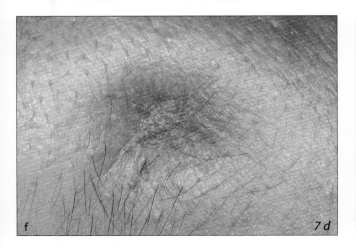

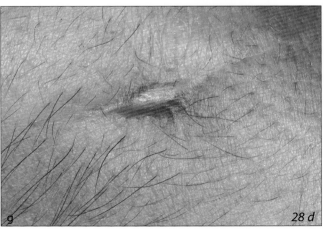

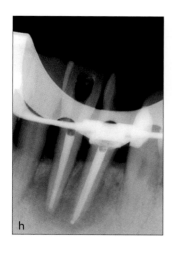
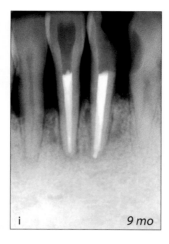

图6-54续 （h）此时使用侧方加压技术将牙胶及封闭剂充填入根管。（i）术后9个月拍摄的X线片显示骨再生几乎全部完成。

9 mo

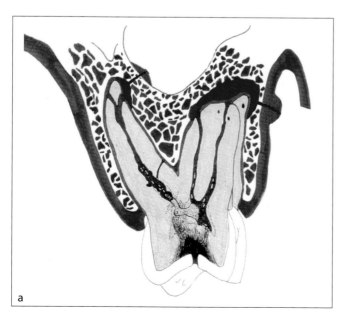
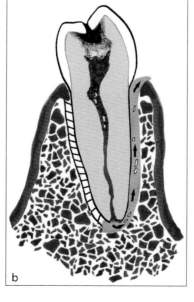

图6-55 （a）一个9岁男孩曾在普外科接受"皮瘘切除术"，随后来牙科就诊。术后2周后，瘘管再次复发，外科医生决定将患者转诊至牙科。口外检查可见切口疤痕。（b）口内检查可见下颌第一磨牙龋坏严重，牙髓坏死，无法修复。患牙拔除数日后，窦道愈合。

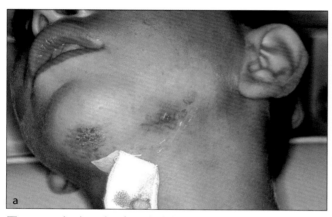
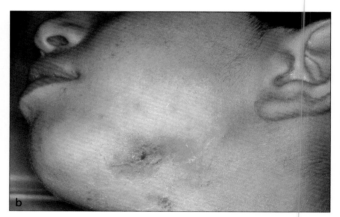

图6-56 窦道的可能路径和开口。（a）在上颌磨牙区，根据炎症是否累及颊根或腭根根尖，窦道可能开口于颊黏膜、腭黏膜或上颌窦底。（b）窦道可沿牙周膜和龈沟开口于口腔中。

根管吸收和钙化的处理

根管吸收和钙化是牙髓炎症的并发症，有时会严重影响常规根管治疗。

根管各水平均可发生不同程度的内吸收。当内吸收位于根管中1/3或根尖1/3时，需要依靠冲洗液去除吸收凹陷内的组织及碎屑。冲洗液应首选次氯酸钠，因其具有较强组织溶解能力。超声活化次氯酸钠溶液可促进冲洗液进入吸收凹陷，促进清洁效果。将氢氧化钙封闭剂填满吸收部位有助于清除有机碎屑，这是因为氢氧化钙具有溶解有机物的能力[122-126]，而且经氢氧化钙预处理的组织能更快地被次氯酸钠溶液溶解[123]。复诊时，可用根管锉配合大量次氯酸钠溶液冲洗去除氢氧化钙封闭剂。根管充填可选用热牙胶技术，比如垂直加压技术（Schilder技术）或Thermafil。

当内吸收位于根管冠1/3或者可以直视的部位，治疗并不复杂。在这类病例中，可以直接使用车针清理吸收处的组织，不过要时刻注意避免牙根穿孔。如图6-57所示，下颌第一磨牙牙髓坏死伴根尖周炎。髓腔内钙化明显并可见大面积内吸收，将吸收部位有效清理和充填后，并未影响根管治疗的最终结果。

对于根尖外吸收的病例在确定工作长时要尤为注意，以免过度预备影响预后。如图6-58所示，该病例确定了合适的工作长度，长期随访显示病变愈合以及根尖组织结构恢复正常。

钙化会堵塞根管口，使其定位困难。这种病例需要术者具有一定的技术及丰富的经验，同时应在放大设备的辅助下完成治疗。如图6-59所示，去除下颌第二磨牙远中根管冠1/2的钙化物。使用小号长柄球钻磨除钙化物，并使用X线片对球钻进行定位，最终完成治疗。图6-60描述的是上颌切牙根管冠1/3钙化的处理过程。

根管再治疗

如上所述，根管治疗也有可能失败，导致术前存在的根尖周病变经治疗后并无明显变化（*持续性病变*）或治疗后出现新的病变（*新发性病变*）。病变愈合后甚至可以再次出现（*复发性病变*），以上三种类型的病变统称为根管治疗后疾病。根尖周炎持续存在通常是由于感染的持续存在，表现为根管治疗后残留的细菌能够增殖从而导致病变持续存在。新出现的根尖周炎通常是由于根管治疗时（没有严格进行无菌操作）或治疗后（冠部微渗漏）使细菌进入根管造成继发感染（参考第9章）。持续性或新发性根管治疗后疾病常见于根管治疗质量较差的患牙，尽管它们也可以出现于根管治疗质量较高的患牙。复发性根尖周炎通常在治疗后数年出现，可能是由于冠部微渗漏导致的继发感染或牙根折裂[127]所致。然而，持续存在的感染也可能是疾病复发的重要原因，根管治疗后残留的细菌可在根管内存活数年，当环境改变时，细菌可再次繁殖进而引起感染[128]。

持续存在的感染是根管治疗失败的主要原因。因此，根管再治疗的目的仍是通过机械化学预备、根管封药、根管充填来控制感染。一般来说，与初次治疗相比，根管再治疗技术难度更高。这是因为初次治疗有可能会出现台阶、穿孔和器械分离，所有这些因素都会严重影响根管再次疏通。此外，根充封闭剂质地较硬，去除较难。最后，患牙的修复方式尤为重要。经根管治疗后的牙齿经常使用桩冠修复或作为固定桥的基牙。在这类病例中，需要拆除修复体以制备再治疗的入路，这会带来临床及经济方面的影响。当伴有根管治疗后疾病的患牙需要再治疗时，医生须仔细评估，以在非手术治疗和手术治疗之间做出恰当的选择。当医生对再治疗相关的技术、临床意义和每一种治疗的预后做出专业解释后，患者应该参与到决策过程中。

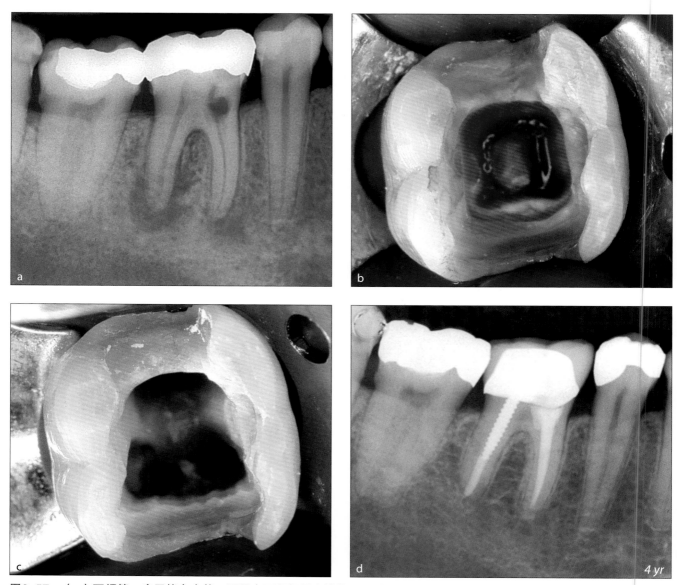

图6-57　（a）下颌第一磨牙伴有症状，可见大面积银汞充填物。牙髓已坏死，2个牙根均伴有根尖周病变。患牙髓腔钙化，近中可见圆形透射影，表明患牙伴有内吸收。（b）橡皮障隔湿后，去除银汞充填物、龋坏组织和髓顶后，髓腔内可见大量钙化物，钙化物周围为出血的无结构组织。（c）根管预备后的髓腔。清除髓腔内出血组织后可见内吸收位于近颊尖下。根管充填后，使用复合树脂充填吸收区。（d）随访4年后拍摄的X线片显示根尖周病变愈合。

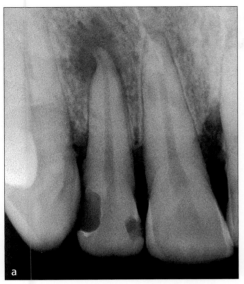
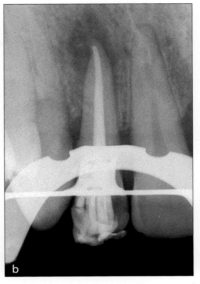
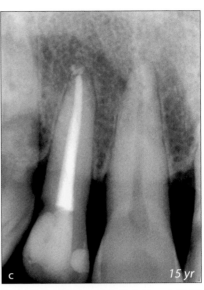

图6-58　（a）58岁男性，侧切牙牙髓坏死伴根尖周病变。根尖可见外吸收。（b）氢氧化钙封药2周后完成根管充填。根管预备时制备了根充挡，没有破坏根尖狭窄。（c）随访15年后拍摄的X线片显示病变完全愈合，根尖结构恢复正常。

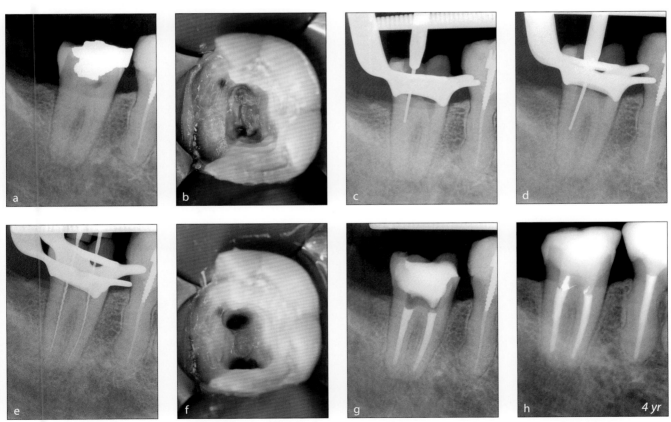

图6-59　（a）下颌第二磨牙伴有症状，银汞充填物边缘渗漏。X线片显示髓腔及根管严重钙化。（b）橡皮障隔湿后，去除充填物、继发龋及髓室顶。钙化组织堵塞根管口。（c和d）使用小号长柄球钻小心地向根尖方向去除钙化，直到发现根管。（e）疏通根管，确定工作长度。（f）根管预备完成后的髓腔。（g）术后X线片。（h）随访4年拍摄的X线片显示根尖周结构正常。

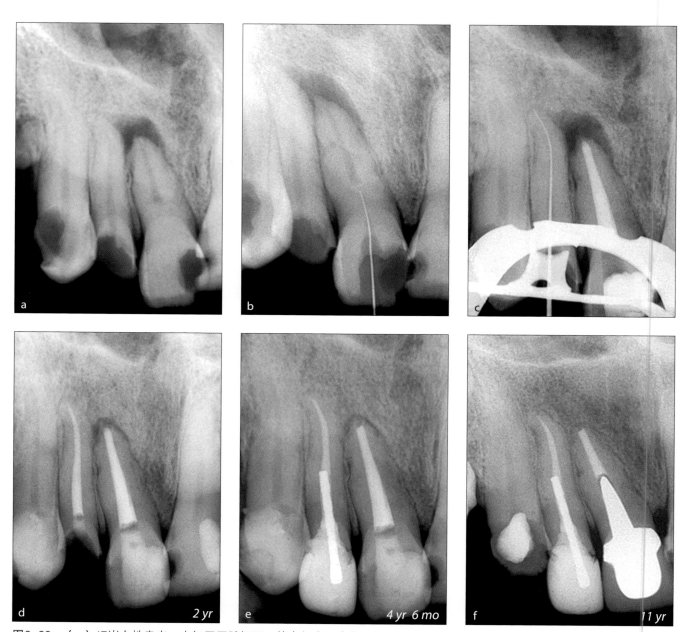

图6-60 （a）47岁女性患者，中切牙牙髓坏死，伴有根尖周病变及颊侧窦道。髓腔及根管冠1/3完全钙化。（b）使用球钻去除钙化组织，寻找到根管。为了让球钻的倾斜角度更准确，在去除钙化物的过程中没有上橡皮障。插入根管锉后拍摄X线片，确定根管锉已进入根管。（c）对根管进行机械预备，氢氧化钙封药直到窦道消失。2周后完成根管充填。（d）随访2年后拍摄的X线片显示患牙根尖周病变明显缩小，但仍可见少量透射影。（e）随访4年6个月后，情况进一步改善，仅见根尖牙周膜间隙增宽。（f）随访11年后拍摄的X线片显示患牙根尖周组织完全恢复正常。

很多情况下去除根管原充填物并重新疏通根管并不是很困难，如图6-61的病例所示。下颌第二磨牙剧烈疼痛，X线片显示根管冠上2/3仅有少量牙胶，根尖周存在大面积阴影。去除充填物，根管预备，封药，根管充填以及恰当的冠修复，最终患牙根尖病变愈合（图6-61d）。

拆除牙冠一般比破冠开髓更易建立髓腔通道，有利于医生观察修复体下的牙体结构，去除可能存

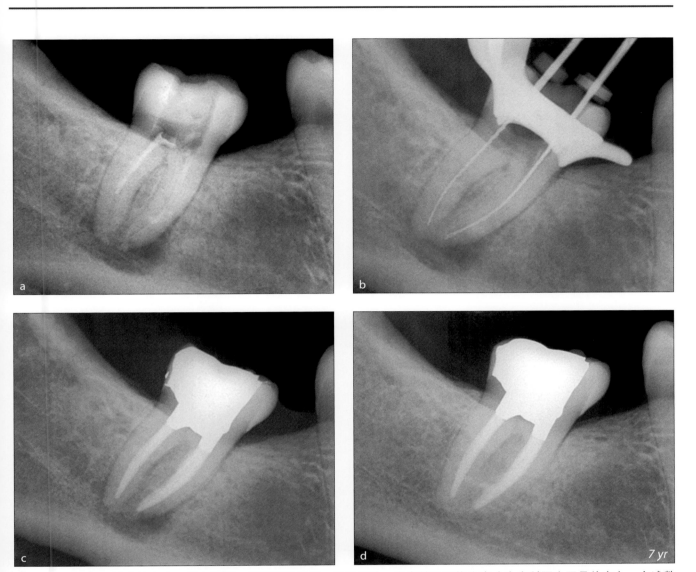

图6-61　（a）29岁女性患者，因右下第二磨牙剧烈疼痛、肿胀就诊。患者曾口服抗生素（由内科医生开具处方），自述数年前患牙曾接受牙髓失活术，X线片显示患牙根管治疗不彻底，并伴有大面积根尖周病变。患者继续接受1周以上的抗生素治疗。（b）1周后，患牙无症状，接受根管再治疗。橡皮障隔湿下，去除充填材料，开髓，确定工作长度。（c）氢氧化钙封药3周后根充，冠修复。（d）随访7年后拍摄的X线片显示根尖周病变完全愈合。

在的龋坏组织，保证根管预备不受冠方干扰。如图6-62所示，上颌第二前磨牙咀嚼疼痛。根管预备不足，伴有根尖局限性透射影。拆除牙冠后去除龋坏组织并进行根管再治疗。随后的复查可见患牙症状消失，根尖组织恢复正常（图6-62d）。

　　图6-63描述的病例中，下颌第一磨牙近中根和远中根均伴有根尖透射影（图6-63a）。去除冠及充填材料后见龋坏组织（图6-63b）。彻底清理髓腔（图6-63c），重新进行根管治疗（图6-63d），以保障根管再治疗的长期效果（图6-63e）。

　　图6-64所示的病例，冠方微渗漏可能是根管治疗后疾病的病因。下颌磨牙伴有症状，X线片显示

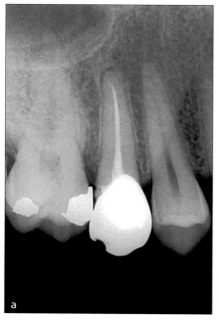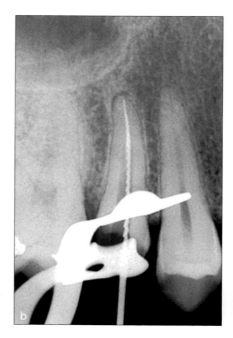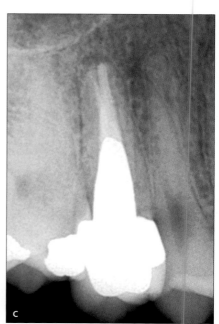

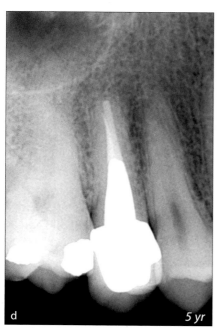

图6-62　（a）31岁男性患者因咀嚼不适要求"检查上颌前磨牙牙冠"。X线片显示牙冠远中继发龋，根尖牙周膜间隙增宽。根管预备不足，欠充。（b）建议根管再治疗。拆除牙冠，去除继发龋及根管内充填物，确定工作长度。机械预备后氢氧化钙封药。（c）1周后完成根管充填。患牙接受铸造桩及烤瓷冠修复。术后X线片上可见封闭剂进入根尖分歧。（d）随访5年后拍摄的X线片显示根尖牙周膜间隙正常。

根管预备不足，根尖无明显病变（图6-64a）。随访一年后拍摄的X线片显示近中根根尖和根分叉存在明显的透射影（图6-64b）。根管再治疗后（图6-64c）根尖周组织恢复正常（图6-64d）。

牙髓病急症

除外伤以外，牙源性急性疼痛是牙科最常见的急症之一，主要由*有症状牙髓炎*和包括*脓肿*在内的*有症状根尖周炎*引起。有症状的牙髓炎通常伴有剧烈的疼痛、激发痛或自发痛（取决于疾病所处的阶

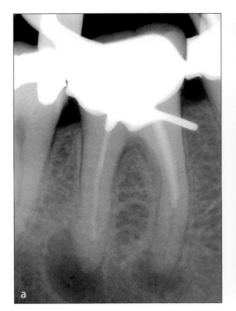
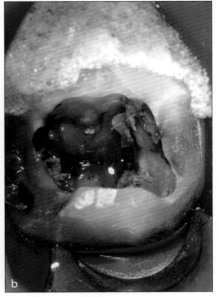

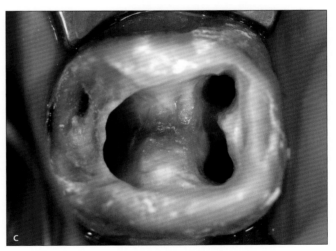

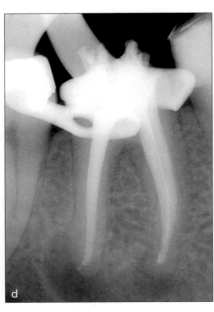
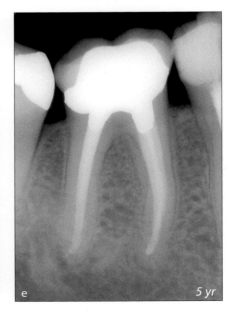

图6-63　（a）38岁男性患者，下颌第一磨牙伴有症状。患牙在数年前曾接受根管治疗。X线片显示近中根和远中根伴有根尖周病变，根管治疗不完善。（b）去除全部充填物及髓腔内的修复材料。（c）根管充填前的髓腔。氢氧化钙（换药3次）封药5周，直至患牙无任何症状，才完成根管充填。（d）使用侧方加压技术充填根管后拍摄的X线片。（e）随访5年后拍摄的X线片显示根尖周病变完全愈合。

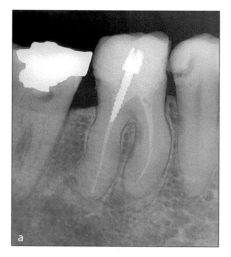
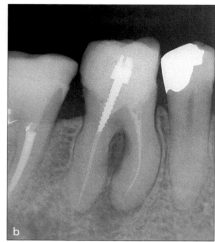
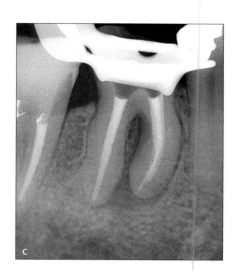
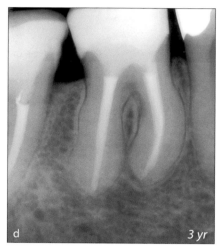

图6-64 （a）60岁女性患者，主诉为下颌第一磨牙略感咬合不适，患牙2年前曾接受根管治疗，垂直叩诊敏感。X线片显示患牙根管治疗不完善，但是不存在根尖周阴影。决定患牙暂不接受任何治疗，定期观察随访。（b）1年后，病人复诊，自述患牙症状曾在一段时间内缓解，但是近期咬合痛加剧。X线片显示近中根及根分叉存在明显的透射影。（c）决定对患牙进行根管再治疗。去除冠部修复体及远中根管桩。氢氧化钙封药一段时间后完成根充。（d）术后3年复查，患牙无任何症状，透射影完全消失。

段），热刺激疼痛明显（特别是在牙髓炎晚期）。有时疼痛呈放射性，患者无法定位患牙，甚至不能区分患牙位于上颌还是下颌。医生需要通过临床检查以及使用常规的牙髓测试方法来定位患牙。与此相反，急性根尖周炎（包括脓肿）伴有的疼痛是局限性的，患者通常能准确定位患牙。

有症状牙髓炎的急诊治疗方法是局麻下去尽龋坏组织及多根牙的冠髓（牙髓切断术），单根牙可去除部分根髓。如果时间允许，患牙无根尖周疼痛（咀嚼痛或叩痛），可进行一次性根管治疗。

病例讨论

图6-65展示了一例典型的下颌磨牙急症病例。

54岁男性患者，因右下后牙剧烈疼痛就诊。经探查未见明显龋损。第二磨牙咬合面银汞充填物良好。X线片显示远中大面积龋坏近髓（图6-65b）。治疗方法为牙髓切断术。局麻，隔湿，去除咬合面充填物及远中龋坏组织。此时可见从近中边缘嵴跨越髓顶直达远中露髓点的一条裂纹（图6-65c）。使用高速金刚砂车针去除髓室顶和全部冠髓（图6-65d）。使用化学纯氢氧化钙覆盖牙髓断面（图6-65e）。暂封髓腔并预约下次对患牙进行根管治疗。

急性根尖脓肿通常表现为剧烈的疼痛、叩痛及压痛，后期也可以表现为口内和/或口外软组织肿胀。然而，这时疼痛并不是很剧烈，尤其是当脓液

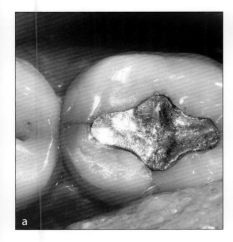
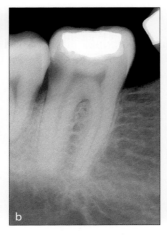
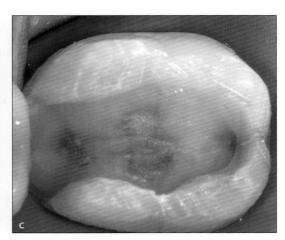
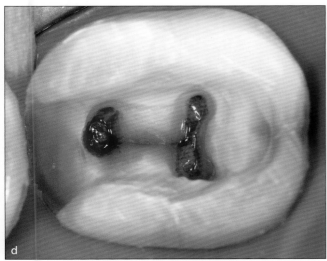
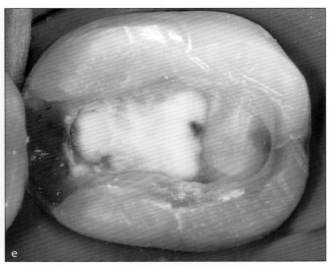

图6-65　（a）54岁男性患者，因右下后牙自发性剧烈疼痛就诊。口内检查发现，47牙咬合面可见银汞充填物，裂纹累及远中边缘嵴。（b）X线片显示远中大面积龋坏近髓。（c）麻醉和橡皮障隔湿后，去除银汞充填物及龋坏组织，可见裂纹穿过整个髓顶累及近中边缘嵴。远中可见穿髓点。（d）对患牙进行急诊治疗，去除髓室顶，将冠髓切除至根管口水平。（e）使用氢氧化钙覆盖牙髓创面。

穿通骨膜到达黏膜下或皮下时，疼痛会进一步降低。很显然牙髓感染是引起疼痛的主要原因，控制感染是治疗的重中之重，同时应引流脓液以减轻引起疼痛的组织压力。

如图6-66所示。尖牙牙髓坏死伴有颊侧肿胀，疼痛不明显，首先应进行根管预备，以及抗菌药物治疗，使肿胀得以有效缓解（图6-66e），一周后完成根管治疗（图6-66f）。

当黏膜下触及波动感时可切开引流。图6-67所示的病例中，医生沿着龈沟做一小切口，引流颊侧脓液，然后进行根管清理和成形。

在某些情况下，由于时间限制，或由于患牙松动，触痛明显，牙关紧闭，无法对患牙进行根管预备。如果黏膜下触及波动感，建议及时切开引流。图6-68所示的病例中，患者腭侧肿胀明显，伴剧烈疼痛，体温达39℃，危及全身健康。27岁男性患者，一周前症状出现并明显加重，影响睡眠。患者自服抗生素治疗。病灶牙为侧切牙，松动明显，触

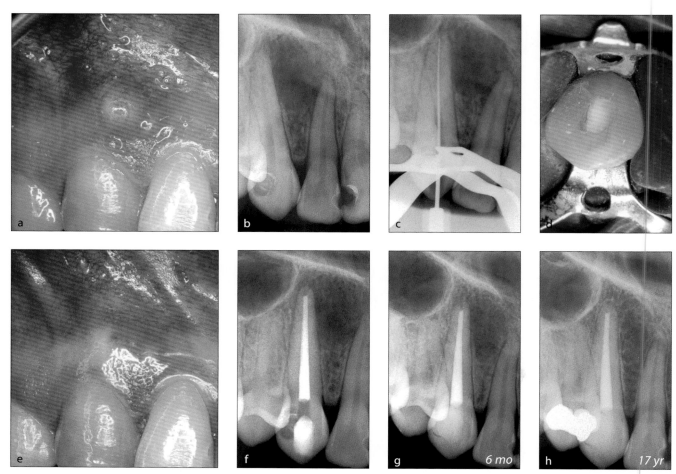

图6-66 （a）上颌尖牙附近牙龈肿胀。无明显自发痛。（b）X线片上可见尖牙与侧切牙之间的大面积透射影。尖牙的复合树脂充填物近髓，牙髓活力测试结果呈阴性，而侧切牙反应正常。（c）排除侧切牙病因来源，对尖牙进行根管治疗。确定工作长度。（d）机械预备后，氢氧化钙封药。（e）封药1周后，牙龈肿胀完全消失。（f）在没有根管感染的其他临床体征时，再次疏通根管，去除氢氧化钙，并完成根管充填。由于病变向侧方扩展，很可能存在一个或多个侧支根管，但是术后X线片上没有看到根充材料进入侧支根管中。（g）随访6个月后拍摄的X线片显示，根尖周透射影缩小，牙槽骨向根尖方向形成。（h）随访17年后拍摄的X线片上可见根尖周结构正常。

痛，无法进行根管治疗。切开引流（图6-68c），症状迅速缓解。建议患者继续服用抗生素并用温盐水漱口，以便引流。术后几周，当患牙无症状时，完成根管治疗（图6-68f）。长期复查可见病变愈合（图6-68g）。

如有可能，应在切开引流后疏通根管辅助引流。此外，在脓肿的初始阶段，通过根管引流是缓解症状最重要（有时也是唯一）的方法。如果牙齿可以接受治疗，橡皮障隔离后可使用高速车针开髓，以减少震动。一旦穿通髓腔，脓液溢出（图6-69b），患者症状立即得到缓解。此时，通过次氯酸钠溶液冲洗和强吸来促进排脓。

需注意的是，切勿为了促进引流以及缓解疼痛，而将脓肿患牙开放引流。可建议患者坐在另外

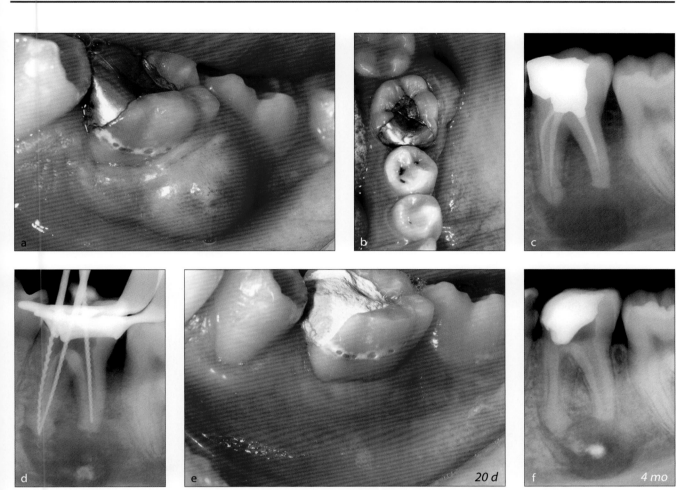

图6-67　（a）17岁女性患者，因下颌第一磨牙剧烈疼痛及牙龈肿胀就诊。患牙2年前曾接受根管治疗。（b）咬合面观。（c）X线片显示患牙根管治疗不完善，根尖周伴有大面积透射影。病变累及根分叉及远中牙槽嵴。（d）对患牙进行根管再治疗。龈沟切开排脓。橡皮障隔湿后去除充填材料，再次预备根管，氢氧化钙封药。20天后，患牙症状完全消失，再次疏通根管，确认工作长度，封药时不慎将部分氢氧化钙推出根尖孔。（e）初次根管预备及封药20天后的牙龈组织。（f）封药4个月后拍摄的X线片显示根尖周透射影明显缩小，远中牙槽嵴骨质再生。此时可完成根管充填。

一张牙椅上并定期检查引流情况，直到无明显渗出。同时使用次氯酸钠大量冲洗根管，封氢氧化钙，暂封。将根管开放于口腔环境会使新的菌种和真菌进入根管系统，会进一步危及根管治疗的预后。

　　诊间急症是指之前无症状的牙齿情况恶化，常在死髓牙根管预备后发生。尽管有研究认为

20%～40%病例在根管预备后会出现不同强度的疼痛[129]，但是伴有肿胀和剧烈疼痛的诊间急症的发生率却不足5%[130,131,132]。诊间急症的主要原因是根管预备过程中将细菌及其代谢产物推出根尖孔，使其进入根尖周组织[133]。这通常是由于工作长度确定错误或者预备过程中粗心导致过度预备所致。

　　图6-22中描述了一例无症状根尖周炎患牙，在

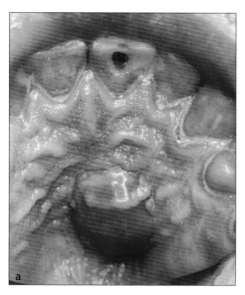
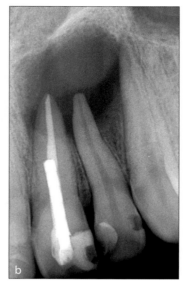
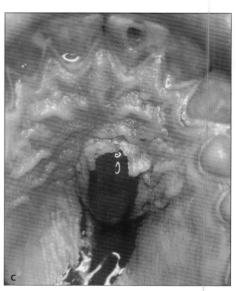

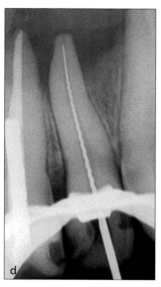
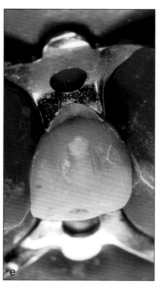
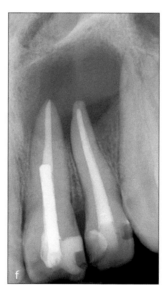
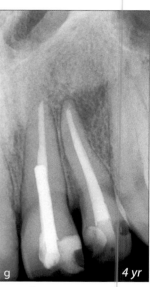

图6-68　（a）27岁男性患者，伴有剧烈疼痛，左侧面部肿胀并累及眶周。口内检查可见腭部明显肿胀，肿物具有弹性。（b）X线片上可见中切牙及侧切牙根尖周围伴有大面积透射影。侧切牙冷诊无反应，松动，叩诊疼痛明显。（c）决定对患者进行急诊治疗，将肿物切开引流脓液。麻醉方法是直接向黏膜内（而不是脓腔内）注射少量麻醉剂。使用12号刀片，将腭侧黏膜全层切开，可见大量脓血渗出。患者疼痛立刻缓解。患者继续接受抗生素治疗，同时使用高渗溶液漱口以促进引流。（d）1周后患者症状消失。此时患牙可接受根管治疗。橡皮障隔湿，确定工作长度。（e）根管预备后，氢氧化钙封药。（f）2周后完成根管充填。（g）随访4年后拍摄的X线片显示病变明显愈合。

接受根管预备和封药后出现临床症状加重的现象。上颌侧切牙牙髓坏死伴大面积根尖低密度影（图6-22a）。确定工作长度后，常规根管预备，封氢氧化钙封闭剂。治疗24h后，患者因颊侧肿胀、疼痛复诊（图6-22b）。X线片显示大量氢氧化钙超出根尖孔，进入根尖周组织（图6-22c）。显而易见，急性症状的出现是由于工作长度控制不当导致根尖止点破坏将细菌产物和氢氧化钙推入根尖

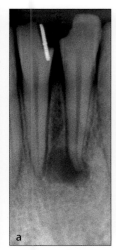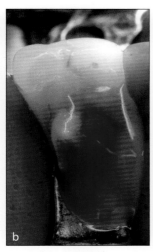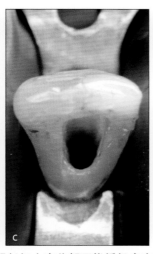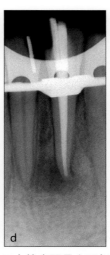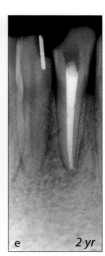

图6-69　20岁患者，要求缓解切牙区疼痛。患者口服任何止痛药都不能缓解疼痛。口内检查可见左下切牙复合树脂充填物。32牙松动，叩诊疼痛，冷测无反应，而31牙冷测反应正常。黏膜下无明显波动感。（a）X线片显示32牙伴有根尖周病变，并且病变已累及31牙。（b）通过根管建立引流。橡皮障隔湿后，使用高速金刚砂针开髓。穿通髓腔后，脓液便自发引流，疼痛迅速缓解。当脓液引流停止时，使用氢氧化钙封药，暂封。（c）1周后，患牙无症状。确定工作长度，根管预备。预备后的髓腔。氢氧化钙封药。（d）2周后使用侧方加压技术完成根充。（e）随访2年后拍摄的X线片显示患牙根尖周病变完全愈合。

组织。

急性根尖脓肿伴肿胀、疼痛但未造成全身感染的患者，不推荐使用抗生素[134]。在所有可以通过切口引流或根管引流的情况下，抗生素治疗不仅并不必要，而且禁忌使用。当伴有全身疾病的患者出现急性根尖脓肿伴严重蜂窝织炎或者患者出现高烧、不适和淋巴结炎时，才可使用抗生素治疗[94]。同样，仅仅为了预防死髓牙根管预备后出现术后急症而滥用抗生素，也是不可取的。但是对于有感染风险的患者，为了预防菌血症的发生，常规根管治疗后应接受抗生素治疗[8]。

最后应注意，某些病变类似于牙髓急症。图6-70描述了一例外周性巨细胞肉芽肿（或巨细胞性龈瘤），因牙龈肿胀而被误诊为牙髓源性病变的病例。通过对牙龈肿胀特点的进一步检查，特别是观察到根尖1/3存在活髓组织，可排除牙髓源性病变。然而，最初诊断为牙髓源性病变，随后的组织病理学检查证实其来源。

年轻恒牙的治疗

在牙根未发育完成时，龋病和外伤常危及牙髓的完整性。牙髓暴露后细菌入侵导致牙髓坏死，使牙根停止发育，此时牙本质壁薄弱，即使在轻微的咬合力下也有可能折断。

应尽早处理以上问题，以便保留剩余活髓组织，而牙髓与牙本质沉积以及牙根继续发育息息相关。文献明确指出，根尖未发育成熟的活髓牙和死髓牙治疗方法截然不同。活髓牙治疗的目的是维持牙根正常发育，治疗方法为根尖形成术，死髓牙的治疗方法为根尖诱导成形术。在牙髓病学专业词汇表中，根尖诱导成形术的定义为"诱导根尖开放的牙根形成钙化屏障或者诱导牙根未发育成熟的死髓牙根尖继续发育的方法"[135]。

应该注意，这种区别是人为定义的，在有些折中情况，即使患牙对牙髓活力测试无反应并且存在根尖周透射影，根尖1/3仍有可能存在活髓组织。在

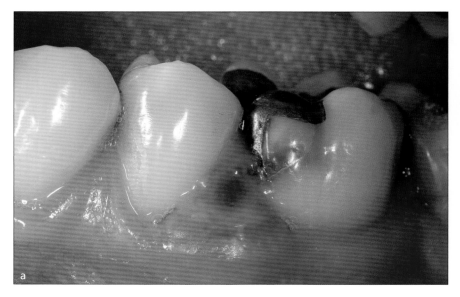

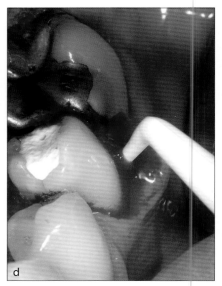

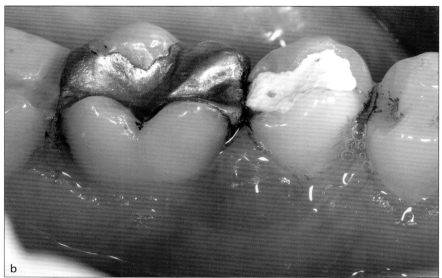

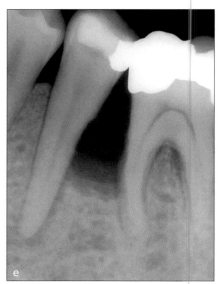

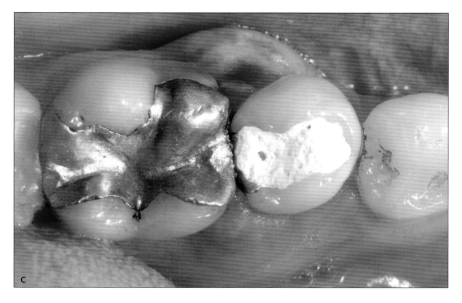

图6-70 （a）31岁男性患者，因"脓肿经治疗后效果不佳"被转诊至牙髓专科医生。患者自述全科牙医的诊断为35牙根尖脓肿，在未麻醉状态下对35牙进行根管治疗，但是因为钻磨时患牙敏感，立刻对35牙进行麻醉。根管内封药，并转诊。检查发现下颌第二前磨牙与第一磨牙之间牙龈肿胀，龈乳头顶部溃疡。（b和c）牙龈肿胀延伸至舌侧。35牙咬合面可见暂封物。患牙轻微松动，叩诊无痛。（d）远中探及深度超过10mm的牙周袋，出血明显。（e）X线片显示35牙与36牙之间骨缺损较为严重，其余骨水平正常。35牙远中根面明显吸收，同时远中根尖区牙周膜间隙增

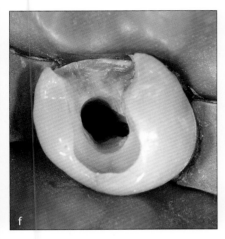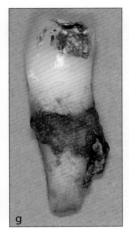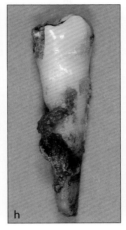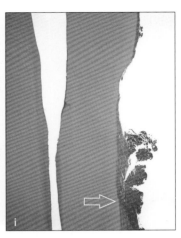

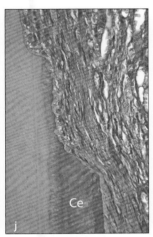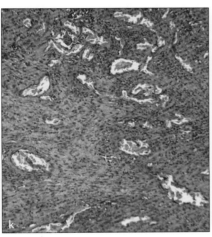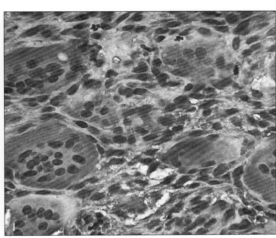

宽。（f）探查根管完成检查。在无麻醉的情况下，橡皮障隔湿，去除暂封物。探查根管见根尖区存在活髓组织。（g和h）排除牙髓源性病变，病变来源于牙龈组织。患者的治疗计划为拔除35牙同时切除组织块，然后进行组织学检查。拔牙后的远中及舌侧观。（i）根中1/3的大体观（放大25倍）。（j）放大400倍（i）中箭头所指的吸收缺损的下部。牙骨质（Ce）位于吸收缺损的根尖方（HE染色）。（k）切除的组织。低倍放大（25倍）可见大量新生血管。（l）在高倍镜下（放大1000倍），可见大量多核巨细胞。病变的组织学诊断为"外周性巨细胞肉芽肿"，又称"巨细胞性龈瘤"。这是一种良性扩张型病变，手术切除后易复发。（m）6个月后随访，病变未复发。

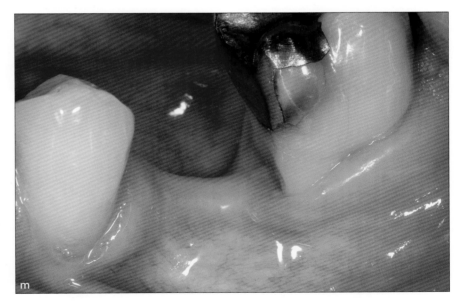

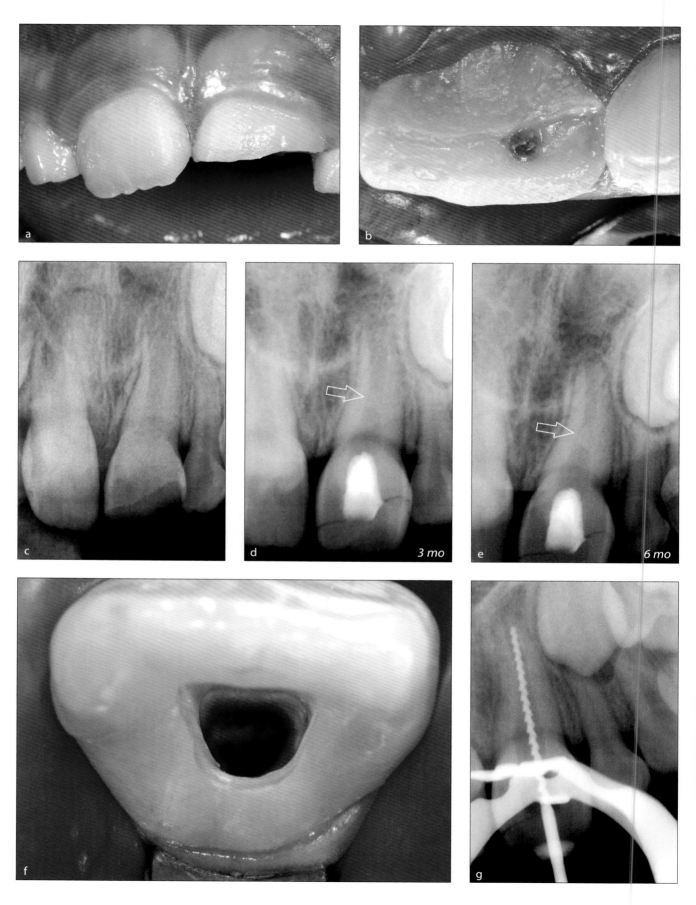

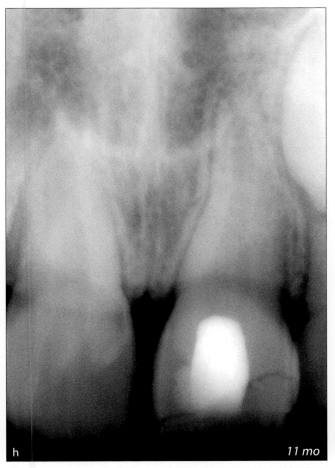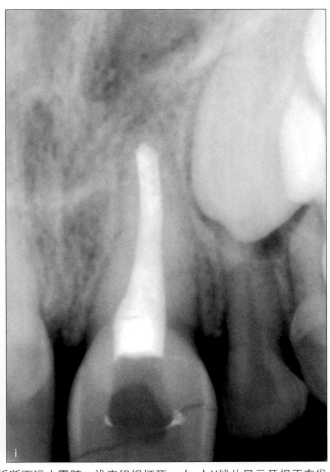

图6-71　（a和b）7岁女孩，左上中切牙冠折48小时后就诊。折断面远中露髓，浅表组织坏死。（c）X线片显示牙根正在发育，根尖孔开放，牙本质壁薄弱。患牙接受牙髓切断术，牙髓断面略低于根管口，使用氢氧化钙覆盖牙髓断面。复位粘接牙折片，暂封。（d）随访3个月后拍摄的X线片证实牙根发育良好，根管中有钙化物（箭头所指）形成。（e）随访6个月后拍摄的X线片显示牙根进一步发育，但是根管已被钙化物（箭头所指）堵塞。（f）决定去除钙化物。去除暂封，可见根管中的钙化物。（q）去除距影像学根尖2mm以上的牙髓组织，氢氧化钙充满根管。（h）随访5个月后（治疗开始11个月后）拍摄的X线片显示牙根发育完成。（i）重新打开根管，完善根尖预备，使用牙胶和封闭剂充填根管。在新形成的根尖结构中制备根充挡，以防超充。

这里我们更倾向于使用更通用的定义，即"诱导根尖成形的治疗"，医生应谨记活髓组织越多，根尖成形的预后越好。

病例讨论

对于活髓牙病例，根据受损组织的量，推荐使用盖髓术或牙髓切断术[136]。儿童折断的恒切牙常需要接受这些治疗。图6-71所示的是一个7岁女孩

上颌中切牙的治疗过程。女孩在骑自行车时不慎摔伤，父母带着牙折片立即就诊于全科牙医。48小时的观察期后，全科牙医将该病例转诊给牙髓专科医生。临床检查可见21牙釉质、牙本质均折裂，远中露髓（图6-71a、b）。X线片显示牙根未发育完成，根尖1/3根管壁薄（图6-71c）。患牙接受牙髓切断术，将化学纯氢氧化钙覆盖在牙髓断面上。牙折片复位粘固后，氧化锌丁香油酚水门汀暂封。随

访3个月后的X线片显示，新生牙本质沉积使根管壁增厚。同时牙髓断面上可见钙化桥。术后6个月复查拍摄的X线片上可见牙根进一步形成，但根管口下钙化物已堵塞根管（图6-71e）。一旦钙化完全形成堵塞根管无疑会增大以后根管治疗的难度。所以决定去除钙化组织并在距离根尖2mm处行牙髓摘除术（图6-71f、g）。氢氧化钙封药，暂封髓腔。5个月后（实际上是初次治疗11个月后），根尖发育完全，根尖组织结构正常（图6-71h）。再次根管预备，使用侧方加压技术充填根管（图6-71i）。

图6-72中描述了一例牙髓破坏较为严重的病例。8岁女孩因左侧磨牙区疼痛就诊。X线片显示36牙远中龋坏近髓，可见暂封物，根尖未发育完全并伴根尖周低密度影（图6-72a）。牙髓活力测试结果为阴性，叩诊不适。麻醉和隔离后，去尽龋坏组织，开髓。清除髓腔内坏死组织，使用手用锉每向根尖方向深入1~1.5mm就顺时针旋转90°并提拉，每次扩锉都要检查根管锉上被去除的组织。当发现根管锉上有连续、成形的牙髓组织时，则停止继续深入，这意味着已经从坏死组织过度到活组织。将根管预备到这一位置（图6-72b），干燥并封氢氧化钙（图6-72c）。随访6个月后拍摄的X线片显示根尖形成，根尖周透射影消失（图6-72d）。打开根管，重新确定工作长度（更接近根尖）并预备和充填（图6-72e）。6年后复查显示根尖周组织恢复正常（图6-72f）。

图6-73描述的病例更为严重并治疗成功。11岁男孩因右上侧切牙颊侧窦道就诊。牙冠完整，无外伤史。检查发现该牙腭侧釉质结构异常，可见一条着色深沟。牙髓活力测试结果阴性，表明患牙牙髓已坏死。X线片显示根尖周硬骨板消失伴广泛的骨破坏，牙根未发育完全，根管粗大，根尖开放（图6-73a）。治疗计划为患牙接受根尖成形的治疗。橡皮障隔离，开髓后可见坏死牙髓组织。选用合适的根管锉探查根管（图6-73b），未见活髓。使用手用锉距根尖一定距离进行根管预备，并用大号锉轻柔的扩锉整个管壁。使用大量次氯酸钠溶液冲洗根管。最后，氢氧化钙充填根管并暂封。3天后窦道消失。随访3个月后的X线片显示根尖周骨质明显再生，根周硬骨板出现。根尖有少量低密度影，新生的一部分牙本质沉积在根尖区（图6-73c）。随后的9个月中更换5次氢氧化钙，牙齿始终无症状。X线片显示根尖部结构已形成。但是根尖低密度影仍然存在，根尖硬骨板缺失并出现小范围的硬化边缘（图6-73e）。再次打开根管并重新预备，使用牙胶和封闭剂侧方加压充填（图6-73f）。随访1年后拍摄的X线片可见根尖周组织恢复正常（图6-73g）。4年后复查情况稳定（图6-73h）。

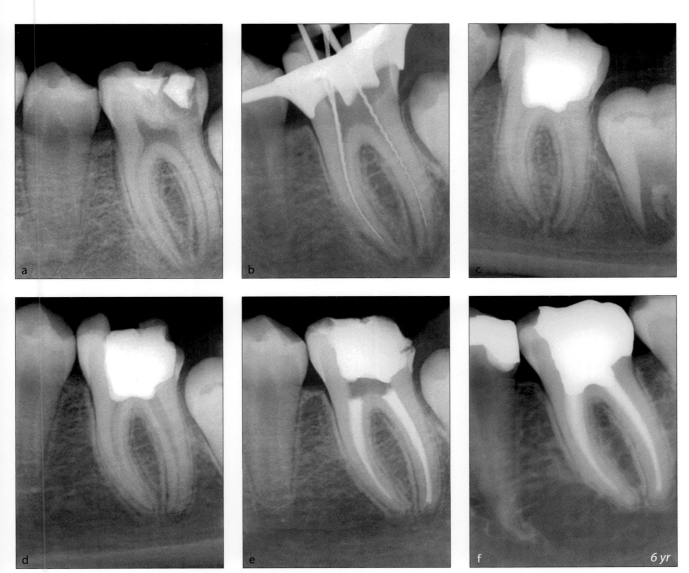

图6-72　（a）8岁女孩，36牙龋坏近髓。根尖未发育完成。患牙伴有自发性疼痛，牙髓活力测试结果为阴性。（b）机械预备短于根尖，根据根管中去除的组织判断死髓和活髓的过渡区。（c）氢氧化钙封药，加强型氧化锌水门汀暂封。（d）6个月后，根尖发育良好，根尖周透射影消失。（e）再次打开根管，预备并充填根管。（f）随访6年后拍摄的X线片显示患牙根尖周结构正常。**观点**：这个病例表明，临床上很难区分"根尖形成术"和"根尖诱导成形术"。去除根管中的刺激物，保留根尖部的活髓组织，可使牙根继续发育，随后完成根管治疗。

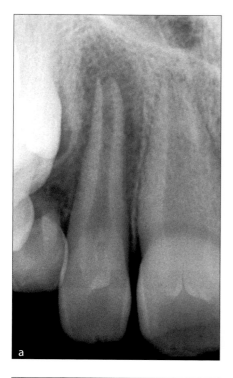

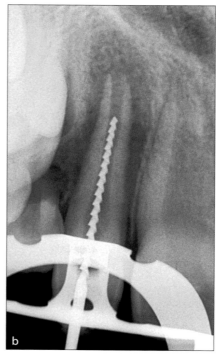

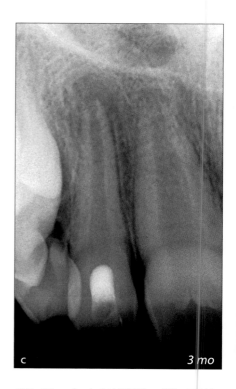

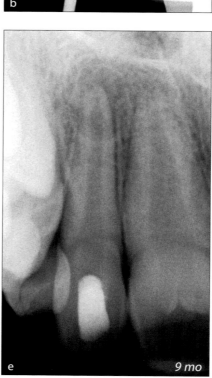

图6-73 （a）11岁男孩，侧切牙髓坏死伴大面积根尖周透射影。牙根表面的硬骨板完全缺失，根管粗大，根尖未发育完成。（b）开髓，确定工作长度，手用器械预备根管， 1%次氯酸钠溶液大量冲洗。氢氧化钙封药。（c）随访3个月后拍摄的X线片上显示牙根表面骨质再生较为明显，新生牙本质沉积在根尖区的管壁上。根尖周围仍然可见小面积的透射影。再次疏通根管，重新封氢氧化钙。（d）随访5个月后拍摄的X线片。再次疏通根管，重新封氢氧化钙。（e）随访9个月后拍摄的X线片上可见患牙根尖发育良好。（f）使用牙胶和封闭剂充填根管。根尖周围可见圆形骨白线。（g）随访1年后拍摄的X线片显示根尖周透射影和骨白线消失。（h）随访4年拍摄的X线片显示根尖周结构正常。

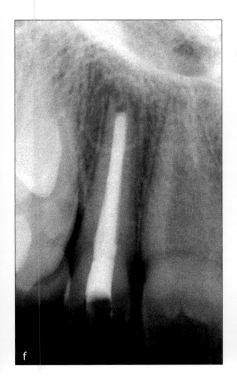

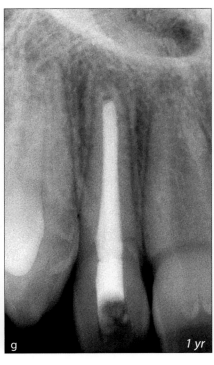

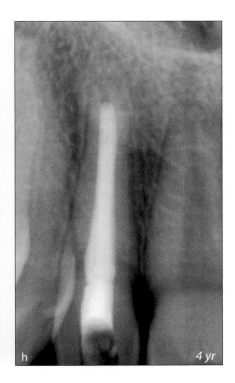

参考文献

[1] Andreana G, Andreana S. La diga di gomma: da oltre 100 anni al servizio dell'odontoiatra. In tema di Odontoiatria e Cultura 1992;9:21–26.

[2] Buckley M, Spångberg LS. The prevalence and technical quality of endodontic treatment in an American subpopulation. Oral Surg Oral Med Oral Pathol Oral Radiol Endod 1995;79:92–100.

[3] Ödesjö B, Helldén L, Salonen L, Langeland K. Prevalence of previous endodontic treatment, technical standard and occurrence of periapical lesions in a randomly selected adult, general population. Endod Dent Traumatol 1990;6:265–272.

[4] Siqueira JF Jr, Rôças IN, Alves FR, Campos LC. Periradicular status related to the quality of coronal restorations and root canal fillings in a Brazilian population. Oral Surg Oral Med Oral Pathol Oral Radiol Endod 2005;100:369–374.

[5] Tavares PB, Bonte E, Boukpessi T, Siqueira JF Jr, Lasfargues JJ. Prevalence of apical periodontitis in root canal-treated teeth from an urban French population: influence of the quality of root canal fillings and coronal restorations. J Endod 2009;35:810–813.

[6] Weiger R, Hitzler S, Hermle G, Löst C. Periapical status, quality of root canal fillings and estimated endodontic treatment needs in an urban German population. Endod Dent Traumatol 1997;13:69–74.

[7] Möller AJR. Microbial examination of root canals and periapical tissues of human teeth. Odontol Tidskr 1966; 74(Suppl):1–380.

[8] Siqueira JF Jr. Treatment of endodontic infections. London: Quintessence Publishing, 2011.

[9] Ricucci D, Grosso A. The compromised tooth: conservative treatment or extraction? Endod Topics 2006;13:108–122.

[10] Ricucci D. Il quarto canale nel primo molare superiore. Riv Ital Stomatol 1991;6:365–372.

[11] Ricucci D. Ungewöhnliche Wurzelkanalanatomie – Diagnostik und Therapie. Endodontie 1997;4:281–294.

[12] Fabra-Campos H. Unusual root anatomy of mandibular first molars. J Endod 1985;11:568–572.

[13] Ricucci D. Three independent canals in the mesial root of a mandibular first molar. Endod Dent Traumatol 1997;13:47–49.

[14] Fan B, Cheung GS, Fan M, Gutmann JL, Bian Z. C-shaped canal system in mandibular second molars: Part I – Anatomical features. J Endod 2004;30:899–903.

[15] Fan B, Cheung GS, Fan M, Gutmann JL, Fan W. C-shaped canal system in mandibular second molars: Part II – Radiographic features. J Endod 2004;30: 904–908.

[16] Ricucci D, Pascon EA, Langeland K. Long-term follow-up on C-shaped mandibular molars. J Endod 1996;22:185–187.

[17] Friedman S, Löst C, Zarrabian M, Trope M. Evaluation of success and failure after endodontic therapy using a glass ionomer cement sealer. J Endod 1995;21:384–390.

[18] Molander A, Warfvinge J, Reit C, Kvist T. Clinical and radiographic evaluation of one- and two-visit endodontic treatment of asymptomatic necrotic teeth with apical periodontitis: a randomized clinical trial. J Endod 2007;33:1145–1148.

[19] Sjögren U, Figdor D, Persson S, Sundqvist G. Influence of infection at the time of root filling on the outcome of endodontic treatment of teeth with apical periodontitis. Int Endod J 1997;30:297–306.

[20] Sjögren U, Hagglund B, Sundqvist G, Wing K. Factors affecting the long-term results of endodontic treatment. J Endod 1990;16:498–504.

[21] Trope M, Delano EO, Ørstavik D. Endodontic treatment of teeth with apical periodontitis: single vs. multivisit treatment. J Endod 1999;25:345–350.

[22] Penesis VA, Fitzgerald PI, Fayad MI, et al. Outcome of one-visit and two-visit endodontic treatment of necrotic teeth with apical

periodontitis: a randomized controlled trial with one-year evaluation. J Endod 2008;34:251–257.

[23] Peters LB, Wesselink PR. Periapical healing of endodontically treated teeth in one and two visits obturated in the presence or absence of detectable microorganisms. Int Endod J 2002;35:660–667.

[24] Weiger R, Rosendahl R, Löst C. Influence of calcium hydroxide intracanal dressings on the prognosis of teeth with endodontically induced periapical lesions. Int Endod J 2000;33:219–226.

[25] Sathorn C, Parashos P, Messer HH. Effectiveness of single- versus multiple-visit endodontic treatment of teeth with apical periodontitis: a systematic review and meta-analysis. Int Endod J 2005;38:347–355.

[26] Ricucci D, Russo J, Rutberg M, Burleson JA, Spångberg LS. A prospective cohort study of endodontic treatments of 1,369 root canals: results after 5 years. Oral Surg Oral Med Oral Pathol Oral Radiol Endod 2011;112:825–842.

[27] Sjögren U. Success and Failure in Endodontics [Odontological Dissertation no. 60]. Ůmea, Sweden: University of Ůmea, 1996.

[28] Vera J, Siqueira JF Jr, Ricucci D, et al. One- versus two-visit endodontic treatment of teeth with apical periodontitis: a histobacteriologic study. J Endod 2012;38:1040–1052.

[29] Siren EK, Haapasalo MP, Ranta K, Salmi P, Kerosuo EN. Microbiological findings and clinical treatment procedures in endodontic cases selected for microbiological investigation. Int Endod J 1997;30:91–95.

[30] Cheung GS. Survival of first-time nonsurgical root canal treatment performed in a dental teaching hospital. Oral Surg Oral Med Oral Pathol Oral Radiol Endod 2002;93:596–604.

[31] Ricucci D. Apical limit of root canal instrumentation and obturation, part 1. Literature review. Int Endod J 1998;31:384–393.

[32] Ricucci D, Langeland K. Apical limit of root canal instrumentation and obturation, part 2. A histological study. Int Endod J 1998;31:394–409.

[33] Turek T, Langeland K. A light microscopic study of the efficacy of the telescopic and the Giromatic preparation of root canals. J Endod 1982;8:437–443.

[34] Giangrego E. Changing concepts in endodontic therapy. J Am Dent Assoc 1985;110:470–480.

[35] Langeland K, Liao K, Pascon EA. Work-saving devices in endodontics: efficacy of sonic and ultrasonic techniques. J Endod 1985;11:499–510.

[36] Hess W. Zur anatomie der wurzelkanale des menschlichen gebisse mit berücksichtigung der feineren verzweigungen am foramen apicale. Zürich: Schweizerische Monatsschrift, 1917.

[37] Walia HM, Brantley WA, Gerstein H. An initial investigation of the bending and torsional properties of Nitinol root canal files. J Endod 1988;14:346–351.

[38] Spångberg L. The wonderful world of rotary root canal preparation. Oral Surg Oral Med Oral Pathol Oral Radiol Endod 2001;92:479.

[39] Hülsmann M, Herbst U, Schäfers F. Comparative study of root-canal preparation using Lightspeed and Quantec SC rotary NiTi instruments. Int Endod J 2003;36:748–756.

[40] Paqué F, Musch U, Hülsmann M. Comparison of root canal preparation using RaCe and ProTaper rotary Ni-Ti instruments. Int Endod J 2005;38:8–16.

[41] Paqué F, Balmer M, Attin T, Peters OA. Preparation of oval-shaped root canals in mandibular molars using nickel-titanium rotary instruments: a micro-computed tomography study. J Endod 2010;36:703–707.

[42] Peters OA, Schönenberger K, Laib A. Effects of four Ni-Ti preparation techniques on root canal geometry assessed by micro computed tomography. Int Endod J 2001;34:221–230.

[43] Cheung GSP. Instrument fracture: mechanisms, removal of fragments, and clinical outcomes. Endod Topics 2007;16:1–26.

[44] Alves FR, Almeida BM, Neves MA, et al. Disinfecting oval-shaped root canals: effectiveness of different supplementary approaches. J Endod 2011;37:496–501.

[45] De-Deus G, Barino B, Zamolyi RQ, et al. Suboptimal debridement quality produced by the single-file F2 ProTaper technique in oval-shaped canals. J Endod 2010;36:1897–1900.

[46] Siqueira JF Jr, Alves FR, Almeida BM, Machado de Oliveira JC, Rôças IN. Ability of chemomechanical preparation with either rotary instruments or self-adjusting file to disinfect oval-shaped root canals. J Endod 2010;36:1860–1865.

[47] Taha NA, Ozawa T, Messer HH. Comparison of three techniques for preparing oval-shaped root canals. J Endod 2010;36:532–535.

[48] Marshall FJ, Pappin J. A crown-down pressureless preparation root canal enlargement technique: technique manual. Portland, Oregon: Oregon Health Sciences University, 1980.

[49] Morgan LF, Montgomery S. An evaluation of the crown-down pressureless technique. J Endod 1984;10:491–498.

[50] Hall EM. Pulpless Tooth Problems and a Manual on Root-Canal Technique. Detroit: Detroit Dental Manufacturing Company, 1928.

[51] Balters W. Aus der praxis der konservierenden zahnheilkunde. Berlin: Verlag Hermann Meusser, 1930.

[52] Castellucci A. Endodonzia. Bologna: Ediz. Martina, 1996.

[53] Wu MK, Wesselink PR. Efficacy of three techniques in cleaning the apical portion of curved root canals. Oral Surg Oral Med Oral Pathol Oral Radiol Endod 1995;79:492–496.

[54] Kuttler Y. Microscopic investigation of root apexes. J Am Dent Assoc 1955; 50:544–552.

[55] Wu MK, R'Oris A, Barkis D, Wesselink PR. Prevalence and extent of long oval canals in the apical third. Oral Surg Oral Med Oral Pathol Oral Radiol Endod 2000;89:739–743.

[56] Siqueira JF Jr, Araujo MC, Garcia PF, Fraga RC, Dantas CJ. Histological evaluation of the effectiveness of five instrumentation techniques for cleaning the apical third of root canals. J Endod 1997;23:499–502.

[57] Lin LM, Rosenberg PA, Lin J. Do procedural errors cause endodontic treatment failure? J Am Dent Assoc 2005;136:187–193;quiz 231.

[58] Siqueira JF Jr. Aetiology of root canal treatment failure: why well-treated teeth can fail. Int Endod J 2001;34:1–10.

[59] Dychdala GR. Chlorine and chlorine compounds. In: Block SS (ed). Disinfection, Sterilization, and Preservation, ed 4. Philadelphia: Lea & Febiger, 1991:133–150.

[60] Rutala WA, Weber DJ. Uses of inorganic hypochlorite (bleach) in health-care facilities. Clin Microbiol Rev 1997;10:597–610.

[61] Ohara P, Torabinejad M, Kettering JD. Antibacterial effects of various endodontic irrigants on selected anaerobic bacteria. Endod Dent Traumatol 1993;9:95–100.

[62] Vianna ME, Gomes BP, Berber VB, et al. In vitro evaluation of the antimicrobial activity of chlorhexidine and sodium hypochlorite. Oral Surg Oral Med Oral Pathol Oral Radiol Endod 2004;97:79–84.

[63] Siqueira JF Jr, Batista MM, Fraga RC, de Uzeda M. Antibacterial effects of endodontic irrigants on black-pigmented gram-negative anaerobes and facultative bacteria. J Endod 1998;24:414–416.

[64] Alves FR, Almeida BM, Neves MA, Rôças IN, Siqueira JF Jr. Time-dependent antibacterial effects of the self-adjusting file used with two sodium hypochlorite concentrations. J Endod 2011;37:1451¬–1455.

[65] Byström A, Sundqvist G. The antibacterial action of sodium hypochlorite and EDTA in 60 cases of endodontic therapy. Int Endod J 1985;18:35–40.

[66] Siqueira JF Jr, Rôças IN, Favieri A, Lima KC. Chemomechanical reduction of the bacterial population in the root canal after instrumentation and irrigation with 1%, 2.5%, and 5.25% sodium hypochlorite. J Endod 2000;26:331–334.

[67] Baumgartner JC, Cuenin PR. Efficacy of several concentrations of sodium hypochlorite for root canal irrigation. J Endod 1992;18:605–612.

[68] Grossman LI, Meinam BW. Solution of pulp tissue by chemical agent. J Am Dent Assoc 1941;28:223–225.

[69] Moorer WR, Wesselink PR. Factors promoting the tissue dissolving capability of sodium hypochlorite. Int Endod J 1982;15:187–196.

[70] Torabinejad M, Handysides R, Khademi AA, Bakland LK. Clinical

implications of the smear layer in endodontics: a review. Oral Surg Oral Med Oral Pathol Oral Radiol Endod 2002;94:658–666.

[71] Mader CL, Baumgartner JC, Peters DD. Scanning electron microscopic investigation of the smeared layer on root canal walls. J Endod 1984;10:477–483.

[72] Ørstavik D, Haapasalo M. Disinfection by endodontic irrigants and dressings of experimentally infected dentinal tubules. Endod Dent Traumatol 1990;6:142–149.

[73] Behrend GD, Cutler CW, Gutmann JL. An in-vitro study of smear layer removal and microbial leakage along root-canal fillings. Int Endod J 1996;29:99–107.

[74] Saunders WP, Saunders EM. The effect of smear layer upon the coronal leakage of gutta-percha fillings and a glass ionomer sealer. Int Endod J 1992;25:245–249.

[75] Shahravan A, Haghdoost AA, Adl A, Rahimi H, Shadifar F. Effect of smear layer on sealing ability of canal obturation: a systematic review and meta-analysis. J Endod 2007;33:96–105.

[76] Brännström M. Smear layer: pathological and treatment considerations. Oper Dent Suppl 1984;3:35–42.

[77] Pashley DH. Smear layer: physiological considerations. Oper Dent Suppl 1984;3:13–29.

[78] Kvist T, Molander A, Dahlén G, Reit C. Microbiological evaluation of one- and two-visit endodontic treatment of teeth with apical periodontitis: a randomized, clinical trial. J Endod 2004;30:572–576.

[79] McGurkin-Smith R, Trope M, Caplan D, Sigurdsson A. Reduction of intracanal bacteria using GT rotary instrumentation, 5.25% NaOCl, EDTA, and Ca(OH)2. J Endod 2005;31:359–363.

[80] Paquette L, Legner M, Fillery ED, Friedman S. Antibacterial efficacy of chlorhexidine gluconate intracanal medication in vivo. J Endod 2007;33:788–795.

[81] Shuping GB, Ørstavik D, Sigurdsson A, Trope M. Reduction of intracanal bacteria using nickel-titanium rotary instrumentation and various medications. J Endod 2000;26:751–755.

[82] Siqueira JF Jr, Guimarães-Pinto T, Rôças IN. Effects of chemomechanical preparation with 2.5% sodium hypochlorite and intracanal medication with calcium hydroxide on cultivable bacteria in infected root canals. J Endod 2007;33:800–805.

[83] Siqueira JF Jr, Magalhães KM, Rôças IN. Bacterial reduction in infected root canals treated with 2.5% NaOCl as an irrigant and calcium hydroxide/camphorated paramonochlorophenol paste as an intracanal dressing. J Endod 2007;33:667–672.

[84] Siqueira JF Jr, Paiva SS, Rôças IN. Reduction in the cultivable bacterial populations in infected root canals by a chlorhexidine-based antimicrobial protocol. J Endod 2007;33:541–547.

[85] Siqueira JF Jr, Rôças IN, Paiva SS, et al. Bacteriologic investigation of the effects of sodium hypochlorite and chlorhexidine during the endodontic treatment of teeth with apical periodontitis. Oral Surg Oral Med Oral Pathol Oral Radiol Endod 2007;104:122–130.

[86] Sjögren U, Figdor D, Spångberg L, Sundqvist G. The antimicrobial effect of calcium hydroxide as a short-term intracanal dressing. Int Endod J 1991;24:119–125.

[87] Byström A, Sundqvist G. Bacteriologic evaluation of the effect of 0.5 percent sodium hypochlorite in endodontic therapy. Oral Surg Oral Med Oral Pathol 1983;55:307–312.

[88] Siqueira JF Jr. Strategies to treat infected root canals. J Calif Dent Assoc 2001;29:825–837.

[89] Siqueira JF Jr, Lopes HP. Mechanisms of antimicrobial activity of calcium hydroxide: a critical review. Int Endod J 1999;32:361–369.

[90] Siren EK, Haapasalo MP, Waltimo TM, Ørstavik D. In vitro antibacterial effect of calcium hydroxide combined with chlorhexidine or iodine potassium iodide on Enterococcus faecalis. Eur J Oral Sci 2004;112:326–331.

[91] Lambrianidis T, Kosti E, Boutsioukis C, Mazinis M. Removal efficacy of various calcium hydroxide/chlorhexidine medicaments from the root canal. Int Endod J 2006;39:55–61.

[92] Lambrianidis T, Margelos J, Beltes P. Removal efficiency of calcium hydroxide dressing from the root canal. J Endod 1999;25:85–88.

[93] Margelos J, Eliades G, Verdelis C, Palaghias G. Interaction of calci-

um hydroxide with zinc oxide-eugenol type sealers: a potential clinical problem. J Endod 1997;23:43–48.

[94] van der Sluis LW, Wu MK, Wesselink PR. The evaluation of removal of calcium hydroxide paste from an artificial standardized groove in the apical root canal using different irrigation methodologies. Int Endod J 2007;40:52–57.

[95] Quality guidelines for endodontic treatment: consensus report of the European Society of Endodontology. Int Endod J 2006;39:921–930.

[96] Cailleteau JG, Mullaney TP. Prevalence of teaching apical patency and various instrumentation and obturation techniques in United States dental schools. J Endod 1997;23:394–396.

[97] Langeland K. Root canal sealants and pastes. Dent Clin North Am 1974;18:309–327.

[98] Ørstavik D. Time-course and risk analyses of the development and healing of chronic apical periodontitis in man. Int Endod J 1996;29:150–155.

[99] Strindberg LZ. The dependence of the results of pulp therapy on certain factors. Acta Odontol Scand 1956;14(suppl 21):1–175.

[100] Friedman S, Abitbol S, Lawrence HP. Treatment outcome in endodontics: the Toronto Study. Phase 1: initial treatment. J Endod 2003;29:787–793.

[101] Sackett D, Richardson W, Rosenberg W, Haynes R. Evidence-based medicine: how to practice and teach EBM. London: Churchill Livingstone, 1997.

[102] Friedman S. Prognosis of initial endodontic therapy. Endod Topics 2002;2:59–88.

[103] De Moor RJ, Hommez GM, De Boever JG, Delme KI, Martens GE. Periapical health related to the quality of root canal treatment in a Belgian population. Int Endod J 2000;33:113–120.

[104] Georgopoulou MK, Spanaki-Voreadi AP, Pantazis N, Kontakiotis EG, Morfis AS. Periapical status and quality of root canal fillings and coronal restorations in a Greek population. Quintessence Int 2008;39:e85–92.

[105] Kirkevang LL, Vaeth M, Hørsted-Bindslev P, Wenzel A. Longitudinal study of periapical and endodontic status in a Danish population. Int Endod J 2006;39:100–107.

[106] Ray HA, Trope M. Periapical status of endodontically treated teeth in relation to the technical quality of the root filling and the coronal restoration. Int Endod J 1995;28:12–18.

[107] Segura-Egea JJ, Jimenez-Pinzon A, Poyato-Ferrera M, Velasco-Ortega E, Rios-Santos JV. Periapical status and quality of root fillings and coronal restorations in an adult Spanish population. Int Endod J 2004;37:525–530.

[108] Stassen IG, Hommez GM, De Bruyn H, De Moor RJ. The relation between apical periodontitis and root-filled teeth in patients with periodontal treatment need. Int Endod J 2006;39:299–308.

[109] Sunay H, Tanalp J, Dikbas I, Bayirli G. Cross-sectional evaluation of the periapical status and quality of root canal treatment in a selected population of urban Turkish adults. Int Endod J 2007;40:139–145.

[110] Tronstad L, Asbjørnsen K, Døving L, Pedersen I, Eriksen HM. Influence of coronal restorations on the periapical health of endodontically treated teeth. Endod Dent Traumatol 2000;16:218–221.

[111] Engström B, Hard AF, Segerstad L, Ramström G, Frostell G. Correlation of positive cultures with the prognosis for root canal treatment. Odontol Revy 1964;15:257–270.

[112] Matsumoto T, Nagai T, Ida K, et al. Factors affecting successful prognosis of root canal treatment. J Endod 1987;13:239–242.

[113] Sundqvist G, Figdor D, Persson S, Sjögren U. Microbiologic analysis of teeth with failed endodontic treatment and the outcome of conservative re-treatment. Oral Surg Oral Med Oral Pathol Oral Radiol Endod 1998;85:86–93.

[114] Bergenholtz G, Hørsted-Bindslev P, Reit C. Textbook of endodontology. Oxford: Blackwell Munksgaard, 2004.

[115] Baumgartner JC, Picket AB, Muller JT. Microscopic examination of oral sinus tracts and their associated periapical lesions. J Endod 1984;10:146–152.

[116] Bender IB, Seltzer S. The oral fistula: its diagnosis and treatment.

Oral Surg Oral Med Oral Pathol 1961;14:1367–1376.

[117]al-Kandari AM, al-Quoud OA, Ben-Naji A, Gnanasekhar JD. Cutaneous sinus tracts of dental origin to the chin and cheek: case reports. Quintessence Int 1993;24:729–733.

[118]Calişkan MK, Sen BH, Ozinel MA. Treatment of extraoral sinus tracts from traumatized teeth with apical periodontitis. Endod Dent Traumatol 1995;11:115–120.

[119]Johnson BR, Remeikis NA, Van Cura JE. Diagnosis and treatment of cutaneous facial sinus tracts of dental origin. J Am Dent Assoc 1999;130:832–836.

[120]Mardones F, Oroz J, Munoz C, Alfaro C, Soto R. Cutaneous facial sinus tract of dental origin. Pediatr Dermatol 2010;27:410–411.

[121]Mittal N, Gupta P. Management of extra oral sinus cases: a clinical dilemma. J Endod 2004;30:541–547.

[122]Andersen M, Lund A, Andreasen JO, Andreasen FM. In vitro solubility of human pulp tissue in calcium hydroxide and sodium hypochlorite. Endod Dent Traumatol 1992;8:104–108.

[123]Hasselgren G, Olsson B, Cvek M. Effects of calcium hydroxide and sodium hypochlorite on the dissolution of necrotic porcine muscle tissue. J Endod 1988;14:125–127.

[124]Wadachi R, Araki K, Suda H. Effect of calcium hydroxide on the dissolution of soft tissue on the root canal wall. J Endod 1998;24:326–330.

[125]Yang SF, Rivera EM, Baumgardner KR, Walton RE, Stanford C. Anaerobic tissue-dissolving abilities of calcium hydroxide and sodium hypochlorite. J Endod 1995;21:613–616.

[126]Zehnder M, Grawehr M, Hasselgren G, Waltimo T. Tissue-dissolution capacity and dentin-disinfecting potential of calcium hydroxide mixed with irrigating solutions. Oral Surg Oral Med Oral Pathol Oral Radiol Endod 2003;96:608–613.

[127]Ricucci D, Siqueira JF Jr. Recurrent apical periodontitis and late endodontic treatment failure related to coronal leakage: a case report. J Endod 2011;37:1171–1175.

[128]Vieira AR, Siqueira JF Jr, Ricucci D, Lopes WS. Dentinal tubule infection as the cause of recurrent disease and late endodontic treatment failure: a case report. J Endod 2012;38:250–254.

[129]Genet JM, Wesselink PR, Thoden van Velzen SK. The incidence of preoperative and postoperative pain in endodontic therapy. Int Endod J 1986;19:221–229.

[130]Siqueira JF Jr, Rôças IN, Favieri A, et al. Incidence of postoperative pain after intracanal procedures based on an antimicrobial strategy. J Endod 2002;28:457–460.

[131]Trope M. Flare-up rate of single-visit endodontics. Int Endod J 1991;24:24–26.

[132]Walton R, Fouad A. Endodontic interappointment flare-ups: a prospective study of incidence and related factors. J Endod 1992;18:172–177.

[133]Siqueira JF Jr. Microbial causes of endodontic flare-ups. Int Endod J 2003;36:453–463.

[134]Siqueira JF Jr. Microbiology of apical periodontitis. In: Ørstavik D, Pitt Ford T (eds). Essential Endodontology, ed 2. Oxford: Blackwell Munksgaard, 2008:135–196.

[135]American Association of Endodontists. Glossary of Endodontic Terms. Chicago: American Association of Endodontists, 2012.

[136]Cvek M. A clinical report on partial pulpotomy and capping with calcium hydroxide in permanent incisors with complicated crown fracture. J Endod 1978;4:232–237.

[137]Ricucci D, Langeland K. Incomplete calcium hydroxide removal from the root canal: a case report. Int Endod J 1997;30:418–421.

[138]Lin LM, Ricucci D, Lin J, Rosenberg PA. Nonsurgical root canal therapy of large cyst-like inflammatory periapical lesions and inflammatory apical cysts. J Endod 2009;35:607–615.

Chapter 7

第 7 章　根管治疗后根尖周组织的愈合过程

Healing of the periradicular tissues following endodontic treatment

　　正如第4章和第5章中所讨论的，根尖周炎是一种根管系统内感染导致的疾病。因此，根管治疗的目的是预防牙髓感染，感染一旦在根管系统内形成需立即清除。

　　不可复性牙髓炎患牙（活髓牙）的根管治疗本质上是一种预防措施。在这些病例中，坏死和感染通常局限于一小部分冠髓，而根髓及其周围牙本质未被感染（详见第2章）[1]。此时治疗目的是通过去除牙髓组织，充填根管腔，以防止感染扩散至根管系统深部[1]。另一方面，在牙髓坏死、感染的病例中，或已完成根管治疗却仍伴有根尖周炎的患牙中，根管内感染已经形成。此时治疗目的是清除感染微生物[2]。

　　治疗感染（死髓或再治疗病例）和非感染（活髓）牙的临床操作步骤包括使用器械和抗菌剂清洁、消毒（感染病例）和成形根管，然后用充填材料充填根管。这些步骤的累积效应会不可避免地损伤根尖周组织。此外，治疗中的创伤会增加已有病原导致的破坏，因此应尽量减少治疗中的创伤，以免影响治疗结果。

　　在处理根管时，医生应考虑生物学原则。令人遗憾的是，根管治疗中争论的焦点一直以根管的机械预备和充填技术为主。Spångberg[1]声称："临床操作机械论重视根管充填的影像学表现，而非奠定根管治疗成功基石的生物学原则。根管治疗器械和技术的相关实验室研究及著作数量颇多，然而却很少见客观评价器械和技术对治疗结果影响的研究。"

　　本章中描述根尖周组织对于治疗操作的反应，以及使用一种遵循生物学的手段治疗患牙后，根尖周组织是如何愈合的。

组织愈合的基础理论

组织愈合过程分为再生和修复。再生使已丧失或破坏的组织完全恢复，而修复是指原始结构部分恢复[3]。在身体的大多数部位，愈合包括以下高度整合、重叠的阶段：止血、炎症、增生、组织重建或恢复[4]。

根管治疗后的愈合过程中，*止血*的重要性尤为体现在创面（即根尖的牙髓组织或牙周膜）的愈合以及根尖外科手术中，病变刮除后，充满骨腔的血液最终凝固，协调愈合过程的下一阶段。组织受伤后，止血立即开始，其特点是血管收缩和纤维蛋白凝块形成。凝块及周边受伤组织释放促炎细胞因子和生长因子，比如转化生长因子（TGF）-β、血小板衍生生长因子（PDGF）、成纤维细胞生长因子（FGF）和表皮生长因子（EGF）[5]。这些介质在愈合的下一阶段中起重要作用。

愈合过程的下一阶段是*炎症*。一旦出血控制后，多形核中性粒细胞（PMNs）和单核细胞等炎症细胞开始迁移进入创面，与受累组织内固有的巨噬细胞共同发挥作用。单核细胞也可形成巨噬细胞，后者在创伤愈合过程中起重要作用。在炎症早期阶段，巨噬细胞释放促炎细胞因子，吸引和激活更多的炎症细胞。巨噬细胞也可清除创伤部位的细菌、碎屑、凋亡的组织和炎症细胞（包括PMNs）。炎症为其后增生阶段作准备。

*增生*阶段的特点是结缔组织细胞增殖和迁移，其中大部分为成纤维细胞，连同内皮细胞一起，协调结缔组织愈合中的重要过程，包括产生胶原和结缔组织细胞外基质的其他成分、血管再生以及随后形成肉芽组织。然后，创面愈合进入最终的重建阶段。组织重建取决于多种局部或全身因素，可能需要数月至数年的时间再生或修复受损组织。在这一阶段中，既往增加的血管密度显著降低至正常水平。

根尖周组织的愈合

概述

非手术根管治疗后，根尖周组织的愈合基本上遵循以上同样过程。然而愈合过程中仍存在着一些重要的差别，因为其中包含多种需从慢性炎性病理状态转变为正常健康状态的不同组织。这些慢性炎性病理组织甚至包括上皮异常增生（上皮性肉芽肿和囊肿）。组织愈合之前需慢性炎症消失，这有助于解释为什么根尖手术或者拔牙后，根尖周组织愈合的速度比非手术根管治疗后更快。其他可能导致非手术根管治疗后根尖周组织愈合较慢的因素，包括充填材料的刺激和不足以引起疾病、但足够延迟愈合的残余细菌[6-8]。

非手术治疗有效控制牙髓感染后，根尖周组织炎症逐渐消退，愈合过程开始。因此病变组织中免疫细胞释放的炎症介质、金属蛋白酶和生长因子的量明显减少。参与骨吸收的介质水平也降低，细胞因子网络开始从促炎性和破坏性转变向抗炎性和增生性。在病变外周，骨原细胞诱导增殖并分化为成骨细胞，成骨细胞激活后沉积新骨使骨形成超过骨吸收。愈合过程中刺激成骨细胞分化和增殖的生长因子和细胞因子主要为TGF-β、骨形态发生蛋白（BMP）、胰岛素样生长因子(IGF)和PDGF，以上介质可由吸收暴露的骨基质或基质细胞、巨噬细胞、成骨细胞和成纤维细胞释放。

根尖周病变从外周向中心愈合。大部分根尖周骨愈合反应源于骨内膜。随着新骨沉积，骨小梁从病变内壁向根尖向心式地延伸。如果病变累及皮质骨板，骨外膜也将参与愈合过程。生长因子和细胞因子刺激骨膜内层的骨原细胞增殖和分化为成骨细胞，沉积新骨。

如果病变为囊肿，根尖周组织要想恢复正常，上皮衬里的囊腔必须消退。随着炎症逐步消失，囊肿衬里的上皮细胞因失去生长因子/细胞因子来源而发生凋亡。根据Lin[9]等的研究，非手术根管治疗后，根尖囊肿可能会按照以下过程完全愈合：

- 根尖囊肿的消退与骨再生同时发生。随着新骨向心性地形成并到达囊肿周边，囊腔上皮衬里细胞凋亡，导致囊肿缩小。
- 在囊肿消退过程中，由于局部上皮细胞凋亡的同时金属蛋白酶降解基底层，上皮衬里可部分碎裂，使纤维结缔组织生长并穿入囊腔，作为后期修复的支架。

如果囊肿形成的免疫学理论也真实可信，细胞毒性T淋巴细胞和自然杀伤（NK）细胞可杀灭炎症过程中行为表现异常的上皮细胞[10]。由于炎症消失，上皮细胞不再增殖，剩余的细胞被清除，囊肿消退。

根据这些理论，囊肿衬里上皮可以逐渐地完全消失，或在愈合后的牙周膜中遗留上皮剩余。

在不同受累组织中，牙周膜可能是最后一种被修复的组织。在根尖周组织愈合过程中，邻近受累区域的牙周膜中的细胞开始增殖，进入因炎症导致牙周膜和牙骨质变化或丧失的区域。新形成的牙骨质常覆盖牙骨质丧失、牙本质暴露的牙根区域。新生成牙骨质细胞的增殖和分化，可能由牙根吸收后牙骨质和牙本质基质释放的生长因子调控。最终，在成纤维细胞和金属蛋白酶的协调下，牙周膜胶原纤维重新排列，直到牙周膜完全愈合。

需要着重指出的是，非手术根管治疗后愈合过程的先后顺序仍是一种假说，目前尚无研究明确证实。然而，目前已有的信息基本上来自拔牙或根尖手术后创伤愈合的观察、动物研究以及由于折裂或修复必须拔除的（根尖周病变正在愈合）人类患牙的横向研究。本章中提供和讨论的材料大部分来自后者。

牙髓摘除术、根管预备和充填过程中的组织反应

正如本书中所反复讨论的，医生必须区分活髓和死髓病例。第2章中已描述了一旦龋病穿髓，引发不可复性炎症，感染只局限于部分冠髓中，其余的牙髓组织并未感染。处于这种组织学和微生物学状况的患牙接受活髓治疗。活髓治疗基于无菌原则，即保持牙髓组织内无微生物感染。活髓治疗包括盖髓术、牙髓切断术等保守治疗以及牙髓摘除术。前两者目的是分别保留全部或部分牙髓（参考第3章）。后者目的是清除冠部和根部活髓，以预防牙髓坏死、感染和根尖周炎。

如果对于不可复性牙髓炎不立即采取治疗措施，牙髓坏死和细菌感染会接踵而至，感染最终扩散至根髓，产生根尖周病变。根尖周病变患牙的组织学和微生物学状况不同于活髓牙，需要一种不同的临床治疗方法，该方法主要基于根管消毒，即清除根管系统中的微生物。

活髓和死髓牙的根尖周组织，对于根管机械预备的反应实质上并无明显区别。去除坏死牙髓组织后，根尖创面大部分情况下位于活组织中。这些活组织可能是未感染的根尖活髓[11,12]、根管内感染刺激增生的肉芽组织或增生进入根管的牙周组织[1]。死髓牙的根管腔及其周围牙本质常被感染。因此，死髓牙根管治疗要点是彻底消毒根管腔及其周围牙本质。治疗目的是通过机械预备去除根管中坏死和感染的牙髓，清除细菌生物膜定植的牙本质壁，并使用抗菌药物杀灭机械预备清理不到的微生物。无菌操作对于预防新的菌种进入根管非常重要，而消毒是治疗根尖周炎患牙的基本原则。使用当前措施去除感染根管系统中所有的细菌，并非易事，也不现实。因此，感染根管治疗需要超乎活髓治疗的努力和措施[2]。

文献回顾

自20世纪初已有学者研究根尖周组织对于牙髓摘除术的反应。Davis[13]首次提出，谨慎处理根尖周组织是牙髓治疗成功的一项要求。他的观点

并不是基于组织学研究，但是此后大量组织学研究——基于根尖及根尖周组织的活检或根管治疗后不同时期拔除的牙——证实了他的观点。绝大部分研究认为，在活髓治疗中，部分牙髓摘除术优于去除全部牙髓。

Hatton[14]和Blayney[15]首先对牙髓创伤愈合进行组织学研究，但是诊断、操作、观察周期等相关数据太少，研究结果不足。随后Nygaard-Østby[16]对20颗人牙进行临床/组织病理学研究。对其中一些牙齿进行完全牙髓摘除术；对其他牙齿，使用钝头H锉进行部分牙髓摘除术。X线片检查工作长度距根尖的距离。观察周期从1个月至数年。尽管该研究病例数量较少，且存在诊断、根管封药及充填材料等不可控因素，作者声称："保留根尖部牙髓，并保存其活力，对于活髓牙的治疗成功具有决定性作用。对于活髓牙，无论诊断是健康牙髓、急性或慢性牙髓炎，摘除部分牙髓似乎预后最佳。经恰当治疗，绝大部分患牙可以保存剩余牙髓活力，根尖牙周膜和根管根尖部分的纤维结缔组织均正常。"

Laws[17]对8颗健康牙行部分牙髓摘除术（距影像学根尖2mm），生理盐水冲洗根管，使用与丙二醇混合的氢氧化钙充填根管。术后19～126天进行组织学评估。他认为8颗牙中有7颗治疗成功。

Nyborg和Tullin[18]报道了17颗活髓牙行牙髓摘除术后的组织学结果。其中15颗牙牙髓摘除的创面距影像学根尖1.5～6mm。尽管存在很多不可控因素，他们认为15颗牙中10颗获得了组织学成功。

Engström和Spångberg[19]对12对对侧同名牙行部分牙髓摘除术。他们使用Nygaard-Østby的技术，半数根管使用盐水混合的氢氧化钙充填，另一半根管使用氯仿牙胶充填。观察4～29周后拔牙。他们认为23颗行部分牙髓摘除术的牙齿中12颗获得成功，4颗大致成功。他们得出结论，根尖剩余1～2mm长的牙髓"似乎会获得"最佳的结果。

Seltzer和Bender[20-22]的团队发表了一系列论文。他们在研究中使用的是无龋坏、无牙周疾病的猴牙和人牙。对样本进行实验处理后，髓腔内置无菌棉球，使用银汞封闭开髓洞口。在不同观察周期对样本进行活检。人牙石蜡块活检包括根尖和根尖周组织。起初仅观察根尖周组织对牙髓摘除术的反应，对根管不进行预备和冲洗[22]。组织学分析显示牙髓未被完全清除，根尖剩余不同数量的牙髓。1周后，可观察到邻近牙髓断面的急性炎症，而稍远处的炎症反应较轻。在猴牙和人牙中都可观察到以上反应。1个月后，可观察到不同反应。半数病例存在急性炎症，而另外半数病例存在慢性炎症，有时可见骨样牙本质伴慢性炎症。急性炎症患牙根尖周形成肉芽肿。根管内可见坏死碎屑。经过更长时间的观察，他们得到了与事实相矛盾的结果。3个月后，慢性炎症持续存在，一些病例中可见肉芽肿伴上皮增生。根尖吸收较常见。一些病例的根尖残髓已坏死。6个月后，1颗人牙出现窦道。1年后，2颗人牙中的1颗根尖残髓和根尖周组织未发炎，而另一颗出现大范围的根尖周肉芽肿并溢脓。

在这些研究之后，Seltzer和Bender的团队开展了一项研究，他们将根管预备至不同止点，包括超出根尖孔[20]。在根管预备后的第1个观察周期，牙本质壁和根尖残髓上可见牙本质碎片。在前2周，可见多形核白细胞（PMNs）聚集。根尖孔周围的根尖周组织内出现水肿和出血。骨小梁中出现活跃的破骨细胞，可见根尖吸收。1个病例中存在马拉瑟上皮剩余的初步增生。与既往研究类似，随着时间的流逝，根尖周组织中的炎症反应更加明显。他们得出结论，当预备限于根管内时，根尖周组织反应轻微。

在该系列的最后一项研究中[21]，作者们比较了根管预备和充填局限于根管内，与故意超出根尖，这两种情况下牙髓-根尖周组织的反应。他们得出结论，摘除活髓后，当根管预备不超出根尖进入根尖周组织时，组织损伤较少。当根尖保留残髓时，根尖周反应轻微。这与Nygaard-Østby[16]和Ketterl[23]的结论一致。而对于根管充填，当充填材料限于根管内时，根尖周组织状况最佳。超充会导致炎症长期持续存在。在一些病例中，起初欠填的根管，由于根尖吸收，一段时间后超填了。

Seltzer和Bender团队系列研究的结论需谨慎解读。其研究方法存在一些缺陷。主要缺陷是活检前没有对样本立即进行微生物学检测，以排除实验牙根管中细菌的影响。除苏木精和伊红染色之外，研究中也没有采用细菌染色技术。实际上，很多实验病例，尤其是那些根管长期保持空腔的病例，可能发生了细菌渗漏以及后续的根管感染。将棉球置于髓腔中，仅使用银汞充填开髓洞口并不能提供足够的封闭。继发感染有助于解释为何随着时间推移，炎症变得更加明显或产生了新的炎症，因为当不存在持续的感染源时，组织不会持续发炎或炎症加重。实际上，也只有继发感染才能使活髓牙产生化脓性根尖周炎，出现窦道。他们承认只有一例银汞脱落、形成上皮增生性肉芽肿的病例可能产生了继发感染。实际上，部分样本发生了边缘渗漏并继发根管感染，可以合理地解释作者无法解释的、与事实相矛盾的结果[20]，例如，急性炎症病例与组织学水平上完全愈合的病例的中、长期观察结果。同样的，一些病例可能发生了继发感染，所以很难将长期炎症仅仅归结于超充。因此，一些短期（实验后仅观察几周）观察得到的数据可能是真实的，而中、长期观察所得到的结果并不真实。

由于没有意识到感染是持续性炎症的诱因，Seltzer和Bender团队得出了一些错误结论。例如，他们声称牙髓摘除导致的持续性慢性炎症可刺激上皮细胞剩余增生，"假以时日，根尖可能会形成囊肿，尽管根管治疗前根尖周组织中并不存在炎症。囊肿形成是一些活髓牙根管治疗失败的原因"[22]。他们同时认为，根尖残髓会坏死，维持根尖周炎症，产生牙本质样组织。"残髓本质上是有机物，

如不去除会降解，可引起额外刺激"[22]。我们稍后会知道，当感染不存在时，以上情况都不会出现。

Hørsted[24]对25颗牙髓健康的人类切牙和尖牙开展了一项研究。其中一部分牙齿行部分牙髓摘除术，其他牙齿完全摘除牙髓，并使用一种已知的材料超充根管。对以上病例进行临床和X线片随访，观察周期从2个月至32.5个月。对14个病例行根尖-根尖周组织活检及组织学分析后，他得出结论：将预备和充填局限于根管内，X线片上根尖周不会发生变化，剩余牙髓组织中仅可见轻微炎症。另一方面，超充病例中，实验牙出现临床症状、X线改变及组织学上的急性炎症反应。

也有一系列研究以猴子或狗为研究对象，其结果与人类实验类似。Holland等[25, 26]将氢氧化钙推出根尖孔，观察到严重的根尖周组织破坏。重新打开根管，将氢氧化钙封药局限于根管内，根尖周反应得到改善。在另外一项研究中，Holland等[27]发现将感染的牙本质碎片推入根管的根尖部分会引起根尖周破坏性反应。他们建议死髓牙根管治疗中不要在根尖形成牙本质塞。

Benatti等[28]以狗为研究对象探讨根尖孔扩大对根尖周组织的影响。他们观察了134颗牙齿，发现明显扩大根尖孔会导致根管内结缔组织增生，根管的根尖部分形成一层牙骨质。

在近期的文献报道中，仅有Ricucci和Langeland[11]完成了一项有关人类活髓牙根管预备影响的组织学研究。他们发现当根管预备至根尖狭窄附近时，术后的组织学状况最理想。

实验结果

本章将基于Ricucci的实验研究，详细探讨将根管预备至距影像学根尖不同距离时，根尖周组织的组织学反应。这些实验病例来自Ricucci在20世纪80年代早期开展的人类组织学研究，由牙齿的根尖及其周围组织的活检样本组成。这些牙齿因正

畸、牙周或修复原因拔除,经患者知情同意后赠予Ricucci。

愈合的早期阶段

当牙髓组织在根尖狭窄或稍冠方的位置被切断时,即刻反应是根尖残髓的不同部分坏死。与所有的手术伤口类似,牙髓创面可见PMNs聚集,数天或数周内被慢性炎症浸润替代。根尖残髓部分坏死是器械切割动作的累积效应以及冲洗液和根管内封药化学刺激的结果。

病例讨论

图7-1中展示了根管机械化学预备后封1周氢氧化钙,根尖周组织的组织学状况。18岁男性患者,上颌第一前磨牙未龋坏,因正畸原因拟将其拔除。将根管预备至40号K锉,工作长度短于影像学根尖1.5mm。根管预备全程中使用1%次氯酸钠大量冲洗。组织切片显示牙髓创面和根尖预备处下方的残髓中,具有1mm深的坏死区域(图7-1d、e)。在根尖狭窄处,可见坏死组织与活组织的过渡区,少数慢性炎症细胞散在分布(图7-1f、g)。邻近根尖孔外,可见健康、无炎症的结缔组织(图7-1h)。组织内不存在PMNs表明急性损伤已结束,修复过程已开始。

图7-2显示摘除患牙牙髓、氢氧化钙封药82天后的组织学状况。组织切片显示牙髓摘除的位置在根尖狭窄的冠方(图7-2a、b)。手术创面清晰、清洁,根尖预备的区域内无牙本质碎片积聚(图7-2b)。组织坏死局限于数层细胞内,仅在邻近牙髓创面下方可见少量散在的慢性炎症细胞(图7-2d),根尖残髓由未发炎的结缔组织构成(图7-2c)。

该病例体现了理想的牙髓创面愈合过程的稍晚期阶段。维持牙髓健康状况,让受累组织的愈合过程继续进行,显然主要取决于根管治疗的下一阶段,例如根管充填。充填材料必须首先放置于牙髓创面上而不引起机械刺激,而且必须作为一种永久敷料,保护牙髓创面免于外界威胁(主要来自口腔细菌渗漏)。根管充填的功能与种植体类似,所用的材料必须满足种植材料基本的生物学要求[1]。

因此必须将牙髓摘除术视为去除牙髓组织的微创手术。为获得最佳治疗效果,牙髓摘除术需要高标准的无菌环境和高水平的手术技巧[1]。

图7-3中的病例展示了根管预备至影像学根尖水平处的短期组织反应。与之前病例的区别在于根尖部牙髓被破坏,组织愈合过程变为牙周结缔组织增生和牙骨质形成。尽管没有牙本质碎片推入根尖周组织,但是根尖可见大量碎屑,表明治疗过程中根管冲洗不足。

根管机械化学预备成功的关键因素之一是使用直径较小的针头尽可能接近工作长度,频繁、大量的冲洗根管,并使用小号器械频繁回锉。回锉是指频繁使用小号器械到达工作长度,以防止根尖被牙本质碎片堵塞。将牙本质碎片和有机材料压入根尖

图7-1 (a)18岁男性患者,上颌第一前磨牙未龋坏,因正畸原因拔除。患牙摘除牙髓后,行根管预备,氢氧化钙封药,使用1%次氯酸钠溶液冲洗。工作长度短于影像学根尖1.5mm。预敞根管后,使用逐步后退法预备,根尖1/3预备至40号K锉。使用氧化锌丁香油(ZOE)水门汀封闭开髓口。(b和c)1周后,使用次氯酸钠溶液冲洗根管去除氢氧化钙,重新预备根管。根管保持空腔,髓室内置一无菌棉球,使用ZOE水门汀封闭开髓口。对患牙进行活检。(d)腭根根尖。残余的根尖周组织附着于牙根上。这是一张经过主根尖孔的切片,注意切片是斜向的,明显短于根尖。工作长度定于更冠方的位置。在右侧壁上可见牙本质领,是一系列器械到达同一长度所产生的(HE染色,放大25倍)。(e)根尖残髓的细节图,根尖狭窄上方,残髓向

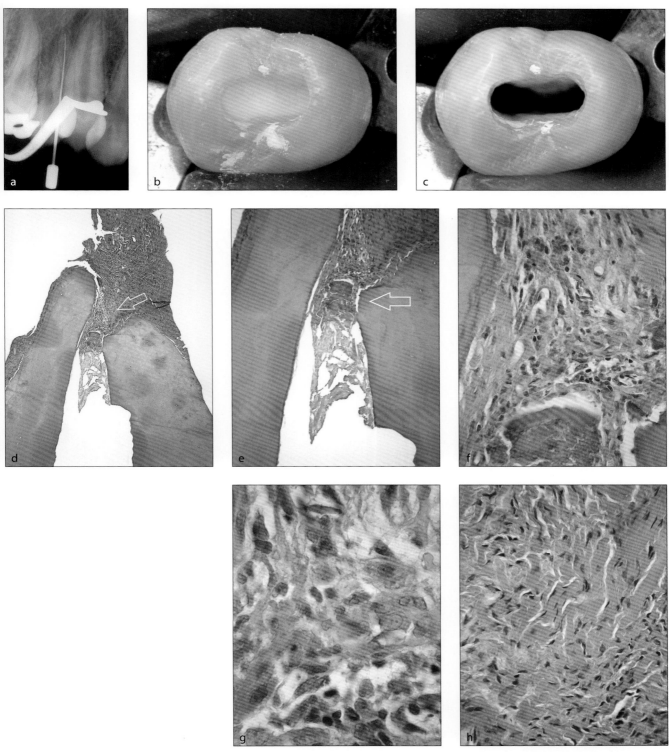

根尖方向坏死，在根尖狭窄处坏死组织被活组织替代（放大50倍）。（f）（e）中箭头所指的坏死组织与活组织过渡区。在坏死碎屑的根尖方，可见有活力的结缔组织，其中仅散在分布慢性炎症细胞（放大400倍）。（g）（f）中的组织表现为相对正常（放大1000倍）。（h）（d）中箭头所指的邻近根尖孔的区域，可见成纤维细胞和结缔组织纤维，不存在炎症（放大1000倍）。**观点**：根尖残髓部分坏死是由于器械机械作用的累积效应和化学物质的刺激。坏死组织根尖方的活组织中存在少量炎症细胞，根尖周结缔组织健康，表明坏死组织本身没有明显的刺激性。如果使用能够抵抗液体和细菌渗漏的充填物，愈合过程将平稳进行，会出现结缔组织增生和牙骨质沉积。

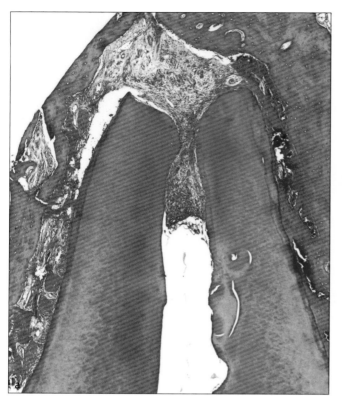

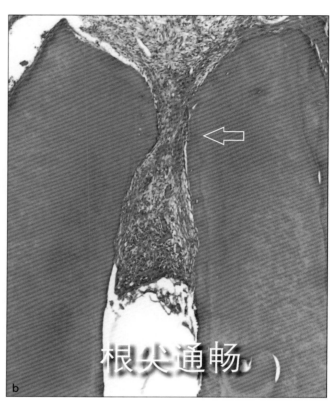

根尖通畅

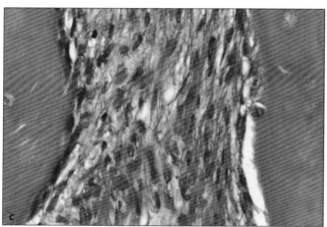

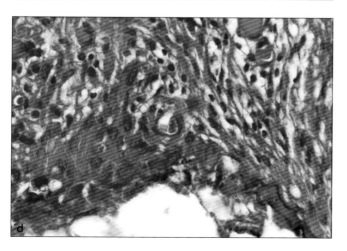

图7-2 该患牙行根管治疗时，牙髓仍有活力。工作长度短于影像学根尖1.5mm，使用K锉将根管预备至55号。1%次氯酸钠溶液冲洗根管。根管预备结束后，氢氧化钙封药。治疗82天后对患牙进行活检。（a和b）经过主根管和根尖孔的切片。可见根尖残髓，其断面在根尖狭窄冠方。注意根尖孔呈漏斗形开放。牙髓断面非常清晰，残髓仍有活力（HE染色，放大16倍、50倍）。（c）（b）中箭头所指的根尖狭窄中的组织。可见完全正常的活组织，不存在炎症细胞（放大400倍）。（d）（b）中的牙髓断面。可见一条细窄的坏死组织带，其下的活组织中散在分布少量慢性炎症细胞（放大400倍）。观点：认真地进行根管预备，遵循工作长度，可以保护有活力的根尖残髓。机械预备、次氯酸纳冲洗和氢氧化钙封药的累积效应对残余组织的刺激很轻微。如果后续的充填限于牙髓创面，不将材料推入残髓，将获得最佳的愈合结果。

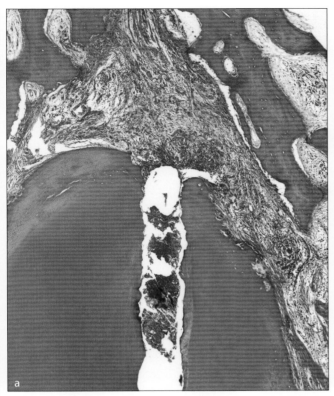
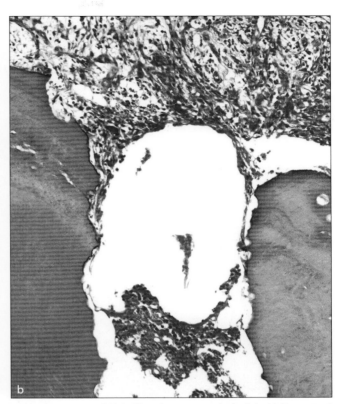

图7-3　该患牙行根管治疗时，牙髓仍有活力。工作长度定于影像学根尖，使用K锉将根管预备至55号。氢氧化钙封药。2周后进行活检。（a）经过根尖孔的切片。可明显辨别根管预备的止点。根管的根尖部分可见大量碎屑。牙根外表面可见吸收（HE染色，放大25倍）。（b）根尖孔区域（放大100倍）。根管预备略超出根尖孔。根尖周组织中可见慢性炎症细胞中度聚集。

难免会导致工作长度变短。图7-4中展示了这种常见的操作失误。这种失误可能会对牙髓坏死感染的牙齿造成灾难性后果。

　　图7-5中的病例描述了一颗上颌侧切牙根管预备充填后根尖周组织的短期反应。患牙为活髓，无症状。组织切片显示坏死碎屑被压入根管的根尖部分。邻近根尖孔外的区域内可观察到轻度的炎症反应。邻近的牙周膜和根尖周骨小梁表现正常（图7-5a、b）。尽管根管未得到最佳清理，但是碎屑和充填材料未被推入根尖周组织。观察到的轻度组织反应证实当根管预备和充填限于根管内时，根尖周组织反应良好。如果有效封闭根管，避免细菌定植，炎症反应是短暂性的。

　　当根管预备和充填超出根尖时，根尖周组织短期反应较为严重。图7-6中的病例展示了1颗活髓的上颌中切牙，根管预备后充填材料略超出根尖时的组织反应。工作长度定在影像学根尖，根管预备后同时按照Schilder技术通过垂直加压牙胶充填根管。术后X线片显示一些充填材料超出根尖。随访期间内，患者无任何症状。术后50天拍摄的X线片显示牙周膜间隙略微增宽，少量超充材料此时距根尖一定距离。同时对患牙进行活检，随后的显微镜检查显示，组织学反应比临床和X线片所预期的情况严重得多。首先，充填材料占据了一大块邻近根尖的、X线片上看不到的泡沫状区域（图7-6c、d）。周围可见炎症病变，伴骨小梁吸收（图7-6d、g）。邻近根尖或距离根尖一定距离的充填材料团块，被大量急性和慢性炎症细胞包绕

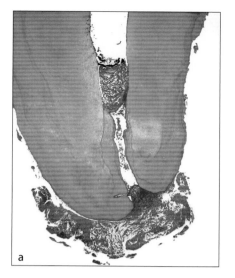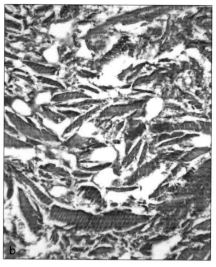

图7-4 （a）下颌第二磨牙远中根。根管治疗3年后活检。预备过的最后一部分根管中，可见大量牙本质碎屑，这反映了根管预备中一个常见的技术问题：工作长度丢失（HE染色，放大25倍）。（b）碎屑团的中心（放大400倍）。可根据牙本质小管的存在辨认出牙本质碎屑。

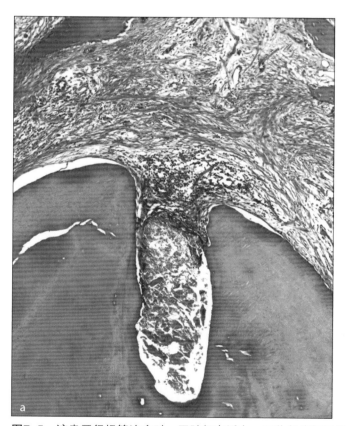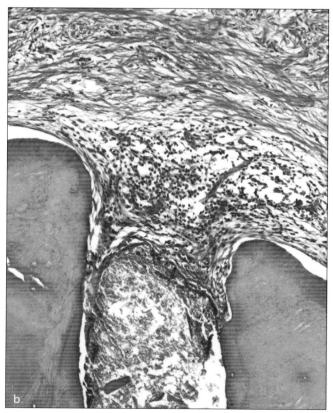

图7-5 该患牙行根管治疗时，牙髓仍有活力。工作长度短于影像学根尖1.5mm。根管预备后封1周氢氧化钙，根管充填。18天后进行活检。（a）经过根尖孔的切片。根管的最后一段中可见坏死碎屑（HE染色，放大50倍）。（b）根尖孔区域的细节图。牙本质碎屑的根尖方被局部聚集的慢性炎症细胞包围。外侧可见无炎症的根尖周结缔组织（放大100倍）。

（图7-6e至图7-6g）。受累根面可见吸收区（图7-6h）。

在很多牙髓坏死伴根尖周病变的病例中，创面将位于根尖的残髓或肉芽组织中。这是因为根尖部牙髓坏死感染前，根尖周病变已形成[12,29,30]。清除或大量减少感染主根管内的细菌，可为根尖周愈合过程的激活创造良好条件。

图7-7中展示了根管治疗后为期5个月的愈合过程中，根尖周病变的组织状况。该上颌侧切牙伴有大范围根尖周病变和外吸收。根管预备，封药一段时间后充填。5个月后，临床检查正常，X线片示根尖周透射影明显缩小。组织学检查显示，根尖周可见无炎症的纤维结缔组织，表明根尖周正在逐渐恢复正常（图7-7a、b）。炎症反应不存在表明牙髓感染对根尖周组织的影响已停止或明显减少。有趣的是创面稍超出根尖，位于相邻的牙周膜中（图7-7b）。异物与组织的接触面比上一个病例小很多。暴露的创面较小，观察时间更长（刺激的强度随时间而减弱），使得组织对材料的反应仅表现为邻近区域内炎症细胞的轻度聚集（图7-7c）。

图7-8中报道了另外一个正在愈合的根尖周炎病例。这是一个上颌第一前磨牙病例，已经出现了脓肿。急症控制后，进行根管预备，封药3周后充填。6个月后，骨再生非常显著。组织切片显示，邻近根尖周骨质和炎症组织的纤维结缔组织主要由根侧的泡沫细胞组成（图7-8a、b）。组织细菌学分析的结果非常有趣。通过细菌染色并没有在根管的根尖部分发现细菌，但是在更靠近冠方的一些牙本质小管中可观察到渗入相当深度的细菌（图7-8c、d）。以上结果表明，尽管使用了药物，根管系统大部分难以进入区域内感染的清除，仍较为困难。该病例尽管根尖周骨质明显再生，但是考虑到根管系统难以进入的区域内仍存在细菌，因此无法预测病变是否能达到组织学上的完全愈合。

愈合的晚期阶段

当细菌残余感染或复发感染不存在时，炎症主导着根管治疗后愈合过程的早期阶段（数周或数月），后续阶段的主要特点是根尖周炎症逐渐消失，骨小梁结构恢复正常，重建出正常的牙周膜。

早在20世纪40年代，Kronfeld[31]在他的扛鼎之作中,精彩地阐述了根管治疗后的组织学愈合模式。根据质量极佳（按照那个时期的标准）的组织切片，他观察到根面吸收区被新生牙骨质修复重建。在根管的根尖部分，可观察到未发炎的、纤维数量多于细胞成分的纤维结缔组织（图7-9b），可能是残髓或者增生的牙周结缔组织。新生牙骨质从牙根外表面延伸进入根尖孔，使其不同程度的缩小。随着时间的推移，牙骨质层连续沉积直至根管的根尖部分完全闭锁（图7-9a）。位于根管根尖部分中的结缔组织缩小成一条细窄条索。覆盖根尖的牙周组织未发炎（图7-9a）。以上观察被随后的研究证实[18,19,32]。

有一些研究表明，如果摘除牙髓后彻底封闭根管，即便根管超预备，根尖周组织也可能会修复[28,33]。如果细菌没有定植于创面区域，根管预备后的根尖创面具有高度的愈合再生能力[1]。动物实验发现，去除牙髓后根尖周结缔组织可增生进入根管[25,26]。Benatti等[28]以狗为研究对象，通过使用大号器械超预备根管然后欠充，诱导根尖周组织产生严重的机械创伤。他们观察到大量牙周结缔组织增殖进入根尖，该结缔组织中细胞密度较低和血管数量较少。根管壁上可见新生牙骨质，在一些病例中，甚至可观察到牙槽骨长入根管。必须着重强调的是，类似动物研究的结果不能转移到人身上，从这个角度来看，他们之间几乎没有科学相关性。狗牙与人牙之间有显著的解剖差异，仅仅为了获得增生的结缔组织，而造成不必要的组织破坏，这种做法没有任何生物学依据。

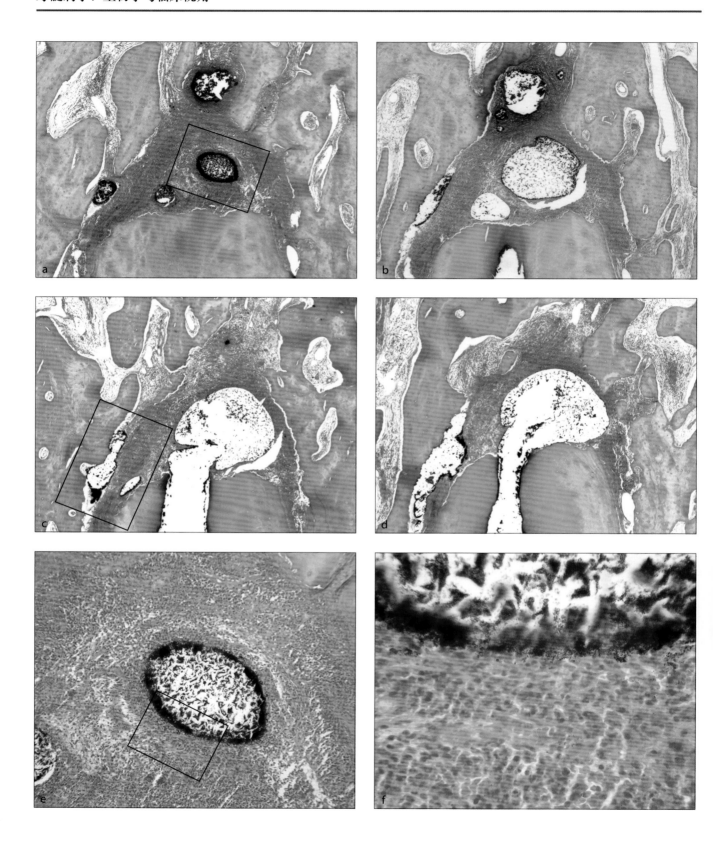

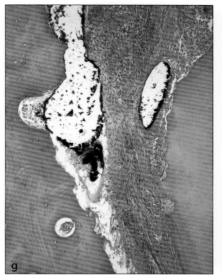
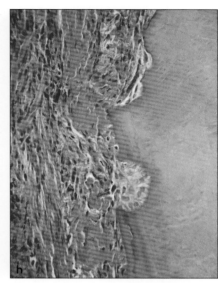

图7-6　该患牙行根管治疗时，牙髓仍有活力。一次性完成根管预备和热牙胶充填。50天后活检。（a）未经过主根管的切片。根尖周组织中可见X线片上观察不到的多个充填材料团块（HE染色,放大25倍）。（b）经过主根管，但是不经过根尖孔的切片（放大25倍）。（c和d）包含根管和根尖孔的切片。充填材料明显超出根尖孔（放大25倍）。（e）（a）中矩形界线内的根尖周组织（放大50倍）。超充材料周围可见急性炎症反应。（f）（e）中的矩形区域，可见急性和慢性炎症细胞（放大400倍）。（g）（c）中矩形界线内的区域。牙周膜被超充材料占据，周围可见炎症组织。根面存在陷窝（放大50倍）。（h）（g）中根面。牙本质中形成陷窝。牙骨质部分缺失（放大400倍）。**观点**：根管充填50天后，中等剂量超充的封闭剂引起明显的根尖周组织损伤。

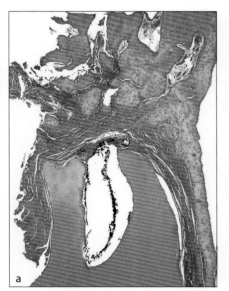
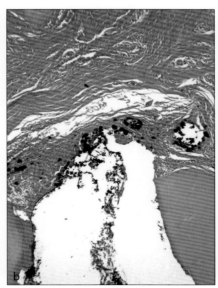
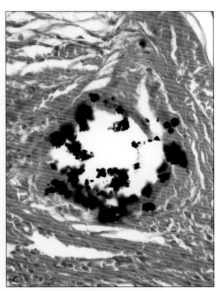

图7-7　该患牙接受根管治疗时，牙髓已坏死。根管预备后，使用间羟甲苯乙酸酯封药2周。使用热牙胶充填根管。5个月后活检。整个观察期间，患牙无任何症状。（a）经过根尖孔的切片。充填材料略微超出根尖孔（HE染色,放大25倍）。（b）根尖孔的细节图。仅在超充材料附近可见轻度炎症反应。（c）最大的超充材料团（（b）中右侧）（放大400倍）。周围组织中可见散在分布的炎症细胞和充血的血管。

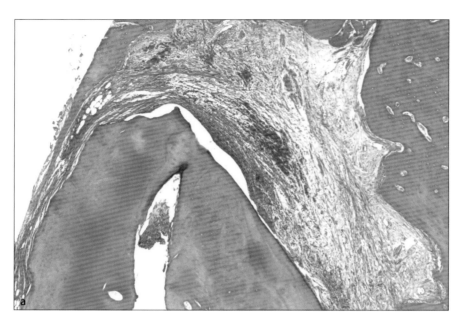

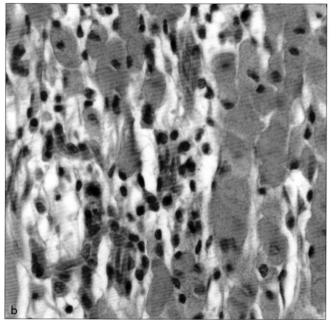

图7-8 该患牙接受根管治疗时，牙髓已坏死，并伴有根尖周炎。根管预备后，氢氧化钙封药3周，然后行根管充填。6个月后活检。整个观察期间，患牙无任何症状。X线片示根尖周透射影明显变小，病变正处于愈合阶段。（a）根尖附有根尖周组织。在颊-舌平面制作连续切片。这是一张未经过根尖孔的切片，包括根尖、根尖周软组织和骨。可见软组织存在于根管的根尖部分。左侧可见薄层颊侧皮质骨（HE染色，放大25倍）。（b）邻近根尖孔的组织（放大400倍）。慢性炎症组织可与大量体型巨大的细胞区分开来，后者的胞浆中可见吞噬的无定形材料。这些细胞是具有强大吞噬能力的巨噬细胞，常被称为"泡沫细胞"。（c）经过根尖孔的切片（Taylor改良B&B染色，放大25倍）。（d）偏冠方区域（（c）中未显示）内的右侧根管壁（放大1000倍）。在一些牙本质小管的深层可见细菌存在，但是伴慢性炎症的根管的根尖部分中没有发现细菌。

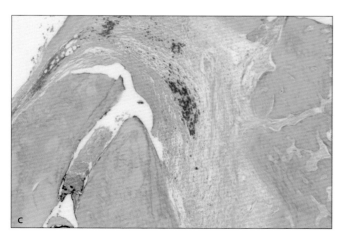

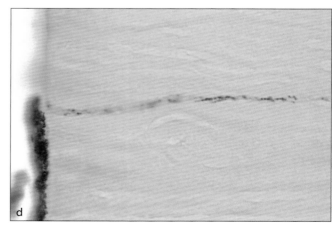

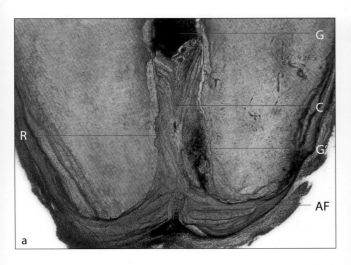

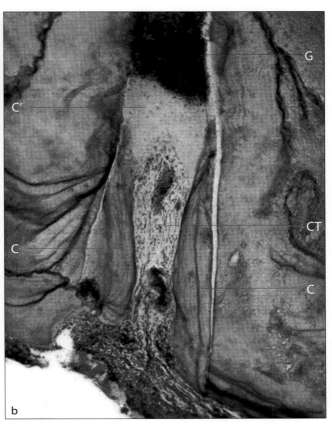

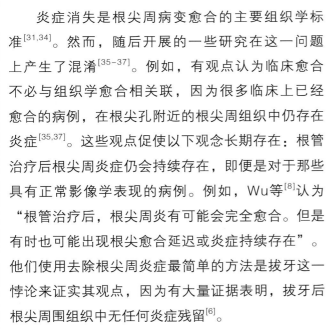

图7-9 （a）牙骨质沉积在根管根尖部分的晚期阶段。去除牙髓，充填根管，8年后拔除患牙—G：牙胶；C：牙骨质；R：根管壁上的吸收区域；G'：完全进入牙骨质中的牙胶颗粒；AF：根尖孔。（b）根管治疗数年后，可见牙骨质沉积在根管的根尖部分。—G：牙胶；C：根管壁上的牙骨质；C'：沉积在牙胶尖根尖方的牙骨质样组织（新生的、未钙化的牙骨质）；CT：根管中的结缔组织。（经Kronfeld[31]授权引用）

炎症消失是根尖周病变愈合的主要组织学标准[31,34]。然而，随后开展的一些研究在这一问题上产生了混淆[35-37]。例如，有观点认为临床愈合不必与组织学愈合相关联，因为很多临床上已经愈合的病例，在根尖孔附近的根尖周组织中仍存在炎症[35,37]。这些观点促使以下观念长期存在：根管治疗后根尖周炎症仍会持续存在，即便是对于那些具有正常影像学表现的病例。例如，Wu等[8]认为"根管治疗后，根尖周炎有可能会完全愈合。但是有时也可能出现根尖愈合延迟或炎症持续存在"。他们使用去除根尖周炎症最简单的方法是拔牙这一悖论来证实其观点，因为有大量证据表明，拔牙后根尖周围组织中无任何炎症残留[6]。

Brynolf[36]令人印象深刻的一项研究，对于巩固这一概念具有重要的作用。她的发现值得详细报道。她对来自142具尸体的320颗上颌切牙的根尖区进行影像学和组织学研究。对于每一颗切牙，分别

使用以下技术拍摄3张X线片：短遮线筒/分角线技术；使用直辐射技术的短遮线筒；插入直径20mm直径的管状遮线板而不是使用直辐射技术的遮线筒。翻瓣后，使用6～8mm环锯，取得包括根尖和根尖周组织的活检样本。320颗牙齿中只有略多于1/3已接受根管治疗（n=119）。其中93%患牙根尖周组织中具有不同程度的炎症，尽管在大部分病例中并无根尖周X线改变。

考虑到该研究中的实验材料类型，应谨慎解读以上数据。实际上，仅有少量病例根管治疗的临床信息是可用的。

Barthel等[35]对尸体进行研究发现，超过30%的根管治疗后的牙齿具有炎症的组织学表现，但是在X线片上无根尖周透射影。然而，该研究使用的组织学方法存在严重的缺陷。

Green等[38]对尸体进行类似的研究，该研究样本量较少，得到与Brynolf不同的结果。他们分析了

29颗根管治疗后的牙齿。将上下颌整块去除，拍摄X线片。对于每一个样本均单独拍摄根尖片，评估是否存在根尖周透射影。同时对牙齿进行组织学研究。该研究的缺陷包括对一些"非常接近或穿过根尖孔的6μm切片"进行观察，以及仅使用了苏木精伊红染色。然而，在19颗具有正常影像学表现的牙齿中，只有5颗具有某些程度的根尖周炎症，大部分病例（74%）没有炎症。以上结果与Brynolf的研究相反。区别在于Brynolf的研究中使用的是在斯堪的纳维亚地区牙医中广泛应用的氯仿牙胶。实际上，氯仿挥发后会导致充填材料收缩，使刺激物渗漏，引起长期的低强度反应。此外，在Brynolf的研究中，43%的病例存在大量超充，而Green等[38]的19个病例中只有2个超充。后者的结论是，X线片是根管治疗失败的可靠指标，但不一定是预测根尖周组织状况的一种手段。

以上研究的结果表明，根管治疗后的牙齿伴有根尖周炎症的频率较高，因此多位学者认为，仍需阐明无临床或影像学表现的牙周膜残余炎症的意义，也仍需阐明当不存在任何细菌威胁时，炎症会持续多长时间[2]。

Ricucci等[39]近期在一项体内研究中，阐明了根管治疗后根尖周组织的组织学愈合模式。他们对一系列根管治疗后经过长期临床和影像学观察随访的牙齿进行组织学检查。77颗没有根尖周骨质破坏影像学表现及临床症状的牙齿，因折裂或继发龋拔除。对于所有牙齿，全部的临床信息都是可用的，包括治疗前的牙髓状态，术前、术后和随访X线片，根管预备和充填技术，根管内封药，使用的材料等。采用严格的病例选择标准。牙齿经过高质量治疗。3位检查者采用盲法对X线片进行独立评估。盲法是通过遮住牙齿冠部来进行，因此检查者不知道是否存在冠方渗漏的可能相关因素。X线片上，只有当患牙硬骨板沿着整个牙根周长不中断，才被认为"具有正常根尖周组织"并纳入研究中。另一项严格的纳入标准是3位检查者均评估患牙根尖周组织是否正常性。对于评估结果不一致的病例，不做进一步评估以达成共识，直接将病例排除。77个病例中，纳入51个无根尖周炎临床症状和/或体征，影像学表现正常的病例。每个患者纳入1颗牙齿，多根牙纳入1个根。患者（21位男性和30位女性）的年龄在18～69岁（平均42岁）。观察周期从2年至22年4个月（平均10年3个月）。

在根管治疗之初，27颗牙齿被诊断为不可复性牙髓炎；10颗牙齿牙髓坏死，无根尖周炎；12颗牙齿牙髓坏死，具有根尖周炎的影像学表现；2颗牙齿已根管充填，其中1颗具有根尖周炎。绝大部分牙齿是前磨牙（n=28），磨牙6颗，切牙11颗，尖牙6颗。

多方面评估患牙的组织学状况，比如：

- 是否存在压向残髓创面的碎屑。
- 根管的根尖部分中是否存在坏死组织。
- 主根管的根尖部分、侧支根管和根尖分歧内任何活组织的组织学状态。
- 附着于根尖，邻近根尖孔的所有牙周组织的组织学状态。
- 根管的根尖部分是否有牙骨质形成。
- 是否存在细菌。

我们接下来要报告的成功病例，其中一些来自这项研究，目的是阐明根管治疗后根尖愈合的组织学特点。

根尖残髓的组织学状况

以下资料主要是关于根管根尖部分和分歧内结缔组织的组织学状况。临床上和组织学上成功的根管治疗病例中，根尖残髓基本无炎症，可能与碎屑或向冠方延伸的坏死组织带共存。图7-10～图7-14中展示了相关病例。图7-10中的病例象征性地展示了根尖愈合模式，特点是根管根尖部分的纤维结缔组织中不存在钙化现象。根尖孔水平的结缔组织中可见大量纤维束，无炎症细胞存在（图7-10f~h），而更冠方的位置可见少量炎症细胞（图7-10i）。在材料/组织的接触区，存在一条细窄的坏死组织带（图7-10i）。

图7-11中展示的下颌前磨牙，根管治疗9年后被拔除，其根尖孔区域内的结缔组织不存在炎症，图7-12中展示的病例也是如此。在该结缔组织冠方，存在沿根管的根尖部分压向牙髓创面的牙本质塞（图7-11e~g），以及坏死组织（图7-12b~d）。

具有复杂根管解剖、多个根尖分歧而非单个根尖孔的牙齿，其不规则部位的结缔组织中，也可观察到同样的反应。图7-13中患牙牙髓被摘除，切面位于主根管2个主要分支的起始处（图7-13e、f）。与充填材料接触的组织完全没有炎症（图7-13g~i、l）。在小范围区域内，可观察到邻近充填材料的坏死组织，其下仅可见成纤维细胞和纤维，不存在炎症（图7-13j、k）。在两个较大的根尖分歧中，没有发现炎症。值得注意的是，钙化物沉积使这些分歧的管腔变窄（图7-13e、f）。

同样地，1颗根管治疗13年后被拔除的上颌中切牙，其根尖分歧中的结缔组织也不存炎症。该组织仅由成纤维细胞、纤维和血管组成。由于细胞性牙骨质的大量沉积，这些分歧的管腔变窄（图7-14e~g）。

图7-15展示了超充的组织学反应。这是1颗牙髓坏死的下颌第二前磨牙，根尖吸收导致封闭剂略微超出根尖。术后2年和5年的随访片显示患牙根尖周正常（图7-15a、b）。患牙因严重的颈部龋坏拔除。组织学检查显示根尖组织包裹封闭剂团块，但是无炎症反应（图7-15f、g）。当不存在任何细菌感染时，封闭剂与结缔组织具有良好的相容性。

附着于根面的牙周膜碎片可提供组织学状况的相关信息。在愈合的病例中，这些碎片没有炎症，

就像根尖组织一样（图7-16d、e）。

在具有正常根尖周影像学表现的病例中，有时可在根尖结缔组织中观察到中度或重度炎症。需要强调的是，在这些病例中，炎症细胞似乎仅存在于根管根尖部分的残余组织中，根尖周组织中不存在炎症[39]。图7-17和图7-18中的病例证实了以上观点。图7-17展示了1颗牙髓坏死伴根尖周炎的中切牙，根管治疗6年8个月后因牙折拔除，拔除时患牙根尖周正常。组织切片显示根管最根尖部分中的结缔组织存在轻到中度炎症（图7-17e、f）。炎症在根尖孔水平消失，此处的胶原纤维数量多于细胞成分（图7-17e）。使用改良B&B技术染色的根中1/3横切片显示细菌存在于牙本质深层（图7-17g、j）。尽管根管预备量较大，仍未能将细菌清除（图7-17g）。观察到的轻度炎症可能是残余细菌产物缓慢渗漏所致。因为细菌染色正常，观察到的细菌细胞大部分可能是有活力的。

该病例与其他病例证实，如果残余细菌位于根管系统难以进入的区域内，根尖周组织可能具有正常的影像学表现，但是不一定具有正常的组织学表现。

图7-18展示了一例上颌前磨牙病例，根管治疗前患牙为活髓，治疗是在8年8个月前完成的。使用铸造桩核与丙烯酸树脂冠临时修复患牙。患牙没有接受最终修复。桩核多次脱落后重新粘接，患牙拔除前牙根远中面可见龋坏（图7-18a）。组织学检查显示牙本质塞被压入根尖预备区域（图7-18b、c）。由于牙骨质样组织的大量产生，残余根尖组织缩窄成为一条细索（图7-18b、c）。最靠近根尖止点的区域内可见PMNs大量聚集（图7-18d、e）。急性炎症向根尖方向减轻，逐渐消失于根尖孔水平的健康结缔组织中（图7-18d）。细菌染色证实，根尖炎症是定植于紧邻根尖牙胶充填物的"桩道"内细菌所致（图7-18f、g）。因为没有有效的冠修复体、桩核反复脱落以及龋病，细菌最可

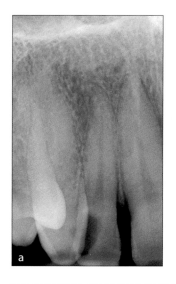
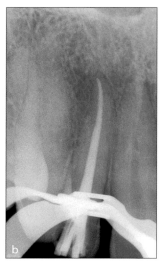
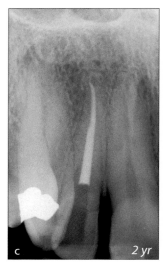
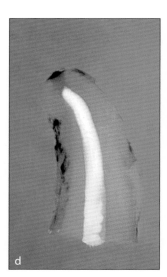

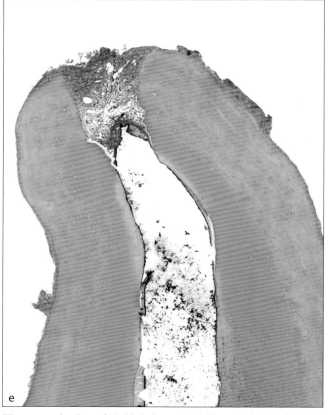
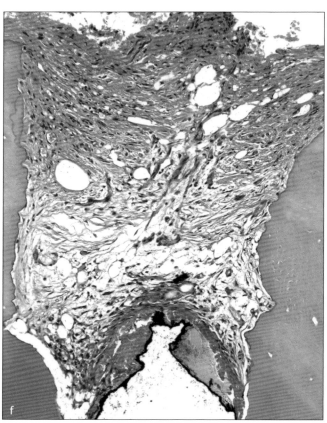

图7-10 （a）51岁女性患者，上颌侧切牙远中龋坏穿髓，牙髓已坏死。X线片显示患牙无根尖周透射影。（b）患牙行根管治疗。氢氧化钙封药1周后充填根管，使用复合树脂修复。（c）2年后，患者因牙齿松动就诊。探诊发现冠根斜折。X线片示患牙根尖周正常。拔除患牙。（d）石蜡包埋前的透明牙。根管预备过程中遵循了根尖的弯曲。（e）经过根尖孔的切片。大体观显示根管的弯曲度和充填的根尖止点。根管的根尖部分存在活组织，无牙骨质形成（HE染色,放大25倍）。（f）根尖部的细节图。充填材料根尖方的根尖孔内，可见散在分布一些慢性炎症细胞的结缔组织（放大100倍）。（g）（f）中根尖孔的左侧部分，可见结缔组织正常，散在分布少量慢性炎症细胞（放大400倍）。（h）（f）中根尖孔的右侧部分，可见无炎症的结缔组织（放大400倍）。（i）充填材料/根尖组织间的界面,可见封闭剂与一条细窄的坏死组织带混杂在一起，后者被结缔组织束围绕（放大400倍）。（经Ricucci等[39]授权引用）

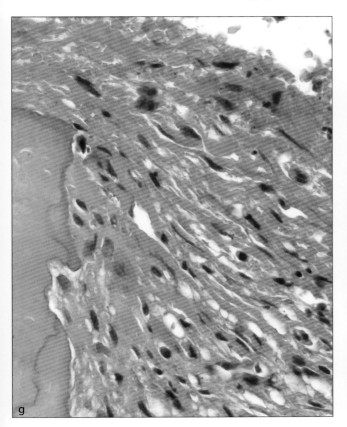

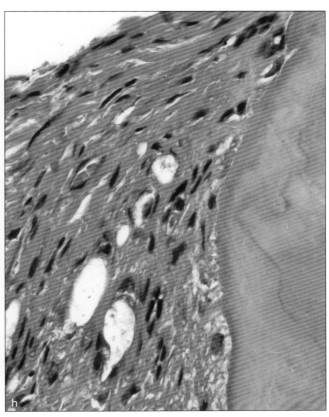

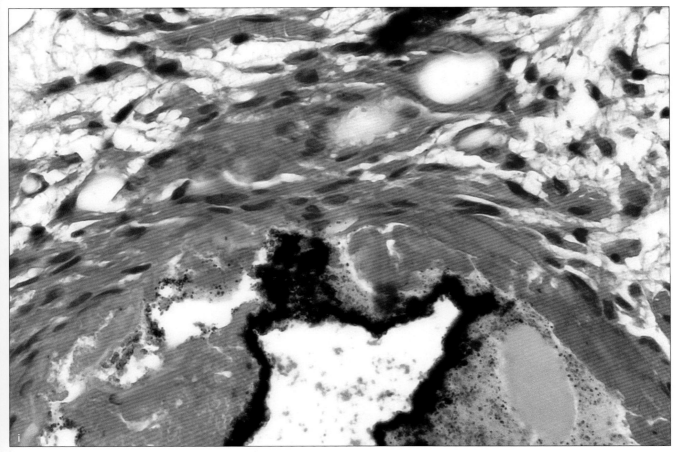

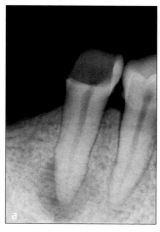
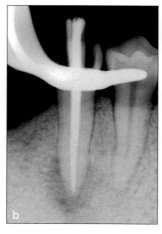
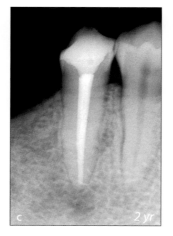
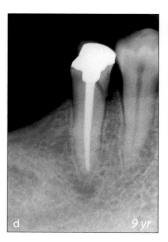

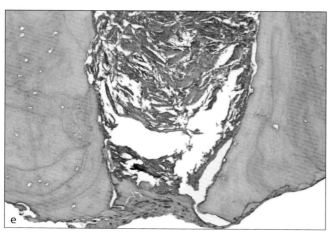
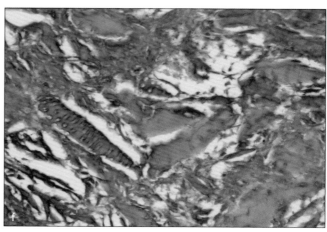

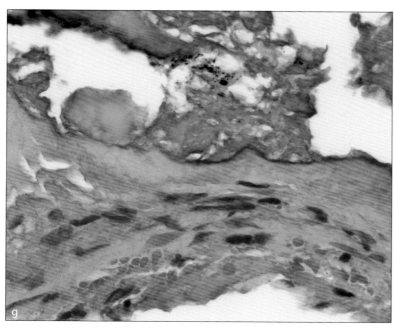

图7-11 （a）39岁女性患者，下颌第二前磨牙牙髓坏死并伴有大面积根尖周病变。患牙反复肿胀。（b）患牙行根管治疗。氢氧化钙封药1周后充填根管。充填短于影像学根尖1mm。（c）随访2年。X线片示根尖周骨质完全修复。（d）9年后，患牙因斜折出现症状。X线片示折裂线达牙槽骨水平，根尖周正常。患者拒绝任何进一步治疗，患牙被拔除。（e）经过根尖孔的切片。大量牙本质碎屑被压向根尖，与根尖孔内的结缔组织界限分明（HE染色，放大100倍）。（f）碎屑团的中心（放大400倍）。可辨认出牙本质碎屑。（g）根尖孔内碎屑和组织之间的过渡区（放大400倍）。结缔组织中无炎症细胞。**观点**：拔牙时附着于根尖和邻近根管最根尖部分内碎屑的牙周组织碎片均表现正常，其中可见成纤维细胞和结缔组织纤维，不存在炎症。这表明当根管内无细菌定植时，根管预备过程中产生的有机和无机碎屑对于根尖周组织无刺激性。

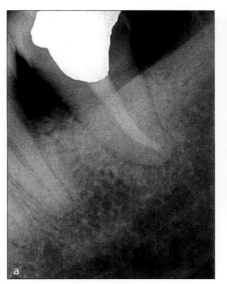
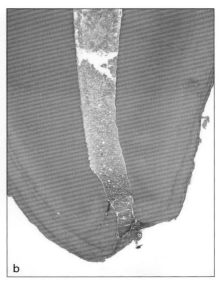
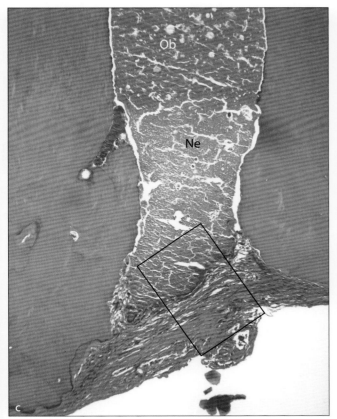
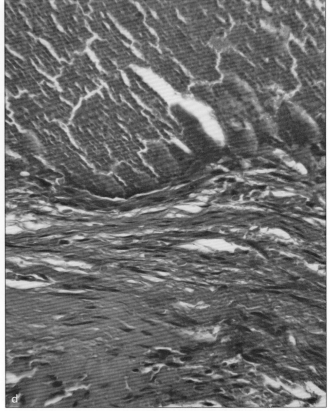

图7-12　（a）42岁男性患者，下颌第二磨牙因牙髓坏死于15年前接受根管治疗。患牙舌侧可见继发龋沿牙根延伸至牙槽骨。患牙被拔除。充填材料短于根尖1.5mm，根尖周影像学表现正常。（b）经过根管的切片。大体观显示斜形的根尖孔（HE染色，放大25倍）（c）根尖孔区域的细节图。从上到下：充填材料（Ob）；一部分坏死组织（Ne）；根尖狭窄外有活力的结缔组织。左侧根尖分歧的入口中含有坏死组织（放大100倍）。（d）（c）中矩形界线内的根尖孔区域，可见从坏死组织到活组织的过渡区域，不存在炎症（放大100倍）。

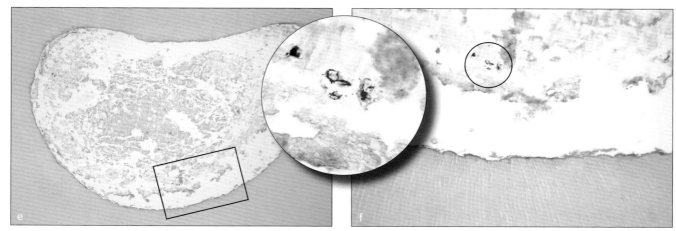

图7-12续　（e）牙根中1/3的横向切片。根管呈肾形（Taylor 改良B&B染色,放大100倍）。（f）e中矩形界线内的根管壁区域（放大400倍，插图：放大1000倍），可见细菌存在于根管腔中，与充填材料混杂在一起。（经Ricucci等[39]授权引用）。观点：1. 尽管根管最后一部分和根尖分歧中的组织坏死，但是根尖孔处的牙周结缔组织具有绝对正常的组织学特点。这表明当不存在细菌时，坏死组织不会引起炎症反应。如果细菌可到达这一区域内，坏死组织容易感染。2. 由冠方龋坏组织渗漏而来的细菌已到达根管中1/3，但是在这个位置的细菌没有影响根尖周组织。该病例表明，完善的根管充填可长期防御细菌渗漏。

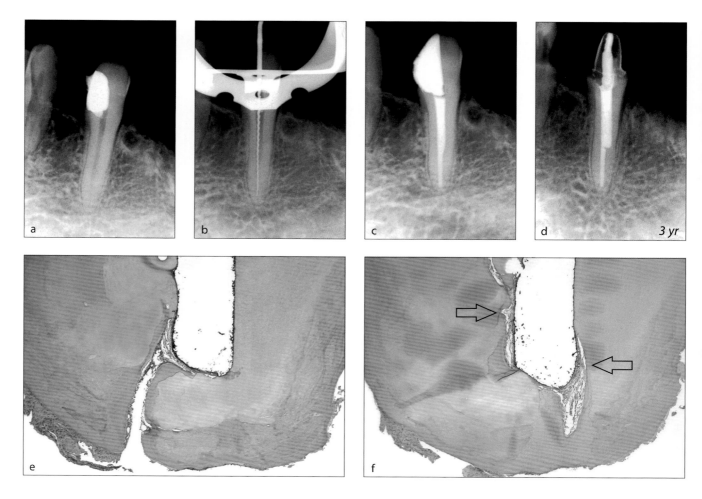

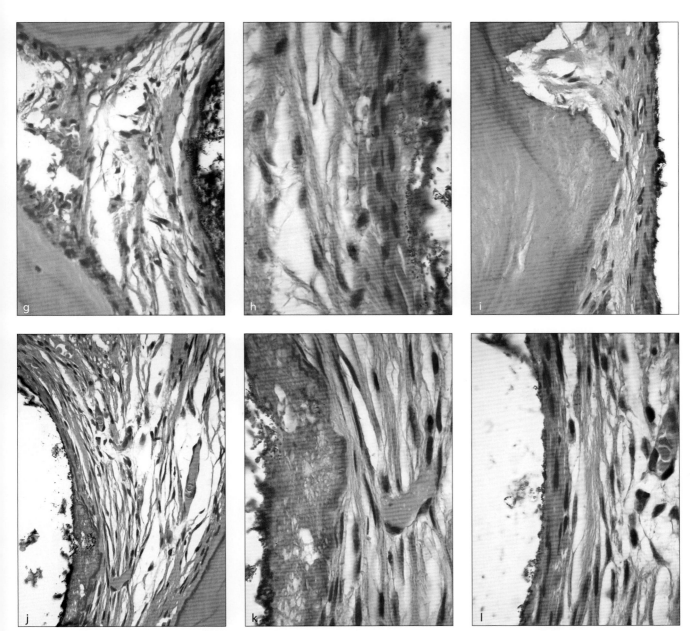

图7-13　（a）51岁男性患者的下颌尖牙，牙髓有活力。（b）拍摄确定工作长度的X线片。根管治疗时工作长度增加约1mm。（c）根管充填后拍摄的X线片。（d）随访3年的X线片，可见患牙根尖周正常。与此同时，患者失去了除中切牙和尖牙以外的所有下颌牙。行全口义齿修复前，计划拔除所有牙。（e）经过根管的切片，可见一条根尖分歧的整个管径（从充填物末端至牙周膜）。长入根管的新生牙骨质，从牙根外表面延伸至分支入口，使其管腔变窄。接近牙周膜的分支部分为空腔，可能是由于拔牙时软组织被撕扯掉了（HE染色，放大25倍）。（f）50张切片后，出现第二个大管径的根尖分歧，其管腔被大量新生牙骨质围绕。分支中存在软组织。充填材料的侧方也存在软组织（放大25倍）。（g）（e）中分支入口处的组织，可见无炎症的结缔组织与充填材料直接接触（放大400倍）。（h）接触面，可见牙髓成纤维细胞和结缔组织，不存在炎症细胞（放大1000倍）。（i）（f）中左侧箭头所指的充填材料侧方的组织。正常的纤维结缔组织（放大400倍）。（j）（f）中右侧箭头所指的分支入口处的结缔组织。接触面底部可见一条细窄的坏死组织带，其余部分由成纤维细胞和纤维组成，不存在炎症（放大400倍）。（k）（j）中的坏死区域，邻近绝对正常的结缔组织（放大1000倍）。（l）（j）中坏死区域最冠方的愈合面。牙髓创面处的组织具有正常的组织学特点（放大1000倍）。（经Ricucci等[39]授权引用）

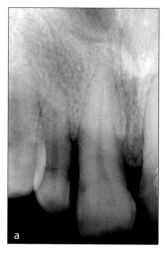
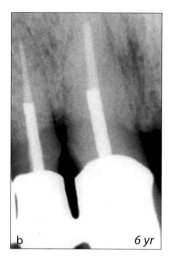
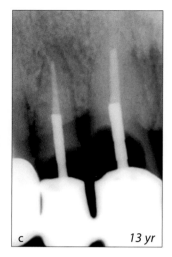
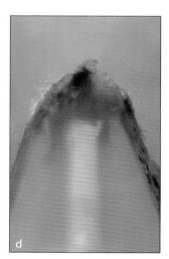

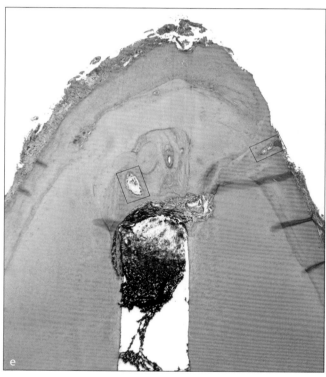
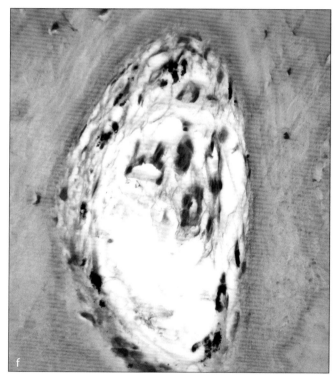

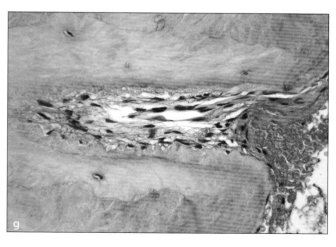

图7-14 （a）患牙为上颌中切牙，牙髓有活力，作为复杂修复体的基牙，拟行牙髓摘除术。（b）随访6年的X线片显示根尖周正常，根管充填物短于影像学根尖2mm。（c）13年后，X线片显示患牙严重龋坏，根尖周正常。（d）透明处理后的根尖。（e）大体观显示根管并非止于一个根尖孔，而是分成多个根尖分歧（HE染色，放大25倍）。（f）（e）中左侧矩形界线内的区域，可见正常的结缔组织（放大400倍）。（g）（e）中右侧矩形界线内的根尖分歧，可见成纤维细胞和结缔组织，不存在炎症。根尖孔处聚集的红细胞是由于拔牙出血所致（放大400倍）。（经Ricucci等[39]授权引用）

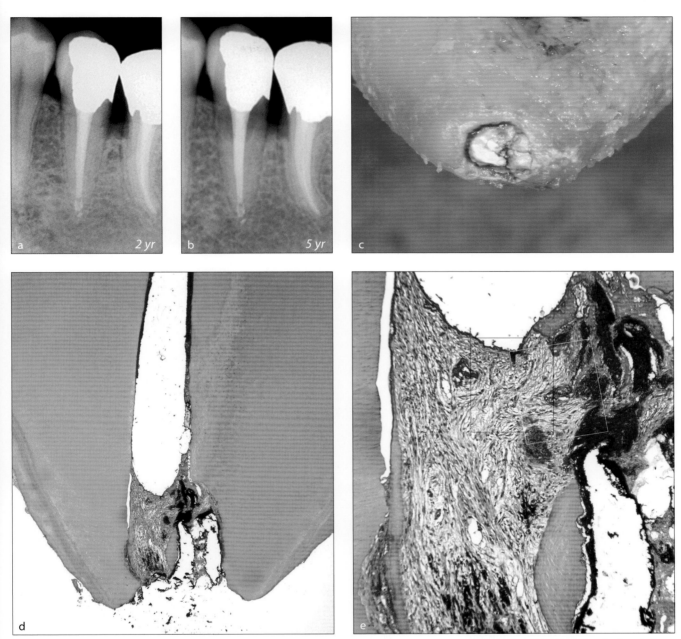

图7-15　患牙为下颌第二前磨牙，牙髓已坏死，X线片显示患牙无根尖周透射影。根管充填时，封闭剂被挤入根尖周组织。（a）2年后随访显示，尽管充填材料超出根尖孔，但是X线片上根尖周表现正常。患牙无症状。（b）5年后随访X线片显示，根尖周情况稳定，超充材料的其中一部分已吸收。与此同时，患牙颈部严重龋坏，因无法修复而拔除。（c）拔牙后立即拍摄的根尖照片，可见充填材料突出于根尖孔。（d）经过根尖孔的切片。大体观显示根尖孔伴既往吸收，含有活组织和封闭剂团（HE染色，放大25倍）。（e）根尖孔的细节图。在软组织中，可见封闭剂团和新生钙化组织（放大100倍）。

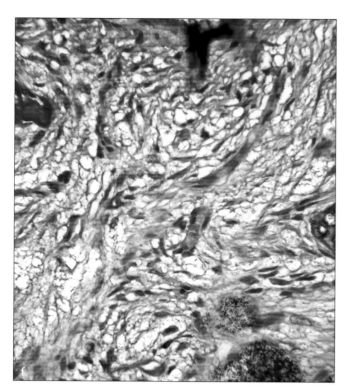 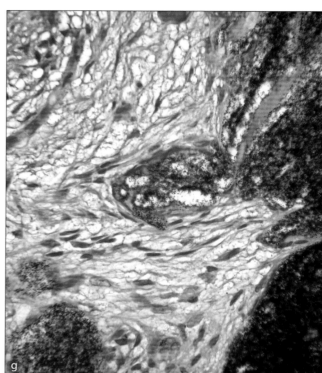

图7-15续 （f）（e）中左侧四边形中区域（放大400倍）。在牙髓创面下方，可见无炎症的结缔组织及数个血管。（g）（e）中右侧矩形中的区域（放大400倍）。结缔组织包绕着封闭剂团块，未见炎症。（经Ricucci等[39]授权引用）。**观点：** 根管治疗5年后，封闭剂呈惰性，与结缔组织具有良好的相容性。

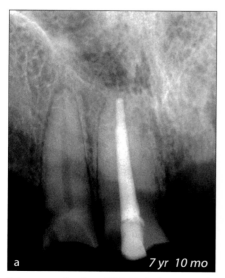 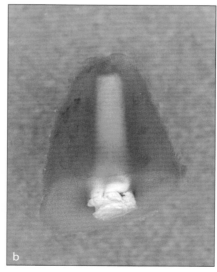 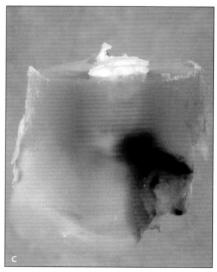

图7-16 （a）68岁女性患者，上颌中切牙牙髓坏死，7年10个月前行根管治疗。根管治疗时，患牙根尖周正常，X线片上无透射影。除了过度磨耗外，患牙远中龋坏。患者已经失去了其他所有牙齿，治疗计划为拔除2个剩余的切牙，行全口义齿修复。（b）处理前将牙齿分成3段。二甲苯透明处理后的根尖段。（c）透明处理后的冠段。龋损与根充材料直接接触。

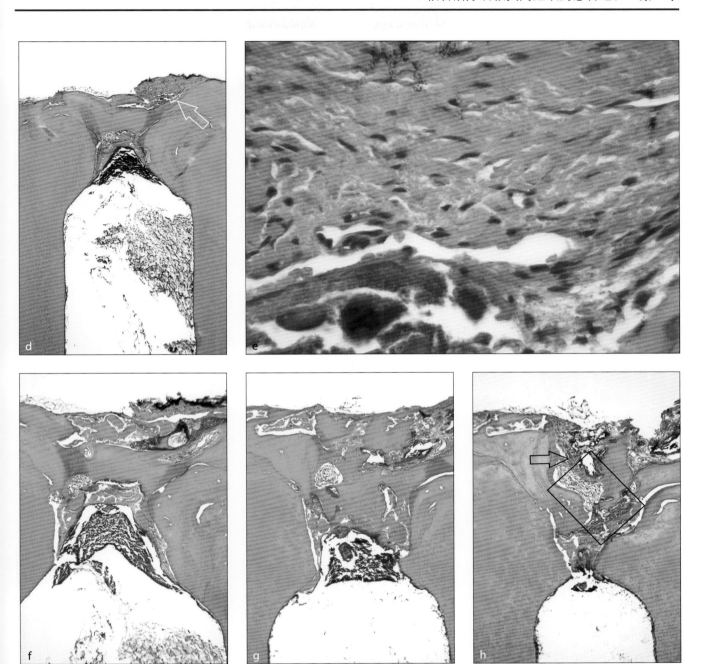

图7-16续　（d）经过根管根尖部分中心的切片。大体观显示根管预备和充填的根尖止点是正确的。根尖预备使用的最后一根锉是80号K锉。预备出的根管形态再现了锉的外形。尽管根管预备号数较大，但是牙髓创面较小。牙骨质已在根尖孔处形成（HE染色，放大50倍）。（e）（d）中箭头指示的区域，可见超出根尖钙化屏障的小团坏死组织，被正常的纤维结缔组织分隔（放大400倍）。（f~h）经过根尖孔区域的一系列切片。从连续切片中每40张切片选出1张展示。钙化组织不规则，陷窝内可见有活力或坏死的组织。在一些切片中，钙化组织使根尖孔闭合，而在其他切片中这种闭合并不完全（放大100倍）。

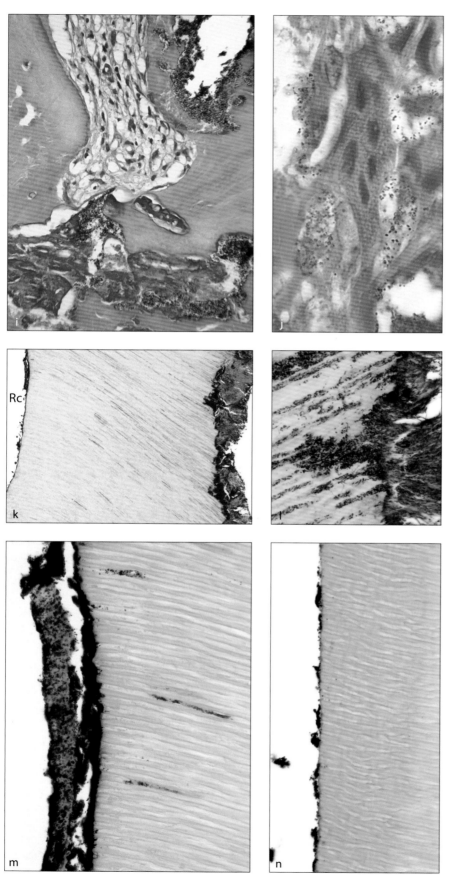

图7-16续 （i）放大400倍（h）中矩形界线内的区域，可见坏死组织邻近正常结缔组织。（j）放大1000倍（h）中箭头所指的区域，可见多核细胞以及散在分布的封闭剂颗粒。（k）冠方龋坏组织。根管（Rc）在左侧。龋洞表面有一层较厚的生物膜。其下的牙本质小管被细菌全层定植（Taylor改良B&B染色，放大50倍）。（i）龋洞表面（放大400倍）。（m）（k）中根管壁的细节图（放大400倍）。细菌经牙本质小管到达根管腔。根管壁表面已经形成生物膜。（n）根管口下2mm的根管壁（放大400倍）。根管壁上无细菌生物膜，仅可见一些残余的充填材料，牙本质小管是通畅的。（经Ricucci等[39]授权引用）。**观点**：在根尖愈合的钙化过程中，8年后钙化物仍不规则，然而其重要特征是结缔组织中不存在炎症。愈合过程没有被与冠方充填材料接触的大量细菌干扰。该病例表明，良好的根管充填可长期作为有效屏障，抵御来自口腔环境的细菌渗漏。

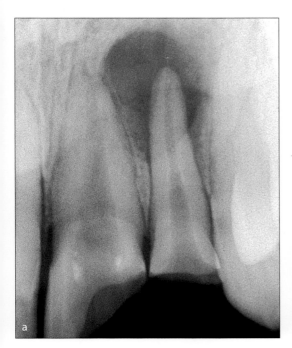 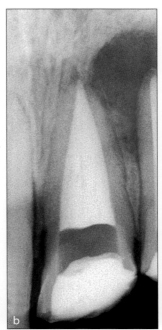 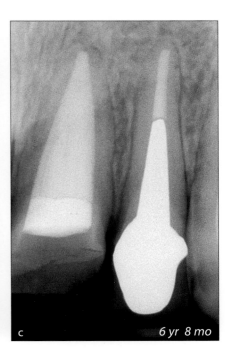

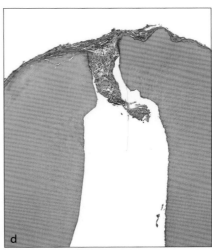

图7-17　（a）22岁男性患者，上颌中切牙牙髓已坏死。侧切牙具有大面积根尖周病变，病变延伸至中切牙的根部。中切牙根管较为粗大，髓腔和根管口内存在龋损。（b）预备根管，氢氧化钙封药2周后充填根管。大量预敞根管冠方。主尖锉是90号K锉。使用复合树脂修复冠部。（c）6年8个月后，患者因冠部充填物松动就诊。探诊发现患牙斜折，折裂线已向舌侧延伸至牙槽骨水平。X线片显示根尖周正常。与术后片相比，根管充填物变短。拔除牙齿。（d）纵向切片。在这张切片中，可见连续使用器械短于根尖1mm预备根管所形成的根尖止点。根管的根尖部分存在活组织。

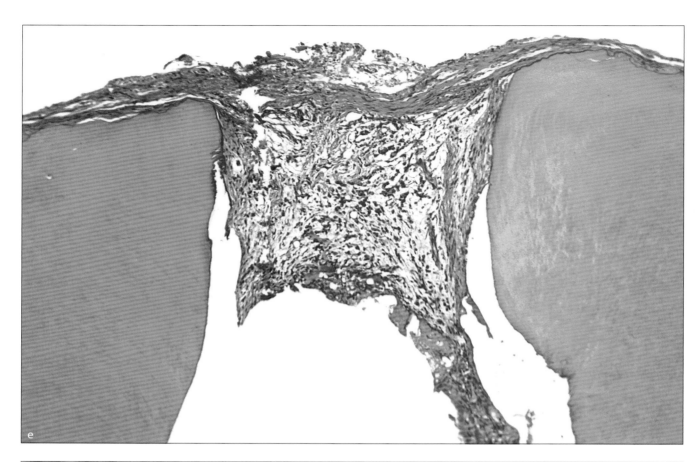

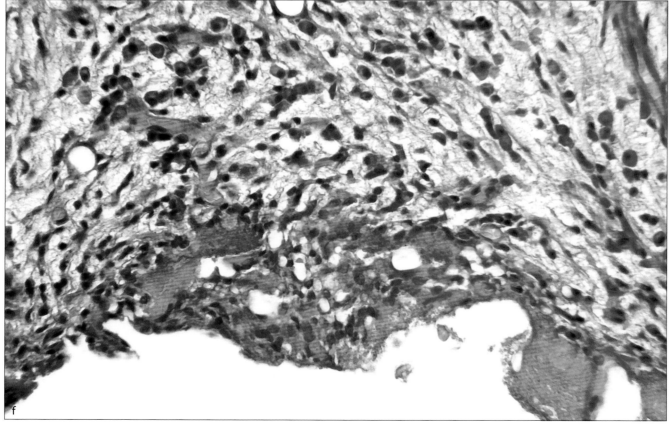

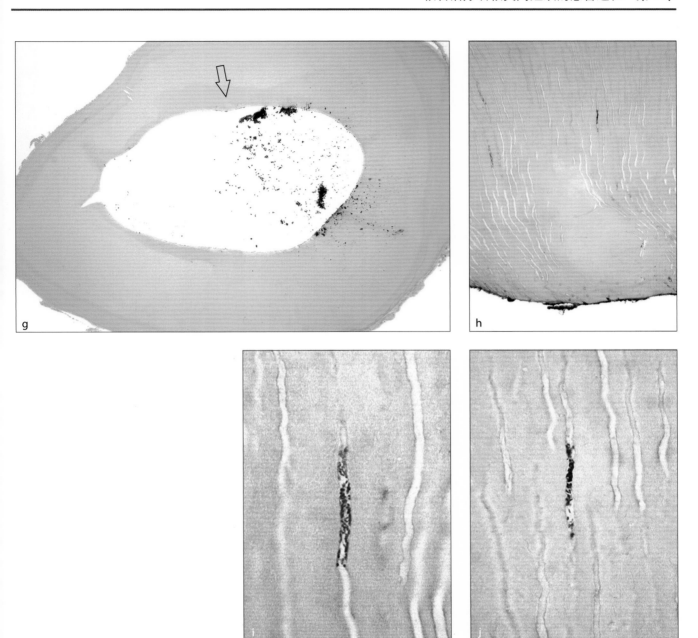

图7-17续　（e）距（d）80层切片得到的切片，经过根尖孔的中心。软组织和牙本质之间的空腔是组织收缩所致。根管孔内的组织被纤维结缔组织分隔（放大100倍）。（f）材料/组织接触区域（放大400倍），可见少量坏死碎屑。其下的组织中可见慢性炎症细胞中度聚集，主要是浆细胞。（g）根中1/3的横向切片。大体观显示根管预备的程度（Taylor改良B&B染色，25倍）。（h）放大400倍（g）中箭头所指的牙本质壁区域。距根管腔一定距离的牙本质小管内可观察到细菌。（i和j）细菌定植的牙本质小管（放大1000倍）。（经Ricucci等[39]授权引用）。**观点：**尽管经过了长期观察，但是根尖孔内没有牙骨质形成。根尖周影像学表现正常，根尖残余组织内存在慢性炎症。无法确定根尖孔内发炎的结缔组织是先前存在的，还是牙周膜增生的结果（参考文本中的讨论）。

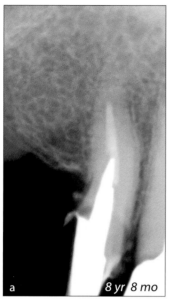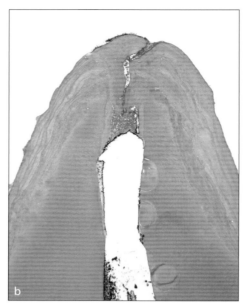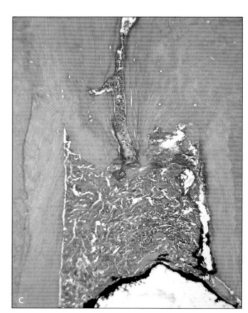

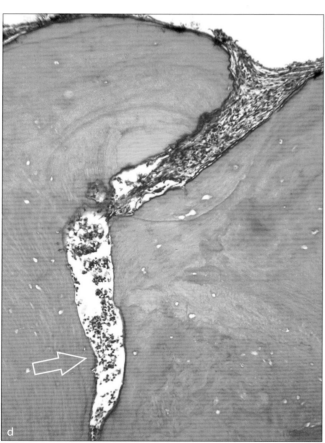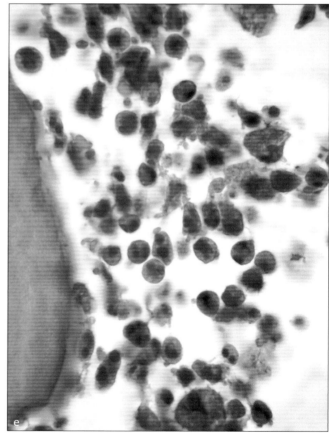

图7-18 （a）患牙为上颌第一前磨牙，根管治疗前牙髓仍有活力。一次性完成根管治疗。粘接铸造桩核后，使用丙烯酸树脂临时冠修复。患者拒绝最终的烤瓷冠修复。8年8个月后，患牙出现继发龋和牙周病。按修复治疗计划拔除患牙。根尖周正常。（b）大体观显示根管治疗的根尖止点。牙本质扩锉产物被压向根尖（HE染色，25倍）。（c）（b）中根尖止点的细节图。碎屑被压入根管中。根尖方可见延续的原始根管，管腔因钙化而缩窄，含有炎症组织（放大100倍）。（d）（b）中根管根尖部分的细节图（放大100倍）。（e）（d）中箭头指示的根管区域，可观察到多核白细胞聚集（放大1000倍）。

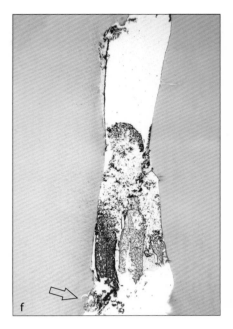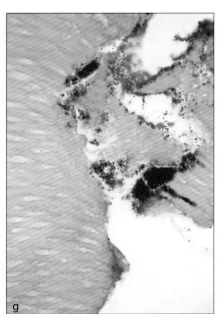

图7-18续　（f）根管的根尖部分（Taylor改良B&B染色，放大25倍）。（g）（f）中箭头所指的根管壁区域。根管壁的不规则区域内含有细菌定植的碎片和牙本质碎屑（放大1000倍）。（经Ricucci等[39]授权引用）。**观点：**邻近碎屑的根尖组织中存在严重的炎症，表明坏死材料可能具有刺激性。然而，这与我们在其他病例中观察到的现象相矛盾：与坏死组织和碎屑直接接触的组织中不存在炎症。对于严重炎症反应最可能的解释，是细菌定植于桩道内。由于继发龋和不良冠部修复体，细菌可获得进入根管腔的通路。

能源于冠方的渗漏。

　　然而，尽管研究中的所有牙齿几乎都存在不良修复体或修复体缺失，仅在一些病例中观察到根尖炎症反应，这些病例没有根尖周炎的影像学表现。这证实了Ricucci等[40]与Ricucci和Bergenholtz[41]的研究，驳斥了冠方渗漏是根管治疗失败的常见原因这一普遍观点。该问题会在第9章中进一步讨论。

根管充填材料与根尖周持续存在的炎症之间有关联吗？

　　值得注意的是，化学成分不同的封闭剂与根尖周组织接触时，可诱发相似的组织反应。例如，图7-13中与氢氧化钙类封闭剂接触的结缔组织没有发炎，与图7-11和图7-14中载有羟基磷灰石的氧化锌丁香油基封闭剂的组织学表现几乎没有区别。同样的，图7-19中使用常规粉–液氧化锌–丁香油封闭剂的病例的组织学表现，与图7-20中使用糊–糊氧化锌–丁香油封闭剂的病例完全一样。

　　另一方面，在使用相同封闭剂的病例中可观察到不同的组织学表现。例如，图7-20中的尖牙和图7-17中的切牙使用的是同一种糊–糊氧化锌–丁香油封闭剂。前者的根尖组织中完全没有炎症，后者可观察到中度炎症。因为后者冠方的牙本质小管中存在细菌，很明显欠佳的组织学状况应归结于伴发的细菌感染。

　　尽管都使用了氢氧化钙类封闭剂，图7-18的组织切片中可观察到严重的炎症，而图7-13中不存在炎症，两者的差异更为明显。很明显，前一个病例的炎症是冠方的细菌引起的（图7-18f、g），可能是由于修复体渗漏所致。

　　以上观察可得出下列结论：在长期的评估中，大部分封闭剂尽管化学成分彼此不同，会变得相对惰性，因此本身不会引起根尖周组织长期的炎症。观察到的长期炎症通常是由微生物而非化学因素所致。不产生X线透射影的低强度炎症，可能是由于不良修复体或修复体缺失，使细菌产物渗入根管引发的低度刺激所致。我们的研究证实，即便活髓病例也可能存在这一情况，例如，根尖组织发炎而影像学表现正常，这表明冠方细菌渗漏可能在引发这种炎症中起作用。

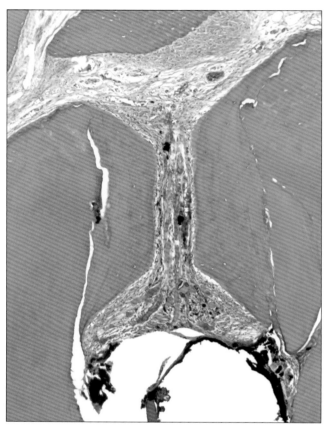

图7-19　根管治疗时，患牙牙髓坏死伴根尖周炎。行根管预备，氢氧化钙封药一段时间后充填根管。3年后随访X线片显示根尖周病变愈合。对患牙进行活检。经过根尖孔的组织切片显示，根管的根尖部分中存在与牙周膜连续的结缔组织。牙周膜具有正常的组织结构。其冠方可见充填材料与残余组织的接触面。接触区域内可见大量的钙化物和一些散在的封闭剂颗粒（黑色），后者被转运远离创面。钙化组织使根管根尖部分的管腔缩窄，但是没有完全闭合（HE染色，放大100倍）。

冠方渗漏有助于解释Brynolf[36]、Barthel等[35]和Green等[38]研究的结果：影像学表现正常的病例中，组织炎症存在的频率较高。以上3项研究均未调查这一方面。然而，因为这些牙齿的术前状况不得而知，这些研究中也未使用组织细菌学技术，所以我们不能排除以下可能性：尽管根管治疗后存留在根管中的细菌数量，不足以引起X线片上可见的疾病，但是足以在邻近根尖孔的一小块组织区域内引发并维持炎症。

大量研究表明，影像学表现正常的组织也可能具有炎症。因此多位学者将X线片上已愈合病例的残余炎症视为一种接近"正常"的事实。但是我们认为，根管治疗一段时间后，这种炎症的存在不能被视为一种"正常"状况，因为这常反映出细菌对根尖周组织的影响。根管治疗一段时间后，正常的组织学特点是根管根尖部分的结缔组织中不存在炎症，伴有或不伴有钙化组织沉积，根尖周组织中也无炎症存在。

根尖残余组织中的坏死组织和碎屑

根尖残髓的常见特点是组织坏死区扩大，这是根管机械预备和所用材料的化学刺激的累积效应所致。图7-10中的上颌侧切牙中可观察到这一状况，患牙于根管治疗2年后拔除。根管治疗前牙髓已坏死，无根尖周病变。根管充填距影像学根尖1.5mm。组织切片上可见紧邻材料/组织接触区域下的局限的组织坏死区（图7-10e、f、i）。

坏死组织可以与来自牙本质塞的有机和无机碎屑混杂在一起，被压向结缔组织，当细菌渗漏不存在时，这些结缔组织表现正常。图7-11和图7-12中的病例进一步证实，当细菌感染不存在时，坏死组织和牙本质塞不会产生刺激。第一个病例中，39岁女性患者的第二前磨牙，牙髓坏死伴大范围根尖周病变。患牙接受根管治疗，随访2年后病变完全愈合。9年后，患牙根尖周状况良好，因折裂拔除。根管最根尖的部分被一团紧实的碎屑占据，这些碎屑主要由牙本质构成。在根尖孔水平，可见由成纤维细胞和纤维构成的无炎症的结缔组织（图7-11e~g）。

第二个病例展示了一颗单根下颌第二磨牙的根尖组织状况，患牙于15年前接受根管治疗（图7-12a）。根管最接近根尖的部分和根尖分歧内可观察到坏死组织，根尖孔周围的结缔组织正常（图7-12c、d）。

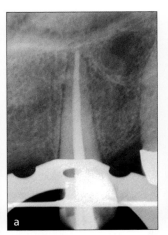
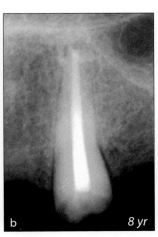
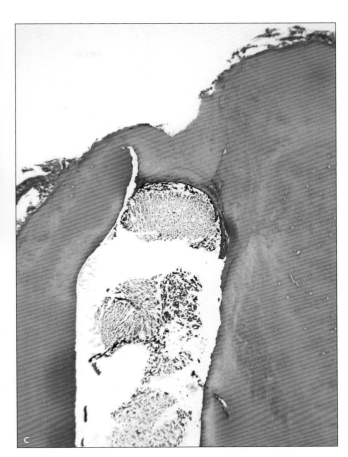

图7-20　（a）48岁女性患者，上颌尖牙牙髓坏死。患牙疼痛。根管预备，氢氧化钙封药1周后充填。复合树脂修复牙冠。（b）8年后，患者因充填物脱落复诊。患牙可见继发龋。患者选择拔牙。（c）经过根管中心的切片，可见钙化组织似乎将根尖孔完全封闭（HE染色，放大50倍）。（d）100张切片后，可见钙化组织没有完全封闭根尖孔，其中有活组织穿过。结缔组织位于充填材料的根尖周围，与根尖孔钙化组织中的结缔组织相连续（放大100倍）。（e）在组织中看不到炎症细胞（放大400倍）。（经Ricucci等[39]授权引用）

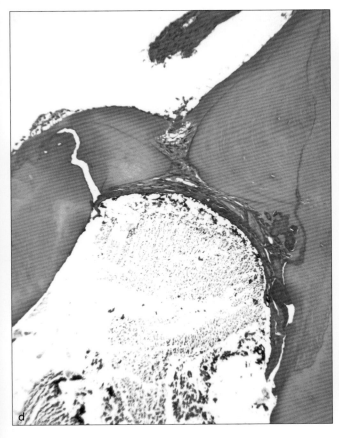
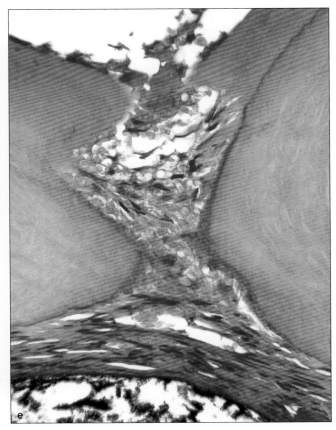

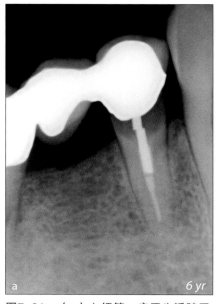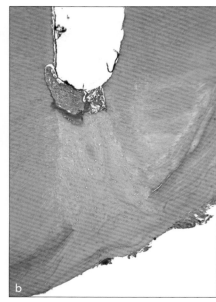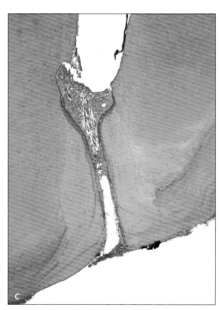

图7-21 （a）上颌第一磨牙为活髓牙，6年前接受根管治疗及预成桩修复，并作为固定桥的基牙之一。患者因固定桥松动就诊。X线片显示患牙严重龋坏，预成桩折断。拔除患牙。（b）在这张切片中，新生牙骨质将根尖孔完全闭合。然而，钙化组织团冠方存在软组织，表明存在营养该软组织的血管通道（HE染色，放大50倍）。（c）70层切片后出现血管通道。根尖孔由于牙骨质向心性地沉积而缩窄（放大50倍）。（经Ricucci等[39]授权引用）

坏死组织与牙本质塞不能被视为根尖周组织的刺激物，因为与其直接接触的结缔组织中不存在炎症。除非存在并发的细菌感染，它们不会长期刺激根尖结缔组织产生炎症，更不会导致根尖周病变持续存在。这与前面的组织学和临床观察结果一致[42-44]。

牙骨质形成

根管治疗后组织愈合过程中，常见新生牙骨质在根尖孔形成。这一现象最常见于活髓牙病例。Ricucci等[39]在27个活髓牙病例中的24例观察到大量牙骨质形成，22个死髓牙病例中，仅有8例可观察到大量牙骨质形成。仅有3例完全不存在这种现象（1例为活髓病例，2例为死髓病例）（图7-10和图7-17）。

新生牙骨质似乎是从牙根表面向内增生进入根管，使最接近根尖的根管腔向心式地缩小（图7-9和图7-19～图7-22）。新生牙骨质具有细胞性牙骨质的特点，常与覆盖根面的牙骨质连接，而根面

牙骨质也会增厚（图7-21b、c和图7-22a）。有观点认为牙骨质会使根管的根尖部分完全闭塞，但是这种情况极少发生。实际上，精心制作的连续切片显示，管腔闭塞只是发生在表面。管腔中心的切片上几乎总是可见缩窄成一条细索的结缔组织以及源于牙周组织的血管（图7-19，图7-20c～e，图7-21b～c和图7-22a、b）。

文献中将硬组织沉积封闭根尖孔定义为"生物性封闭"。过去一些学者将这种类型的修复视为根管治疗的目标[45,46]。多项研究以人类和动物为实验对象，使用不同的充填材料，发现根管治疗后根尖孔会形成这种"生物性封闭"[25,47-49]。遗憾的是，这些研究使用的是不完善的组织学技术，大部分病例没有采用连续切片技术。此外，根管治疗后根尖周反应的相关研究中使用是狗牙，其根尖1/3解剖结构迥异于人牙。

在某些情况下，牙骨质样组织更为混乱地沉积于根管的根尖部分，形成包含连通区域的钙化

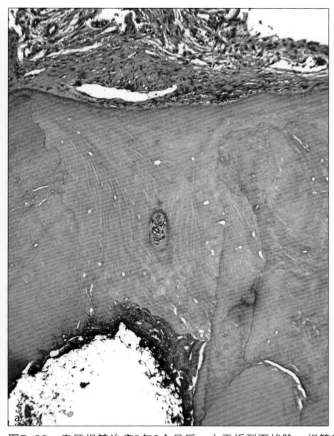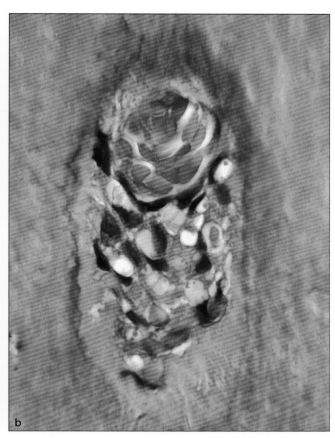

图7-22　患牙根管治疗8年3个月后，由于折裂而拔除。根管治疗时，牙髓有活力，患牙拔除时可在X线片上观察到正常的根尖周表现。（a）经过根管中心的切片。牙骨质团将根尖孔完全封闭，中心可见软组织团。附着于根尖的牙周组织碎片中不存在炎症（HE染色，放大100倍）。（b）（a）中牙骨质内的软组织团，可见未发炎的纤维结缔组织和一根含有红细胞的血管（放大1000倍）。**观点**：由于血管结构和软组织的存在，钙化过程显然没有完全封闭根尖孔。连续切片可以显示新生钙化物中残余软组织的整个路径。

组织团，连通区域内为坏死组织或纤维组织（图7-16d～j和图7-24d、e）。在不存在主根尖孔而是存在多个根尖分歧的病例中，也可观察到类似的新生牙骨质以及根管腔缩窄（图7-13e、f和图7-14e～g）。

根管治疗后根尖周组织愈合的异常组织学表现

　　一些患牙的根尖孔水平或根尖孔外的组织中，可见包埋于未发炎结缔组织中的无定形材料团。其中的牙本质碎屑可证实其来源。实际上，它们是根管扩锉的产物，在机械预备时被意外挤出根尖孔（图7-23k～m）。

　　图7-23描述了一例上颌第一前磨牙再治疗病例（图7-23a、b）。根管再治疗后使用复合树脂材料修复。1年后随访，一切正常（图7-23c）。7年后，患牙根尖周结构正常，但是因为修复体脱落和继发龋，牙冠完全缺失（图7-23d）。12年后，由于牙根逐渐脱出以及龋病破坏，使得牙根长度变短。然而X线片上看不到根尖透射影（图7-23e）。此时拔除残根。颊根切片可见根尖孔内无炎症的结缔组织，结缔组织包裹着一团碎屑（图7-23j、k）。高倍放大下，碎屑团被无炎症的结缔组织分隔，由不同成分的结构组成，包括牙本质碎屑、无定形材料、钙化结构和封闭剂团（图7-23l～n）。令人惊讶的是，尽管牙根龋坏多年，菌斑生物膜与

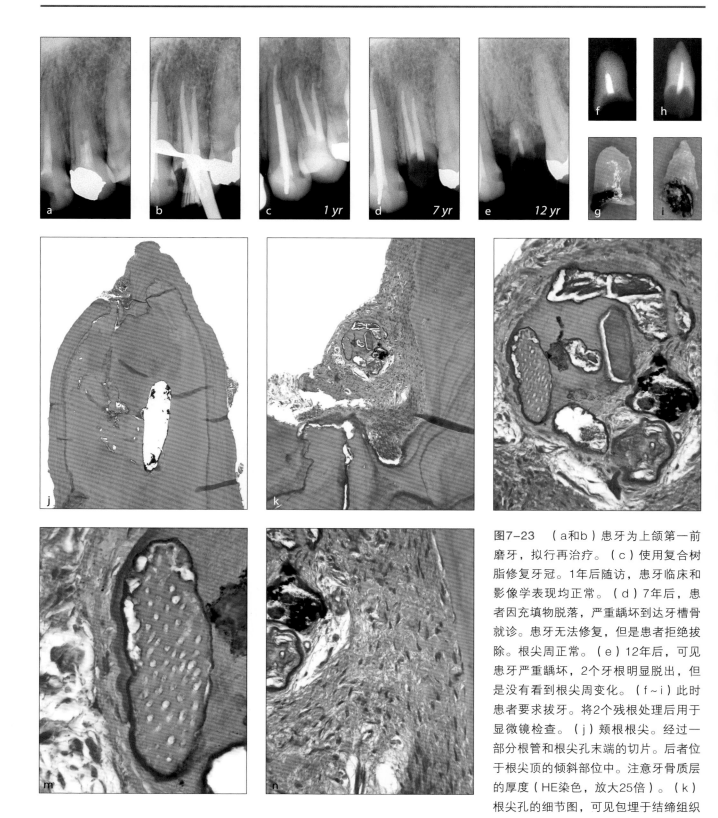

图7-23 （a和b）患牙为上颌第一前磨牙，拟行再治疗。（c）使用复合树脂修复牙冠。1年后随访，患牙临床和影像学表现均正常。（d）7年后，患者因充填物脱落，严重龋坏到达牙槽骨就诊。患牙无法修复，但是患者拒绝拔除。根尖周正常。（e）12年后，可见患牙严重龋坏，2个牙根明显脱出，但是没有看到根尖周变化。（f～i）此时患者要求拔牙。将2个残根处理后用于显微镜检查。（j）颊根根尖。经过一部分根管和根尖孔末端的切片。后者位于根尖顶的倾斜部位中。注意牙骨质层的厚度（HE染色，放大25倍）。（k）根尖孔的细节图，可见包埋于结缔组织中的碎屑团（放大100倍）。（l）碎屑团由牙本质碎屑、无定形材料、钙化物和封闭剂团组成，被无炎症的结缔组织完全包围（放大400倍）。（m）（l）中左侧的碎屑。能辨认出牙本质小管的横切面（放大1000倍）。（n）（k）中碎屑团和根尖孔的右侧壁之间可见正常的结缔组织（放大400倍）。

图7-23续　（o）牙根的冠方部分。经过根管的切片。龋坏组织表面可见致密的细菌生物膜（Taylor 改良B&B染色，放大25倍）。（经Ricucci和Bergenholtz[41]等授权引用）。观点：无细菌感染的牙本质扩锉产物被挤入根尖周组织中，在愈合过程中成为部分钙化的碎屑团，由纤维假包膜包裹，周围是无炎症的结缔组织。根管充填物似乎可抵抗冠方的细菌及其产物向根尖孔渗漏。

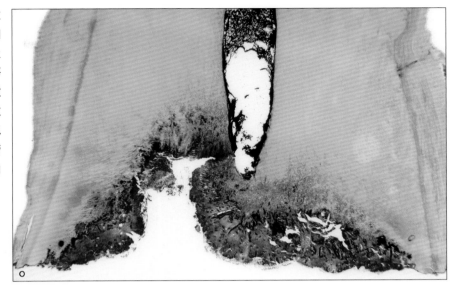

充填材料直接接触（图7-23o），根尖周结构仍保持正常，因此证实根管充填物仍可有效防止大量细菌及其产物进入根尖周组织中。

　　图7-25描述了上颌第一磨牙腭根的组织学状况，患牙根管治疗14年后因根折拔除。治疗前所有牙根均存在根尖周病变，术后随访可见病变愈合（图7-25a～d）。腭根根尖孔的组织切片显示，根尖狭窄和根尖孔外可见部分钙化的无定形材料团，其陷窝内含有坏死组织。在一些切片中可见牙本质碎屑。这些团块被正常或慢性炎症细胞散在分布的结缔组织包绕（图7-25f～h）。

　　无论使用哪一种技术，根管预备过程中都会将有机或无机碎屑（以及感染患牙中的细菌）挤出根尖[50-52]。当使用根向预备技术，将操作限制在根管内时，碎屑挤出量会减少；然而，碎屑挤出难以避免[53,54]。Yusuf等[55]对来自284个失败病例的根尖周病变进行组织学研究，发现其中45个病例存在牙本质碎屑。牙本质碎屑周围常有大量的PMNs聚集，慢性炎症较少见，有时可见纤维组织。作者将牙本质碎屑的刺激性归结于伴发的细菌感染，即感染碎屑。牙本质碎屑所在的结缔组织中不存在炎症（图7-23和图7-25），表明这种材料未被感染，细菌染色也证实了这一点。伴有根尖周病变的牙齿，其牙本质小管内常存在细菌。牙周膜中的 "无菌" 牙本质碎屑不会产生炎症，有下列解释：

- 根管治疗时牙齿是有活力的，因此根管（和牙本质）中不存在感染。
- 在一些感染牙齿中，牙本质小管可能没有被感染。
- 根管治疗时，冲洗液或封药将牙本质碎屑中的细菌清除。
- 尽管感染牙本质碎屑被挤出根尖孔，但是免疫防御将其中的细菌清除。

　　无论如何，牙本质碎屑周围不存在炎症可再次证实，未伴发感染的牙本质碎屑不会刺激结缔组织。

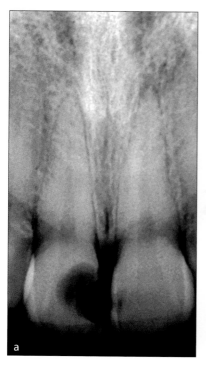
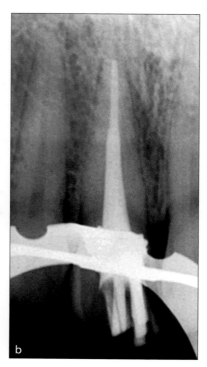
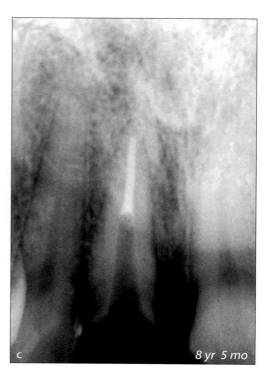

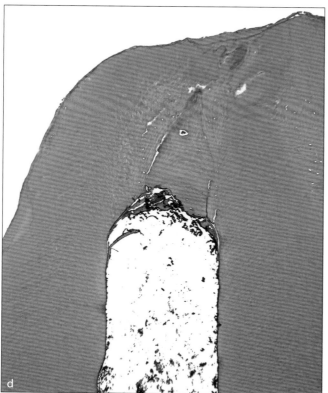
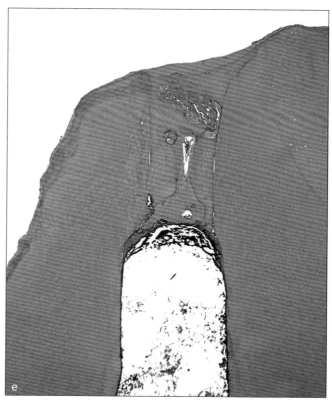

图7-24 （a）48岁女性患者，上颌中切牙牙髓坏死。（b）氢氧化钙封药1周后完成根管治疗。铸造桩和烤瓷冠修复患牙。（c）8年5个月后，患者因修复体脱落就诊。探诊发现继发龋，患牙无法修复。根尖周结构正常。（d）在根管最根尖的部分，钙化物持续沉积。在这张切片中，根管腔完全钙化（HE染色，放大50倍）。（e）连续切片显示根管腔"封闭"并不完全。在这张切片中，钙化团中心可见活组织，而更根尖方的区域可见包埋在钙化团中的坏死组织（放大50倍）。（经Ricucci等[39]授权引用）

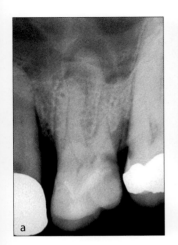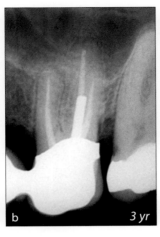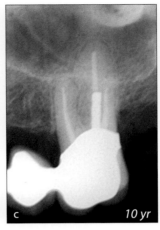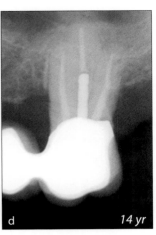

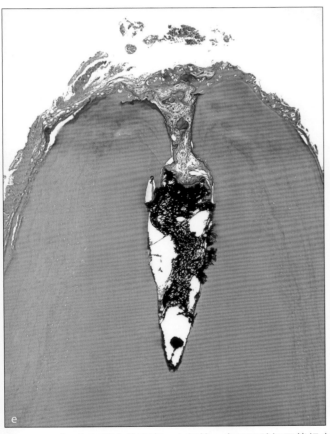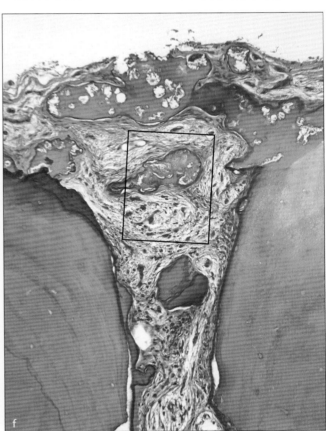

图7-25　（a）54岁女性患者，上颌第一磨牙牙髓坏死伴根尖周炎。患牙接受根管治疗。氢氧化钙封药2周后充填根管，并作为固定桥的基牙。（b）3年后随访X线片显示患牙几乎完全愈合。（c）10年后，X线片显示患牙根尖周组织正常。（d）14年后，患者因患牙脓肿就诊。临床检查发现患牙斜折。X线片证实患牙折裂始于近中面。根尖周正常。拔除患牙。（e）经过腭根根尖孔的切片。根管充填物止于距根尖1.5mm的位置。活组织存在于根管的根尖部分（HE染色，放大25倍）。（f）根尖孔区域的细节图。在结缔组织中可见不规则的钙化灶（放大100倍）。

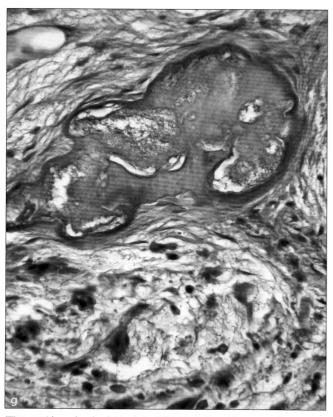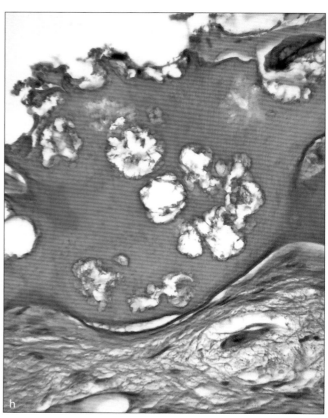

图7-25续 （g）（f）中矩形界线内的区域，可见部分钙化的无定形材料，被纤维组织包围，下方散在分布一些慢性炎症细胞（放大400倍）。（h）（f）中根尖孔外的结构。该结构表现为形态异常的钙化团，其不规则的陷凹内含有未钙化的无定形结构（放大400倍）。（经Ricucci等[39]授权引用）

病例讨论

图7-26中展示了上颌第一前磨牙根尖周异常愈合的组织学特点。患牙根管治疗不完善，存在两个大面积的透射影，一个在根尖，一个在根侧（图7-26a）。对患牙进行再治疗，随访显示两处病变均完全愈合（图7-26c、d）。2年3个月后，患牙因龋病以及冠方修复体脱落（图7-26d）而被拔除。组织切片可见一种附着于腭根根尖的结构。这种结构由致密的纤维结缔组织囊、多层胶原纤维和一些细胞组成，不存在炎症，并将无定形组织团块分隔。这种组织团块的2/3为牙本质碎屑，1/3为钙化组织（图7-26e～g）。与前面的病例类似，这些组织团块是根管预备过程中挤出根尖的牙本质碎屑，对组织无刺激性。但由于未知原因，组织反应异常。这可能是因为牙本质碎屑诱导出了一种不同的组织愈合类型，组织纤维化以试图包裹牙本质碎片。

图7-26 （a）16岁女性患者，上颌第一前磨牙根管治疗不完善，伴有两个明显的根尖和根侧病变。（b）患牙行根管再治疗。氢氧化钙封药2周后充填根管。铸造桩和烤瓷冠修复患牙。（c）8个月后，X线片显示病变几乎完全愈合。（d）2年3个月后，患者因修复体脱落复诊。X线片显示患牙根尖周正常，但是由于严重龋坏，患牙无法修复。拔除患牙。（e）腭根根尖。拔除时可见异常结构附着于根尖（HE染色，放大25倍）。（f）中间部分，可见无定形材料部分钙化，其被纤维结缔组织围绕（放大100倍）。（g）该结构的左侧部分，可见结缔组织中不存在炎症（放大400倍）。（经Ricucci D和Siqueira JF Jr[88]授权引用）

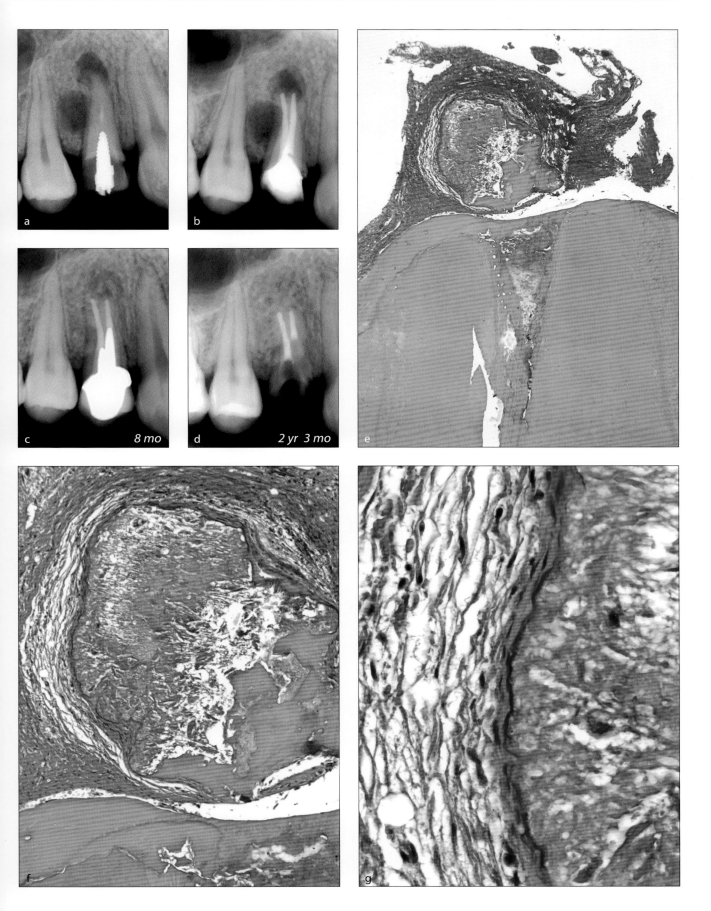

根尖手术后根尖周组织的愈合

根尖切除术于1896年诞生于德国，其目的是清除根尖周病变组织。在20世纪上半叶，根尖切除术在中欧广为流传[56]。这种简单的根尖切除术，随后得到进一步完善，即根尖倒预备并使用银汞或其他材料充填。

这种手术治疗方法在过去适用于正向治疗难度较大的病例。然而，其失败率非常高，直到医生们认识到手术失败主要的生物学原因是伴发的根管感染。如果术前没有恰当处理根管，细菌及其产物会继续渗漏，引起长期的根尖周炎症反应。实际上，任何一种根尖倒充填材料都不能保证有效的抗菌封闭。

后来，人们逐渐意识到恰当选择病例会提高手术成功率。因此，根尖手术的主要适应证应该是正向治疗质量较高，但是仍然失败的病例。根管治疗后仍存在病变的患牙，如果根管再治疗难度较大或者无法建立冠方通路，也是根尖手术的适应证，但是应告知患者，由于根管内的残余感染，这些病例的成功率可能会降低。

在过去20年中，根尖手术的理念和技术取得了很多进步。当前建议如下：

- 应垂直切除牙根，避免倾斜切除，因为后者会暴露更多（潜在感染的）牙本质小管。
- 必须使用超声器械进行根尖倒预备，以降低意外风险，提高预备质量。
- 必须使用放大设备。
- 三氧化物聚合物（MTA）是首选的根尖倒充填材料，目前已证实MTA具有最佳的物理和生物特性[56]。

银汞是一种长期用于根尖倒充填的材料，当适应证选择正确时，根尖手术可取得相对较高的成功率。目前人们几乎一致认为MTA应替代银汞。如果想详细回顾相关文献，请阅读Chong和Pitt Ford[57]的文章。

本书不旨在描述根尖手术的适应证和详细操作步骤，更不会赘述各种根尖倒充填材料的物理和生物特性。基于当前对根尖手术的认知，重申以下基本理念非常重要：与正向根管治疗一样，根尖手术的成功主要取决于医生能否清除根尖1/3的残余感染或者至少使其显著减少，并防止根管内残余细菌进入根尖周组织。

图7-27中描述了一颗侧切牙根尖手术后的组织学状态。患牙在桩核冠修复前接受手术治疗，根尖切除后使用银汞倒充填，并最终取得了成功（图7-27a、b）。4年后的影像学表现正常（图7-27a~c）。6年后的影像学表现仍为正常（图7-27a~d），但是患牙牙根纵裂。患牙拔除后制作的组织切片显示，与银汞直接接触的结缔组织中，存在不同大小的散在银汞颗粒。在组织中可观察到慢性炎症反应（图7-27f、g）。这些观察结果证实影像学表现正常的病例不一定具有正常的组织学表现。组织中的慢性炎症反应，应部分归结于银汞颗粒的异物反应，部分是由于细菌产物渗漏所致。实际上，由于根裂，细菌广泛定植于"桩道"内（图7-27h）。

根管治疗的根尖止点

根管预备和充填的根尖止点，是根管治疗中主要的争议话题之一[58,59]。绝大部分牙学院认为根管治疗应限于根管内，短于影像学根尖[60]。即便如此，不同学者推荐的根尖止点不同。Weine[61]认为距根尖冠方1mm的位置，接近牙骨质牙本质界（CDJ），而CDJ与根尖狭窄处一致[62]，根尖狭窄是距根尖孔不远的、根管的最窄处。根尖狭窄这一概念是由Kuttler[63]最早提出的。

然而很明显，CDJ不一定和根尖狭窄一致。根尖的纵向切片显示，CDJ极不规则；例如，其在一

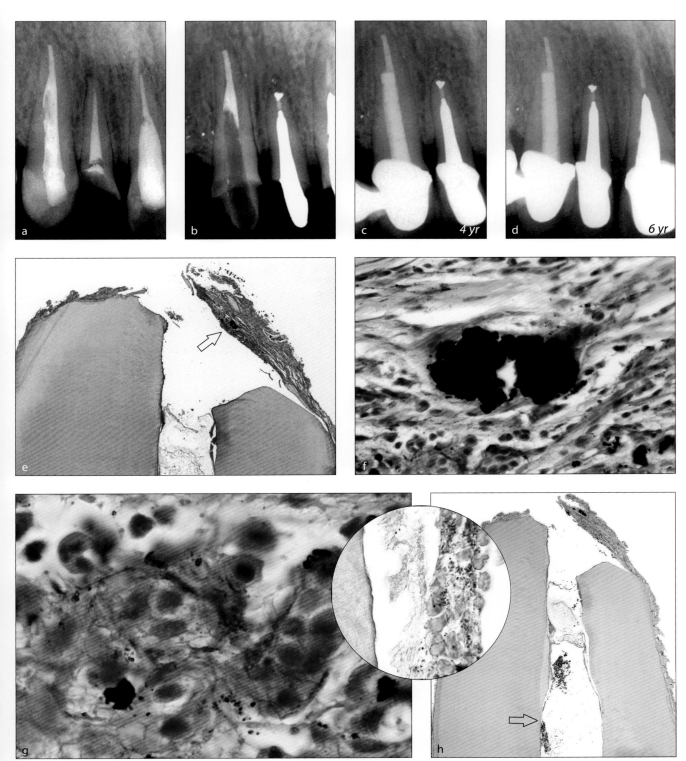

图7-27　（a和b）34岁患者，上颌侧切牙行根尖切除术和银汞倒充填。（c）随访4年，X线片显示患牙根尖周正常。患牙无症状。（d）6年后，患者因患牙颊侧出现窦道就诊。诊断性翻瓣可见牙根纵裂，拔除患牙。患牙根尖周正常。（e）脱矿处理后，去除根尖的银汞充填物，颊舌平面制作切片。大体观可见银汞充填物表面的纤维结缔组织层（放大50倍）。（f）（e）中箭头所指的银汞碎片，其周围可见慢性炎症细胞（放大400倍）。（g）（f）中左下区域。小的银汞颗粒被多核细胞围绕（放大1000倍）。（h）箭头所指的桩道区域，可见坏死碎屑、红细胞和细菌（Taylor 改良B&B染色，主图放大25倍，插图放大1000倍）。

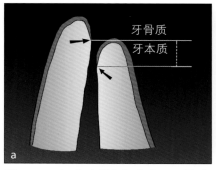 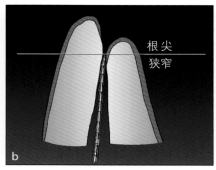 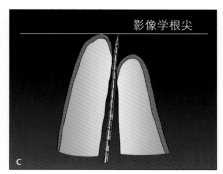

图7-28　（a）在纵向切片中，牙骨质牙本质界显然位于相对根管壁上的不同位置。因此，它不能作为理想的根管治疗止点。（b）理想的止点是根尖狭窄，它是根管呈漏斗形外展前最狭窄的一点，无论相对根管壁上是什么组织类型。（c）根管锉的锉尖到达影像学根尖，实际上总是超出了根尖孔，进入相邻的牙周膜中。

侧根管壁的位置可能比对侧壁高几毫米,且无论如何都不与根尖狭窄一致（图7-28a）[58]。

然而Langeland[64,65]认为，无论两侧根管壁上是什么组织，根管预备和充填的止点都应该是根尖狭窄(图7-28b)。他提出了一个让医生最为沮丧的临床观点，即影像学根尖与根尖狭窄之间没有准确的距离可供参考，因为每个牙根的影像学根尖到根尖狭窄的距离都相差很大。他通过组织学研究证实CDJ与根尖狭窄并不一致。因此，他拒绝接受任何距影像学根尖的固定距离作为一种准确的指示，以确定根管清理和充填的止点。文献中有基于大量测量、平均和简化的对立观点，但也不能作为正确的临床指导。这种情况下使用平均值只能增加混淆，而非解决问题。此外，CDJ是一种临床上探查不到的组织病理学结构[11,58]。

与此相反，其他学者建议根管预备和充填应穿过根尖孔或超出影像学根尖。Schilder[66,67]声称其治疗目的是将根管清理和充填至根尖，包括充填侧支根管和根尖分歧。他承认在大部分病例中，根管清理和充填超出了根尖孔，进入了牙周膜中（图7-28c）。

目前已发表的根管治疗预后的相关研究证实，将操作限制于或接近根尖狭窄是最恰当的选择。自Strindberg于1956年发表其经典著作以来[68]，大量研究一致认为，充填物短于影像学根尖一定限度时，根管治疗的成功率最高[69-76]。

因此，不同的学者们大体上一致认为，在治疗活髓牙时,应首选摘除部分牙髓而非摘除全部牙髓。但是以上观点不适用于死髓牙。在治疗死髓牙时，Weine[61]建议缩短工作长度，而Guldener[77]建议增加工作长度。一些学者甚至提倡超充[78]。

需着重强调的是，根管治疗的根尖止点不应根据术前的牙髓状况而做出改变。无论我们处理的是活髓牙还是死髓牙，操作的止点都应该是根尖狭窄。这种选择基于解剖学[79]和组织学[12,58,79]研究。根管治疗后愈合模式的相关研究证实，当根管预备和充填限于根尖狭窄附近时，可获得最佳的组织学愈合。活髓牙和死髓牙都是如此。牙髓创面位于根管内的主要优点是，即使根管预备号数非常大，创面的横断面大小也绝不会超过牙髓的横断面。牙髓组织与充填材料的接触区域会很小（图7-16和图7-29a）[1]。对于侧支根管和根尖分歧内的组织也是如此，如果没有将充填材料推入复杂的解剖内，组织与充填材料的接触区会很小（图7-29a）。相反，如果治疗操作超出根尖孔，并且将充填材料"挤"入侧支和根尖分歧中，需要愈合的"创"面将会大为增加（图7-29b）。

根尖通畅是根管治疗中的另一个争议话题。目

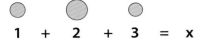

1　+　2　+　3　=　x

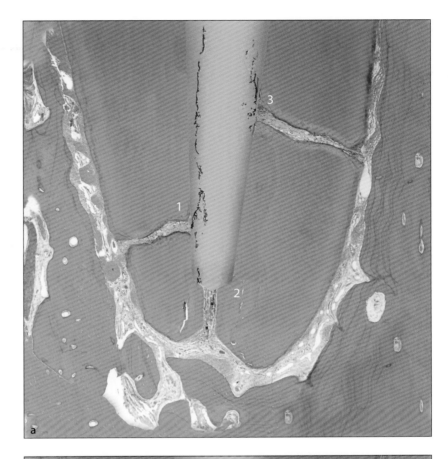

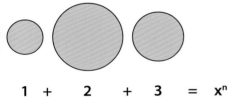

1　+　2　+　3　=　x^n

图7-29 （a）当牙髓创面位于根管内时，如果充填材料没有被推入组织中，材料/组织的接触面最小。（b）反之，治疗操作超出根尖孔，充填材料被挤入根尖分歧，创面会显著增大。

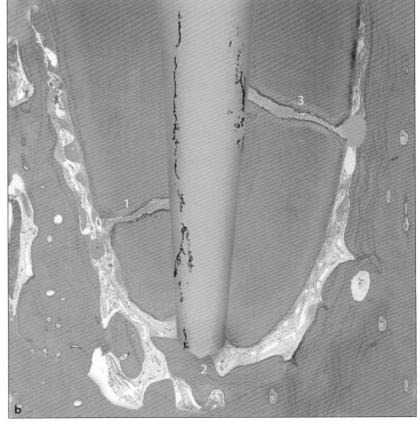

前尚无明确证据表明，使用通畅锉是否会影响愈合，进而促进或危及预后。然而，必须要指出的是，本书所有病例在治疗中均未使用通畅锉。

图7-30展示了少量充填材料超出根尖孔后所导致的组织状况。下颌第二前磨牙作为修复体的基牙，接受根管再治疗。术后4年2个月，患牙因折裂拔除。根管充填物似乎略短于影像学根尖（图7-30a）。拔牙后近远中向拍摄的X线片显示，充填物实际上略微超出根尖孔（图7-30c）。组织学切片显示材料/组织的接触界面（图7-30d）。尽管组织中不存在感染，反应轻微，伴结缔组织增生，并且散在分布少量慢性炎症细胞，但是如果操作止点再短1~2mm可能会产生更局限的创伤区。

超充是根管治疗失败的原因吗？

第9章会详细阐明，根管治疗失败的主要原因是根管内持续存在的细菌。纵向研究表明超充导致根管治疗成功率下降[70-76,80,81]，这一结论产生了较大争议。这是因为一些学者认为，即使根管内不存在细菌感染，根尖周异物也可单独产生根尖周病变。这一方面应该解释清楚。我们在前面已经重申，超充病例中，材料/组织的接触区域增大。另一方面，具有一定稠度的牙胶碎片，在一些动物组织中可被胶原包裹。所有常用的根管封闭剂在固化前都具有刺激性，尤其是那些氧化锌丁香油类的封闭剂[85]。因此，在封闭剂挤出根尖孔的第一个阶段，组织中会产生急性炎症（图7-6）。然而，随着时间的推移，封闭剂的刺激性减少，炎症反应的强度下降，直到封闭剂变得相对惰性[83,84]。当不存在并发感染时，封闭剂周围的组织学状况是纤维结缔组织增生，其中散在分布一些慢性炎症细胞和多核异物细胞（图7-30）。我们从中可以推测，最常见材料中的任何一种都不会引起渐进性增长的骨质病变。因此，必须重新考量超充材料作为一种直接因素，在大量根管治疗失败病例中的作用。

超充病例的失败率增加与其他因素有关，比如超预备导致的医源性解剖破坏，会妨碍根管的恰当充填，有利于液体渗漏进入根管，为残余细菌提供营养；无法彻底消毒根管系统；根管预备，特别是超预备过程中，可能会将感染碎屑推入根尖周组织[83]。

图7-31和图7-32中展示的根管治疗病例中，作者认真地进行根管预备后恰当封药，充填过程中有少量封闭剂挤出根尖。随访可见骨质愈合。挤出的材料似乎发生移位，部分被吸收。

长期影像学随访可能会发现超充材料明显吸收。图7-33中，一例超充的下颌尖牙病例，随访20年后的X线片显示，充填材料限于根管内，根尖周正常。

以上观点适用于超充程度有限的情况。当根尖周组织中异物的量增加时，以上情况会显著变化。材料大量超充后，炎症反应可持续数年，可能具有临床和影像学表现。在一项对人牙进行的组织学研究中，Ricucci和Langeland[11]证实，大量的超充材料能够引起长期的严重炎症，根管治疗6年后拍摄的X线片上，超充材料周围仍可见透射影。Molven等[86]对265个牙根开展了一项纵向研究，以上牙根的根管治疗由一所牙学院的本科生完成。术后10~17年以及20~27年分别拍摄X线片。根据严格的X线评估标准，他们发现术后10~17年6.4%的牙根存在残余根尖周透射影，术后20~27年病变完全愈合。所有这些病例的根尖周几乎都有超充材料，作者们认为根尖周病变的影像学表现长期存在的原因，是异物反应和/或可能存在挤出根尖的感染碎屑。在长期评估中，可发现异物被吸收。除了一些病例的愈合时间延长外，研究中还观察到3例"晚期失败"的病例，例如，术后10~17年被评估为成功的病例，却在术后20~27年出现根尖周透射影。

Fristad等[87]在同一所牙学院，使用同样的标准，对429个再治疗牙根开展了一项研究，他们发

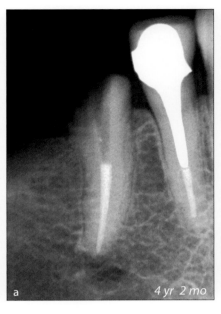
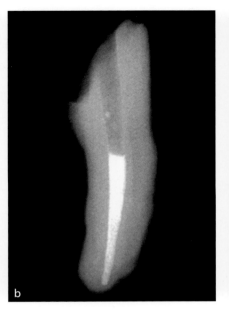
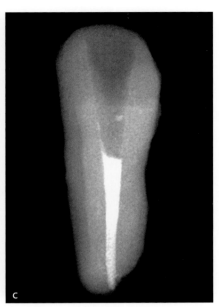
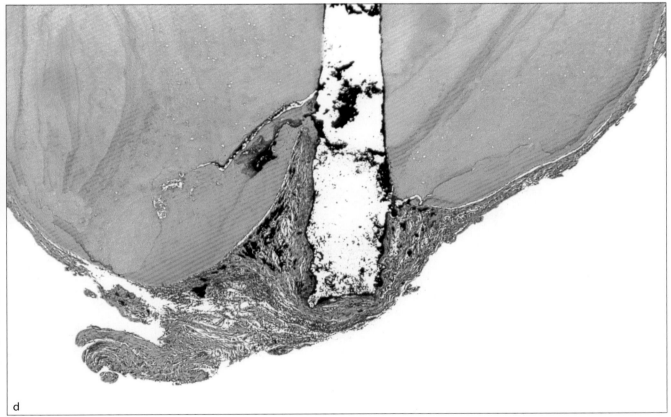

图7-30　（a）患牙为下颌第二前磨牙，4年2个月前行根管再治疗。患牙使用铸造桩核修复，并作为固定桥的基牙。患者因固定桥和铸造桩核脱落就诊。患牙存在斜形折裂，折裂线延伸至牙槽骨。X线片显示患牙根尖与颏孔重叠，根尖周正常。拔除患牙。（b）颊舌向拍摄的X线片。充填物似乎短于影像学根尖0.5mm。（c）近远中向拍摄的X线片显示，根管充填物穿过开口在侧方的根尖孔，超出根管。（d）颊舌平面制作的切片。大体观显示充填物超出根尖孔，并被结缔组织围绕。结缔组织中含有成纤维细胞、纤维及少量散在分布的慢性炎症细胞（HE染色，放大25倍）。

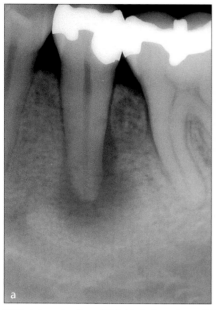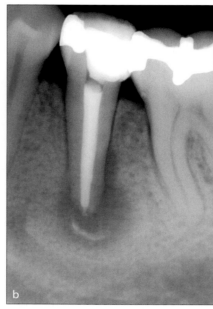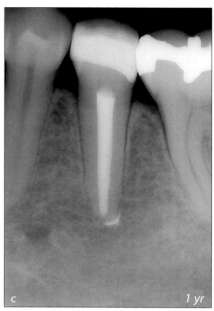

图7-31 （a）40岁女性患者，因严重的脓肿伴肿胀、淋巴结肿大和高热就诊。下颌第二前磨牙松动，叩诊和扪诊疼痛。X线片显示根尖周大面积透射影。（b）切开、引流等急诊治疗1周后，患牙症状消失，行根管治疗。少量封闭剂进入根尖周组织中。（c）1年后，患牙临床和影像学上愈合。有趣的是，封闭剂部分吸收，并离开原来的位置，接近根尖。

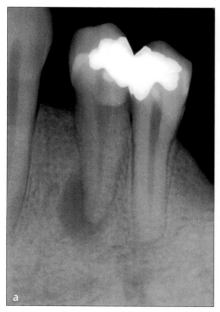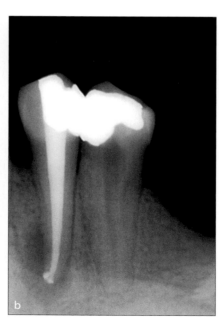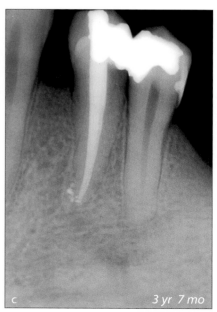

图7-32 （a）21岁男性患者，下颌第一前磨牙牙髓坏死伴根尖周病变。患牙8年前行盖髓术。（b）患牙行根管治疗，术后X线片可见根管封闭剂被挤入根尖周组织中。（c）随访3年7个月，X线片显示病变完全愈合，根尖周表现正常。封闭剂部分被吸收，离开原来的位置。

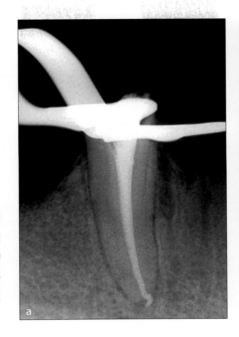 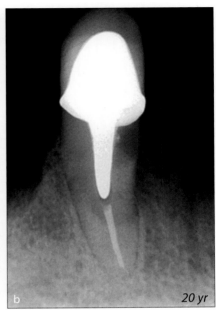

20 yr

图7-33 （a）患牙为下颌尖牙，牙髓已坏死。根管治疗术后即刻拍摄的X线片显示，超充较为明显。（b）随访20年，X线片显示患牙根尖周的超充材料消失。根管充填物似乎短于影像学根尖。根尖周表现正常。

现11个牙根术后10～17年存在根尖透射影，术后20～27年病变完全愈合。作者们认为其中的生物学原因是超充材料引起的异物反应。斯堪的纳维亚地区的医生使用氯仿软化牙胶用于充填，氯仿会使充填材料破碎成小块，超充时会诱发异物反应。这种延迟发生的积极变化可解释为，当刺激物被宿主组织稀释、失活或清除后，长期存在的刺激会消失[87]。在以上两个研究中，作者们得出结论，在随访检查期间具有小范围根尖透射影的根管治疗牙，特别是那些根管治疗完善伴有超充的病例，如果没有症状，不应该被评估为治疗失败，因为经过较长时间后，其中的很多病例会完全愈合。

图9-21（第9章）中展示了大量超充引起的长期负面现象，证实了Molven等[86]和Fristad等[87]的研究。下颌第二磨牙为活髓牙，根管治疗后，从近中角度拍摄的术后X线片上可见超预备导致的超充。术后10年和13年拍摄的随访X线片显示，2个牙根均出现大范围透射影，患牙无任何症状（第9章，图9-21b、c）。术后23年拍摄的X线片显示病变愈合，超充材料消失（第9章，图9-21d）。

结语

1. 根管治疗的终极目标是获得正常的根尖周影像学表现，根尖周组织和根尖孔区域、根尖分歧内的残余结缔组织炎症消失。

2. 影像学上病变愈合，但是组织学上仍存在炎症的病例不能被视为"正常"，实际上冠方总是存在微生物。

3. 常用的封闭剂在固化前具有刺激性，但是当封闭剂与结缔组织的接触面位于根管内时，会变得相对惰性，具有良好的相容性。这些情况下，实际上不存在炎症反应。

4. 挤出根尖孔的少量封闭剂可能对治疗结果无任何影响，但是大量超充可能会引起术后症状，维持长期的根尖周炎症，所以应尽量避免。

5. 坏死组织（组织碎片和牙本质碎屑），除非已感染，否则不会在相邻的结缔组织中产生炎症反应。

6. 根尖结缔组织中存在炎症时，相应的根尖周影像学表现可能是正常的。

7. 根管治疗后根尖孔常见新生牙骨质。牙骨质可能
   沉积在根尖的管壁上，使根管腔明显缩小。然
   而，根管的根尖部分完全闭锁，形成"生物性封
   闭"这种现象较为罕见。

参考文献

[1] Spångberg LSW. Endodontic treatment of teeth without apical periodontitis. In: Ørstavik D, Pitt Ford T (eds). Essential Endodontology, ed 2. Oxford: Blackwell Munksgaard, 2008:316–346.

[2] Siqueira JF Jr. Reaction of periradicular tissues to root canal treatment: benefits and drawbacks. Endod Topics 2005;10:123–147.

[3] Kumar V, Abbas AK, Fausto N, Aster JC. Robbins and Cotran pathologic basis of disease. 8th ed. Philadelphia: Saunders/Elsevier, 2010.

[4] Gosain A, DiPietro LA. Aging and wound healing. World J Surg 2004;28:321–326.

[5] Guo S, Dipietro LA. Factors affecting wound healing. J Dent Res 2010;89:219–229.

[6] Holland GR. Periapical innervation of the ferret canine one year after pulpectomy. J Dent Res 1992;71:470–474.

[7] Siqueira JF Jr, Rôças IN. Clinical implications and microbiology of bacterial persistence after treatment procedures. J Endod 2008;34:1291–1301 e1293.

[8] Wu MK, Dummer PMH, Wesselink PR. Consequences of and strategies to deal with residual post-treatment root canal infection. Int Endod J 2006;39:343–356.

[9] Lin LM, Ricucci D, Lin J, Rosenberg PA. Nonsurgical root canal therapy of large cyst-like inflammatory periapical lesions and inflammatory apical cysts. J Endod 2009;35:607–615.

[10] Torabinejad M. The role of immunological reactions in apical cyst formation and the fate of epithelial cells after root canal therapy: a theory. Int J Oral Surg 1983;12:14–22.

[11] Ricucci D, Langeland K. Apical limit of root canal instrumentation and obturation, part 2. A histological study. Int Endod J 1998;31:394–409.

[12] Ricucci D, Pascon EA, Pitt Ford TR, Langeland K. Epithelium and bacteria in periapical lesions. Oral Surg Oral Med Oral Pathol Oral Radiol Endod 2006;101:239–249.

[13] Davis WC. Pulpectomy vs. pulp extirpation. Dent Items 1922;44:81–100.

[14] Hatton EH, Skillen WG, Moen OH. Histologic findings in teeth with treated and filled root canals. J Am Dent Assoc 1928;15:56.

[15] Blayney JR. Present conception of vital reactions which occur within apical tissues after pulp removal. J Am Dent Assoc 1929;16:851.

[16] Nygaard-Østby B. Om vevsforandringer i det apikale paradentium hos mennesket ved rotbehandling. Nye kliniske, røntgenologiske og histopatologiske studier. Det Norske Videnskaps-Akademi 1944;2:57.

[17] Laws AJ. Calcium hydroxide as a possible root filling material. New Zeal Dent J 1962;58:199–215.

[18] Nyborg H, Tullin B. Healing process after vital extirpation. An experimental study of 17 teeth. Odontol Tidskr 1965;73:430–446.

[19] Engström B, Spångberg L. Wound healing after partial pulpectomy. A histological study performed on contralateral tooth pairs. Odontol Tidskr 1967;75:5–18.

[20] Seltzer S, Soltanoff W, Sinai I, Goldenberg A, Bender IB. Biologic aspects of endodontics. Part III. Periapical tissue reactions to root canal instrumentation. Oral Surg Oral Med Oral Pathol 1968;26:694–705.

[21] Seltzer S, Soltanoff W, Sinai I, Smith J. Biologic aspects of endodontics. IV. Periapical tissue reactions to root-filled teeth whose canals had been instrumented short of their apices. Oral Surg Oral Med Oral Pathol 1969;28:724–738.

[22] Sinai I, Seltzer S, Soltanoff W, Goldenberg A, Bender IB. Biologic aspects of endodontics. Part II. Periapical tissue reactions to pulp extirpation. Oral Surg Oral Med Oral Pathol 1967;23:664–679.

[23] Ketterl W. Histologische Untersuchunge an Vital extirpierten Zähnen. Stoma 1963;16:85.

[24] Hørsted P. Studies on the root filling cement Bi-oxol. A clinical, roentgenological and histological investigation. Acta Odontol Scand 1972;30: 187–199.

[25] Holland R, Nery MJ, Mello W, et al. Root canal treatment with calcium hydroxide. I. Effect of overfilling and refilling. Oral Surg Oral Med Oral Pathol 1979;47:87–92.

[26] Holland R, Nery MJ, Mello W, et al. Root canal treatment with calcium hydroxide. II. Effect of instrumentation beyond the apices. Oral Surg Oral Med Oral Pathol 1979;47:93–96.

[27] Holland R, De Souza V, Nery MJ, et al. Tissue reactions following apical plugging of the root canal with infected dentin chips. A histologic study in dogs' teeth. Oral Surg Oral Med Oral Pathol 1980;49:366–369.

[28] Benatti O, Valdrighi L, Biral RR, Pupo J. A histological study of the effect of diameter enlargement of the apical portion of the root canal. J Endod 1985;11:428–434.

[29] Armada-Dias L, Breda J, Provenzano JC, et al. Development of periradicular lesions in normal and diabetic rats. J Appl Oral Sci 2006;14:371–375.

[30] Tani-Ishii N, Wang CY, Tanner A, Stashenko P. Changes in root canal microbiota during the development of rat periapical lesions. Oral Microbiol Immunol 1994;9:129–135.

[31] Kronfeld R. Histopathology of the Teeth and their Surrounding Structures. 2nd ed. Philadelphia: Lea & Febiger, 1943.

[32] Engström B, Lundberg M. The correlation between positive culture and the prognosis of root canal therapy after pulpectomy. Odontol Revy 1965;16:193–203.

[33] Hørsted P, Nygaard-Østby B. Tissue formation in the root canal after total pulpectomy and partial root filling. Oral Surg Oral Med Oral Pathol 1978;46:275–282.

[34] Nygaard-Østby B. Über die Gewäbsveränderungen im apikalen Paradentium des Menschen nach verschiedenartigen Eingriffen in den Wurzelkanälen. Det. Norske Videnskaps-Akademi 1939;4:211.

[35] Barthel CR, Zimmer S, Trope M. Relationship of radiologic and histologic signs of inflammation in human root-filled teeth. J Endod 2004;30:75–79.

[36] Brynolf I. A histological and roentgenological study of periapical region of human upper incisors. Odontol Revy 1967;18(Suppl 11):1–97.

[37] Strömberg T. Wound healing after total pulpectomy in dogs. A comparative study between rootfillings with calciumhydroxide, dibasic calciumphosphate, and gutta-percha. Odontol Revy 1969;20:147–163.

[38] Green TL, Walton RE, Taylor JK, Merrell P. Radiographic and histologic periapical findings of root canal treated teeth in cadaver. Oral Surg Oral Med Oral Pathol Oral Radiol Endod 1997;83:707–711.

[39] Ricucci D, Lin LM, Spångberg LS. Wound healing of apical tissues after root canal therapy: a long-term clinical, radiographic, and histopathologic observation study. Oral Surg Oral Med Oral Pathol Oral Radiol Endod 2009;108:609–621.

[40] Ricucci D, Gröndahl K, Bergenholtz G. Periapical status of root-filled teeth exposed to the oral environment by loss of restoration or caries. Oral Surg Oral Med Oral Pathol Oral Radiol Endod 2000;90:354–359.

[41] Ricucci D, Bergenholtz G. Bacterial status in root-filled teeth exposed to the oral environment by loss of restoration and fracture or caries – a histobacteriological study of treated cases. Int Endod J 2003;36:787–802.

[42] Kakehashi S, Stanley HR, Fitzgerald RJ. The effects of surgical exposures of dental pulps in germ-free and conventional laboratory rats. Oral Surg Oral Med Oral Pathol 1965;20:340–349.

[43] Möller AJR, Fabricius L, Dahlén G, Öhman AE, Heyden G. Influence

on periapical tissues of indigenous oral bacteria and necrotic pulp tissue in monkeys. Scand J Dent Res 1981;89:475–484.

[44] Sundqvist G. Bacteriological studies of necrotic dental pulps [Odontological Dissertation no. 7]. Umea, Sweden: University of Umea, 1976.

[45] Meyer W. Der Spontanverschlub des Foramen apikale als Erfolg der ro-genannten Wurzelbehandlung. Dtsch Zahnaerztl Z 1964;19:783–791.

[46] Muruzábal M. Aposición de tejidos calcificados. Act Sem Soc Arg Endodonc 1972;1:49–50.

[47] Holland R, de Souza V. Ability of a new calcium hydroxide root canal filling material to induce hard tissue formation. J Endod 1985;11:535–543.

[48] Leonardo MR, da Silva LA, Leonardo Rde T, Utrilla LS, Assed S. Histological evaluation of therapy using a calcium hydroxide dressing for teeth with incompletely formed apices and periapical lesions. J Endod 1993;19:348–352.

[49] Leonardo MR, Holland R. Healing process after vital pulp extirpation and immediate root canal filling with calcium hydroxide. Rev Fac Odontol Araçatuba 1974;3:159–169.

[50] al-Omari MA, Dummer PM. Canal blockage and debris extrusion with eight preparation techniques. J Endod 1995;21:154–158.

[51] Kustarci A, Akpinar KE, Sumer Z, Er K, Bek B. Apical extrusion of intracanal bacteria following use of various instrumentation techniques. Int Endod J 2008; 41:1066–1071.

[52] Vande Visse JE, Brilliant JD. Effect of irrigation on the production of extruded material at the root apex during instrumentation. J Endod 1975;1:243–246.

[53] Beeson TJ, Hartwell GR, Thornton JD, Gunsolley JC. Comparison of debris extruded apically in straight canals: conventional filing versus profile .04 Taper series 29. J Endod 1998;24:18–22.

[54] Myers GL, Montgomery S. A comparison of weights of debris extruded apically by conventional filing and Canal Master techniques. J Endod 1991;17: 275–279.

[55] Yusuf H. The significance of the presence of foreign material periapically as a cause of failure of root treatment. Oral Surg Oral Med Oral Pathol 1982;54:566–574.

[56] Pitt Ford T. Surgical treatment of apical periodontitis. In: Ørstavik D, Pitt Ford T (eds). Essential Endodontology ed 2. Oxford: Blackwell Munksgaard, 2008:381–407.

[57] Chong BS, Pitt Ford TR. Root-end filling materials: rationale and tissue response. Endod Topics 2005;11:114–130.

[58] Ricucci D. Apical limit of root canal instrumentation and obturation, part 1. Literature review. Int Endod J 1998;31:384–393.

[59] Wu MK, Wesselink PR, Walton RE. Apical terminus location of root canal treatment procedures. Oral Surg Oral Med Oral Pathol Oral Radiol Endod 2000;89:99–103.

[60] Cailleteau JG, Mullaney TP. Prevalence of teaching apical patency and various instrumentation and obturation techniques in United States dental schools. J Endod 1997;23:394–396.

[61] Weine FS. Endodontic Therapy, ed 5. St Louis: Mosby, 1996.

[62] Ingle JI. Endodontics. Philadelphia: Lea & Febiger, 1965.

[63] Kuttler Y. Microscopic investigation of root apexes. J Am Dent Assoc 1955;50:544–552.

[64] Langeland K. The histopathologic basis in endodontic treatment. Dent Clin North Am 1967:491–520.

[65] Langeland K. Tissue response to dental caries. Endod Dent Traumatol 1987;3:149–171.

[66] Schilder H. Filling root canals in three dimensions. Dent Clin North Am 1967;11:723–744.

[67] Schilder H. Canal debridement and disinfection. In: Cohen S, Burns RC (eds). Pathways of the pulp, ed 2. St Louis: CV Mosby, 1976:111–133.

[68] Strindberg LZ. The dependence of the results of pulp therapy on certain factors. Acta Odontol Scand 1956;14(suppl 21):1–175.

[69] Chugal NM, Clive JM, Spångberg LS. Endodontic infection: some biologic and treatment factors associated with outcome. Oral Surg Oral Med Oral Pathol Oral Radiol Endod 2003;96:81–90.

[70] Friedman S, Löst C, Zarrabian M, Trope M. Evaluation of success and failure after endodontic therapy using a glass ionomer cement sealer. J Endod 1995;21:384–390.

[71] Kerekes K, Heide S, Jacobsen I. Follow-up examination of endodontic treatment in traumatized juvenile incisors. J Endod 1980;6:744–748.

[72] Kerekes K, Tronstad L. Long-term results of endodontic treatment performed with a standardized technique. J Endod 1979;5:83–90.

[73] Molven O. The apical level of root fillings. Acta Odontol Scand 1976;34:89–116.

[74] Ricucci D, Russo J, Rutberg M, Burleson JA, Spångberg LS. A prospective cohort study of endodontic treatments of 1,369 root canals: results after 5 years. Oral Surg Oral Med Oral Pathol Oral Radiol Endod 2011;112:825–842.

[75] Schaeffer MA, White RR, Walton RE. Determining the optimal obturation length: a meta-analysis of literature. J Endod 2005;31:271–274

[76] Sjögren U, Hagglund B, Sundqvist G, Wing K. Factors affecting the long-term results of endodontic treatment. J Endod 1990;6:498–504.

[77] Guldener PH, Langeland K. Endodontologia. Padova: Piccin, 1985.

[78] Pecchioni A. Endodonzia – Manuale di tecnica operativa. Milano: ICA, 1983.

[79] Gutierrez JH, Aguayo P. Apical foraminal openings in human teeth. Number and location. Oral Surg Oral Med Oral Pathol Oral Radiol Endod 1995;79:769–777.

[80] Smith CS, Setchell DJ, Harty FJ. Factors influencing the success of conventional root canal therapy – a five year retrospective study. Int Endod J 1993;26:321–333.

[81] Swartz DB, Skidmore AE, Griffin JA Jr. Twenty years of endodontic success and failure. J Endod 1983;9:198–202.

[82] Nair PNR. Non-microbial etiology: foreign body reaction maintaining post-treatment apical periodontitis. Endod Topics 2003;6:114–134.

[83] Spångberg LSW, Haapasalo M. Rationale and efficacy of root canal medicaments and root filling materials with emphasis on treatment outcome. Endod Topics 2002;2:35–58.

[84] Langeland K. Root canal sealers and pastes. Dent Clin North Am 1974;18:309–327.

[85] Seltzer S. Long-term radiographic and histological observations of endodontically treated teeth. J Endod 1999;25:818–822.

[86] Molven O, Halse A, Fristad I, MacDonald-Jankowski D. Periapical changes following root-canal treatment observed 20–27 years postoperatively. Int Endod J 2002;35:784–790.

[87] Fristad I, Molven O, Halse A. Nonsurgically retreated root filled teeth--radiographic findings after 20-27 years. Int Endod J 2004;37: 12–18.

[88] Ricucci D, Siqueira JF Jr. Fate of the tissue in lateral canals and apicalramifications in response to pathological conditions and treatment procedures.J Endod 2010;36:1–15.

Chapter 8

第8章 侧支根管

The lateral canal issue

目前对于侧支根管的认知，存在太多的误区，给临床医生们带来了很大的困惑，因而，侧支根管相关问题值得我们特别关注。我们不仅需要考虑侧支根管，还需要考虑除了主根尖孔以外的，连通牙髓组织与牙周组织的其他分支。因此，本章中涉及的根管分支包括根尖分叉、侧支根管和根尖分歧（图8-1）。根管分支存在于根管全长的任何位置，但是在根尖区和后牙中更多见[1]。在临床病例中，73.5%的根管分支存在于根尖1/3，11%存在于根中1/3，还有15%存在于冠1/3[2]。Ricucci和Siqueira[3]研究发现侧支根管和或根尖分歧的发生率约为75%，在磨牙和上颌前磨牙中的发生率更高（80%以上）。

主根管的分支形成于牙齿发育中上皮根鞘局部断裂后留下的裂隙，或是从牙囊穿经牙乳头的遗留血管。以上特殊区域内没有牙本质形成，从而形成

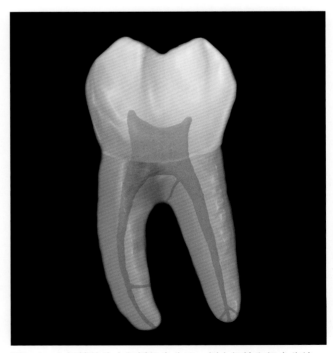

图8-1 主根管的分支包括根尖分叉、侧支根管和根尖分歧。

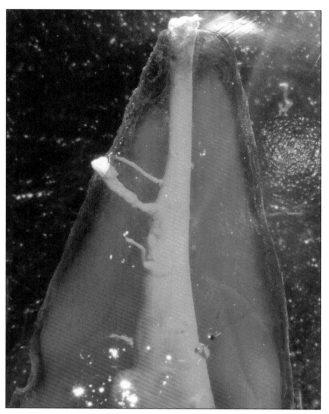

图8-2　体外处理的牙齿显示出侧支根管内的充填材料。必须强调的是，无论采用哪一种技术将材料"挤压"到侧支根管中，都不能证实侧支根管已被充填。

了含有小血管（有时也含有神经）的根管。根管分支中包含结缔组织和血管，但是不能作为侧方血供，因为其对牙髓的活力和功能影响极小，即便存在侧方血供，也只是在根尖区的分支[4,5]。根管分支是潜在的通道，可以让坏死和感染根管中细菌及其产物到达牙周膜，从而导致疾病发生。牙周袋生物膜中的细菌也可能逆行至牙髓组织。我们将在第10章中对这部分内容进行更详细的讨论。毫无疑问的是，在根管治疗过程中，根管分支很难进入、清理、消毒和充填。在本章节中，我们会介绍不同临床情况下根管分支的组织病理和细菌状态（尤其是侧支根管和根尖分歧）。本章中还会讨论牙髓治疗后根管分支对根尖周组织的临床影响。

是否应该充填侧支根管？

侧支根管充填的必要性是牙髓病学中最大的争议之一。Schilder[6-8]认为根管治疗的主要目标是对包含侧支根管和根尖分歧在内的整个根管系统进行清理和充填。有些学者甚至指出"使用三维充填技术的医生，不仅在技术上，甚至在道德上都要优于那些只充填主根管的医生"[9]。因此，在很多人看来，临床医生充填侧支根管的技术或能力，是一种可以用来衡量牙髓治疗水平高低的标准（图8-2）。有观点认为[10]，根管治疗后继发的根尖周炎与未充填的侧支根管相关。也有观点认为，侧支根管内发炎或感染的组织是引起疼痛的潜在原因[11]。基于以上假设，很多临床医生和研究人员以一种近乎教条主义的态度接受这一观点：充填侧支根管和根尖分歧是牙髓治疗成功的关键。

很多人将侧支根管和根尖分歧的充填视为一种"卓越的标志"，在这种趋势下，大量体外研究评估了不同根管充填技术对于根管分支的充填效果[12-18]。大多数研究发现，在将封闭剂挤入侧支根管的效果方面，不同的根管充填技术之间并无显著差异，尽管热牙胶充填术可以明显地将牙胶挤入侧支根管中。

尽管这种趋势主要基于专家们的观点而非客观事实，但是对于是否需要"充填"根管分支以提高治疗效果并未达成共识。Weine[11]认为，尽管侧支根管的发生率较高，但是根管充填后X线片上显示出来的侧支根管并没有那么多。这说明在大多数根管分支未充填的病例中，根管治疗仍然是成功的，即根管已经被恰当的清理、消毒、成形和充填。

值得指出的一点是，当侧支根管和根尖分歧有足够大的空间藏纳大量细菌，并且可以为这些细菌提供到达根尖周组织开放通道时，它们与牙髓治疗失败密切相关[19-24]。因此，对于牙髓坏死伴根尖周或侧方病变的病例，应该将侧支根管和根尖分歧的

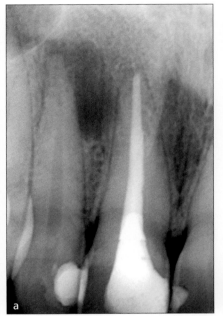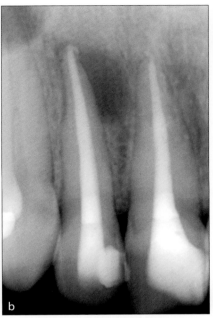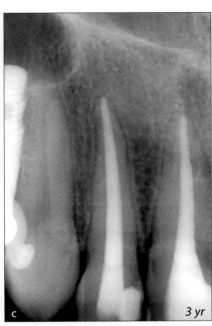

图 8-3　（a）上颌侧切牙牙髓坏死，根尖和近中侧可见大面积低密度影像。患者主诉自发痛，患牙有叩痛。这种情况下很有可能存在侧支根管，尽管在X线片上没有看到。（b）在根管预备和氢氧化钙封药1周后，采用冷牙胶和封闭剂侧向加压充填根管。X线片上没有看到充填材料进入到侧支根管或根尖分歧中。（c）3年后随访片。侧方病变看起来已经完全愈合。（经Ricucci和Siqueira[3]授权引用）

消毒视为根管治疗的关键目标，尽管以目前的技术和药物很难达到这一目标。

　　将根管充填材料挤压到根管分支是否可以提高根管侧方封闭效果或杀死其中的细菌，还需要进一步研究。根管充填材料的抗菌效果通常微弱而短暂，在凝固之前效果达到峰值[25-31]。此外，无研究证实，注射到这些细小而弯曲的根管分支里的材料，能够取得可靠的抗菌封闭效果。由于根管充填材料的抗菌效果微乎其微，而且封闭效果也存在疑问，因此我们可以得出结论：将充填材料挤入根管分支，对根管治疗的结果影响甚微。

临床并发症

　　根管分支在术前X线片中很难识别（图8-3）。只有当牙根表面的牙周膜局部增宽，或存在明显的根侧病变时，才会怀疑侧支根管的存在（图8-3a）。当持续将充填材料挤入侧支根管和根尖分歧时（通常是封闭剂，但是使用热牙胶根管充填技术也可以将牙胶挤入），根管充填后的X线片

上才会显现相关影像（图8-4c、d）。

　　只有当侧支根管足够粗大并且呈近远中走向时，医生们才能够在根尖片上识别出来。图8-5和图8-6展示了两例与牙根侧方病变相关的、X线片上可见的侧支根管。术后X线片显示根管充填材料没有进入侧支根管，但是病变最终都愈合了。

　　与活髓牙病例相比，牙髓坏死的病例根管充填后的X线片上更常出现侧支根管和根尖分歧的影像。这一假设基于临床经验和根管分支内组织的阻力这一所谓的共识[11]。当在X线片上观察到根管充填材料被挤入根管分支的影像时，我们用"显示"、"表明"、"注入"代替"充填"来进行描述。这是因为在临床上不可能真正地"充填"根管分支。组织学研究结果支持这一观点。

　　与侧支根管相关的一个有趣的现象是，尽管侧支根管的发生率较高，但是死髓牙中与这些分支相关的侧方病变却并不常见。对于这一现象没有明确的解释，可能与根管分支的大小、通畅度以及内容物的组织学及微生物状况有关。一项以100颗恒磨

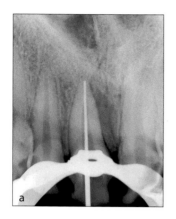

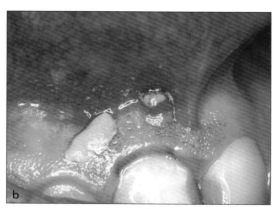

图8-4 （a）上颌侧切牙牙髓坏死，其整个近中面可见骨质缺损。拍摄X线片确定工作长度。根管预备后，使用碘仿封闭剂封药。（b）去除橡皮障后，颊侧黏膜可见一些药物从窦道口溢出。（c）充填材料通过粗大的侧支根管进入到侧方病变和窦道中。因为材料具有高度阻射性，可以达到"窦道造影"的效果。（d）1周以后，窦道愈合，采用一种氯仿改良的侧方加压充填技术和封闭剂进行根管充填。术后X线片显示充填材料进入到粗大的侧支根管以及一些微小的根管分支中。患者术后未出现不适。（e）1年后的随访X线片。牙根近中侧可见明显的骨再生。超充材料周围的牙周膜增宽。（f）11年后，侧方病变完全愈合，同时在整个牙根周围有硬骨板形成。（经Ricucci和Siqueira[3]授权引用）

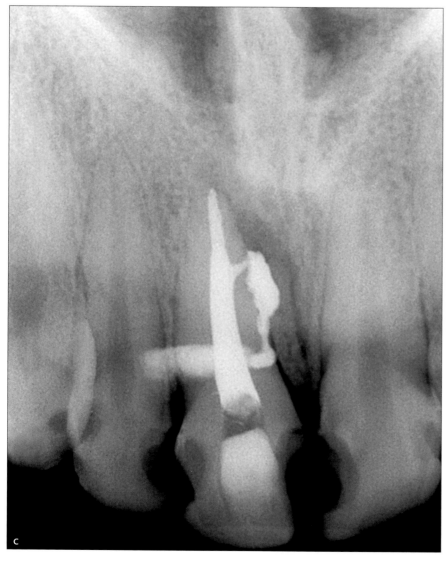

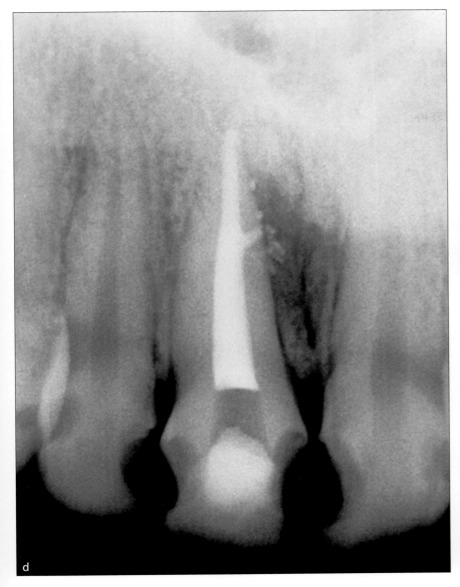

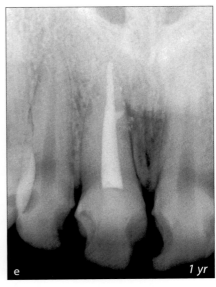

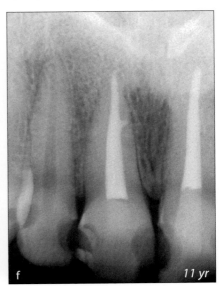

牙为研究对象的形态学研究发现，79%的恒磨牙具有直径从10~200μm的侧方／副根尖孔[32]。最大直径比主根尖孔的平均直径小2~3倍[33-35]。主根尖孔和侧方／副根尖孔直径的差异有助于解释为何牙髓来源的根尖周病变要比侧方病变更为常见。

粗大、通畅的侧支根管可能藏纳大量细菌及其产物，它们可以和牙周膜大范围接触，从而导致侧方病变的发生。而较小的根管分支中藏纳的细菌性刺激物数量较少，不足以导致疾病发生。因此，牙根侧方存在明显的病变通常表明存在一个较为粗大，具有充足感染负荷，可导致侧方病变发生的侧支根管。

侧支根管和根尖分歧内的组织含有丰富的牙周血供，因而对牙髓坏死和细菌进一步侵入具有显著的抵抗力。可以想象的是，长期的牙髓坏死和感染会导致侧支根管和根尖分歧内的组织逐渐感染、坏死[20,21]。当根管分支内存在有活力的、甚至发炎的组织时，即使充填材料没有进入侧支根管，侧方病变也可以愈合。主根管内的细菌可导致侧支根管内的组织发炎。主根管的炎症可扩散到牙周膜，并且经由侧支根管扩散而来的细菌产物会使炎症持续存在。因而侧方病变的产生可能与根管分支内的感染

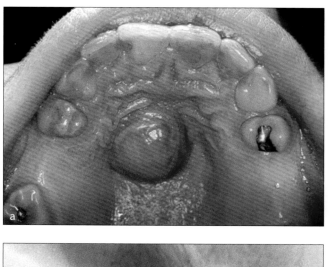

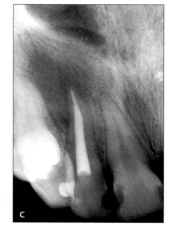

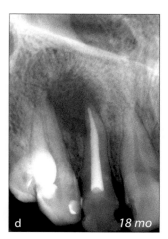

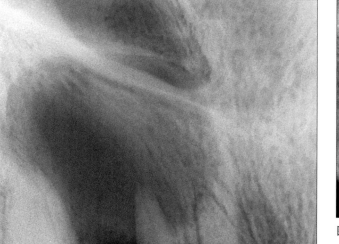

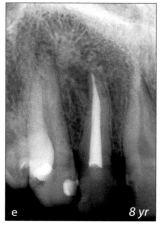

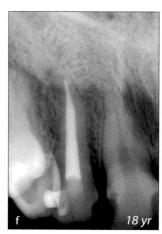

图 8-5 （a）25岁女性，因腭侧大面积脓肿就诊。临床检查发现12牙牙髓活力测试结果为阴性，而邻牙反应正常，患牙有叩痛，因而证实12牙为病灶牙。（b）X线片上可见扩散到鼻底的大面积透射影。注意位于牙根远中的侧支根管（箭头），它是病变持续存在的原因。这是一例典型的"包绕型病变"。（c）急诊切开排脓引流后1周，对患牙进行根管治疗。X线片显示充填材料并没有进入侧支根管。（d）术后18个月拍摄第一张随访片，显示骨质开始再生。（e）术后8年的随访片显示缓慢但稳定的向心性骨再生。在根尖远中方向可观察到余留的透射影。患牙一直都没有症状。（f）术后18年的随访片证实病变已完全愈合。

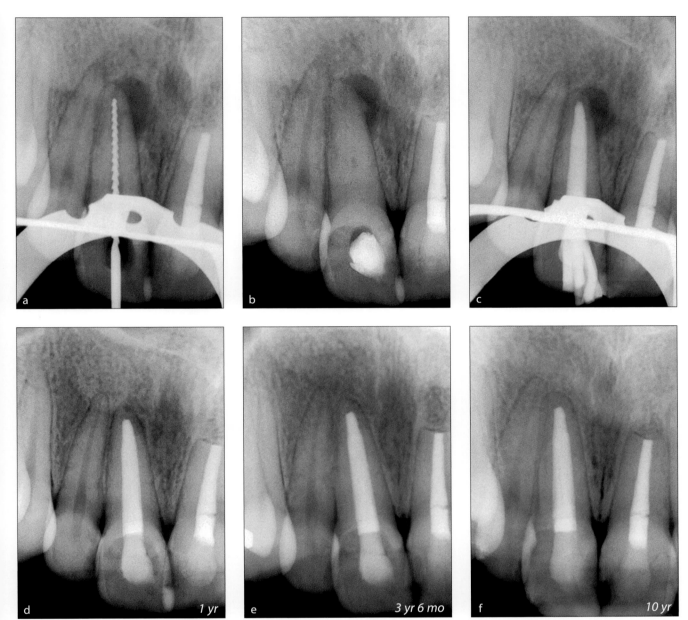

图 8-6 （a）上颌中切牙牙髓坏死并伴有根尖侧方透射影，拍摄X线片确定其工作长度。可见粗大的根管分支，末端恰好在透射影的中央。（b）根管预备后，使用氢氧化钙进行根管封药。X线片上可见一些材料经根管分支进入病变中。（c）根管充填2周后。充填材料都在主根管内，可能因为一些残留氢氧化钙封闭剂仍在根管分支内。（d~f）术后长达10年的连续随访片显示根尖周病变愈合，硬骨板完整连续。观点：侧支根管未"充填"并不会影响根周组织愈合。氢氧化钙糊剂被成功地挤压到根管分支内可能有助于该区域的消毒。在长期的随访片中看不到明显的侧支根管，这可能是侧支根管中钙化组织长期沉积所致。

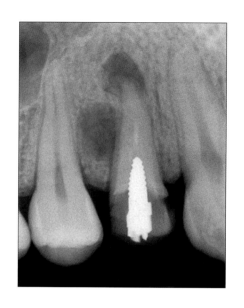

图8-7 上颌第一前磨牙，根管治疗不完善，经螺纹桩和树脂修复。患牙存在2个大面积的透射影，分别在根尖和侧方。

坏死组织没有关系。在这些情况下，如果通过根管治疗成功控制主根管内的感染，侧方病变就会愈合。

根侧病变的类型

Weine[36]描述了3种可在X线片上识别的侧方病变。这些病变代表着疾病的不同进展阶段：

1. *只存在根侧病变，不伴有根尖病变*：当感染向根尖方向进展时，可能会进入一个足够粗大的侧支根管中，大量的细菌及其产物接触根侧的牙周膜而引起炎症。在这些病例中，位于根管分支根尖方的牙髓组织有可能还是活髓。但在一些病例中

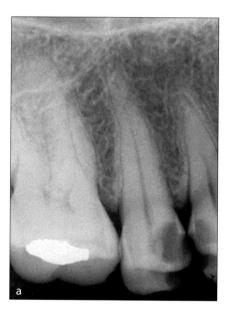

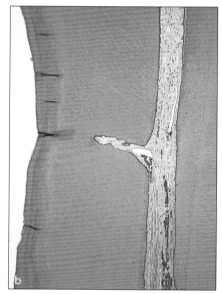

图8-8 （a）上颌第二前磨牙龋坏穿髓。患者主诉剧烈疼痛，不接受任何治疗，要求拔除。（b）纵向连续切片可见牙根中段有一侧支根管（HE染色，放大50倍）。（c）主根管和侧支根管中都可观察到活组织（放大100倍）。（d）高倍（放大400倍）视野下侧支根管内的组织。可观察到含有成纤维细胞和纤维的结缔组织，不含有炎症细胞。（经Ricucci和Siqueira[3]授权引用）

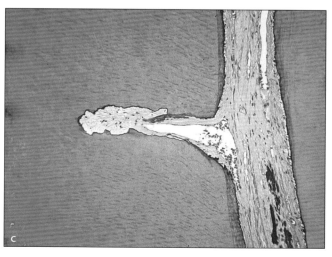

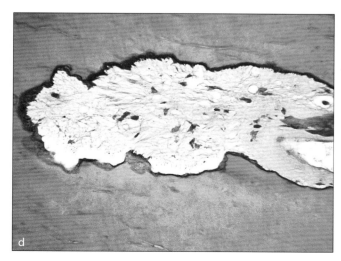

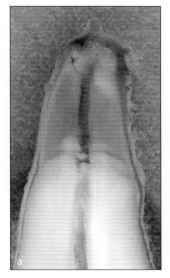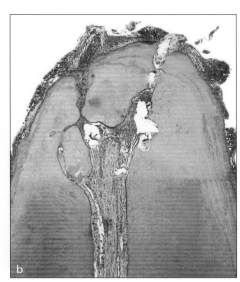

图 8-9 （a）上颌前磨牙，患者因牙髓炎而出现疼痛症状。制备牙磨片后固定牙髓，根尖1/3可见根管分支。（b）组织切片可见复杂的解剖结构，根尖1/3有大量的根管分支，主根管和根管分支内的牙髓组织有活力（放大25倍）。

这些牙髓组织已经感染、坏死，根尖病变的形成只是时间问题。

2. *独立的根侧病变和根尖病变*：随着病变的进展，X线片上会出现根尖病变。这意味着大量的细菌及其产物同时经根尖和侧方的根尖孔出去，从而导致疾病的发生（图8-7）。第7章中会进一步展示图8-7中病例的组织学特点。

3. *根侧和根尖联合病变*：第二个病变进一步发展成第三种，即所谓的："包绕型"病变（图8-3a和图8-5a）[36]。

组织学研究

不同术前状况的患牙

活髓牙的侧支根管和根尖分歧中总是存在活髓组织。在龋坏露髓的病例中，只要主根管内的牙髓组织有活力，侧支根管和根尖分歧内的组织也具有活力（图8-8和图8-9）。

龋坏露髓后，细菌侵入、牙髓发炎、坏死和感染的过程通常进展缓慢，且逐渐向根尖方向进展，直到整个牙髓坏死、感染。在任何特定的时刻，牙髓中可以观察到疾病发展过程的不同阶段。例如，牙髓暴露的区域内可能存在坏死组织，细菌入侵导致冠髓发生严重的炎症反应，但是根髓仍然处于非炎症状态[37]。

当牙髓坏死进展到侧支根管和根尖分歧入口的位置时，侧支根管和根尖分歧中的组织会部分或全部坏死（图8-10）。在一些伴有侧方病变的死髓牙病例中，根管分支内的组织可能会部分坏死，与炎症组织接触的根管分支内可观察到细菌的存在。在其他的病例中，细菌生物膜会阻塞根管分支的管腔（图8-11和图8-12）。

因此，侧支根管和根尖分歧内组织的组织学状况反映了主根管中牙髓的状况[3,37]。当主根管内存在正常的牙髓组织时，侧支根管内的组织也是正常的（图8-8）；当侧支根管邻近牙髓发炎的区域时，其中的组织也是发炎的（图8-10）。当侧支根管位于主根管内坏死组织区域时，侧支根管邻近的区域内也可观察到坏死组织（图8-11）。在后面一种情况中，坏死组织外侧是一个由坏死组织和聚集的多形中性粒细胞（PMNs）组成的过渡区，而后炎症组织与侧方病变相连接（图8-12）。因此，当牙髓疾病进展到主根管的根尖段时，只要主根管内的牙髓组织是有活力的，侧支根管和根尖分歧内的组织也可保持活性，但如果牙髓坏死到达根管分支的入口时，根管分支内的组织会发生部分坏死。在大

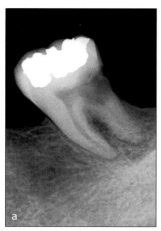
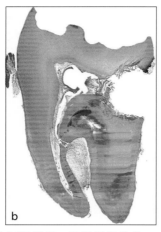
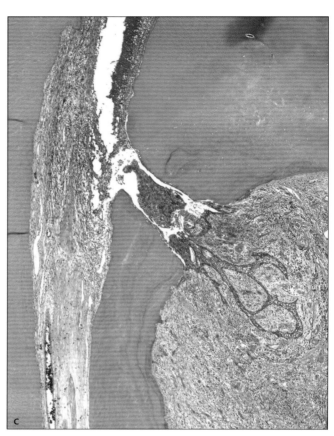

图8-10 （a）下颌磨牙远中大面积龋坏，脓肿反复发作。患牙对牙髓活力测试无反应，叩痛阳性。（b）其中一个近中根管的切片，髓腔内的牙髓组织坏死，但是近中根管内仍可见组织结构。在根管口附近可见一明显的侧支根管（HE染色，放大8倍）。（c）（b）中副根管的细节图。主根管和根管分支中的牙髓已部分坏死。副根管在根分叉区域的出口，已完全被炎症组织浸润，可见上皮索增殖（放大25倍）。（d）距（c）短距离获得的切片。在更靠近根尖的部位，可见第二个侧支根管，管腔内有炎症细胞和增殖的上皮索（放大100倍）。

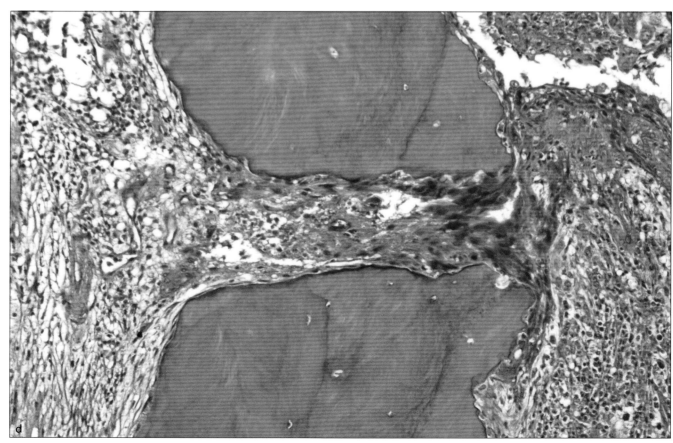

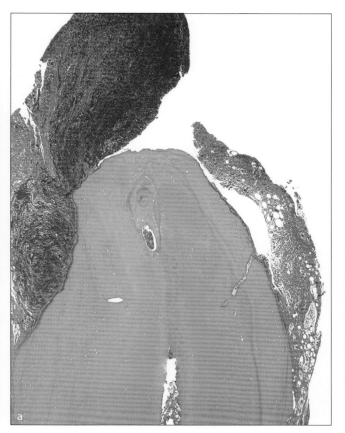
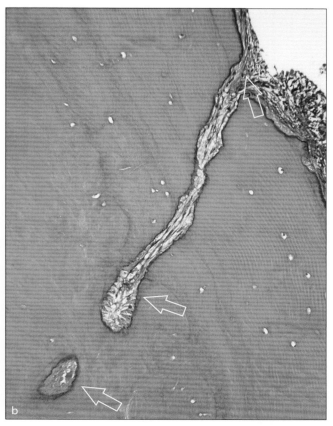

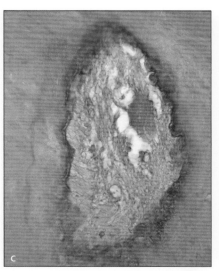
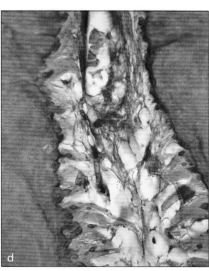
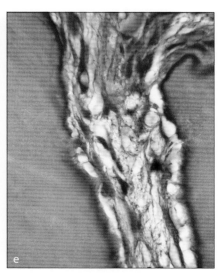

图8-11　（a和b）拔除的上颌磨牙的远颊根，根尖有根尖周病变。经过侧支根管的切片（箭头）（HE染色，放大25倍和100倍）。（c）（b）中下方箭头所指的区域。这一水平的侧支根管中可见坏死组织（放大1000倍）。（d）（b）中间箭头所指的区域，为坏死组织和活组织的过渡区（放大1000倍）。（e）（b）上方箭头所指的区域可见无炎症的活组织（放大1000倍）。（经Ricucci和Siqueira[3]授权引用）

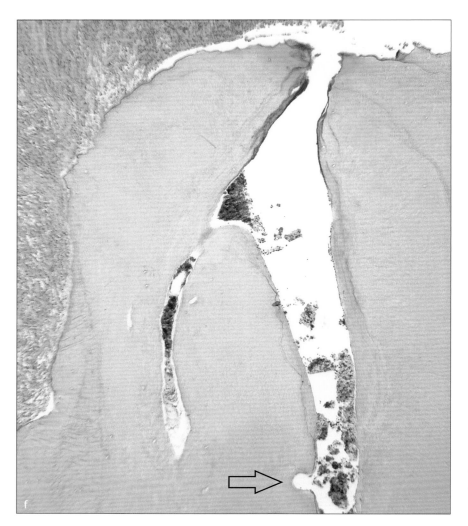

图8-11续 （f）距（a和b）中切片大约60张切片。在对侧的根管壁上可见第二个根管分支，管腔被细菌生物膜完全填塞（Taylor改良B&B染色，放大50倍）。（经Ricucci和Siqueira[3]授权引用）

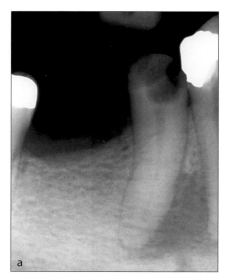

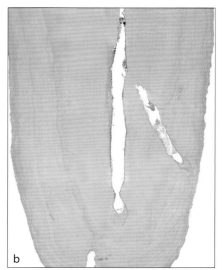

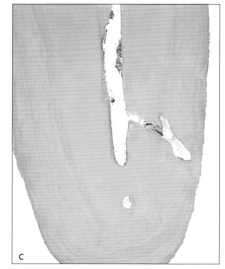

图8-12 （a）46岁女性患者，下颌第二前磨牙因龋坏和牙髓坏死而拆除全冠修复体。患者自诉脓肿反复发作。X线片上可见根侧存在大面积透射影。患者不接受任何治疗，要求拔除患牙。（b）近远中向的切片，经过主根管，可见一侧支根管（Taylor改良B&B染色，放大16倍）。（c）距（b）中切片大约60张切片，（b）中显示的侧支根管与另一个根尖方的侧支根管汇合（放大16倍）。

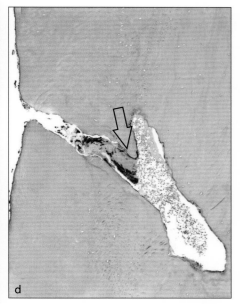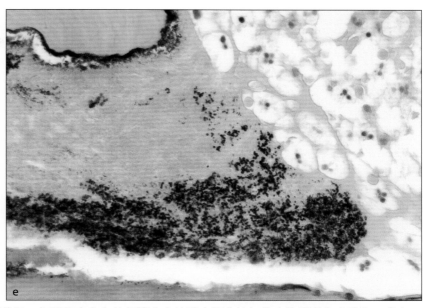

图8-12续 (d)(c)中根管分支融合的细节图。靠近根尖方向的根管分支的近中部分被细菌生物膜阻塞（放大50倍）。(e)(d)中箭头所指的区域。可见生物膜表面聚集着大量的多核中性粒细胞（放大400倍）。

部分病例中，侧支根管内组织的炎症反应，越接近牙周膜其严重程度会随之减弱。然而，在一些病例中，根管分支内的组织全部坏死，并被细菌占据，导致牙周膜发炎并伴有骨吸收。

第10章中会讨论牙周病通过侧支根管和根尖分歧对牙髓所产生的影响。

根管治疗对侧支根管内容物的影响

有研究对接受不同根管治疗的样本进行分析，结果表明机械预备和化学消毒可以清除根管分支入口处的部分坏死组织，而邻近的组织仍然是发炎的，并且伴有侧方和／或根尖疾病。在具有复杂内部结构的牙髓坏死病例中，根管分支内的坏死组织和细菌通常不会受根管预备和冲洗的影响（图8-13）[3,38,39]。

事实上，活髓牙根管分支内的结缔组织是无法通过机械化学预备去除的，但是这些组织通常情况下是没有炎症的（图8-14）。将根管充填材料挤入活髓组织中，可能会产生物理损伤和化学刺激，从而导致不必要的炎症发生。这种炎症反应的远期影响与根管治疗疗效之间关系仍需阐明。

根管治疗后的牙齿

如前所述，不论采用哪种技术或药物治疗，侧支根管内的组织基本上都不会受机械化学预备的影响[38,40-42]。

如果患牙在治疗前为活髓，充填材料未被挤入根管分支内，由于根管分支中的组织通常是健康的，所以对根管治疗的结果没有明显的影响。牙周膜的血液循环可以维持根管分支内组织的健康（图8-14）。如果充填材料被挤入到含有活组织的根管分支内，充填材料周围的组织会发炎。而且，根管分支是不可能被彻底"充填"的。

在死髓牙病例中，如果根管分支内的组织仍有活力，则充填与否的结果与上述活髓牙病例类似（图8-15和图8-16）。此外，当X线片上显示充填材料进入根管分支内，组织学研究则发现根管分支并未被清理和恰当充填，根管分支中含有细菌、坏死组织碎屑（图8-13）和／或正常组织，以及充填材料周围的不同程度的炎症反应（图8-15）。

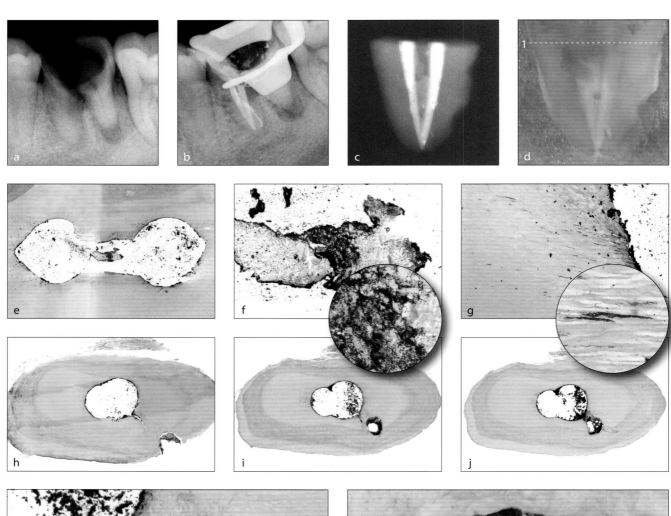

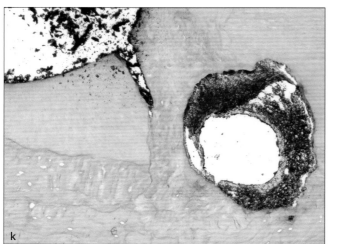

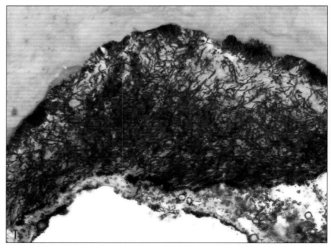

图 8-13 （a）35岁男性患者，36牙大面积龋坏，已累及根分叉区。（b）根充片。大量充填材料进入到根管分支内。（c）近中根X线片。两个根管汇合。（d）样本透明处理后的远中观。拔除时主要的充填材料并没有留在牙根上，但是两个根尖分歧内可见充填材料。（e）（d）中线1水平的中1/3获得的横向切片。可见一个连接两个根管的宽而短的峡区（Taylor改良B&B染色，放大25倍）。（f）峡区的细节图。坏死碎屑中可见大量细菌定植，周围是残留的充填材料（放大100倍，插图放大400倍）。（g）舌侧根管壁的细节图，可见细菌定植在牙本质小管内（放大100倍，插图放大400倍）。（h~j）切片顺序为：包括位于最根尖方向的根管分支的整个路径，向冠方切片，每张切片分别间隔60张切片（放大16倍）。（k和l）（i）中根管分支内容物的逐步放大图（放大100倍和放大400倍）。可见一层较厚的以高密度丝状菌为主的细菌生物膜，其周围是充填材料。（经Vera等[39]授权引用）

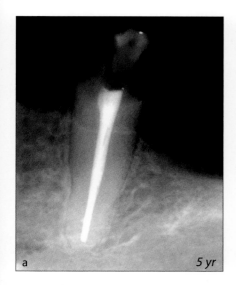

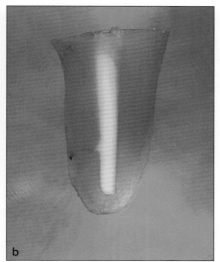

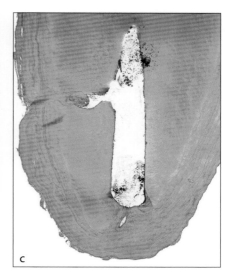

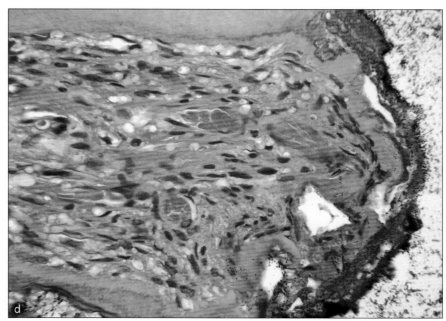

图 8-14 （a）下颌前磨牙，术前为活髓。患者在牙髓治疗后5年就诊，冠部修复体脱落，且牙齿存在折裂。X线片显示患牙根尖周影像正常。术后X线片未见侧支根管。患牙因无法修复而被拔除。（b）牙齿经透明处理后可见侧支根管，其入口处有一些充填材料。（c）经过根管中心的切片。侧支根管内一小段组织缺失，可见材料／组织接触区域（HE染色，放大25倍）。（d）高倍（400倍）放大下的侧支根管，可见一些无炎症的活组织；可见充血的血管。组织表面为局限的坏死组织。（e）距（c）中切片一段距离、经侧支根管在牙周膜上开口的切片。可见具有正常组织学特点的结缔组织（放大100倍）。（经Ricucci和Siqueira[3]授权引用）

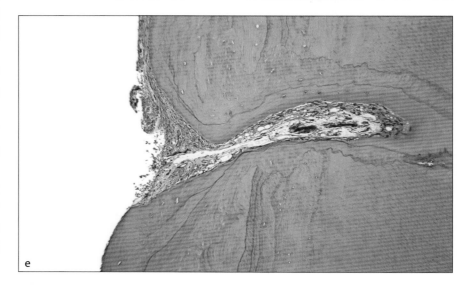

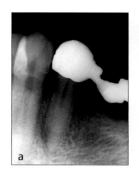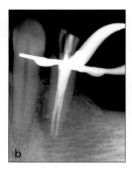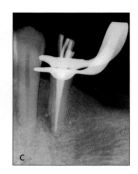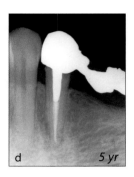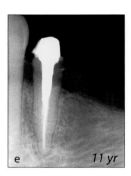

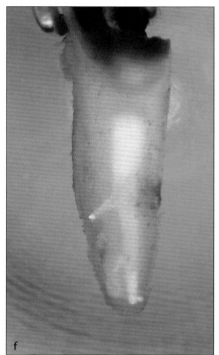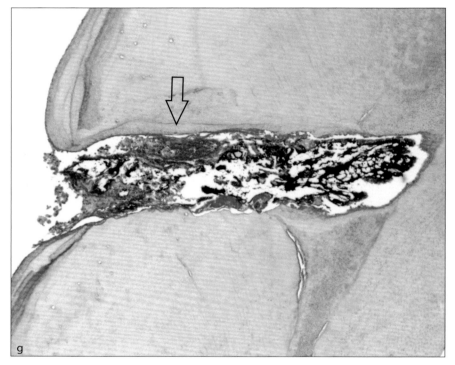

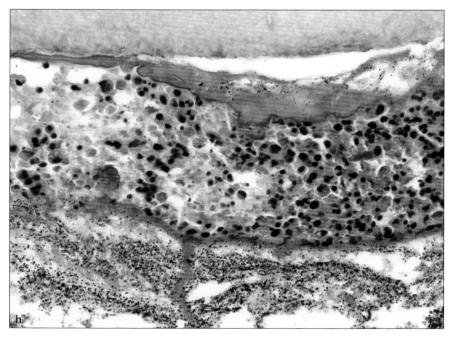

图 8-15 （a）下颌前磨牙牙髓坏死。（b和c）不同角度拍摄的术后X线片，可见含有充填材料的侧支根管。（d）5年后随访片，患牙根尖周影像正常。（e）11年后，X线片上看不到"充填"出的侧支根管，患牙根尖周正常。患牙远中面存在大面积龋坏，因无法修复而被拔除。（f）牙根透明化后，可见"充填"出的侧支根管。（g）经过侧支根管的切片，显示根管没有被真正的充填。组织和充填材料混杂在一起（HE染色，放大50倍）。（h）高倍放大（400倍）下（g）中箭头所指的区域，炎性细胞聚集。（经Ricucci和Bergenholz[47]授权引用）

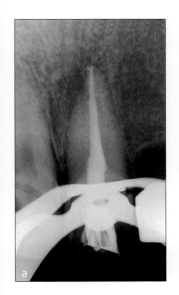
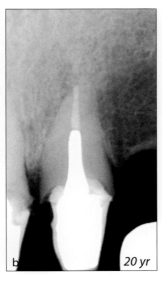
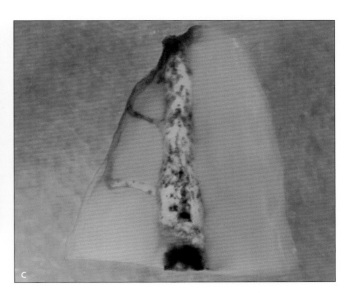
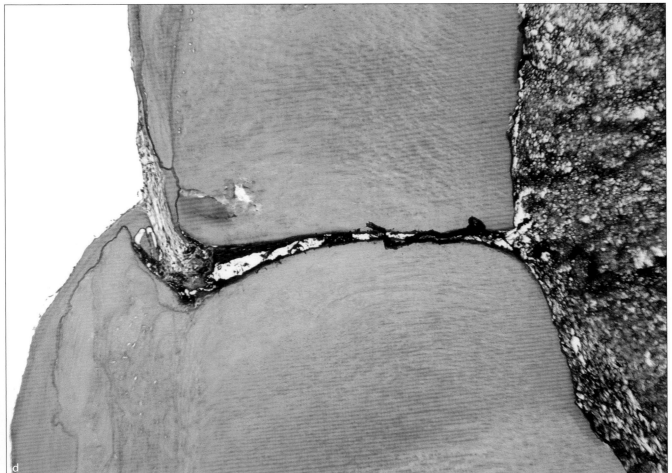

图 8-16　（a）上颌中切牙牙髓坏死，伴有根尖及侧方低密度影像。采用氯仿改良式侧方加压充填法充填根管。术后X线片显示充填材料进入一些根管分支内。（b）20年后随访。根尖周正常，在整个随访期间患牙都没有症状。患牙颈部发生继发龋，因无法修复而被拔除。（c）根尖脱矿后，使用二甲苯进行透明化处理，然后将其埋入石蜡。可见两个被"充填"的侧支根管。（d）（c）中更靠近冠方的根管分支的切片。根管的绝大部分都有充填材料存在。只有在最接近牙周膜的部分可见结缔组织（HE染色，放大50倍）。

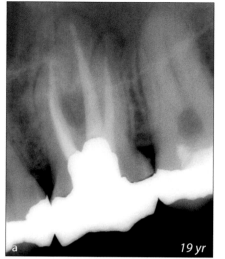

图8-17　（a）35岁患者的上颌第一磨牙X线片。19年前患牙接受根管治疗，随访期间直至出现明显症状，期间均表现正常。远颊根的根尖周围可见小面积的低密度影像，腭根的牙周膜增宽。临床检查发现患牙折裂，故给予拔除。（b）拔除后，腭根根尖的侧方可见有粘连的病变组织。根尖在埋入石蜡前，经脱矿处理、透明化，可见其侧方病变组织尤为明显。（c）组织学切片上可见连接主根管和侧方病变的侧支根管（Taylor改良B&B染色，放大25倍）。插图显示（c）中箭头所指区域的高倍视野（放大1000倍）。在根管壁和充填材料的交界处可见细菌。（d）距（c）中切片大约30张切片，显示侧支根管的部分走向，以及和主根管的连接处（放大100倍）。（e）侧支根管内容物。可见炎性组织，但不存在细菌感染（放大1000倍）。（经Ricucci和Siqueira[3]授权引用）

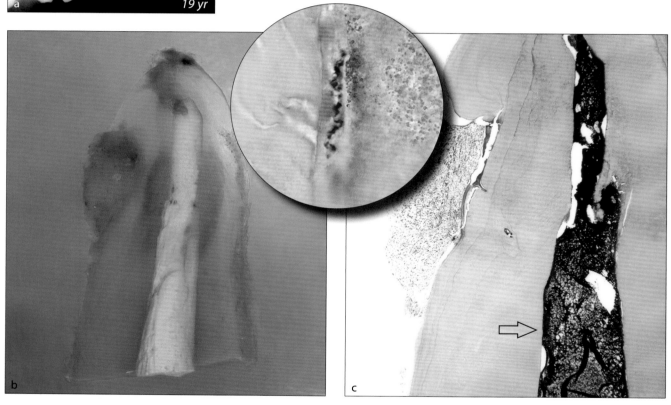

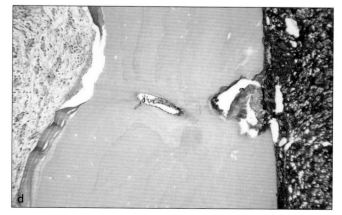

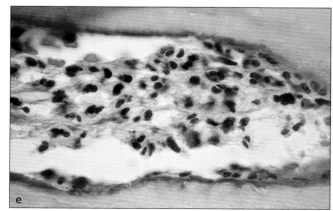

在根管治疗失败、再治疗或根尖手术的患牙中，可观察到其侧支根管和／或根尖分歧的整个范围内都存在细菌[3]。在很多这样的病例中，黏附于根管分支管壁上的生物膜内可见细菌排列。邻近根管分支开口的牙周膜炎症反应通常较为严重。这表明感染的侧支根管和根尖分歧可能是根管治疗失败的原因，无论充填材料是否被挤入其管腔中。

藏匿于根管分支内的细菌几乎不受机械（由于自身局限性）和冲洗剂（由于化学反应和时间限制）作用的影响[20-22,43]。但用于根管内封药的氢氧化钙停留在根管内的时间比冲洗液长，因而有可能会到达根管分支中发挥消毒作用[39,44]。然而也有一些病例使用氢氧化钙诊间封药却没能消除根管分支内的细菌[21]。这可能是由于氢氧化钙的低溶解性，以及牙本质、组织液和有机物质可以中和氢氧化钙，所有这些因素都会阻碍氢氧化钙这种依赖于pH的抗菌作用[45,46]。

侧支根管在冠方细菌渗漏中的作用

第9章中将会讨论冠方渗漏的问题。在这里只是描述当细菌已存在于充填后的根管或桩道内，并且该位置或附近有侧支根管存在时的组织学现象。一些与侧支根管或根尖分歧相关的失败病例中，可见细菌定植在主根管壁，而在分支内可能只含有炎症组织而没有细菌（图8-17）。这种情况的解释是细菌及其产物定植在根管分支紧邻的主根管中，导致根管分支内邻近组织发生炎症反应并可长期维持于炎性状态。炎症反应可扩散至牙周膜，导致或维持根侧病变。换言之，感染的前沿是在根管内，不一定需要到达根尖孔（根尖或侧方）和牙周膜的分界处。这表明根管分支内不存在细菌也可能导致侧方病损的发生。

有些病例中细菌可以定植在"桩道"内，这会明显影响到该区域的侧支根管。图8-18描述的是右上颌尖牙的组织学情况。患牙术前为活髓（图8-18a），在根管充填后预备桩道，但在术后3年才进行了永久性冠修复。9年后，X线片显示患牙根尖正常，但在根中1/3和根尖1/3之间的近中根面可见牙周膜增宽（图8-18b）。对牙根进行透明化处理后，根中1/3段可见一内含充填材料的侧支根管，在桩道的根方从主根管发出。第二个根管分支位于冠方，几乎看不见，并且不含充填物。两个根管分支的末端均位于病变软组织附着的根面区域（图8-18c）。经过根尖方侧支根管的切片显示，主根管里存在坏死碎屑。侧支根管内也存在坏死碎屑，且与充填材料混合在一起（图8-18d、e）。侧支根管的出口处可见牙骨质沉积，同时存在与病变组织（含有成纤维细胞和一些炎症细胞）相延续的活性结缔组织（图8-18f、g）。冠方侧支根管的切片显示，侧支根管已经被炎症组织占据，这些炎症组织与侧方病变相连续（图8-18h～j）。细菌染色确定了侧方病变的病因，比如存在于桩道内的细菌感染（图8-18k、l）。上述的这两个侧支根管构成细菌产物的运输通道。该病例证实根管治疗后尤其是已完成桩道预备后，应进行冠修复，这是预防细菌向根尖方向渗漏的重要措施。

结语

根据本章节所讲的，没有任何临床或组织学证据表明将充填材料挤入根管分支会提高根管治疗的效果。这是因为充填材料既不能充填或封闭根管分支，又不能产生显著的抗菌效果，以消除根管分支内残留的细菌。提高侧支根管和根尖分歧的机械清理和消毒效果才是根管治疗的真正目标和挑战。有学者建议使用氢氧化钙封闭剂作为根管内封药，以在根管分支内发挥最佳的抗菌效果，但是临床医生要意识到该方法并不是绝对可靠。

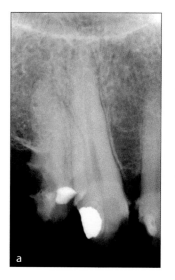
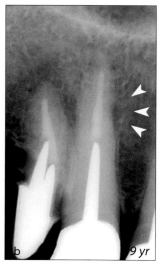
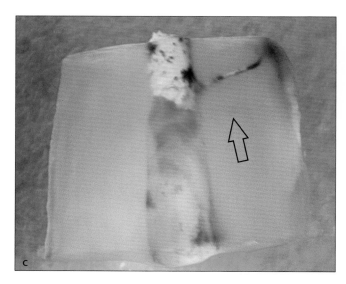

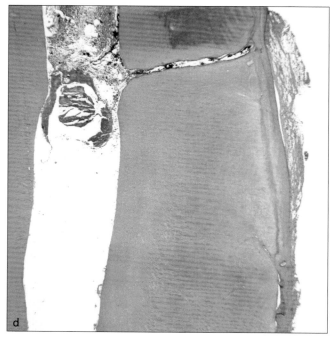

图8-18 （a）48岁男性患者，上颌尖牙，活髓。患牙接受一次性根管治疗，铸造桩和塑料临时冠修复。（b）9年后随访。3年前才粘接永久性修复体。根尖周组织正常，但在根中1/3和根尖1/3之间的近中侧面可见牙周膜增宽（箭头）。患牙因修复需要被拔除。（c）透明化处理后的根管中段。桩道的根方可见一侧支根管，内含有充填材料。冠方存在难以观察到的第二个根管分支而且明显为无充填材料的空腔（箭头）。（d）经过根方侧支根管的切片。主根管里的碎屑与牙胶接触（HE染色，放大25倍）。（e）侧支根管入口。坏死碎屑与充填材料混合在一起（放大400倍）。（f）距（d）一段距离的切片。侧支根管于牙周膜处的开口可见有病变组织存在（放大100倍）。（g）高倍视野下（放大400倍）的侧支根管开口。侧支根管末段含有成纤维细胞和纤维组成的活组织，无炎症细胞。可见钙化组织形成，使末段管腔缩窄。

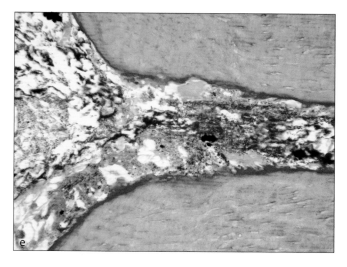
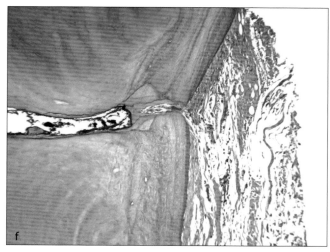

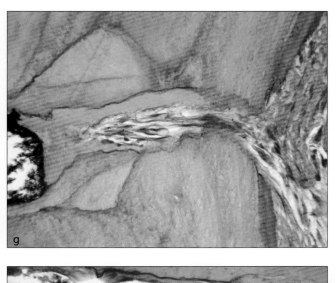

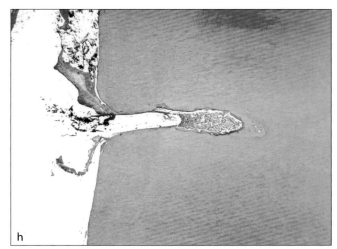

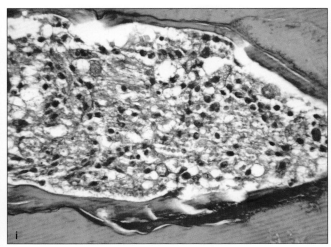

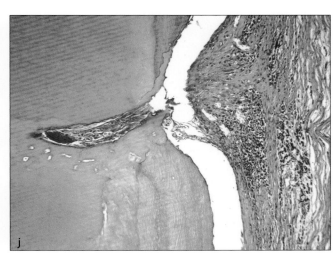

图8-18 续 （h）经过（c）中箭头指示的冠方侧支根管的切片。在侧支根管入口附近，管腔被组织充满（放大50倍）。（i）组织部分坏死，被炎性细胞浸润（放大400倍）。（j）侧支根管在牙周膜中的开口，存在病理组织，组织内可见炎症细胞聚集，外侧有大量的胶原纤维包绕（放大100倍）。（k）细菌染色。大体观（Taylor改良B&B染色，放大25倍）。（l）（k）中箭头指的桩道根管壁。细菌定植在根管壁，证实渗漏的细菌来自口腔（放大400倍）。

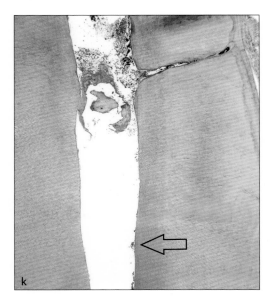

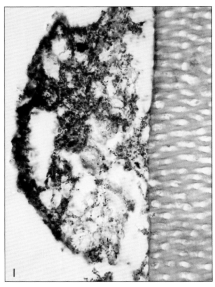

参考文献

[1] De Deus QD. Frequency, location, and direction of the lateral, secondary, and accessory canals. J Endod 1975;1:361–366.

[2] Vertucci FJ. Root canal anatomy of the human permanent teeth. Oral Surg Oral Med Oral Pathol 1984;58:589–599.

[3] Ricucci D, Siqueira JF Jr. Fate of the tissue in lateral canals and apical ramifications in response to pathologic conditions and treatment procedures. J Endod 2010;36:1–15.

[4] Tronstad L. Clinical Endodontics, ed 3. Stuttgart: Thieme, 2009.

[5] Walton RE, Vertucci FJ. Internal anatomy. In: Torabinejad M, Walton RE, eds. Endodontics: Principles and Practice, ed 4. St Louis: Saunders/Elsevier, 2009:216–229.

[6] Schilder H. Cleaning and shaping the root canal. Dent Clin North Am 1974;18:269–296.

[7] Schilder H. Filling root canals in three dimensions. Dent Clin North Am 1967;11:723–744.

[8] Schilder H. Canal debridement and disinfection. In: Cohen S, Burns RC, (eds). Pathways of the Pulp ed 2. St Louis: CV Mosby, 1976:111–133.

[9] Buchanan LS. Filling root canal systems with centered condensation: concepts, instruments, and techniques. Dent Today 2004;23:102,104,106

[10] Rud J, Andreasen JO. A study of failures after endodontic surgery by radiographic, histologic and stereomicroscopic methods. Int J Oral Surg 1972;1: 311–328.

[11] Weine FS. The enigma of the lateral canal. Dent Clin North Am 1984;28:833–852.

[12] Brothman P. A comparative study of the vertical and the lateral condensation of gutta-percha. J Endod 1980;7:27–30.

[13] DuLac KA, Nielsen CJ, Tomazic TJ, Ferrillo PJ Jr, Hatton JF. Comparison of the obturation of lateral canals by six techniques. J Endod 1999;25:376–380.

[14] Reader CM, Himel VT, Germain LP, Hoen MM. Effect of three obturation techniques on the filling of lateral canals and the main canal. J Endod 1993;19:404–408.

[15] Venturi M. An ex vivo evaluation of a gutta-percha filling technique when used with two endodontic sealers: analysis of the filling of main and lateral canals. J Endod 2008;34:1105–1110.

[16] Venturi M, Di Lenarda R, Prati C, Breschi L. An in vitro model to investigate filling of lateral canals. J Endod 2005;31:877–881.

[17] Venturi M, Prati C, Capelli G, Falconi M, Breschi L. A preliminary analysis of the morphology of lateral canals after root canal filling using a tooth-clearing technique. Int Endod J 2003;36:54–63.

[18] Wolcott J, Himel VT, Powell W, Penney J. Effect of two obturation techniques on the filling of lateral canals and the main canal. J Endod 1997;23:632–635.

[19] Nicholls E. Lateral radicular disease due to lateral branching of the root canal. Oral Surg Oral Med Oral Pathol 1963;16:839–845.

[20] Ricucci D, Siqueira JF Jr. Anatomic and microbiologic challenges to achieving success with endodontic treatment: a case report. J Endod 2008;34:1249–1254.

[21] Ricucci D, Siqueira JF Jr. Apical actinomycosis as a continuum of intraradicular and extraradicular infection: case report and critical review on its involvement with treatment failure. J Endod 2008;34:1124–1129.

[22] Ricucci D, Siqueira JF Jr, Bate AL, Pitt Ford TR. Histologic investigation of root canal-treated teeth with apical periodontitis: a retrospective study from twenty-four patients. J Endod 2009;35:493–502.

[23] Seltzer S, Bender IB, Smith J, Freedman I, Nazimov H. Endodontic failures--an analysis based on clinical, roentgenographic, and histologic findings. I. Oral Surg Oral Med Oral Pathol 1967;23:500–516.

[24] Seltzer S, Bender IB, Smith J, Freedman I, Nazimov H. Endodontic failures – an analysis based on clinical, roentgenographic, and histologic findings. II. Oral Surg Oral Med Oral Pathol 1967;23:517–530.

[25] Cobankara FK, Altinoz HC, Ergani O, Kav K, Belli S. In vitro antibacterial activities of root-canal sealers by using two different methods. J Endod 2004;30:57–60.

[26] Kayaoglu G, Erten H, Alacam T, Ørstavik D. Short-term antibacterial activity of root canal sealers towards Enterococcus faecalis. Int Endod J 2005;38:483–488.

[27] Ørstavik D. Antibacterial properties of root canal sealers, cements and pastes. Int Endod J 1981;14:125–133.

[28] Shalhav M, Fuss Z, Weiss EI. In vitro antibacterial activity of a glass ionomer endodontic sealer. J Endod 1997;23:616–619.

[29] Siqueira JF Jr, Favieri A, Gahyva SM, et al. Antimicrobial activity and flow rate of newer and established root canal sealers. J Endod 2000;26:274–277.

[30] Siqueira JF Jr, Gonçalves RB. Antibacterial activities of root canal sealers against selected anaerobic bacteria. J Endod 1996;22:89–90.

[31] Spångberg LS, Barbosa SV, Lavigne GD. AH 26 releases formaldehyde. J Endod 1993;19:596–598.

[32] Dammaschke T, Witt M, Ott K, Schafer E. Scanning electron microscopic investigation of incidence, location, and size of accessory foramina in primary and permanent molars. Quintessence Int 2004;35:699–705.

[33] Green D. A stereomicroscopic study of the root apices of 400 maxillary and mandibular anterior teeth. Oral Surg Oral Med Oral Pathol 1956;9:1224–1232.

[34] Kuttler Y. Microscopic investigation of root apexes. J Am Dent Assoc 1955;50:544–552.

[35] Ponce EH, Vilar Fernandez JA. The cemento-dentino-canal junction, the apical foramen, and the apical constriction: evaluation by optical microscopy. J Endod 2003;29:214–219.

[36] Weine FS. Endodontic Therapy, ed 4. St Louis: Mosby, 1989.

[37] Langeland K. Tissue response to dental caries. Endod Dent Traumatol 1987;3:149–171.

[38] Nair PN, Henry S, Cano V, Vera J. Microbial status of apical root canal system of human mandibular first molars with primary apical periodontitis after "one-visit" endodontic treatment. Oral Surg Oral Med Oral Pathol Oral Radiol Endod 2005;99:231–252.

[39] Vera J, Siqueira JF Jr, Ricucci D, et al. One- versus two-visit endodontic treatment of teeth with apical periodontitis: a histobacteriologic study. J Endod 2012;38:1040–1052.

[40] Langeland K, Liao K, Pascon EA. Work-saving devices in endodontics: efficacy of sonic and ultrasonic techniques. J Endod 1985;11:499–510.

[41] Siqueira JF Jr, Araújo MC, Garcia PF, Fraga RC, Dantas CJ. Histological evaluation of the effectiveness of five instrumentation techniques for cleaning the apical third of root canals. J Endod 1997;23:499–502.

[42] Walton RE. Histologic evaluation of different methods of enlarging the pulp canal space. J Endod 1976;2:304–311.

[43] Siqueira JF Jr, Rôças IN. Clinical implications and microbiology of bacterial persistence after treatment procedures. J Endod 2008;34:1291–1301 e1293.

[44] Siqueira JF Jr. Strategies to treat infected root canals. J Calif Dent Assoc 2001;29:825–837.

[45] Haapasalo M, Qian W, Portenier I, Waltimo T. Effects of dentin on the antimicrobial properties of endodontic medicaments. J Endod 2007;33:917–925.

[46] Siqueira JF Jr, Lopes HP. Mechanisms of antimicrobial activity of calcium hydroxide: a critical review. Int Endod J 1999;32:361–369.

[47] Ricucci D, Bergenholtz G. Bacterial status in root-filled teeth exposed to the oral environment by loss of restoration and fracture or caries – a histobacteriological study of treated cases. Int Endod J 2003;36:787–802.

Chapter 9

第9章 根管治疗失败的原因

Failure of the endodontic treatment

目前认为，根尖周炎主要是由根管系统内的微生物感染所致（详见第4、第5章）[1-5]。因此，当患牙牙髓坏死伴根尖周病变时，根管治疗的首要目标是清除根管系统中的微生物和坏死牙髓组织。这主要依靠机械化学预备和根管内封药，并且充填根管以封闭管腔，预防再感染。当以上治疗措施成功时，通常可观察到根尖周炎症的消退及正常根尖周影像的恢复（详见第6章）。

然而，根管治疗存在一定比例的成功率，部分患牙即便经过高质量的根管治疗后，根尖周组织并没有像预期中的那样愈合，临床症状也没有消失。这些经过根管治疗后根尖周炎症仍然持续存在的情况，通常被定义为"根管治疗失败"。由于微生物学原因（后面讨论），牙髓坏死伴根尖周炎的病例，其根管治疗失败率要高于活髓牙。对于伴有根尖周病变的再治疗病例，失败率会进一步增高[6]。

根管治疗的并发症，如器械分离、穿孔、超充、欠充和台阶等，常常被医生误认为是导致根管治疗失败的直接原因[7]。实际上，除非存在并发感染，这些并发症通常不是导致根管治疗预后不佳的最直接因素。一些并发症可能会导致根管系统难以彻底清理[7]。例如，在牙髓坏死伴根尖周炎患牙的治疗过程中，发生器械分离并且无法去除。这种情况下，分离器械根尖方的根管腔难以得到有效清理；因此，患牙的预后就难以保证。总而言之，所有的根管治疗并发症都应该被视为根管治疗失败的间接因素。

根管治疗后根尖周炎持续存在的主要原因是根管系统内残留微生物感染[8-12]。然而，也存在其他一些导致根管治疗失败的原因。本章将基于当前研究成果，对导致根管治疗失败的生物学或其他因素进行讨论，强调根管内残留细菌感染的重要作用并分析其他因素的影响。

根管治疗失败的定义

根据Strindberg标准的修订版[13]和欧洲牙髓病学会的指南[14]，出现以下情况中的一种即定义为根管治疗失败：

- 随访期间患者出现临床症状或体征。
- 术后出现X线片上可见的根尖周病变。
- 初始根尖周病变持续存在，病变范围未明显改变或进一步增大。
- 随访4年后，初始根尖周病变虽然缩小，但未完全愈合。

根管治疗失败的原因

微生物因素

以往研究方法和结果

关于根管治疗后根管系统中仍存在的微生物以及它们在持续性根尖周炎中所起到的作用，学者们已经通过细菌培养、分子微生物学、组织学等技术进行了相关研究。前两种研究方法对于鉴别微生物种类非常重要，但是由于纸尖取样技术的局限性，使得仅有主根管及其邻近部位的细菌能被检测到。此外，这些方法并不能提供感染细菌空间位置的相关信息。与之相反，组织学方法不能鉴别感染细菌的种类，但是对于细菌感染的空间位置（是在根管系统内，还是在根尖周炎症组织中），以及细菌的形态和组织结构可以提供有价值的信息。本书中特别提及组织形态学研究方法。

长期以来，学者们通过对牙根及根尖周病变组织进行组织学研究，以试图分析根管治疗失败的原因。但是Nair[21]指出，由于研究方法存在缺陷，20世纪90年代的研究[8,15-20]除了具有历史价值外，并没有实际的意义。

Seltzer等[19,20]开展了一项研究，旨在将临床症状、影像学表现和组织学观察相关联。通过对146例治疗失败病例进行活检，他们发现其中100例是"真正的"根管治疗失败病例，"通过检查拔除牙或牙根的连续切片，以揭示根管治疗失败的主要原因"。现在看来，这种研究方法存在明显缺陷。该研究没有采用细菌染色技术，这实际上低估了细菌感染的作用。与之相反，该研究认为细菌感染对根管治疗最终成功或者失败没有显著影响。一些学者反而将注意力转移到一些现代观点认为的不相关因素或偶然因素上，比如患者的性别和年龄、患牙位置（上颌或下颌）、是否伴发牙周疾病、根管充填技术、患牙的冠部封闭、是否作为固定桥的基牙、病变组织的病理学类型。这项研究中现在唯一得到证实的是，术前存在根尖周病变会使根管治疗的失败率增加。

Andreasen 和Rud[15]对包含根尖及根尖周病变组织的66个活检样本进行研究。该研究纳入的患牙均接受正向根管治疗，随即行根尖手术。平行于牙齿长轴制作组织切片。每10张连续切片中选取一张进行苏木精–伊红染色，相邻切片使用改良革兰技术染色以研究细菌分布。他们发现57%的病例没有发现细菌，21%的病例细菌存在于牙本质小管中，5%的病例细菌存在于根尖周组织中，3%的病例细菌存在于牙骨质中，仅14%的样本在根管内发现了细菌。

Block等[16]在显微镜下研究了230个经根尖手术获得的活检样本。这项研究最主要的缺陷是，大部分病例中根尖周病变组织与根尖脱离。此外，尽管使用了Brown&Brenn技术以及John Hopkins改良的革兰染色技术，也仅仅在一个样本的根管内发现了细菌。然而，在22颗牙齿中，微生物以菌斑的形式附着在牙根表面，或者是根尖周病变边缘污染的结果。以上信息不存在实际意义，因为这230个活检样本都是从"存在疼痛、肿胀和窦道等症状"的牙齿中取得，然而大量研究已证实，具有这种临床表现的患牙必定存在根管感染。Langeland等[17]的一研究同样得到了一个从细菌学角度来看令人难以置信的结果，在35例存在临床症状的样本中，仅有1例样本的根管中发现了细菌。

Lin和Gängler[22]的研究中细菌感染的比例有所增加，在86个根管治疗失败病例的活检样本中，仅在63%的样本中发现了"细菌和（或）碎屑"。他们得出结论，即便没有细菌存在，这些碎屑也可以引起根尖周炎症。然而正如Nair[9,21]所言，细菌与碎屑不能被视为同等的根尖周炎潜在病因。

Lin等[8]在随后的研究中发现，150例活检样本中，69%样本的根管中存在细菌感染。然而，急性和慢性炎症病例的根管中仅存在碎屑，未见染色的细菌，基于以上观察结果，他们坚持认为碎屑可以引起持续性炎症反应。在这些病例中，很显然急性炎性细胞的存在与"无菌"碎屑并不相关，这应该归咎于不完善的切片和染色技术，不能显示同时存在的细菌感染。从方法学的角度来看，该研究还存在另一个明显的缺陷，即活检样本中纳入了根管治疗质量较差的牙齿。

总之，这些早期的组织学研究中，病例选择缺乏严格标准，纳入了大量不合适的样本，并且使用了不完善的方法和分析标准，从而导致样本的细菌感染率远低于预期值。因此，残余细菌感染在根管治疗失败中的作用被严重低估。因此，这些研究所得到的结果并不能为确定根管治疗失败的原因提供准确的信息。

20世纪90年代进行的一系列研究，一方面具有不可否认的优点是，摒弃了那些在文献中广泛传播的根管治疗失败原因的观点，重申了细菌感染在持续性根尖周炎中的关键作用。另一方面，这些研究纳入了根管治疗失败的一些因素，但是从未使用无可争议的科学标准来检验它们的实际作用。我们将会在后面的内容中讨论这些因素。

Nair[21]定义了显微镜下研究持续性根尖炎病因的严格参数："研究中纳入的患牙必须经过高质量的根管治疗，在手术介入前，影像学上的根尖周病变不存在临床症状。活检样本必须结构完整，包含根尖和发炎的根尖周软组织。对样本进行连续或分步连续切片，然后使用光电关联显微技术进行分析。"

学者们按照严格的标准，在光学电镜下分析了9例有效的活检样本，仅在1例样本的根管中发现细菌。这些细菌以生物膜的形式存在于根尖分歧中以及根充物与根管壁之间。基于以上观察，他们认为"常规石蜡包埋技术在探查根尖活检样本中的感染方面存在不足"。经透射电镜重新检查，他们发现根管的根尖部分含有细菌的样本上升到6例[9]。

以上两项研究[9,21]仅仅纳入了活检前没有症状的患牙，这种纳入标准应受到质疑。该研究方法认为当患牙存在窦道、疼痛或肿胀等症状时，细菌感染是可预期的生物学现象。这当然是正确的，但是为了临床目的，有必要阐明根管系统内感染的部位和程度，应该将解剖结构的复杂性和当前消毒技术的局限性纳入考虑范围，即便是对于伴有临床症状的病例。因此，为了理解导致根管治疗失败的生物学现象，建议以完善根管治疗后仍存在明显症状的患牙为研究对象，获得根尖周活检样本，然后进行组织学和组织病理学研究（图9-1～图9-10）[23,24]。

还应该指出的是，在根管治疗失败原因的形态学研究中，对于仅仅纳入根尖/根尖周病变组织解剖绝对完整的病例这一严格标准，应重新审视[21]。通过根尖手术或拔牙获取活检样本时，根尖周病变组织并不总是附着于根尖。这些牙根的组织学检查，也可为根管系统中感染的存在和定位提供信息。实际上，几乎每次都会在根管系统中发现细菌，细菌在根管治疗失败中的作用毋庸置疑（图9-11和图9-12）。很显然，即便病变组织完整地从根尖分离，在根尖部分也可以观察到厚层生物膜（图9-11c～f），并且细菌菌落位于根充材料和根管壁之间、侧支根管、根尖分歧以及牙本质小管中（图

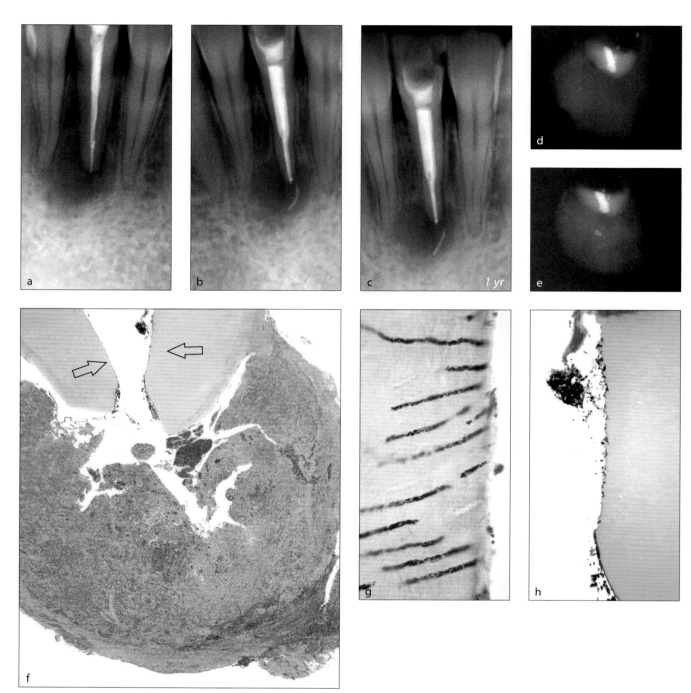

图9-1 （a）29岁女性患者的下颌中切牙。因为患者在根管充填后，出现了严重的疼痛和肿胀，全科牙医将该患者转诊给一位牙髓专科医生。X线片上可见患牙大范围根尖周病变。（b）对患牙进行根管再治疗，在取出牙胶的过程中，在距切缘13mm的唇侧根管壁上发生了穿孔，显微镜下发现遗漏的舌侧根管。使用MTA修补穿孔，对2个根管进行机械预备。在根管预备过程中，不慎将部分牙胶尖推出根尖孔外。根管内封药1周后完成充填。（c）1年后，患牙根尖周病变未变化，症状仍然存在。患牙行根尖手术。（d和e）切除根尖及附着其上的根尖周组织，拍2张X线片。（f）经过主根管和根尖孔的组织切片，可见根尖孔呈漏斗形（Taylor改良B&B染色，放大16倍）。（g）（f）中左侧箭头所指的区域（放大1000倍），牙本质小管内可见大量细菌。（h）（f）中右侧箭头所指的区域（放大100倍）。（i）高倍（1000倍）放大未机械预备到的根管壁，可见大量细菌定植于不规则的根管壁上。（j）未经过根管腔，距（f）中切片不远处的切片（放大16倍）。（k）（j）中箭头所指的区域（放大1000倍），可见附着于根面，位于根管外的细菌生物膜，由相互交织的丝状菌组成。

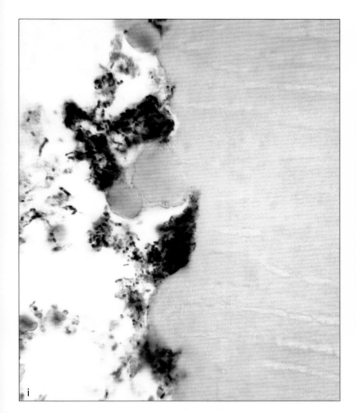

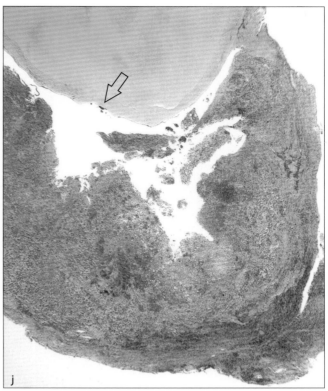

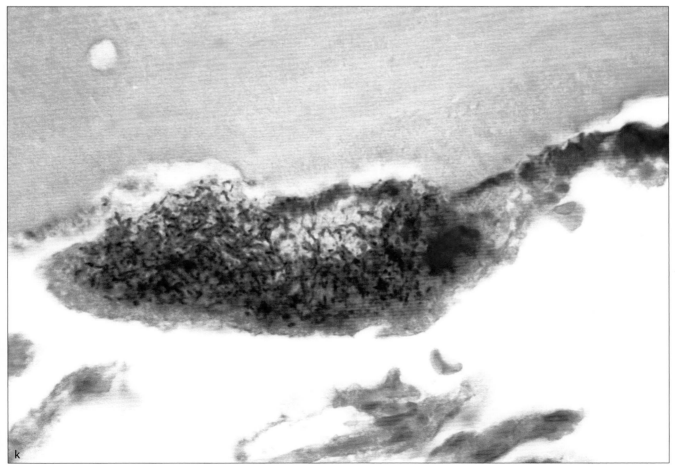

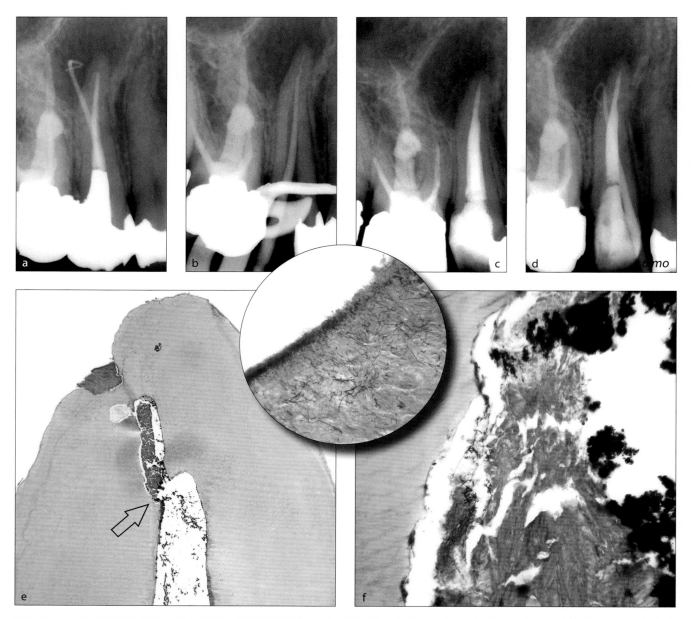

图9-2 （a）28岁男性患者，其上颌第二前磨牙颊侧根尖区出现窦道。窦道已存在近2年时间。患牙叩诊敏感，无其他自发症状。将牙胶尖插入窦道拍摄X线片，可见患牙已行根管治疗，病变范围约11mm×8mm，并扩展至第一磨牙牙根。（b）对患牙进行根管再治疗。使用GG钻去除冠方2/3牙胶尖，使用手用锉去除根尖1/3牙胶。工作长度增加了，但是由于根尖部存在阻塞，无法疏通。根测仪显示根管锉可以"接近"但是没有到达"根尖"。主尖锉为40号，机械预备过程中使用5%次氯酸钠溶液彻底冲洗根管。治疗结束时，根管干燥无渗出，一次性完成根管充填。选择主尖。（c）热牙胶充填根管。（d）6个月后，窦道仍然存在，根尖周透射影未明显改变。患牙没有明显的自发症状，但是叩诊疼痛。该病例根管治疗失败，行根尖手术。（e）无法去除附着于根尖的根尖周病变组织。经过主根管的切片，可见根尖孔和根尖1/3形成的台阶。由于台阶的存在，使得器械不能完全到达根尖。根尖孔的区域（插图所示）覆盖着厚层生物膜（Taylor改良 B&B染色，主图放大16倍，插图放大400倍）。（f）（e）中箭头所指的区域（放大400倍），可见大量混杂着封闭剂的坏死组织碎片和细菌。**观点**：根管治疗失败的主要原因是根尖1/3存在感染。在本病例中，台阶很可能是在第一次治疗过程中形成的，使得根尖1/3无法彻底预备。值得注意的是，根管冲洗液并不能绕过台阶进入根尖1/3，对生物膜没有影响。

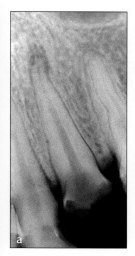
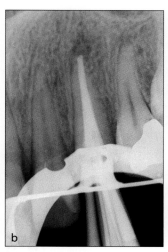
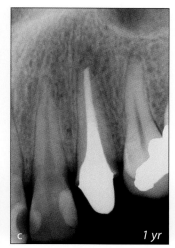
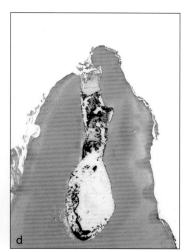

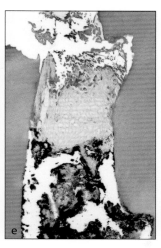
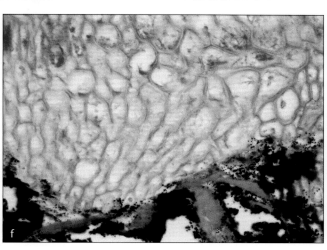
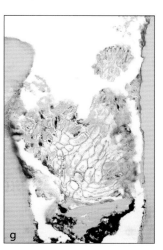

图9-3　（a）20岁女性患者，23牙的冠部因龋坏几乎全部破坏，X线片上可见龋损接近牙槽骨水平，并且根尖周存在透射影。患牙无任何症状。（b）患牙行一次性根管治疗，铸造桩和丙烯酸树脂临时冠修复后观察。（c）1年后随访，患者诉患牙不适，扣诊和叩诊均有阳性反应，X线片显示根尖周病变未明显改变。该病例根管治疗失败，行根尖手术。（d）根尖周病理组织未附着于根尖，将其分别去除。经过主根尖孔的切片。充填材料的根尖方，可见碎屑存在（HE染色，放大25倍）。（e）根尖孔的细节图。在根管的根尖部分，巨大植物细胞的根尖方可见大量的多形核中性粒细胞（放大100倍）。（f）充填材料和植物细胞间的过渡区（放大400倍）。（g和h）Taylor改良B&B染色切片，可见细菌定植于植物细胞中（放大200倍和630倍）。（经Ricucci和 Langeland等[38]授权引用）。观点：植物细胞显然来自食物残渣。治疗前根管长期暴露于口腔环境中。机械预备不能去除所有的根管内容物，相反，感染碎屑存留于根尖1/3。在这样的情况下，细菌可获得充足的营养得以幸存。

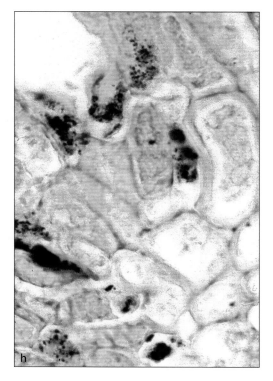

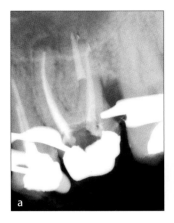
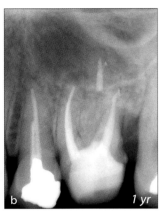

图9-4 30岁女性患者，其左上第一磨牙颊侧出现窦道4年。全科牙医完成根管治疗，并在6个月前制作临时冠，但是由于窦道持续存在而没有进行永久冠修复。（a）该病例转诊至牙髓专科医生，一次性完成根管再治疗。（b）治疗1年后窦道再次出现，患牙叩诊不适，X线片显示根尖周病变未明显改变。近颊根和远颊根行根尖切除术，根管倒预备后使用MTA充填。（c）近颊根尖。经过多个根尖分歧的切片（Taylor改良B&B染色，放大25倍）。（d）细菌生物膜完全占据（c）中最冠部的分支，并一直延伸至牙根外表面。（e）（c）中右侧的分支（放大400倍），其管腔被厚层生物膜阻塞，该生物膜以丝状菌为主。（经Ricucci等[10]授权引用）

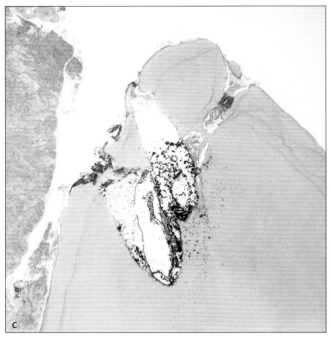

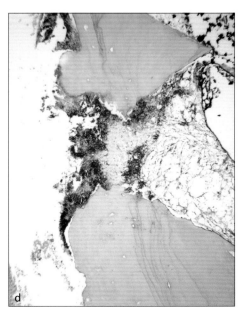

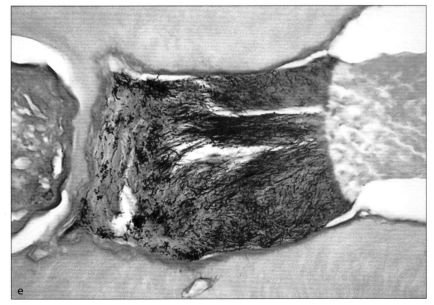

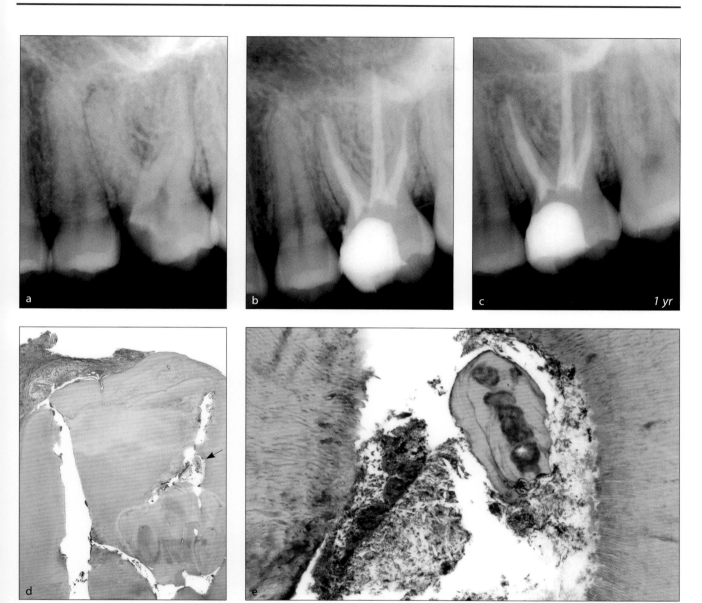

图9-5　（a）24岁女性患者，其左上颌第一磨牙深龋，伴有自发性疼痛和咀嚼痛。X线片上可见颊根根尖周透射影。橡皮障隔离患牙，去腐，开髓，探及3根管，行根管预备。显微镜下仔细探查，未发现MB2（第4根管）。（b）氢氧化钙封药2周后，患牙症状消失，进行根管充填，复合树脂修复。（c）1年后，患者因患牙自发痛再次就诊。患牙扣诊和叩诊疼痛，X线片显示近颊根尖周透射影增大。对患牙进行根尖手术，切除近颊根尖及其根尖周的病理组织。（d）颊舌向切片上可见治疗过的根管以及复杂的解剖结构（并非第4根管）。大量细菌定植于这些不规则的结构中（Taylor改良B&B染色，放大16倍）。（e）（d）中箭头所指的根尖分歧内容物（放大100倍），可见游离的钙化团块和厚层生物膜。（经Ricucci等[10]授权引用）

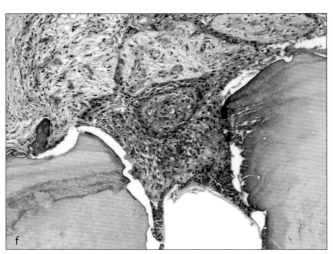

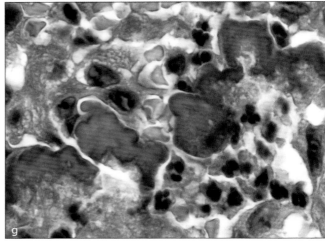

图9-5续 （f）距（d）中切片不远的切片，可见根管预备的根尖止点。根尖孔可见炎症组织，并伴有大量上皮条索（放大100倍）。（g）品红染色显示急性和慢性炎性细胞包围的无定形结构（放大1000倍），可见较大的间充质细胞。（授权改编自Ricucci等[10]的研究）

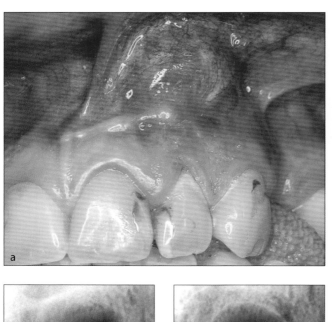

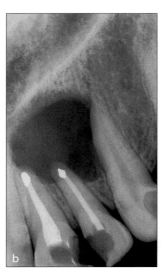

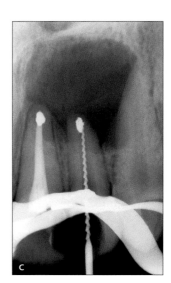

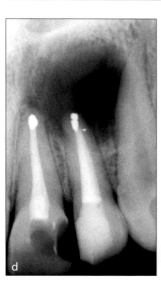

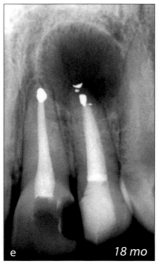

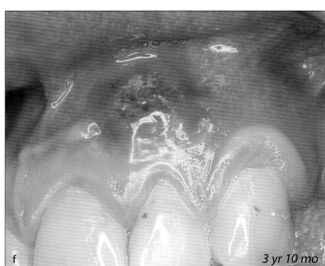

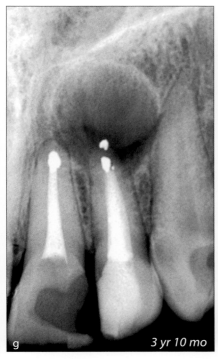
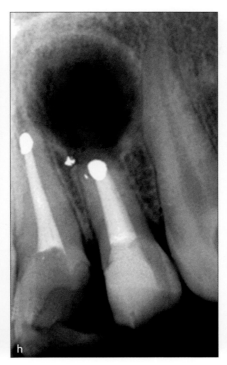
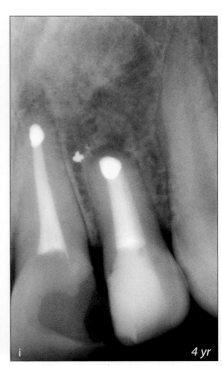

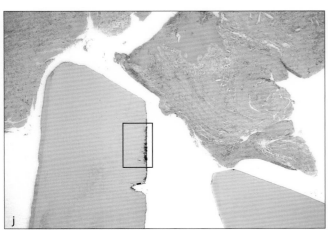
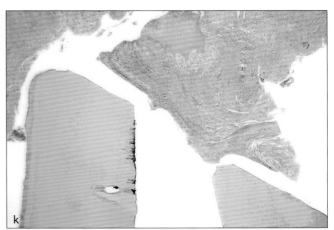

图9-6　患者因根尖"囊肿切除"术后2个月急症发作就诊。（a）颊侧黏膜肿胀，存在线形疤痕。（b）X线片显示根尖周大面积透射影。中切牙和侧切牙已行根尖手术，可见银汞充填物。（c）治疗计划包括侧切牙根管再治疗。工作长度止于倒充材料。根管机械预备后封氢氧化钙。（d）封药75天后（期间换药3次），患牙所有症状消失，进行根管充填。值得注意的是少量银汞移位进入根尖周组织中。（e）18个月后拍摄X线片，可见根尖周透射影缩小，但是边缘可见骨白线。患牙无症状。（f）再治疗3年10个月后，患者出现了肿胀和剧烈疼痛。（g）此时拍摄的X线片显示根尖周透射影未明显改变。（h）再次行根尖手术。切除根尖及其病变组织，行病理检查。重新倒预备，使用银汞倒充填。（i）4年后拍摄的X线片显示根尖周病变完全愈合。（j～m）去除根尖区的银汞，制备颊舌向的连续切片，并从一系列切片中每40张选出一张切片，可见第一次根尖手术形成的斜切面。一根侧支根管从主根管壁走行至腭侧的牙根外表面（Taylor改良B&B染色，放大25倍）。

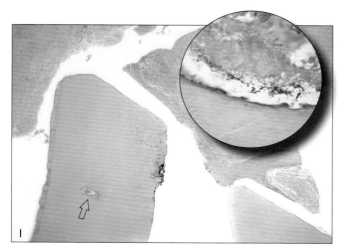

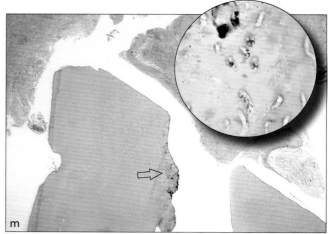

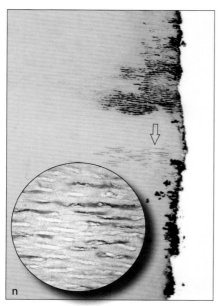

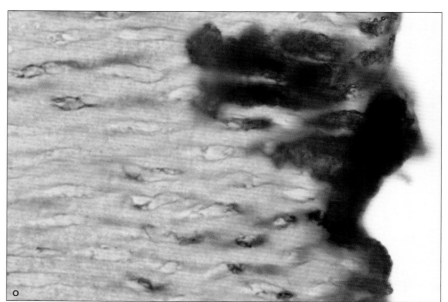

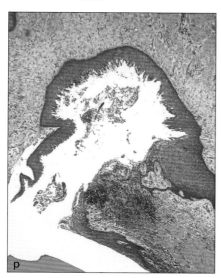

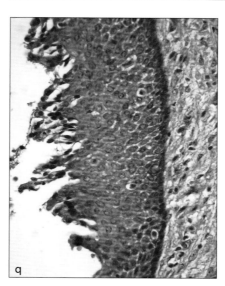

图9-6续 （l）中的插图显示箭头所指的侧支根管（放大1000倍），内含坏死组织和细菌。（m）中的插图显示箭头所指的根管壁（放大1000倍）。牙本质小管横切面可见细菌大量定植。（n）（j）中矩形界线内的区域（放大100倍）。插图中为箭头所指的区域（放大1000倍），牙本质小管的纵向切片中可见大量细菌定植。（o）高倍（1000倍）放大的根管壁，细菌细胞蓝染，与棕黑色的银汞颗粒金有明显的区别。（p）组织病理分析显示，与根尖一并切除的组织中含有上皮衬里的囊腔。囊腔中可见一些碎片（HE染色 放大50倍）。（q）囊壁的细节图可见多层立方形未角化上皮细胞（放大400倍）。（经Ricucci和Siqueira等[23]授权引用）

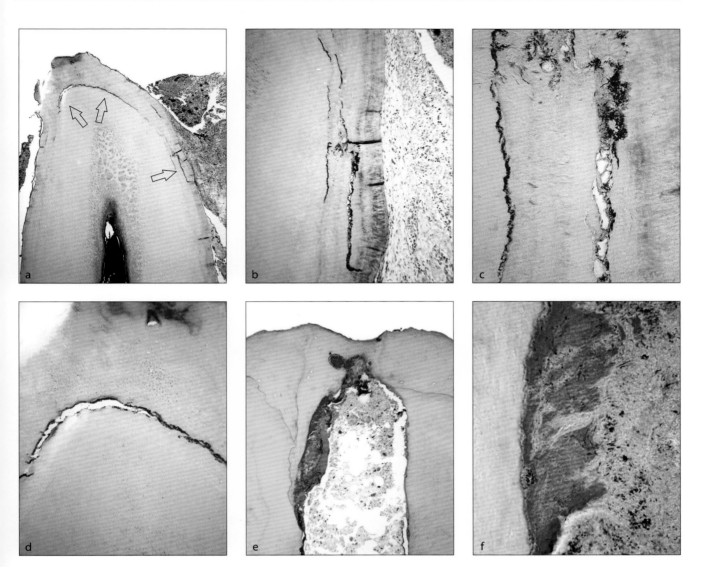

图9-7　（a）因难治性根尖周炎拔除的上颌中切牙根尖。未经过根尖孔的切片。大体观显示部分牙骨质从牙本质上分离（箭头所指）（Taylor改良B&B染色，放大25倍）。（b）牙根表面右侧区域的细节图，牙骨质以及牙骨质牙本质交界处可见数条裂纹，含有大量细菌（放大100倍）。（c）高倍（400倍）放大，这些裂纹中可见细菌生物膜。（d）（a）中根尖区的细节图，可见大量细菌定植在裂纹中（放大100倍）。（e）接近根管中央的另一张切片，但是未显示根尖孔，根管内可见残留的根充材料。左侧根管壁上可见品红及结晶紫染色的材料条带（放大100倍）。（f）根管左侧部分的细节图。最表层的部分可见大量蓝染的细菌，其定植于无定形的坏死物质中。在更深层与根管壁接触的红染结构中，可见少量蓝染的细菌（放大1000倍）。**观点：** 在这个病例中，细菌大量定植于根尖结构中，包括裂纹。很显然，在这种特殊的情况中，即便根管内感染得以控制，裂纹中的细菌仍然无法通过任何正向治疗手段清除。

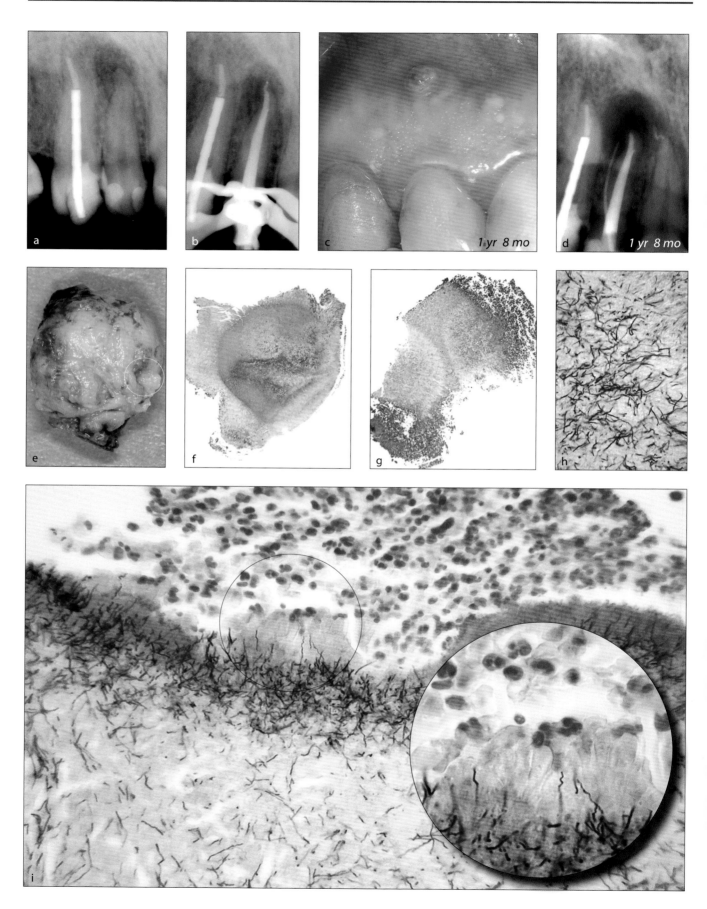

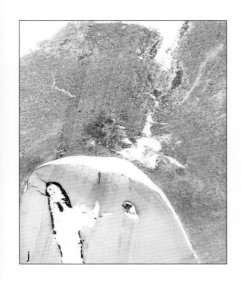
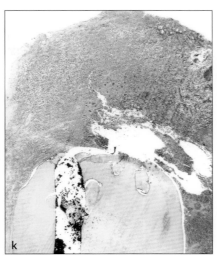
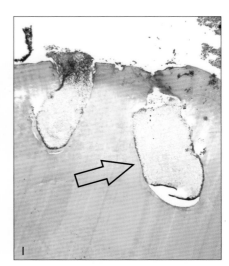

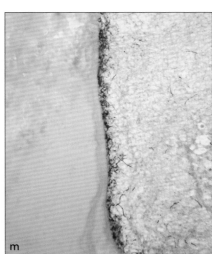

图9-8　（a）32岁女性患者，上颌前牙区疼痛，伴窦道。X线片显示尖牙已行根管治疗，侧切牙根尖区可见透射影。（b）侧切牙行根管治疗。根管预备后封氢氧化钙，1周后窦道仍存在，反复换药2次，直至封药35天，窦道消失。充填根管，少量封闭剂溢出根尖孔，在根尖区和根中1/3之间可见一侧支根管。使用复合树脂修复冠部。（c）1年8个月后，患者因急症复诊。颊侧窦道复发。（d）将牙胶尖插入窦道拍摄X线片，可见病损范围明显增大。（e）该病例根管治疗失败，行根尖手术。翻开全厚瓣，去除部分骨质，以暴露病变组织和根尖。小心地将病变组织和根尖按照原有的位置关系一并切除。活检组织照片中病变表面的凹陷区域（圆形界线内）即病变中心和窦道之间的交通。（f和g）在固定剂中轻柔地冲洗去除残余血液的过程中，可见脓液从病变表面的某一区域溢出，怀疑这一区域是口内黏膜和病变中心的交通。分别收集并单独处理两个黄色团块，未进行脱矿。病理切片可见两个"硫磺颗粒"（Taylor改良B&B染色，放大50倍）。（h）（f）中"硫磺颗粒"的中心部位（放大1000倍），可见大量缠绕交织的丝状菌。（i）（f）中"硫磺颗粒"的外围,可见丝状菌密集排列，周围是一层无定形物质。外表面可见中性粒细胞聚集，其中一部分与细菌基质接触（放大400倍和1000倍）。（j）经过主根管，未经过根尖孔的切片，可见一些根尖分歧（放大16倍）。（k）距（j）中切片大概40层的切片，包括主根管和2个主要根尖分歧的出口。后者止于根尖病变的空腔中（放大16倍）。（l）（k）中2个根尖分歧的细节图，其管腔被厚层生物膜衬里（放大100倍）。（m）（l）中箭头所指的分支管壁（放大400倍）。管壁的细菌密度要高于管腔中心的细菌密度。（经Ricucci和Siqueira等[24]授权引用）

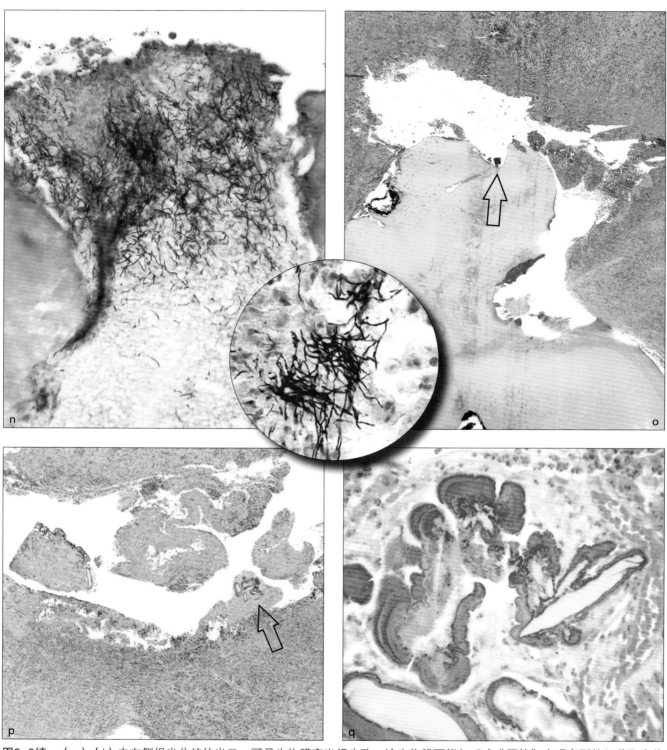

图9-8续　（n）（l）中左侧根尖分歧的出口，可见生物膜突出根尖孔。该生物膜可能与"硫磺颗粒"中观察到的细菌聚合体相连续（放大400倍）。（o）距（k）中切片相当远距离的切片。根尖区可见一细小根尖分歧止于空腔中。其出口处，可见一细菌团块突入病变空腔（箭头所指）中（放大25倍）。（p）经过根尖周病变组织中心的切片。插图中可见衬里空腔的炎性组织（放大1000倍），少量丝状菌被中性粒细胞围绕（放大50倍）。（q）（p）中箭头所指的区域（放大400倍）。感染组织中可见品红染色的无定形小体，其周围可见聚集的中性粒细胞。（经Ricucci和Siqueira等[24]授权引用）

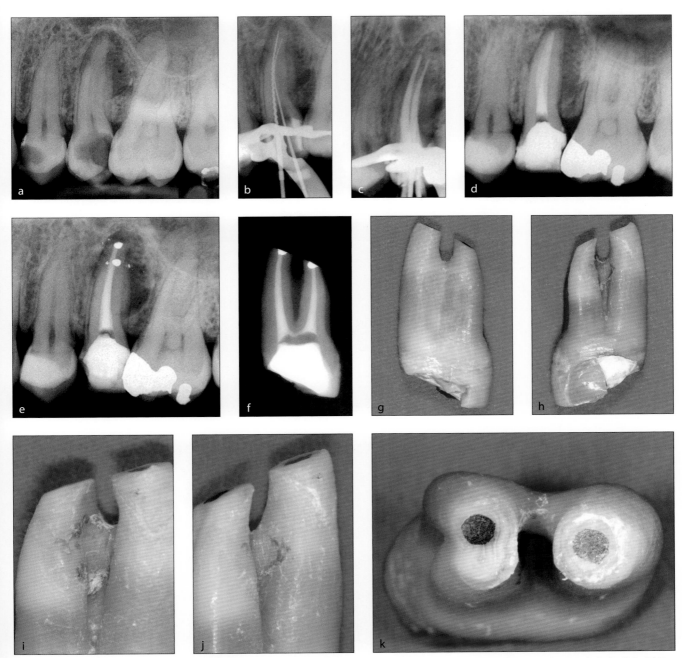

图9-9 （a）上颌第二前磨牙龋坏穿髓，伴大面积根尖透射影。（b）确定工作长度拍摄的X线片。（c和d）氢氧化钙封药3次后充填根管。（e）根管治疗完成1个月后，窦道复发，行根尖手术。（f）3周后患牙仍有症状，拔除患牙。近远中向拍摄的X线片评估根管治疗和倒充填的质量。（g）离体牙近中面。（h）离体牙远中面，可见较深的凹陷。（i和j）放大凹陷处，可见牙石沉积。（k）从离体牙的根尖方向观察凹陷深度。（经Ricucci等[74]授权引用）

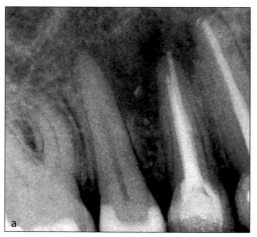

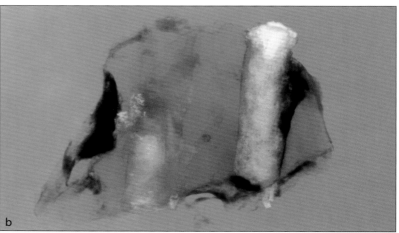

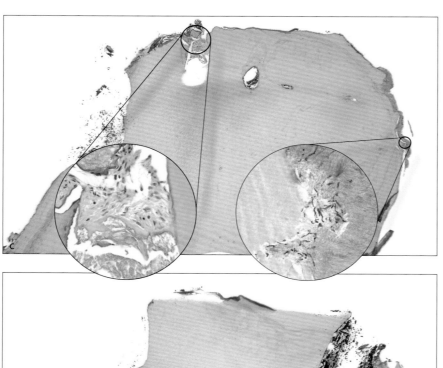

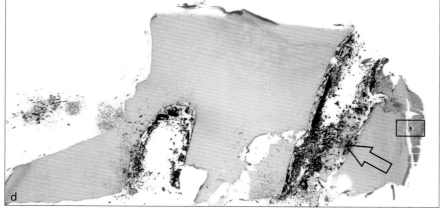

图9-10 （a）再治疗病例。多次机械预备和封药后，窦道未愈合，根尖手术前行根管充填。（b）透明处理的根尖。（c）经过颊侧根尖孔的切片。高倍（主图：放大16倍；插图：放大400倍和1000倍）放大后，可见碎片及轻微发炎的结缔组织。腭侧面可见无定形物质沉积，这些物质的更深层可见细菌聚合体（Taylor改良B&B染色）。（d）经过腭侧根管的切片（放大16倍）。（e）（d）中箭头所指的根管壁表面（放大1000倍），细菌存在于根管壁和充填材料之间。（f）（d）中的矩形界线内的区域（放大1000倍），可见无定形物质深层的细菌聚合体。（经Ricucci等[74]授权引用）

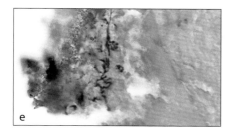

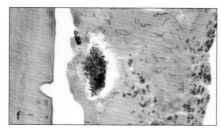

图9-11 （a）25牙根管治疗后拍摄的X线片。患牙诊断为牙髓坏死伴慢性根尖周炎。氢氧化钙封药1周后充填根管。患牙作为固定桥的基牙。（b）随访5年后拍摄X线片，可见患牙根尖透射影未明显变化，但是患者无症状。（c）患牙行根尖手术。根尖周的病变组织未附着于根尖，分别去除病变组织和根尖。经过根管和主根尖孔的切片，可见根管预备时器械并未遵循根管根尖部分的路径，形成台阶，使得坏死碎屑和细菌堆积在根尖区（Taylor改良B&B染色，放大16倍）。（d）根管的根尖部分和根尖孔的细节图。根尖孔中可见大量细菌（放大100倍）。（e）高倍（400倍）放大根尖孔，可见细菌生物膜与多核中性粒细胞接触。（f）高倍（1000倍）放大（c）和（d）根管根尖部分中的细长结构，可能是食物残渣。**观点**：与先前的一个病例类似，根管预备过程中的技术失误，使根管的根尖部分难以彻底清理、成形和消毒。残留的坏死碎屑和细菌，会使病变持续存在。

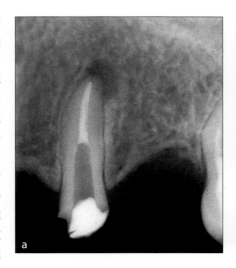
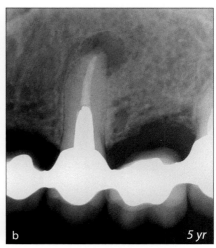
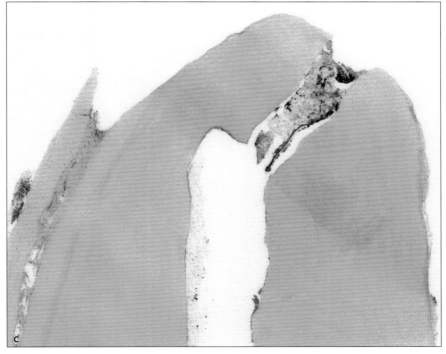
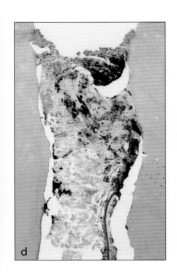
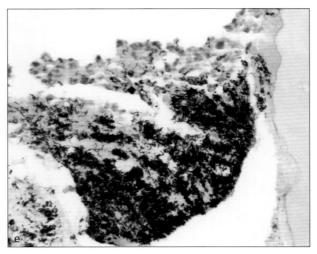
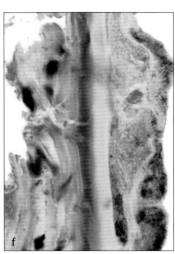

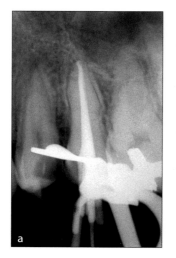
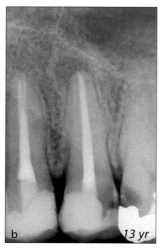

图9-12 （a）21岁患者，其上颌第二前磨牙牙髓坏死。氯仿改良冷侧压法充填根管，即刻拍摄X线片。根管充填在间羟甲苯乙酸酯封药1周后进行。（b）根管治疗13年后，患者左上后牙区出现剧烈疼痛，X线片上可见前磨牙根尖周透射影，前磨牙和磨牙存在广泛的邻面龋。该病例诊断为第一磨牙牙髓炎。治疗计划包括第一磨牙行根管治疗，前磨牙行冠延长术和根尖手术，随后进行冠修复。患者接受治疗第一磨牙，要求拔除前磨牙。

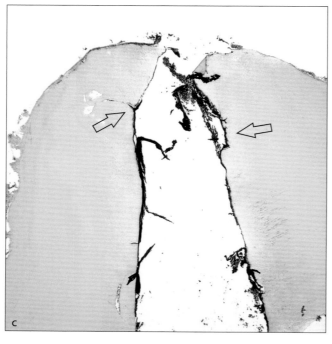
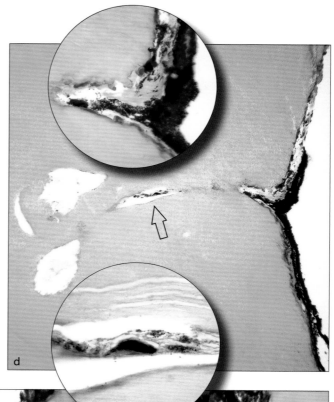
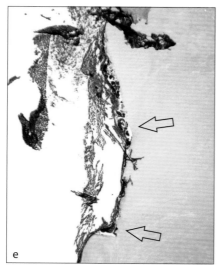
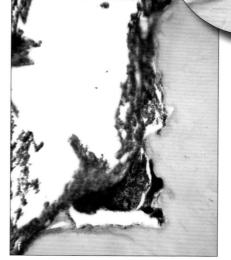
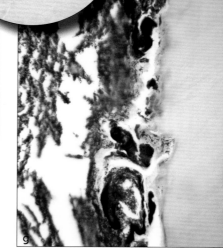

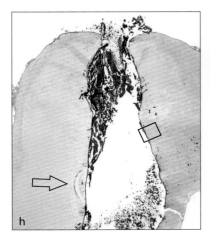
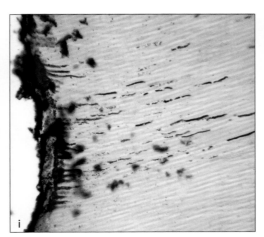
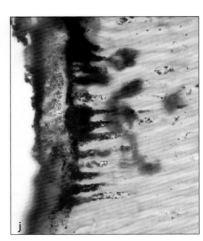

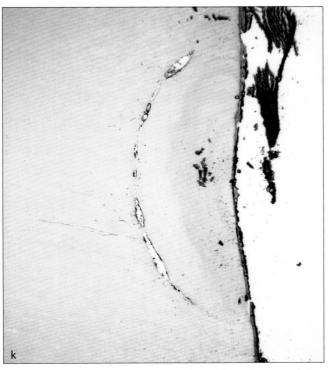
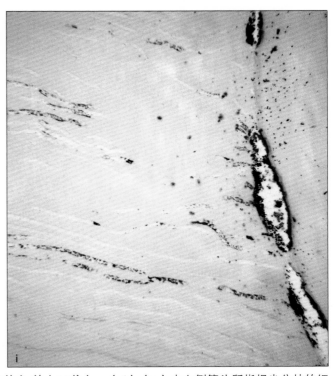

图9-12续 （c）经过主根管和根尖孔的切片（Taylor改良B&B染色,放大16倍）。（d）（c）中左侧箭头所指根尖分歧的细节图（放大100倍）。上方插图：根尖分歧的入口（放大400倍）。下方插图：箭头所指的根尖分歧区域（放大1000倍）。（e）（c）图中右侧箭头所指根管壁凹陷处的细节图。（f）（e）中下方箭头所指的区域,可见一厚层生物膜存在于根管壁和根充材料之间（放大400倍）。（g）（e）中上方箭头所指的区域,可见生物膜存在于根管壁和根管充填材料之间（放大400倍）。（h）与（c）中切片相邻的切片（放大16倍）。（i）（h）中右侧的矩形区域（放大400倍）,可见细菌覆盖于根管壁,定植于牙本质小管达不同深度。（j）高倍（1000倍）放大（i）中所示牙本质小管中的细菌定植情况。（k）（h）中左侧箭头所指区域的细节图,可见一环形根管（放大100倍）。（l）（k）中严重细菌定植的细节图（放大400倍）。**观点**：在该病例中,根尖1/3的不同层次均可观察到大量细菌。细菌存在于主根管的根管壁和充填材料之间,位于牙本质小管不同深度以及充填材料"挤入"的根尖分歧中。即使侧支根管的充填给人根尖清洁的印象,但是其中仍然存在大量的坏死碎屑和细菌。根管系统内的残留感染导致根管治疗后根尖周病变逐渐形成。在活检中,根尖周病变组织从根尖处剥离,并不阻碍根管内感染与持续性根尖周炎直接因果关系的建立。

9–12c～f），表明细菌与持续性根尖周炎存在因果关系。

在那些根管系统内任何区域都观察不到细菌存在的病例中，牙根的组织学研究可能无法得出结论。在这些罕见的病例中，并不能排除可能存在于根管外的生物学或者非生物学因素。然而事实上，在绝大部分病例中，持续性根尖周炎的病因是根管系统根尖区中存在细菌。

Ricucci等[10]对24颗持续性根尖周炎患牙开展了一项组织学研究。所有牙齿都进行高质量的根管治疗，记录完整的数据，包括术前情况、临床操作及所使用的材料。通过根尖手术或者拔牙获得活检样本，石蜡包埋后，小心谨慎地进行连续切片。除1个病例是由于大量超充导致的异物反应外，其余所有病例中都发现了持续性的根管内感染。在这项研究中，根管内感染（除1个病例的失败原因是非生物学因素，其他所有的病例均是感染因素导致失败）的发生率高于以往使用光电关联显微技术的研究[9]。他们得出结论，只有与实验技术水平欠佳的以往研究相比，光电关联显微技术才会在揭示细菌存在方面具有所谓的优越性。

光电关联显微技术在发现细菌的方面存在一定的局限性。其方法是，将活检样本脱矿后，平行于根管切成0.5～1mm厚的薄片。使用树脂（环氧树脂）包埋切片，用金刚石或玻璃刀片进行初步切割。获得少量的半薄（1～2μm）切片，进行PAS和亚甲蓝–天青Ⅱ染色。在光学显微镜下观察切片，定位可能含有细菌的"兴趣域"。使用透射电镜进一步研究。在"兴趣域"相应的环氧树脂块上取得大约0.1～0.2mm的微型锥体块。使用超微切片机将这些锥体块切割成0.5μm厚，然后在透射电镜下检查。如果没有发现细菌，将微型锥体块切割成10～15μm。如果仍未观察到细菌，对样本进行更大范围的分析。切取环氧树脂块中锥体的周围区域，重复这一步骤直到发现细菌。如果一直没有发

现细菌，将该步骤持续进行直至样本耗尽[9,26]。这一过程选择性地对组织的小碎片进行超微结构分析，而大部分原始组织样本都被丢弃。尽管与常规石蜡切片技术相比，人们将其视为最先进和最可靠的研究方法，但是该技术仍具有明显的局限性。如果说石蜡切片技术的缺点是无法选择所需区域来进行透射电镜研究，那么它的优点是可以对整个组织团块的连续切片进行分析，经过根管从根尖周病变的一端到另一端，最终可分析整个组织团块，不存在部分样本丢失的风险。此外，与PAS和亚甲蓝–天青Ⅱ染色技术相比，石蜡切片可以进行一系列针对细菌的染色，可提供更细致的细菌细胞和菌落图像。

Ricucci等[10]的研究发现，根管治疗失败患牙中细菌的检出率，高于细菌培养报道的检出率[27,28]。细菌培养技术也存在局限性，会低估不同环境中细菌的检出率和多样性，包括已治疗的根管。Ricucci等[10]报道的较高的细菌检出率，与分子生物学研究的结果完全一致，这表明持续性根尖周炎总是与根管内多种微生物感染相关[11,29,30]。

总之，有人可能会认为石蜡包埋技术并不可取，但这只不过是因为以往研究中没有正确使用该技术。根据我们的经验，在几乎所有预期可能存在细菌的病例中，细菌的存在均很快得到证实，前提是：

- 样本量充足。
- 操作过程中严格按照标准流程进行固定、脱矿、冲洗、脱水、浸润和包埋。
- 将样本置于石蜡块的轴线上，更有利于切片。
- 对整个组织块进行严格的连续切片。
- 一次对一张切片进行细菌染色（我们的病例中使用的是Taylor改良B&B染色技术），使用新鲜配制的溶液，并严格控制浸入次数。

根管内感染

大量研究认为，在绝大部分病例中，根管治疗失败的主要原因是根管根尖部分持续存在的微生物

感染。

细菌感染多见于根管治疗不完善的牙齿中。根管治疗失败原因的相关组织形态学研究，应该仅仅针对完善治疗的牙齿。在治疗不完善的根管中，细菌会残留在未经机械预备和/或充填的区域中，因此可能产生根尖周炎。图9-11和图9-13中展示了与根管内感染相关的操作失误。

图9-11中报道了一例上颌第二前磨牙病例。尽管X线片显示根管治疗达到了合适的根尖止点（图9-11a、b），但是组织切片显示根管治疗过程中器械并未预备根管全长，由于根尖存在急弯，导致牙本质壁上形成台阶，从而使根尖难以清理，残留大量生物膜（图9-11c～f）。

图9-13中的上颌中切牙根管预备和充填不佳。根管治疗11年后，患牙根尖周病变未发生变化，不存在任何症状。根管的根尖部分未经完善治疗（图9-13a），感染持续存在（图9-13c、d）。

根管治疗不完善，根尖周炎持续存在的患牙中，可预见细菌的存在。因此，如果临床研究的目的是探索根管治疗失败的原因，应该将此类病例排除。

同样，已行高标准根管治疗的牙齿，微生物感染是治疗失败的直接原因[7,9,10,21]。无论使用何种根管预备技术，在机械化学预备过程中，根管内仍有一部分区域可能未被预备[31,32]。即使X线片上显示根充到位，未被预备的区域中仍然可能存在坏死碎屑和细菌[9,10,23,24]。因此，X线片上根充完善并不能确保根管系统已被彻底清理和充填[33,34]。

图9-12中的病例是这种情况的例证。该病例中的第二前磨牙已行完善根管治疗（图9-12a），13年后出现大范围根尖周病变（图9-12b），在整个随访期间，患牙不存在临床症状。组织学检查显示大量细菌定植于根尖1/3。细菌定植于根管壁和充填材料之间的不规则区域中，深入牙本质小管达不同深度，并进入根尖分歧中（图9-12c～l）。

图9-14显示，尽管根管预备较为充分并且X线片显示根充完善，细菌仍然存在于根管壁和充填材料之间，使根尖周炎持续存在。在一例侧切牙病例中，根管治疗2年后，根尖周透射影明显减小，但是在随后19年的随访中，虽然患牙无任何症状，但是根尖周病变未完全愈合（图9-14a～h）。通过根尖手术去除根尖和根尖周病变组织，然后在显微镜下观察。尽管经过大号器械预备，根尖区的根管壁仍存在未预备的部分，且被大量坏死碎屑覆盖（图9-14n、o）。在根管壁和充填材料之间不同的水平上可观察到局限的细菌群落（图9-14q～s）。在牙本质小管不同深度内也可以观察到细菌的存在（图9-14t）。很显然，即使细菌看似被充填材料"包埋"，仍存在到达根尖周组织的*体内*通道。经过该通道，组织中的营养物质渗入根管，细菌产物扩散至根尖周组织中，从而使根尖周破坏和炎症反应持续存在。

这个病例表明某些细菌有能力适应根管治疗后的恶劣环境。根管内残存的细菌必须能耐受根管消毒（机械化学预备和根管内封药）导致的剧烈的生态环境变化。此外，为了在充填后的根管中生存，细菌必须适应营养匮乏的状况。并不是所有种类的细菌都能在这样严苛的环境中生存。在此病例中观察到的细菌，必然是那些能存活的少数菌种中的一部分。

不同的细菌培养研究均发现，根管治疗后根尖周病变持续存在的患牙根管中，存在有活力的细菌细胞，这表明细菌的营养来源是从根尖区渗透至根管中的液体[27,28,35]。事实上在持续性根尖周炎患牙的组织切片上，可观察到被染色的残留细菌，表明在活检时，细菌可能是有活力的[10]。对于大多数细菌，在这些条件下存活的能力至关重要，因为营养匮乏周期出现得非常频繁，而且有可能持续时间很长。细菌可以克服营养匮乏的状况，并具有很多调节机制以适应不断变化的环境。Siqueira和Rôças[25]发现并描述了某些调控基因。总之，根

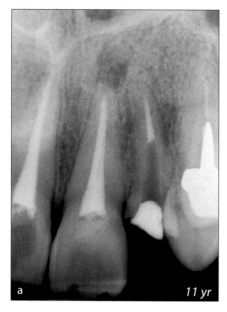

图9-13 （a）21牙因牙髓坏死行根管治疗，11年后拍摄X线片。根尖周病变未明显改变，术后的整个随访期间患牙无任何症状。临床检查显示患牙扣诊和叩诊无疼痛。患牙行根尖切除和倒充填。整个根尖周病变与根尖在手术中一并切除，行组织学检查。（b）经过主根管和根尖孔的切片。在根管的根尖部分可观察到组织碎片（HE染色，放大25倍）。（c）（b）中切片相邻的切片（Taylor改良B&B染色，放大25倍）。（d）（c）中箭头所指的根管壁，可见细菌生物膜黏附于根管壁（放大630倍）。

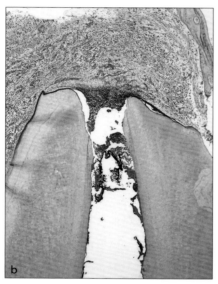
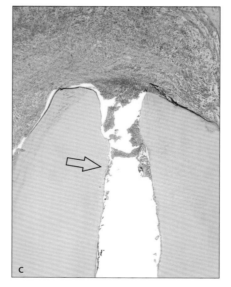
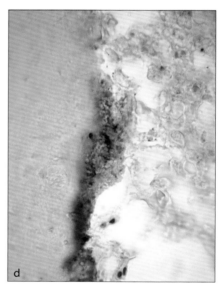

管内残留细菌是死亡还是存活，取决于能否在根管系统中获取营养以及细菌对营养匮乏环境的耐受能力。

有观点认为完善的根管充填可以"包埋"机械化学预备后残留的细菌，阻断根尖周组织来源的营养，导致细菌死亡，而组织细菌学研究结果对这一理念提出了挑战。研究表明，根充时细菌培养阳性的根管治疗成功率显著低于细菌培养阴性的根管，这进一步对"包埋"理念的正确性提出质疑[28,36,37]。

理解根管治疗失败的原因对提高根管治疗技术水平非常重要，我们可以据此采取更好的策略来规避失败的原因。比如，图9-1中的病例指出了根尖周炎病例中增加根尖预备尺寸的必要性。伴大范围根尖周病变的下颌中切牙行根管再治疗，发现并处理了遗漏的舌侧根管。1年后，根尖周透射影没有变化，患牙出现症状（图9-1c）。患牙行根尖手术，根尖和病变组织的组织学检查显示大量细菌定植于器械未接触到的根尖部根管壁上（图9-1h、i）。对于器械预备过的根管壁，其牙本质小管内也存在大量的细菌（图9-1g）。有趣的是连续的组织切片显示生物膜向牙根外表面延伸（图9-1j、k）。

图9-2中的病例证实台阶阻碍器械充分预备至根管全长（图9-2e），造成根管充填后细菌感染持续存在，最终导致治疗失败（图9-2f）。该病例证明之前提到过的操作失误（本病例中是台阶的形成）是根管治疗失败的间接因素，阻碍根管内感染的彻底清除，而根管内感染才是根尖周炎持续存在的直接原因。

Ricucci等[10]报道了一例细菌定植于异常部位，引起持续性根尖周炎的病例。该病例中侧切牙的根尖周病变在治疗3年后明显缩小，但是术后10年随访检查时，发现病变无明显变化（图9-15a、c）。整个随访期间，患牙无任何症状，组织切片显示根管内和根尖分歧中并无细菌存在，但是在根尖孔水平、根充物的根尖方存在大量的细菌菌落，邻近大量的多形核中性粒细胞（PMNs）（图9-15d~f）。这一位置是牙髓组织和牙周组织的解剖交界处，多数菌种会死亡。这是因为与死髓牙的根管内环境不同，这一区域存在丰富的血液循环，含有大量的防御细胞和分子。在这样的情况下，我们可以推断，生物膜中的细菌已经具备了抵御吞噬作用和其他宿主防御机制的能力[10]。

Ricucci和Langeland等[38]报道了另一例不常见的细菌定植导致根管治疗失败的病例。上颌尖牙的根管长期暴露于口腔环境中（图9-3）。根管治疗1年后，患牙仍有症状（图9-3a~c）。根尖手术后，可观察到体积较大的"植物细胞"，可能是由于食物残渣进入了长期暴露于口腔环境的根管中，经机械预备被进一步压入根管的根尖部分（图9-3e、f）。在这些细胞的胞质中可观察到细菌聚集体（图9-3g、h）。

当前的根管消毒方法很难，甚至不可能接触并清除位于根管峡区、根尖分歧、根管壁不规则区域和牙本质小管内的细菌（第8章，图8-13）[10,23,24,39,40]。

Nair等[39]开展了一项体内研究，对下颌磨牙近中根进行一次性根管治疗，包括机械预备、次氯酸钠冲洗和根管充填，然后即刻行根尖手术。在16例病例中，14例可见细菌残留。细菌以生物膜的形式存在于未被预备的主根管壁凹陷处、近中两根管之间的峡区和侧支根管中。

Vera等[41]近期在一项体内研究中，分析了一次法和两次法根管治疗对于伴有原发性根尖周炎的下颌磨牙近中根管系统中微生物状态的影响，而这些患牙由于牙周病或修复原因具备拔牙指证。镍钛器械预备根管，次氯酸钠冲洗，洗必泰终末冲洗，氢氧化钙封药（二次法），热牙胶连续波技术充填。患牙拔除后行组织细菌学分析。实验结果显示，与一次法相比，使用氢氧化钙诊间封药的两次法根管系统中细菌数量更少。没有进行诊间封药的患牙，残留细菌常大量存在于根尖分歧、峡区和牙本质小管中。根尖分歧和峡区未被彻底充填。

其他根管治疗失败相关的组织学研究证实，定植于侧支根管、根尖分歧中的细菌常不受治疗的影响[10,23,24]。

图9-4中的病例证明了细菌大量定植于根尖分歧中是根管再治疗失败的病因之一。该上颌第一磨牙行根管再治疗1年后，颊侧再次出现窦道。近颊根尖的组织学检查显示根管解剖非常复杂，具有3个较大的根尖分歧，其管腔均被厚层生物膜占据（图9-4c~e）。值得注意的是，生物膜有延伸至牙根外表面的趋势（图9-4d）。

图9-5展示了1例难治性根尖周炎病例，该上颌第一磨牙近颊根根尖分歧中可见生物膜。尽管在手术显微镜的辅助下，临床上只能寻找到1个近颊根管（图9-5b）。术后1年，根尖周病变增大，患牙出现症状（图9-5c）。患牙行根尖手术。随后的组织病理学检查可见一些被碎屑和细菌占据的根尖分歧和不规则区域，其中可见钙化物（图9-5d、e）。这表明冲洗液并不能进入如此复杂并且距主

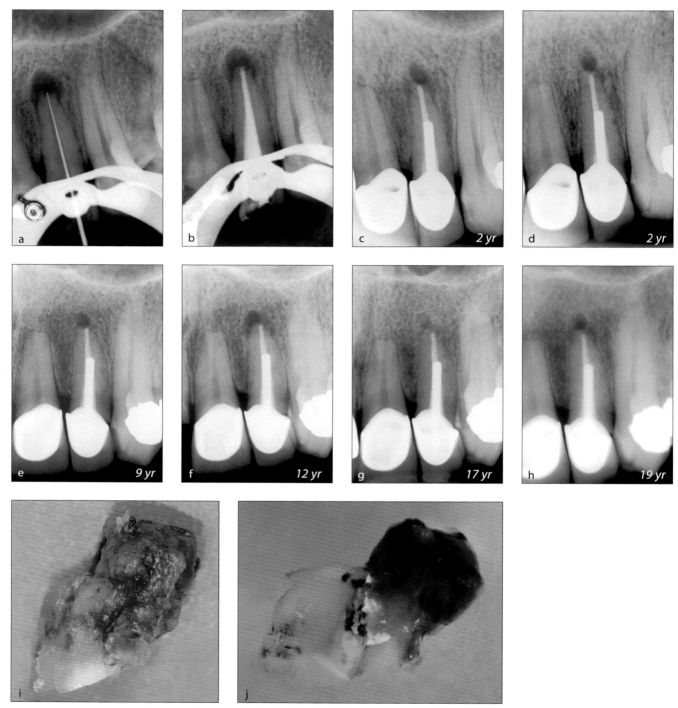

图9-14 （a）38岁女性患者，其上颌侧切牙牙髓坏死伴根尖周炎。患牙无症状，扣诊和叩诊阴性。去净龋坏组织，开髓。确定工作长度后，使用GG钻预备冠2/3，根尖1/3预备至60号K锉。根尖有吸收。（b）封药1周后充填根管。（c）术后随访2年拍摄的X线片显示根尖周透射影较术前显著缩小。（d）术后随访4年拍摄的X线片显示，根尖周病变缩小，但仍然存在。患牙无症状。（e和f）术后9年和12年，根尖周透射影一直存在。（g）术后17年，可见根尖周透射影明显缩小。（h）术后19年，根尖周透射影增大。患牙在整个随访期间无任何症状。临床和影像学检查发现患牙远中龋坏。患牙需更换修复体，行根尖手术。（i）将根尖及附着其上的根尖周病变组织一并切除，后者大部分位于根尖腭侧。（j）石蜡包埋前将根尖透明化处理。

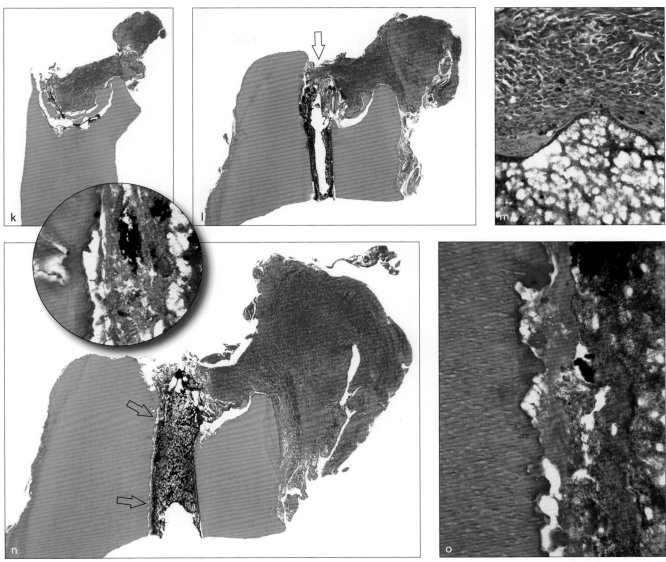

图9-14续　（k）未经过根管的切片，可见根尖明显吸收（HE染色,放大16倍）。（l）经过根管的切片，可见根充材料超出根尖（放大16倍）。（m）（l）箭头所指的材料/组织接触表面，可见大量慢性炎性细胞聚集（放大400倍）。（n）经过根管中央的切片（放大16倍）。插图为（n）中上方箭头所指的区域（放大400倍），根管壁和充填材料之间可见牙本质碎屑存在于大块组织碎片中。（o）（n）中下方箭头所指的区域。根管壁并未被器械接触，根管壁和充填材料之间有一厚层坏死碎屑（放大400倍）。

根管较远的区域中。主根管中并未见细菌存在。

　　Ricucci和Siqueira等[23]在一篇病例报告中指出，侧支根管以及牙本质小管中的细菌是正向根管再治疗失败的原因之一。这是一例伴有持续性根尖周炎的病例，在根尖周病变愈合前需要很多非手术和手术措施介入（图9-6）。28岁女性患者，其侧切牙经正向根管治疗和随后的根尖手术后，仍存在大面积根尖周病变（图9-6a、b）。患牙行非手术

根管再治疗，氢氧化钙封药75天后充填根管（图9-6c、d）。然而，18个月后，病变仅略微缩小（图9-6e）。治疗后第4年，患者因为症状复发再次就诊（图9-6f），X线片显示，病变范围没有明显变化（图9-6g）。因此患牙行根尖手术，将根尖和根尖周病变组织一并切除（图9-6h）。根尖手术4年后，再次进行临床和影像学评估，X线片显示病变完全愈合（图9-6i）。对根尖周活检样本进

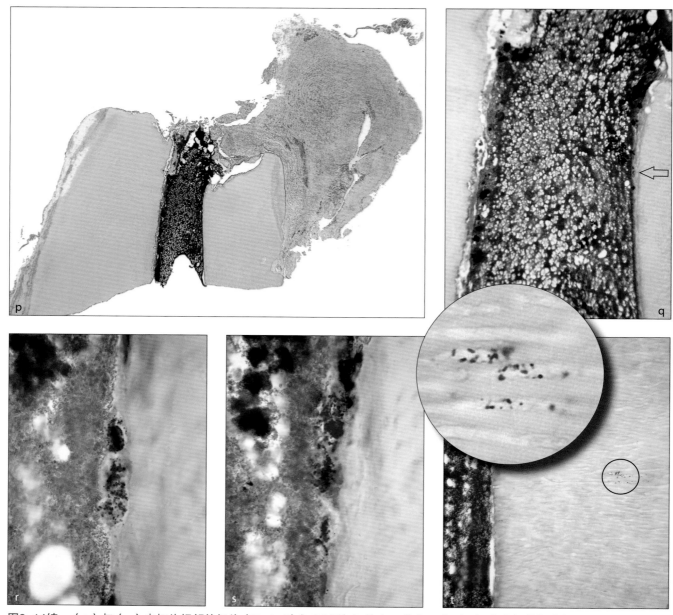

图9-14续　（p）与（n）中切片相邻的切片（Taylor改良 B&B染色,放大16倍）。（q）（p）中根管根尖部分的细节图（放大100倍）。（r）（q）中箭头所指的根管壁区域，可见细菌定植于根管壁和充填材料之间（放大1000倍）。（s）根管壁表面的另一区域。一些较小的细菌菌落 "包埋"于充填材料和根管壁之间（放大1000倍）。（t）细菌定植于牙本质小管中达一定深度（主图：放大100倍；插图：放大1000倍）。（经Ricucci等10授权引用）。观点：尽管根管预备的最终号数为60号，但是很多根管壁仍然没有接触到，我们需要重新考虑一些主张根尖预备不超过20号或者25号的根管预备技术。根管壁和充填材料之间存在细菌菌落，让我们应该反思以下普遍观点，即充填材料可"包埋"根管机械化学预备后存活的细菌，阻断其营养来源，使其最终死亡。

行组织病理学和组织细菌学检查，该病变诊断为囊肿（图9-6p、q）。细菌存在于牙本质小管和银汞冠方的侧支根管中是该病例失败的原因（图9-6j、o）。该病例表明，复杂的解剖结构使根管消毒很难达到与根尖周组织愈合相匹配的水平。冲洗液和根管内药物都不能到达这些复杂的区域内，然而该区域中的细菌能够得到来自残余坏死组织和组织液的足够营养物（图9-6l）。

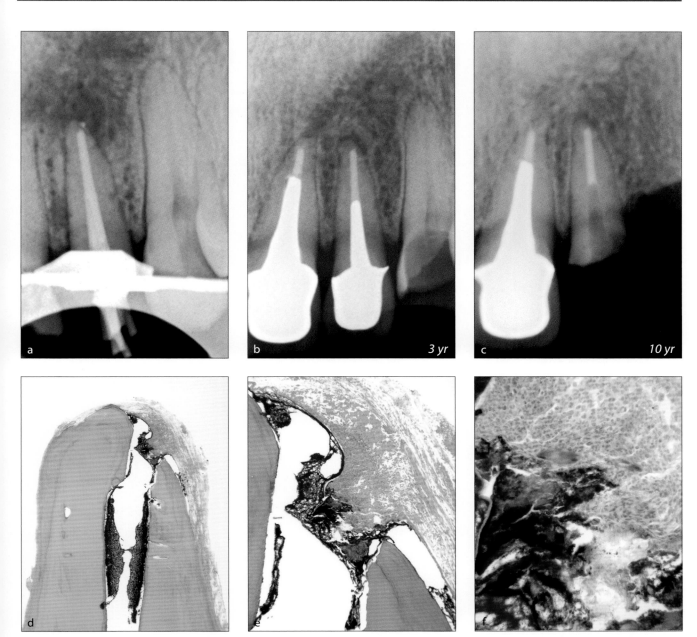

图9-15　（a）40岁女性患者，其上颌侧切牙牙髓坏死，伴根尖周病变，患牙无任何症状。氢氧化钙封药2周后充填根管，铸造桩和金属烤瓷冠修复患牙。（b）随访3年后拍摄的X线片显示根尖周透射影显著缩小，但是仍然存在，患牙无症状。（c）10年后，患者因修复体脱落就诊，临床检查显示患牙继发龋，X线片显示根尖周透射影无明显变化。随访期间患牙无任何症状，因无法修复而拔除。（d）经过斜向根尖孔的切片，可见根尖孔开口于根管侧方（Taylor改良 B&B染色，放大25倍）。（e和f）进一步放大根尖孔（放大100倍和400倍）。根尖孔中可见大量细菌菌落，散在分布于充填材料中，与密集的多形核中性粒细胞接触。这是唯一能观察到细菌的区域，根管的其他区域都观察不到细菌。（授权改编自Ricucci等[10]的研究）

图9-7中展示了另一个根管内残留细菌导致根管治疗失败的病例。该中切牙行根尖手术，对切除的根尖进行组织学检查，显示牙骨质与牙本质分离，在牙骨质中可见多条裂纹。细菌定植于裂纹中（图9-7b～d）。常规根管治疗显然无法有效处理这种位置的感染。在根管内可以观察到细菌以及品红染色的异常结构。在这些结构中，并不能辨别出典型的细菌细胞（图9-7e、f）。牙髓坏死伴根尖

周炎的患牙根尖周炎症组织中可以观察到类似的结构，文献中未见相关描述。虽然推测该结构可能来源于细菌，但是它们的性质以及在根尖周病变发病机制中的作用仍有待研究。这将在本章后面的内容中讨论。

通过组织病理学和组织细菌学研究这些病例发现，根管治疗后，根尖分歧和侧支根管中的细菌营养来源并未改变[10,23,24]。显然，无论主根管内的感染是否被彻底清除，位于这些部位的残留细菌仍可以直接进入根尖组织，产生持续的根尖周炎症。

虽然对持续性根尖周炎患牙的组织学分析会看到一些"令人沮丧"的事实，但是大部分的根尖周病变可通过高质量的根管治疗得以根治。从预后的角度来看，其原因与两个非常重要的因素有关。首先，在根管治疗时根管的根尖部分和根尖分歧中组织的组织病理学状态。即使是根尖周存在透射影，根尖区和根尖分歧中的牙髓组织虽然处于炎症状态，但是仍可能存在活力。在这些情况下，细菌不会定植于这些区域（见第4章）[3]。在这些病例中，根管治疗可以控制主根管的感染，然而通常难以预备到的根尖分歧，而根尖分歧中含有接受牙周血管营养的活性结缔组织（感染或未感染）。坏死/感染沿根尖方向或是通过侧支根管向根侧牙周组织的进展，是一种取决于时间因素的、渐进性过程。因此，临床上不要延误根管治疗的时机，应及时介入治疗，去除坏死和感染的牙髓组织，预防细菌定植至器械和抗菌药物难以到达的区域。在临床条件下，我们不知道根管的根尖部分和根尖分歧的组织病理学状态，因此为获得最理想的治疗效果，应适当并认真地对死髓牙根管进行消毒。

第二个取得理想预后的关键因素是存在简单的解剖结构，具有单根管，没有根尖分歧和其他不规则结构，比如峡区和凹陷。一部分根管具备这种理想的解剖结构[3]。

总之，存在于根管治疗难以到达区域内的细

菌，是持续性根尖周炎的主要原因。然而，必须强调的是，在根管预备和根管内封药后残留于根管内的细菌并非总会产生持续性根尖周炎，因为在充填时根管内还存在细菌的病例也有可能愈合[36,37]。以下几点可以解释这些病例愈合的原因[25]：

- 在根管充填后，由于充填材料的毒性、营养来源中断或者细菌生态环境破坏，残留细菌可能会死亡。
- 残留细菌的数量和毒力可能低于可以维持根尖周炎症的临界阈值。
- 残留细菌可能位于与根尖周组织不相通的部位。
- 已耐受根管治疗，充填后仍然存在于根管内的细菌，能够影响根管治疗结果：
- 它们有能力耐受营养匮乏周期，以微量营养物质为生，进入一种休眠状态或低代谢活性状态，当营养来源重新建立时，它们会再次生长繁殖。
- 它们可以耐受根管治疗引起的细菌生态环境变化，包括群体感应系统、食物网/食物链、基因交换和生物膜防御结构的破坏。
- 它们在数量上达到了造成宿主损害所必需的密度阈值。
- 它们可以通过主根尖孔、侧副根尖孔或者穿孔进入根尖周组织。
- 当环境改变时，它们释放的毒力因子可以达到足够的浓度，直接或间接损伤根尖周组织。

需要强调的是，宿主对感染的抵抗力也至关重要，也可能是决定性的反应机制。

根尖周炎治疗后所观察到的异常结构

我们在未经治疗的原发性根尖周炎患牙中可以观察到，正常染色的细菌聚集体和一些无定形的、品红染色的非细胞结构。后者位于根尖孔和根尖周组织中，周围可见大量炎症细胞（见第4章：图4-16c ~ f；第5章：图5-9c ~ g）。它们的来源以及在原发性根尖周炎发病机制中所起到的作用尚不得而知。

图9-5和图9-7中展示的根管治疗失败病例中也观察到了类似结构。除了细菌生物膜，这些病例中也含有品红染色的异常结构。在一些罕见病例中，这些结构是在没有细菌的情况下发现的，表明这些形态各异、孤立存在的异常非细胞结构，可能在维持根尖周炎症中具有重要作用。除了在根尖囊肿上皮相关内容中描述的Rushton小体，文献中并未报道过与我们发现的这些结构类似的小体。我们将在此描述两个病例，展示这些结构的不同外形和出现部位，并且讨论它们可能造成的生物学影响。

病例讨论

第一个病例是1颗牙髓坏死的上颌第一前磨牙，因根尖脓肿行根管治疗。术后随访6年期间，患牙无任何症状，但是由于大范围龋坏而被拔除（图9-16a~e）。然而在整个观察期间，患牙最初小面积的根尖周透射影一直存在（图9-16e）。拔牙后对根尖进行组织学检查，发现无定形结构突入一条根尖分歧的管腔内，周围可见大量PMNs（图9-16f~h）。细菌染色发现部分无定形结构被品红染色，但是没有显示细菌形态（图9-16i~k）。而在其他根尖分歧的管腔内可观察到典型的细菌细胞（图9-16l）。

第二个病例中，无定形小体存在于根尖孔水平和根尖周组织中。该上颌侧切牙因根尖周病变和颊侧窦道行根管治疗。根管封药后窦道愈合。随访1年、3年拍摄的X线片显示根尖周透射影明显缩小（图9-17a~d），患牙无任何症状。然而随访6年拍摄的X线片显示，根尖周透射影与上一次随访相比并没有变化（图9-17e）。该病例治疗失败，行根尖手术。将根尖连同病变组织一并切除，并保持其原始空间位置关系（图9-17f~i）。令人惊讶的是，组织切片显示根管内和根尖周组织中并未发现

细菌形态，但是在根尖周炎症组织中发现了无定形小体。通过改良Brown & Brenn染色技术，发现这些无定形小体以大小各异的不规则结构出现在某些区域，由一个包含无定形颗粒物且或多或少伸展的中央区域和明显分层且品红染色阳性的外周部分构成（图9-17l~n）。在一些切片中，这些无定形小体为多环状且呈现菜花样结构（图9-17m）。在部分区域中，这些无定形小体以棒状或小团块状形式出现（图9-17o）。这些结构周围是含有成纤维细胞和单核细胞的慢性炎症组织（图9-17l~o）。多核异物细胞有时也会在无定形小体附近出现。经过根尖孔的切片显示根尖孔被一大块无定形物质完全充满，这些无定形物质倾向于在牙根外表面延伸，并且与牙骨质紧密连接。在根尖周炎症组织中，一些多核细胞的细胞质由于吞噬了大量外来物质而体积明显增大（图9-17p）。

从上述异常组织切片中，我们发现了大量问题并且必须从临床角度进行分析。首先，根管和根尖周炎症组织中都不存在细菌，这一发现非常有趣。而且，我们发现了以往文献中从未报道过的异常结构，该异常结构似乎与治疗6年后根尖周病变虽缩小但未完全愈合有关。这些异常结构可能对组织有刺激性，其周围的慢性炎症反应可以证明这一点。稍后我们会讨论这些异常结构的来源。我们推测它们可能是细菌的细胞外产物，当细菌细胞经治疗或被免疫系统杀灭后，它们仍然存在。在这个病例中，它们可能是细菌生物膜基质的"残骸"，尽管没有活的细胞，细菌毒力因子仍然存在，维持适度的炎症反应。

根据这一推测，人们可能会提出一个有趣的问题：如果当时没有进行根尖手术而继续观察此病例，临床表现将会有何进展？如果根管内不存在残余感染，病变是否最终会愈合？

这些问题仍未得到解答，但是临床观察为我们提供了一些与上述情况类似的病例。图9-18的

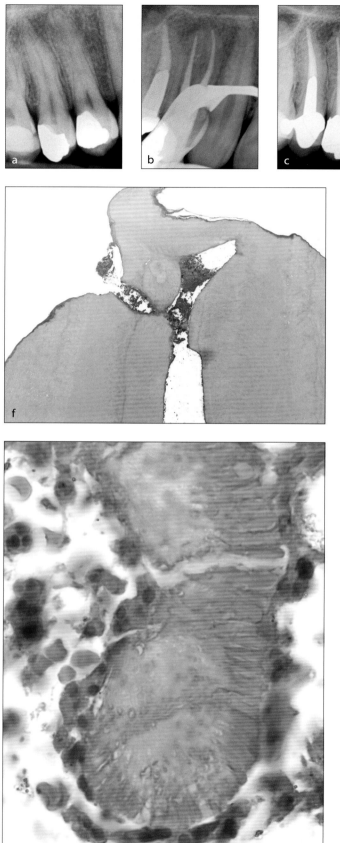

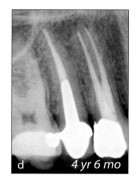

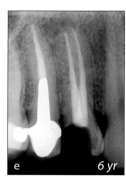

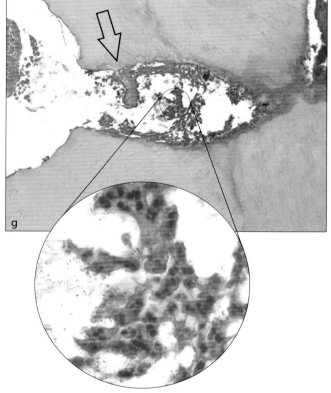

图9-16 （a）上颌第一前磨牙，牙髓坏死伴根尖脓肿。（b）急症缓解后，患牙行根管治疗。氢氧化钙封药2周后充填根管。（c）随访1年后，患牙没有任何症状。X线片显示根尖周骨小梁轻微变化。（d）随访4年6个月后，患牙仍然没有任何症状，但是根尖周透射影仍然存在。（e）随访6年后，患牙因充填物脱落及继发龋就诊。患者无自发或者激发症状。患牙因无法再修复而拔除。（f）颊根根尖。经过根管中心的切片，可见位于根充物根尖方的两个较大的根尖分

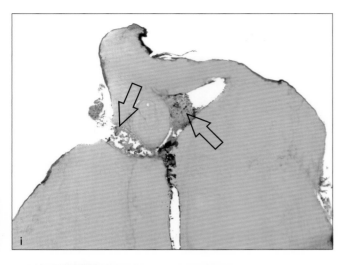

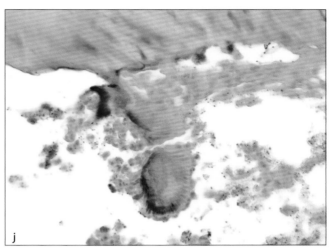

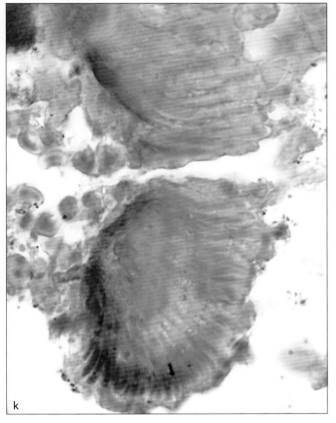

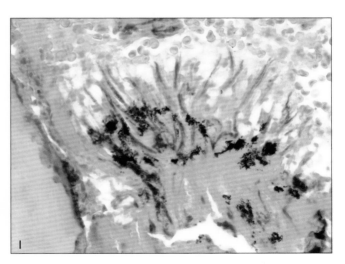

歧（HE染色，放大25倍）。（g）（f）中左侧根尖分歧的细节图，可见含有大量中性粒细胞的炎症组织。在邻近出口处，可见底部附着于管壁的细长形结构伸入管腔内（箭头所示）（主图：放大100倍；插图：放大400倍）。（h）在高倍镜下（放大1000倍），该结构由朝向外周的平行小体组成。此结构完全被中性粒细胞围绕，并将其吸引至表面。此结构很可能为细菌来源。（i）（f）中切片相邻的切片（Taylor改良B&B染色，放大25倍）。（j）左侧箭头所指的根尖分歧中的结构（放大400倍）。（k）高倍镜下（放大1000倍），在一些细长小体中仅观察到少量品红染色的细菌。（l）（i）中右侧箭头所指的右侧根尖分歧的中心区域（放大400倍）。结晶紫染成蓝色的细菌聚合体定植于细长结构中，周围可见炎症细胞。观点：轻微的根尖周透射影保持6年没有变化，即使患牙没有症状，也应该认为其根管治疗失败。组织学检查发现根尖分歧中存在残留的感染。

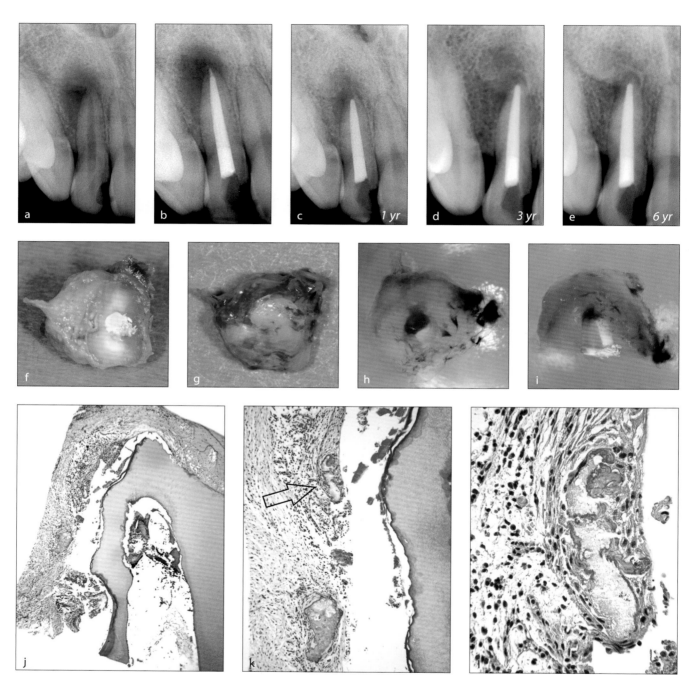

图9-17 （a）27岁男性患者，因上颌侧切牙自发痛就诊。口腔检查显示患牙曾行复合树脂充填修复，现修复体松动并且叩痛明显。颊侧可见一窦道。X线片显示患牙根尖周大范围病变。（b）患牙拟行根管治疗。氢氧化钙封药1周，症状缓解，窦道消失，然后充填根管。（c）随访1年后，患牙无症状，X线片显示根尖周透射影缩小。（d）3年后，根尖周透射影仍存在，与第1年随访时相比并无变化。（e）随访6年后拍摄的X线片显示根尖周透射影仍然存在。患牙无症状。该病例根管治疗失败并进行根尖手术。（f和g）病变组织附着于根尖。活检样本的切面观和根尖观。（h）脱钙后透明化处理的样本。根尖观，注意根尖孔止于根尖侧方。（i）近中面观。（j）未经过主根尖孔的切片。部分病变组织从左侧根面分离，根面似乎存在一些物质（Taylor改良B&B染色，放大25倍）。（k）组织和牙根的界面（放大100倍），可见品红染色的无定形物质及其周围的炎症细胞。（l）（k）中箭头所指的结构（放大400倍）。该结构呈"菜花"状，外层红染，中心区域由品红染色阴性的坏死物质构成。

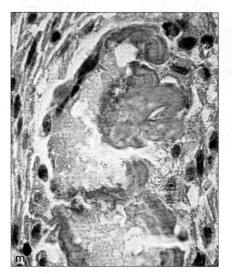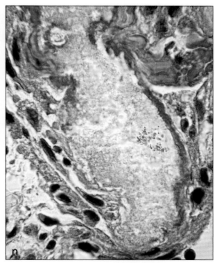

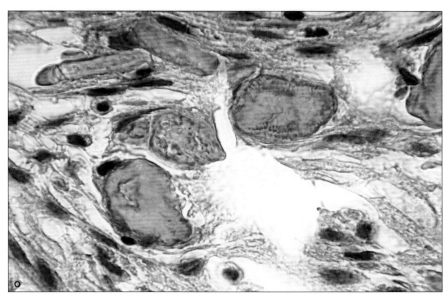

图9-17续　（m和n）（l）中结构的
上、下部分（放大1000倍），周围可见
慢性炎症细胞和成纤维细胞。（o）在
其他区域，该异常结构分裂成棒状或圆
形团块，周围可见炎症细胞（放大1000
倍）。（p）多核异物细胞。细胞质被
大量摄入的物质占据，细胞核移位到细
胞的一边（HE染色，放大1000倍）。
观点：根管或根尖周病变组织中并未发
现细菌。该异常结构会刺激组织。使用
当前各种技术手段，无法确定这些结构
的本质，但是它们很可能在维持根周病
变中发挥着重要作用。推测这些结构可
能来源于细菌。

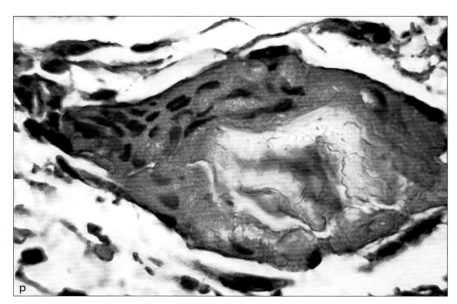

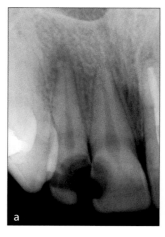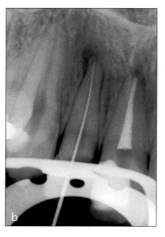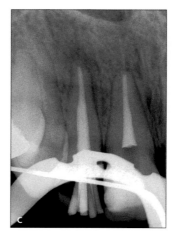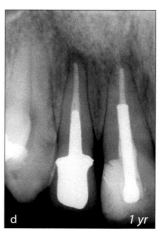

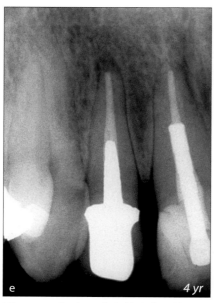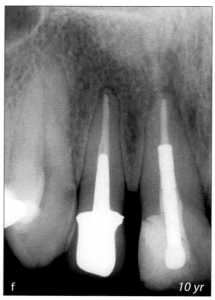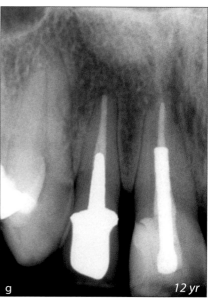

图9-18 （a）21岁女性患者，其上颌侧切牙牙髓坏死伴根尖周病变。患牙无症状。（b）治疗计划包括侧切牙和中切牙根管治疗。确定工作长度。（c）根管预备，氢氧化钙封药1周后充填。桩核及烤瓷冠修复。（d）随访1年后，发现根尖周透射影缩小。患牙无症状。（e）随访4年后，根尖周透射影进一步缩小。患牙仍然无症状。（f）10年后病变愈合，但是牙周膜增宽。（g）术后12年拍摄的X线片，可见根尖周结构完全正常。观点：根据国际标准，根管治疗4年后仍存在根尖周透射影，即认为治疗失败。但是该病例表明，在某些情况下，随访观察更长时间，根尖周病变有可能完全愈合。文中将会讨论这种延迟愈合的原因。

病例就是一个很好的例子。1颗牙髓坏死伴根尖周病变的上颌侧切牙，已行根管治疗的病例（图9-18a～c），1年后的第一次随访检查并没有发现明显变化（图9-18d）。4年后，根尖周透射影似乎略有缩小（图9-18e）。因为患牙无任何症状，所以决定继续随访。10年后，根尖周透射影明显缩小，但根尖区仍然可见牙周膜增宽。随访12年后拍摄的X线片显示患牙根尖周恢复正常，整个根尖周围的硬骨板连续（图9-18g）。在整个随访期间，患牙始终没有任何症状。

然而，普遍观点认为4年是病变愈合的最长期限[14]，我们应该意识到一些病例并不符合这一情况，因为有些病变会延迟愈合。以往研究认为愈合延迟可能与根尖周组织中的超充材料有关，因为异物反应使得非生物物质的清除较为缓慢，这可以解释根尖周透射影长期存在的原因[43,44]。然而与此相

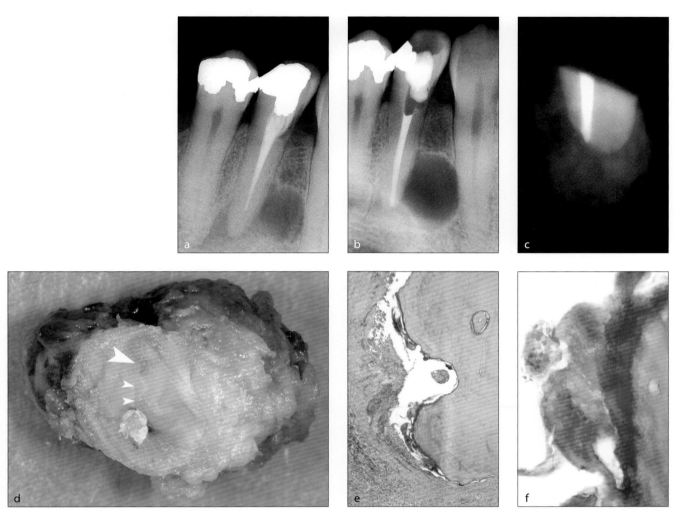

图9-19　（a）41岁女性患者的下颌第一前磨牙，8年前曾接受根管治疗，如今出现大范围根尖周病变。患牙无症状，行根管再治疗。（b）随访2年后拍摄X线片。根尖周透射影未变化。患牙叩诊轻度敏感。该病例治疗失败，拟行根尖手术。将根尖周病变组织连同根尖一并切除。（c）对活检样本拍摄近远中向X线片，可见治疗过的根管，其工作止点位于解剖学根尖孔，位置偏向颊侧，提示可能存在舌侧第2根管。（d）切面观。舌侧第2根管，通过峡区与颊侧根管相通。（e）经过一个根尖孔的切片。根尖孔周围覆盖着一层品红染色的物质。病变组织和牙根间的空腔是组织学伪影（Taylor改良B&B染色，放大50倍）。（f）放大（400倍）（e）中根尖，显示无定形层的特征。

悖的是，该病例中侧切牙的根尖周组织内未见根充材料（图9-18）。因此，我们推测异常结构可能是导致根尖周组织长期炎症反应的原因。只有当免疫系统将异常结构完全清除后，根尖周状况才会恢复正常，这需要时间，而该病例中患牙经12年随访根尖周才完全恢复正常。

　　另一例失败病例中，通过组织学检查发现无定形结构（图9-19）。该下颌第一前磨牙已行根管治疗，根尖周可见大面积病变，病变延伸至牙根近中面（图9-19a）。患牙行根管再治疗，但是2年牙根近中病变未发生变化（图9-19b）。将根尖连同病变组织一并切除。显微镜下检查并没有在根管内发现大量细菌定植（图9-19g），因此推测遗漏了舌侧根管（图9-19c、d）。牙根外表面可见一层无定形物质。细菌染色技术使这些物质被品红染色，并且在某些区域具有不同厚度（图9-19e、f）。根尖周病变中可见鳞状上皮衬里的囊腔（图9-19g、h）。在囊腔的某些区域可见无定形结构，该结构

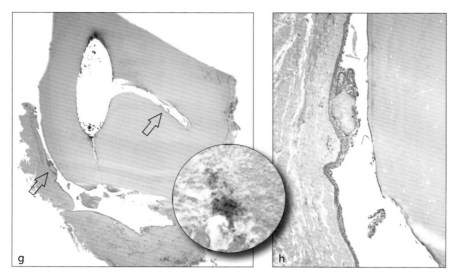

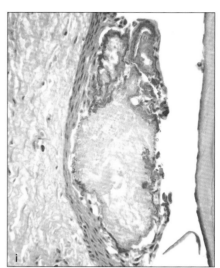

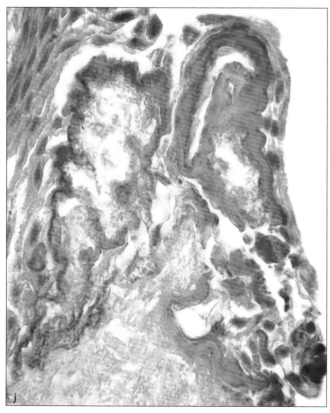

图9-19续 （g）距（e）中切片200层的切片，其经过已治疗的根管，包含朝向舌侧根管走行的峡区。根尖空腔覆盖着一层强染的组织（放大16倍）。插图中显示上方箭头所指示的峡区内的残余组织（放大1000倍），坏死组织中的细菌数量有限。（h）（g）中下方箭头所指的区域。该空腔可见上皮衬里，这是猜测病变为囊肿的原因。可见部分被品红染色的无定形结构，与上皮壁密切接触（放大100倍）。（i）高倍（400倍）镜下，此结构中心部分品红染色阴性。（j）高倍（1000倍）视野下，该结构表现为多环性特征。

呈多环状并且部分被品红染色，与上皮壁紧密连接（图9-19g～j）。该结构靠近囊肿上皮壁，因此在这种情况下，这些结构可能是Rushton小体。然而，一定要注意的是，图9-19j中的小体与图9-17m和图9-17n中的小体都不存在上皮组织，因此不能被诊断为Rushton小体。与之前病例类似，这些无定形结构似乎在维持根尖周炎中发挥着重要作用。

最后，图9-8p和图9-8q中的上颌侧切牙同时存在根管内和根管外放线菌样感染，其根尖周炎症组织中可见无定形结构。

异常结构可能的性质及作用

学者们通过光学显微镜对根尖周炎症组织内的无定形结构进行研究，并推测其可能来源。近期一项体外研究首次发现，这些无定形结构似乎与体内细菌结构类似[45]。有研究发现这些细菌微菌落具有一些常见形态，最初被描述为"纳米线状"、"蜂巢样结构"和"面纱状"[45]。通过研究生物膜，学者们发现细菌细胞与周围的一种细胞外聚合物（EPS），形成微菌落，其形态和结构由细胞间的传导信号决定，并受环境因素影响。最初怀疑这些结构可能是组织伪影，如今认为它们是可以重现的，因此这些结构是真实存在的。例如，表皮葡萄球菌最初以单浮游细菌细胞的混悬液形式在培养基中生长，直至第二天形成肉眼可见的白点。最初在扫描电镜（SEM）下观察到的平面结构，在接下来几天会形成六角形结构。而在这些六角形中可能会出现一些球菌样细胞，当这些结构成熟时，细胞可能彻底消失[45]。至于这些结构的功能，学者们认为它们可以支持和保护生物膜群落。例如，这些结构可能作为一种重要的毒力因子来帮助生物膜建立抵御宿主防御的屏障。

一方面，首次发现并描述这些结构的研究人员承认了一个尴尬的事实，这些结构其实早在1860年就在细菌学实验室中出现[45]，只不过是被遗漏了。事实上，目前为止发现能够产生这些结构的菌种是表皮葡萄球菌，一种人类皮肤共生细菌，或者铜绿假单胞菌，一种在环境中普遍存在的菌种。

体内根尖周炎症组织中的无定形结构，与体外细菌培养[45]产生的胞外聚合物是否类似，仍然需要研究来验证。如果可以证明这些无定形结构包含细菌组分（例如DNA或RNA碎片、脂多糖、肽聚糖）或其代谢产物，那么表明两者是类似的结构。

还有另外一种有关无定形结构来源的推测。有

可能是组织细菌学技术没能检测到细菌或者在操作过程中细菌丢失了（此技术对革兰阳性菌更敏感，有时候革兰阴性菌可能会被忽略）。

这些结构的本质仍待验证。使用免疫组织化学技术或分子生物学技术的研究（例如荧光原位杂交技术–FISH），可能对该问题有所启示，或许可以为将来的研究提供方向。

失败病例中的细菌种类

与原发性感染相比，根管治疗后疾病患牙中的微生物种类有所减少。经完善治疗的根管通常比未经完善治疗的根管所含的细菌种类要少[11,28,29,35]。在细菌密度方面，治疗后伴继发病变的根管中所含的细菌数量为$10^3 \sim 10^7$[30,46–48]。

无论使用细菌培养或分子生物学技术，粪肠球菌都是根管治疗后牙齿中最常检测到的菌种，在一些研究中，其检出率高达90%[11,27,28,30,35,49–51]。根管治疗后的牙齿比未经治疗的牙齿更可能检出粪肠球菌，前者约是后者的9倍[50]。事实上，经多次诊治和/或开放引流的牙齿中会再次出现粪肠球菌[52]，这表明粪肠球菌可能是一种能够定植于根管内并能抵抗治疗的继发性感染。这些细菌只会在口腔中短暂存在，可能来源于食物[53]。

尽管流行病学研究表明粪肠球菌与根管治疗后疾病具有相关性，并且粪肠球菌在不利环境中仍可生存的物种属性也支持这一发现，但其因果关系仍未得到证实。近年来，粪肠球菌是导致根管治疗失败的主要病原体之一观点已引起广泛争议，主要论点有以下几点：

- 在根管治疗后疾病患牙的微生物群研究中，所有病例均未发现粪肠球菌[54,55]。
- 即便存在于治疗后的根管中，粪肠球菌也很少是细菌群落中最优势的菌种[29,30,56]。
- 与治疗后未继发病变的牙齿相比，治疗后继发病变的牙齿中粪肠球菌并非更为常见[51,57]。

根管治疗后疾病患牙中的其他细菌包括链球菌属和一些厌氧菌属（非乳解假枝杆菌、丙酸杆菌属、龈沟产线菌和隐蔽小杆菌属）[11,27-30,35,56,58]。目前尚未培养的细菌种类占治疗后根管内所检出种类的55%[56]。治疗后患牙中的菌群特点因牙而异，这表明不同的细菌组合对在根管治疗失败中具有重要作用[29]。原发性感染中偶尔可发现真菌，但是念珠菌属，特别是白色念珠菌，在治疗后牙齿中的检出率高达18%[11,27,28,35,47,54,59,60]。

所有这些发现表明，根管治疗后疾病患牙的菌群比以往细菌培养研究预期的更为复杂。然而，其复杂性仍比不上原发性感染。

细菌数量与临床症状是否相关？

近期一项研究对一系列根管治疗后疾病患牙进行组织学检查，并且将检查结果与临床症状相关联[10]。样本来自24位患者，分为两类。第1类包含12例，患牙在整个术后随访期间均无任何症状，由于根尖周透射影持续存在而被归为失败病例。这些患牙从治疗到活检的平均观察期为7年5个月。第2类也包含12例，患牙在整个术后随访期间具有疼痛、窦道、脓肿及根尖周透射影。这些患牙的平均观察期为2年2个月。通过拔牙或者根尖手术获得样本，这些样本由根尖及其周围病变组织构成，并保持其原始的空间位置关系。对样本进行组织学处理，按照严格的程序，平行于根管长轴进行连续切片。根据临床症状存在与否，将组织细菌学观察结果与临床情况相比较。所有样本都具有根尖周炎。除了一个来自无症状组的样本，可能是超充物异物反应导致术前的活髓牙（未感染）出现术后根尖周炎，其他所有样本中，均发现细菌。在已治疗且无症状的牙齿中，可见细菌位于根管内，在充填材料和管壁间形成小菌落（图9-14r、s），并且侵入牙本质小管（图9-14t）或定植于根尖分歧中。在已治疗且有症状的牙齿中，细菌形成致密的生物膜，在部

分病例中将根尖分歧（图9-4c～e）或根尖孔（图9-2e、f）完全充满，并具有超出根管而向牙根外表面延伸的趋势（图9-1j、k、d）。这些生物膜周围可见大量PMNs。这些发现表明根管内细菌密度以及对根尖周组织的侵犯可能会导致临床症状产生。

根管外感染

随着根尖周病变的进展，机体内会形成一道屏障来防止微生物进一步扩散。骨组织被吸收且被含有防御元素的肉芽组织取代，例如细胞（吞噬细胞）和分子（抗体和补体分子）[61]。从组织学角度看，该屏障由单核细胞和PMNs聚集组成，它们位于根尖孔周围的组织中，但是也可以存在于根管的末端，抵抗细菌侵袭。更少见的是，有学者发现上皮条索在根尖孔增殖，形成"上皮塞"[3,26]。细菌细胞穿越该防御屏障且形成根管外感染是非常困难的。然而，根管内生物膜中累积的细菌产物可能会扩散进入根尖周组织并且维持病变。

急性牙槽脓肿是最常见的根管外感染形式，随着慢性炎症进展而获得的平衡被打破，毒力较强的细菌侵入根尖周组织，最终导致急性感染。这种不平衡可能是由于细菌数量和毒力增加，或者是由于机体免疫防御能力暂时下降。在脓肿中，细菌显然严重地侵犯了根尖周组织（详见第5章）。

临床观察表明这种类型的根尖外感染是一种短暂现象，而且明显依赖于根管内感染。一旦脓液排出（自发地或者手术切开排脓后），感染再次被限制于根管内，细菌侵害和免疫防御之间会重新建立平衡。

然而，还有其他两种形式的感染，它们可能会在根管外形成，并且独立于根管内感染。因此，即便是经完善治疗的根管，它们也可能在治疗失败中发挥重要作用。这两种不同形式的根管外感染包括：

- 细菌定植于牙根外表面形成的根管外生物膜。
- 根尖放射菌病。

通过细菌培养和分子生物学技术发现，一些常见的口腔细菌会出现于根管治疗后继发的根尖周病变中，这些细菌可能在顽固性根尖周病变的产生中发挥重要作用。然而，它们在疾病进展中的重要作用仍受到质疑，因为这些细菌可能只是根尖防御屏障暂时的浮游性入侵者。这并不意味着会形成根管外感染。另外，这些细菌究竟是来自病变，还是手术过程中或取样时病变污染的结果，这仍待商榷。大多数研究采用细菌培养[62,63,65]或分子生物学技术[64,66]对病变样本进行细菌鉴定，但是通过这些手段难以准确定位细菌所处的位置。仅有一项研究使用荧光原位杂交技术来定位和识别病变中的细菌[67]。位于病变周围的细菌，通常被认为是污染物。然而，在很多病例中，病变体部也可观察到细菌存在。这需要进一步确认，细菌是短暂存在还是已形成群落。

根管外生物膜

细菌定植于根尖外表面会产生生物膜，有时候生物膜会发生钙化并产生成牙石样结构，这与在牙周袋内常见的牙石类似（参考第5章，图5-11）。光学显微镜[15,68]和扫描电镜[69]已证实其以上情况。表示这一实体的术语"根管外感染"仅仅在语义及解剖学角度上是准确的。从病理学角度看，它只是根管内感染的延伸，突破根尖孔的界限并且造成更严重的感染。因此，在生物学上该生物膜是根管内感染的一部分，它只有附着于牙根表面才能存活，也不能在根尖周病变中繁殖。生物膜结构有助于菌群在极其不适宜生存的环境中存活。与其浮游形式相比，细菌以生物膜的形式附着于机体各个部位，对抗生素和免疫防御有较强的抵抗能力[70,71]。

从临床观点看，该实体具有重要意义，因为位于牙根外表面的感染超出治疗措施的范围。位于根尖外表面的牙石样沉积物可能是根尖周炎持续存在的直接原因[72-74]。

病例讨论

图9-9和图9-10展示的两个病例就是此类情况的例证。第一个病例是一位22岁患者，因两颗左上颌前磨牙大范围龋坏就诊。第一前磨牙近中龋坏，牙髓温度测试及电测反应阳性。第二前磨牙大范围龋坏，牙髓已坏死。颊侧根尖区可见窦道。患牙叩诊敏感，不松动，牙周探诊深度均小于2mm。X线片显示第二前磨牙冠部大范围龋坏及髓，并伴有大面积根尖周病变（图9-9a）。第二前磨牙拟行根管治疗。橡皮障隔湿后，去除所有龋坏组织，开髓，拍摄X线片确认工作长度（图9-9b）。根管预备后，干燥根管并使用无菌生理盐水调拌的氢氧化钙封药。治疗3周后，窦道仍然存在。再次打开髓腔，冲洗根管，氢氧化钙封药。以上操作重复了3次，每次间隔3周左右。随后冷侧压充填根管（图9-9c、d）。1个月后，患者因窦道复发再次就诊。建议行根尖手术。翻开全厚瓣后，切除根尖，对根尖进行倒预备，使用银汞倒充填（图9-9e）。完整地去除根尖周病变组织。3周后，患者因疼痛再次就诊，窦道仍未愈合。建议拔除患牙，并取得患者知情同意。患牙拔除后拍摄X线片评估根充质量（图9-9f）。将牙根浸泡在5%次氯酸钠溶液里15分钟左右，以去除残留在牙根表面的软组织，并且从近中面和远中面拍摄照片。近中面可见两个融合的牙根及纵向浅沟，根尖1/3分叉（图9-9g）。远中面可见一条深沟将两个部分分叉的牙根分开，部分根面覆盖着灰色和棕色的牙石样沉积物（图9-9h、j），手术中并未发现以上情况（图9-9k）。

第二个病例中，组织学检查可见生物膜附着在根尖外表面。51岁女性患者，第一和第二前磨牙间存在窦道，全科牙医将该患者转诊至牙髓专科医生，对右上象限区牙齿进行评估。由于第一前磨牙存在根尖周透射影，拟行根管再治疗。经多次根管预备及氢氧化钙封药后，窦道仍然存在，建议行根尖手术。

冷侧压充填根管（图9-10a）。考虑到患者的方便，手术在2天后进行。使用金刚砂裂钻切除大约3mm的根尖。

将根尖浸泡于透明处理剂中，在脱钙的最后阶段拍摄照片（图9-10b）。透明处理后的根尖显示其中一个根管牙胶超出根尖孔，另一根管欠充。根尖分歧也存在，但是无根充材料。根尖周病变的组织切片可见慢性炎症细胞（淋巴细胞、浆细胞和巨噬细胞）聚集，但是未见细菌定植。经过颊侧根管根尖区的切片，尽管该根管欠充，但是根尖狭窄处塞满碎屑，与根尖方散在分布慢性炎症细胞的活组织界线分明（图9-10c左侧插图）。腭侧根面覆盖着一层无定形组织，高倍镜下（图9-10c右侧插图）可见其最深处存在大量细菌细胞。经过腭侧根管的切片显示细菌定植于牙石样物质中。无定形物质（图9-10d矩形）的最深层可见细菌聚合体，内衬炎症细胞（图9-10f）。在根管壁与充填材料之间可见细菌群落。（图9-10d、e）。

这些牙石样结构是附着于牙根外表面的生物膜钙化所致。众所周知，龈下生物膜可发生钙化，其机制已被广泛描述[75]。前面展示的两个病例以及其他文献[72]报道的病例中，都存在窦道[72]。这表明液体通过窦道可在病变与口腔环境之间双向流动，唾液中的矿物质到达根管外生物膜并沉淀。矿物质的另一来源是骨质和牙骨质内的羟基磷灰石，可以分解并使这些组织周围富含钙和磷酸盐的液体增加。因此，即使没有和唾液接触，根管外生物膜也可能钙化。

这两个病例证实常规根管治疗或者抗生素无法清除牙根外表面形成的生物膜。这是因为器械、冲洗液和药物难以接触该结构中的微生物。一旦生物膜结构也能抵抗吞噬作用，这些钙化结构就能维持

根尖周炎症并且导致根管治疗失败。目前来说，只有根尖手术才可以成功治疗这些难治病例。

需要强调的是，根管外生物膜在根尖周炎患牙中的发生率非常低。Siqueira和Lopes[76]使用扫描电镜观察26颗存在原发性根尖周病变的拔除牙，他们发现细菌通常局限在根管内，只有一个病例（4%）在根管外发现微生物。在一项评估未治疗和已治疗患牙根管内外生物膜发生率的研究中，Ricucci和Siqueira[77]发现根管外生物膜的总体发生率只有6%。细菌定植于牙根外表面只是小概率事件。因此，根管外生物膜导致病例失败所占的比例非常小。

根尖放线菌病

完全独立于根管内感染的另外一种根管外感染是"根尖放线菌病"。在组织中，放线菌种生长为微小的或肉眼可见的群落，最大直径可达4mm[78]。放线菌群落有时候会通过窦道从软组织中溢出，而且由于它们的黄色外观，常被称为"硫磺颗粒"，虽然并没有明确的证据表明它们含有硫磺[63]。微观下，这些颗粒的丝状菌中央团块向外发散呈放射状外观，这就是其得名"放线菌"的由来。这些颗粒可以保护细菌，以抵抗吞噬作用和其他防御机制[78]。细胞壁伸出的菌毛状结构，有助于细胞聚集形成紧密结合的菌落[79]。放线菌集落常被多层PMNs包围。

放线菌能够在根尖周炎症组织中定植，并能够独立于根管内微生物而存活，从而阻止病变愈合，即便患牙已行适当根管治疗[80-84]。因此，人们相信根尖放线菌病可能是根尖周炎持续存在的直接原因。

这种缓慢的、进行性感染的病原体是放线菌属和丙酸丙酸杆菌种的革兰阳性菌[85]。将一株衣氏放线菌移植到实验动物结缔组织中的组织笼内，可以培养出典型的放线菌群[86]。有观点认为，根尖放线菌病的发生率比以往认为的更高[81]。有关根尖放线菌病的大多数研究是以病例报道的形式呈现，

只有少量研究涉及根尖周病变中根尖放线菌病的真实比例，发现根尖放线菌病大约占根尖周病变的2%~4%[80,83,87]。根尖放线菌病的细菌来源无疑是根管内感染。有关根管治疗后继发根尖周炎患牙中微生物群的大多数研究显示，*放线菌*种的检出率为3%~24%[27,28,35,88]。2%~8%已行根管治疗的牙齿中可分离出*丙酸丙酸杆菌*[28,35,54]，然而一项分子学研究发现超过一半的样本中存在*丙酸丙酸杆菌*[89]。由于根管内感染中*放线菌*种和*丙酸丙酸杆菌*检出率高于根管外感染，因此根管中存在以上菌属的病例中，仅有很少一部分会进展为根管外感染。

然而Ricucci和Siqueira[24]指出，目前尚无科学证据表明，在未伴发根管内感染的情况下，根尖放线菌病能够独自维持根尖周炎症。他们展示了一个根管治疗失败病例，通过对根尖周病变和根管进行组织细菌学分析，发现以上两个部位中都存在放线菌感染。根管外感染区域与根管内感染区域连成一片，尤其是根尖分歧中的感染。图9-8中详细描述了该病例。

他们就这一专题进行文献综述。经仔细分析后，他们发现那些认为根尖放线菌感染是根管治疗失败原因的研究和病例报道，都出现了相同的方法错误：这些研究仅仅分析了根尖手术或拔牙得到的根尖周病变样本，而没有对相应的根管进行细菌学分析[83,87,90-94]。即便已评估根管的细菌学状态，其数据也不具有说服力。一项研究发现，治疗过程中根管内脓液渗出的纯培养物中可反复检出*衣氏放线菌*[95]。该病例通过根尖手术才最终治疗成功，但是由于样本是从根管内提取，*衣氏放线菌*很可能定植在根管的根尖部分和/或根尖周病变内。在另一项研究中，根据免疫细胞化学检测结果，将两处未愈合的病变诊断为根尖放线菌病[80]。根管充填时，这些病例细菌培养结果为阴性。Sjögren等[84]报道了一个诊断为根尖放线菌病的持续性根尖周炎病例，通过对活检样本进行细菌培养和免疫细胞化学分析

发现，根尖放线菌病是由*丙酸丙酸杆菌*引起。充填时，根管细菌培养结果也为阴性。这两项研究表明根尖放线菌病可能与根内感染独立存在。然而，充填时提取的根管样本细菌培养结果为阴性，手术时根管的细菌学状态却不得而知。并且，细菌培养结果阴性并不意味着根管无菌。比如，Sjögren等[37]报道过一个充填时细菌培养阴性的病例，但是病变未能愈合。进一步细菌培养和显微镜下分析发现细菌存在于根尖周组织中。根尖的组织学分析显示根管已充填牙胶尖，而根尖处的一条侧支根管被细菌堵塞[37]。由于细菌取样的局限性，位于远离主根管区域的细菌，例如峡区和根尖分歧，通常接触不到，因此无法使用纸尖取样。即便提取了少量细菌细胞，由于检测方法的敏感性较低，细菌培养后仍然可能检测不到。

因此，对于感染患牙，未评估根尖部的根管系统，只针对根尖周炎症组织的单一分析不能准确地判定治疗失败的原因。根尖周活检样本中发现的放线菌很可能只是根管内感染的延伸。图9-8中的病例就是明显的例证。对根管进行细菌培养并检测，很可能得到阴性结果，因为位于根尖分歧的根管内感染，纸尖无法有效取样。正如大多数研究中所采用的方法，只对根尖周炎症组织进行组织学检查，研究者会得到根尖放线菌病"独立于根管内感染"这一结论。对根管和根尖周病变同时进行组织细菌学检查，可更完整并且更准确地理解根管治疗失败的可能原因。

综上所述，根尖放线菌病独立于根管内感染，并且是导致根管治疗失败的独立因素，这一观点仍存在争议，并有待进一步证实。

分子生物学研究已证实，根管内感染几乎存在于所有的根管治疗后疾病患牙中[11,29,30,56]。这表明持续性或继发性根管内感染是根管治疗失败的主要原因。使用细菌培养技术的研究已证实这一观点，但是并非所有样本都存在根管内感染[27,28,35]。分子检

测发现，几乎所有的根管治疗后疾病患牙，都存在持续性或继发性根管内感染，这也与根管外感染是造成治疗失败的独立因素这一观点相悖。

大多数与放线菌病有关的根管治疗后疾病，通过根尖手术或者拔牙都可获得良好的治疗效果。因此，对于此类疾病，显然没有必要长期全身使用抗生素。事实上，对于根管内感染产生的疾病，抗生素几乎不起作用或者作用有限，因为无法以有效浓度到达死髓根管的根尖部。此外，根管内外感染的连续性表明除了要刮除根尖周病变，还需要切除根尖，以彻底去除根管内和根管外感染。

冠方渗漏

研究表明，冠方渗漏会导致根充后的根管再感染，这可能是根管治疗失败的重要原因之一。流行病学研究结果激发了学者们对于研究冠方渗漏在治疗失败中作用的兴趣[96,97]，他们开展了大量的体外研究[98-107]。大多数研究使用的是冠方渗漏模型，容易得到不准确的结果[108,109]。然而，最新的间接证据似乎可以证明，冠方渗漏在再感染导致根管治疗失败中的作用并非那么重要。该证据基于以下两个方面：

1. 治疗失败的牙齿，其活检样本通常显示细菌位于根管的根尖1/3段，而并常见于根管全长[10]。如果冠方渗漏是治疗失败的主要原因，细菌应该定植于从冠部到根尖区的整个根管内。

2. 活髓牙治疗的成功率显著高于感染的死髓牙或者再治疗牙[6,110-113]。如果冠方渗漏是根管治疗后疾病的最主要原因，那么活髓牙、死髓牙甚至再治疗病例的失败率应该相近，但是事实并非如此[6,110-113]。

研究发现，即使在口腔内直接暴露很长一段时间，经充分预备和严密封闭的根管仍然可以抵御冠部细菌渗漏，这就使冠方渗漏是根管治疗失败重要原因的观点受到了进一步的质疑[114]。

然而，我们必须认识到，冠方渗漏不是导致根管失败的最常见的原因，但是并不意味着没有任何影响。根管治疗后牙齿修复的主要目的是恢复功能和美观（前牙），但在一些病例中，也可能由于冠方渗漏产生继发感染，最终导致治疗失败。类似这种情况的范例，是那些治疗时无根尖周病变，而随访一段时间后出现根尖周病变的病例。另一个范例是由于疾病复发而导致后期治疗失败的病例，根尖周透射影消失一段时间后又再次出现。在这些病例中，唾液的冠方渗漏可能是根管再次感染的主要原因[115]。

与超充相关的失败

当伴随感染时，操作不当通常会导致根管治疗后疾病。超充值得我们深入讨论，因为超充材料如何影响根管治疗结果仍然存在争议。有研究表明，根管充填材料的毒性对超充相关的治疗后疾病具有重要影响[116]。然而，也有研究表明，当感染不存在时，超充材料可能与根管治疗失败无关[8,18,37,80]。除了含有多聚甲醛的封闭剂或膏剂，大多数根管充填材料都具有生物相容性或者仅在未固化前具有细胞毒性[117-121]。因此，当没有伴随根管感染时，所有超充的现代根管治疗材料本身都不会使根尖周炎症持续存在。这是因为超充封闭剂导致的组织损伤通常只是暂时的，而不会持续存在。治疗前无根尖周炎症却超充的患牙，最终可获得较高的成功率，这进一步证实了以上观点[18,37]。

因此我们经常发现，少量的封闭剂超充并不妨碍临床和影像学上根尖周组织愈合（参考第7章，图7-31~图7-33）。但事实上，组织反应程度与超充材料的量成正比，而且即使是不存在感染的病例，过度预备仍会引起严重的根尖周组织损伤[38]。图9-20中展示了这种情况。一例活髓下颌磨牙，根管治疗术后拍摄的X线片上，可见一定量的根充材料和折断器械（图9-20b）超出近中根根尖孔，进入根尖周组织中。随访6个月后拍摄的X线片显

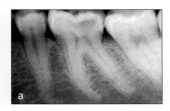
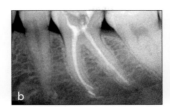
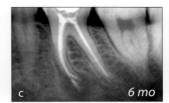
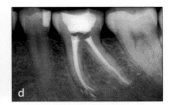

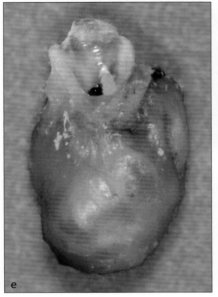
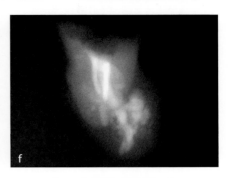
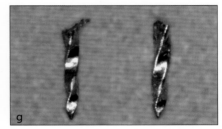
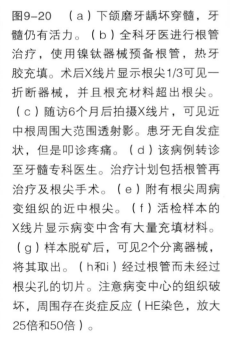
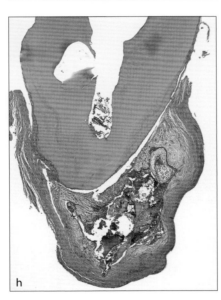
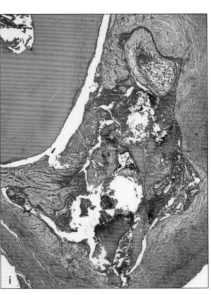

图9-20 （a）下颌磨牙龋坏穿髓，牙髓仍有活力。（b）全科牙医进行根管治疗，使用镍钛器械预备根管，热牙胶充填。术后X线片显示根尖1/3可见一折断器械，并且根充材料超出根尖。（c）随访6个月后拍摄X线片，可见近中根周围大范围透射影。患牙无自发症状，但是叩诊疼痛。（d）该病例转诊至牙髓专科医生。治疗计划包括根管再治疗及根尖手术。（e）附有根尖周病变组织的近中根尖。（f）活检样本的X线片显示病变中含有大量充填材料。（g）样本脱矿后，可见2个分离器械，将其取出。（h和i）经过根管而未经过根尖孔的切片。注意病变中心的组织破坏，周围存在炎症反应（HE染色，放大25倍和50倍）。

示超充材料周围大范围透射影（图9-20c）。该病例转诊至牙髓专科医生，拟行根管再治疗（图9-20d），然后行根尖手术（图9-20e）。对活检样本拍摄近远中向X线片，可见大量超充材料（图9-20f）。经过病变中心的切片显示了组织破坏程度，可见坏死物质及封闭剂与残余骨小梁混杂在

一起（图9-20h、i）。有意思的是，组织破坏区域与上皮壁界线分明，后者被肉芽组织包绕（图9-20i）。细菌染色发现根管和炎症组织内不存在微生物。PMNs不存在也间接证明了感染不存在。以上结果表明当存在大量超充时，组织破坏非常严重。当感染不存在时，此类损伤注定会随时间而恢复，因为

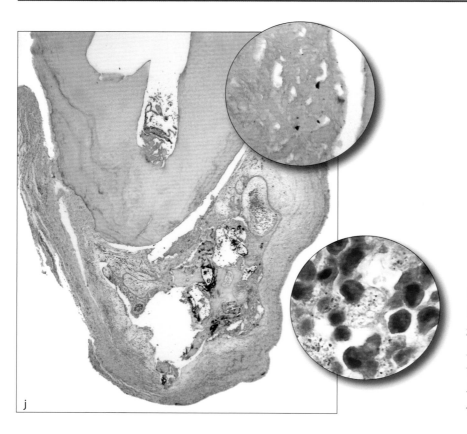

图9-20续 （j）与（h）中切片接近的切片。根管的根尖部分（主图：放大25倍；插图：放大400倍）可见坏死碎屑，但无细菌存在（Taylor改良B&B染色）。下方插图：封闭剂颗粒周围可见单核炎症细胞。不存在细菌（放大1000倍）。

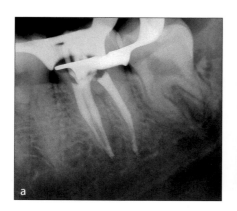

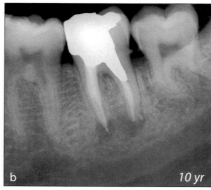

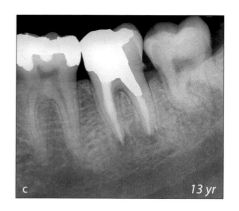

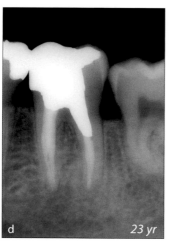

图9-21 （a）20岁患者的下颌第二磨牙，牙髓仍有活力。患牙行一次性根管治疗。术后X线片显示所有根管均超充。使用银汞修复患牙冠部。（b）随访10年后拍摄的X线片显示2个牙根周围大范围透射影。整个随访期间患牙无任何症状。触诊及叩诊阴性。部分超充材料已吸收。远中根管充填物现已局限于根管内，而部分超充材料从根尖分离并且向冠方移动。（c）随访13年后，根尖周状况并未改善。（d）随访23年后拍摄的根尖片显示根周病变完全愈合，超充物消失。患牙无任何症状。观点：根据国际标准和主流观点，初诊时为活髓且根尖周正常的患牙，治疗10年和13年后出现了严重的根尖周病变，表明根管治疗失败。经过相当长的观察期后，病变愈合，表明该现象的原因可能是机体对超充材料的异物反应，而非根管内感染。同时，也证实超出根尖孔的大量异物所造成的损害，经过长时间后有可能恢复正常。

宿主组织将继续清除损伤组织和异物，但是正常影像学和组织学状态的恢复还需要相当长的时间。

图9-21展示了类似超充病例在长期随访中的临床演变。该下颌第二磨牙为活髓牙，根管治疗后，从不同角度拍摄术后X线片，可见2个牙根均超充（显然不是很严重）（图9-21a）。随访10年、13年后拍摄的X线片上可见大范围根尖暗影以及根尖吸收影像（图9-21b、c）。患牙无任何症状，决定不进行下一步治疗。随访23年后拍摄的X线片显示超充材料已吸收和根尖周阴影已消失（图9-21d）。这些病例中出现的愈合延迟可能是由于超充材料引起的异物反应[43,44]。类似病例经长期随访观察到的这一积极演变，表明尽管患牙伴有与超充相关的小范围根尖周透射影，但是当患牙无症状时，不能视为治疗失败，因为经长期随访，很多病变可能会完全愈合[43,44]。

需要着重指出的是，即使根管预备时形成了根充挡，仍然可能会有少量封闭剂挤出根尖孔。这通常不会影响病变愈合。另一方面，根管预备和充填时未恰当控制操作的根尖止点，常会导致明显超充，应竭力避免这种情况。从生物学角度来看，虽然常用材料从长远来说可被吸收，但是这并不能成为造成不必要组织损伤的理由。

在以下情况中，与超充相关的根尖周病变通常会伴有根管感染：

- *根尖封闭不足*。大多数情况下，超充根管的根尖封闭并不充分。这是因为超充之前的过度预备，过分扩大并破坏了根尖孔。将充填材料填满并适应此类形态较差的根管的根尖部分是比较困难的，因此这些改变会导致根尖封闭较差。富含蛋白质和糖蛋白的组织液及渗出物，可能会沿着封闭不足的根尖充填物周围的渗漏通道进入根管，为残留微生物提供营养。这些微生物增殖且达到足够数量后就会引起或维持根尖周炎症。如果液体渗入既往未感染或经过恰当消毒无残留微生物的根管内，并不会引起或维持根尖周炎症。

- *感染的牙本质碎屑超出根尖*。超充后还可能出现另外一种现象：常位于超充之前的过度预备，不可避免地将感染牙本质或者坏死牙髓碎屑推入根尖周组织中。包埋于碎屑中的微生物，可抵御宿主防御机制。因此，它们可以在根尖周组织中存活并且引起或维持根尖周炎症。根尖周病变中的感染牙本质或牙骨质碎片与愈合延迟相关[122]。

根管治疗失败的非微生物因素

分子微生物学的尖端技术已经证明，绝大多数根管治疗失败的病例都与根管内或根管外感染有关。然而，基于少量病例报道，有些病变难以愈合可能是由于内源性或外源性非微生物学原因[21]。根管治疗后继发根尖周炎的内源性非微生物学原因包括胆固醇结晶和真性囊肿，外源性非微生物学原因可能与异物反应有关，比如超充的根充材料[10,38,123]、来源于纸尖或食物的纤维素颗粒[124,125]。

外源性因素

有学者认为，纸尖、棉絮或一些植物食材中的纤维素成分产生的异物反应，可能是某些病例中根管治疗后继发根尖周炎的原因[124,125]。纤维素是一种植物细胞壁的稳定多糖结构，既不会被人体吸收，也不会被防御细胞降解。因此，当它进入人体组织后，将会长时间存在并且引起异物反应。因此，当纸尖及其颗粒掉入或被推入根尖周组织中时，会引起异物巨细胞反应或维持已有的根尖周病变。棉絮也会出现相同情况。当牙冠严重破坏或牙齿呈开放引流状态，或是由于暂封物脱落导致根管暴露时，植物来源的食物颗粒（包含纤维素）将会无意中被推入根尖周组织。事实上，在以上所有情况中，都不能排除并发感染影响疗效的可能性。

内源性因素

有学者提出，胆固醇晶体可以引起异物反应并且产生无法恢复的慢性根尖周病变[126]。胆固醇结晶是由崩解的宿主细胞释放并沉淀累积而形成的。它们也可能来源于血脂。如果多核巨细胞不能有效清除胆固醇结晶，它们则会继续累积，通过这一机制，胆固醇晶体可以维持根尖周炎症。目前尚无证据表明胆固醇结晶可直接导致根管治疗失败，该观点只是一种推测。值得注意的是，大量的综述以及专著都在大篇幅地讨论胆固醇结晶在导致根管治疗失败中所起的作用，尽管这都是基于少量病例报道和较低水平的证据。

也有观点认为，"真性"囊肿，即上皮衬里的全封闭囊腔，经恰当根管治疗后也可能不会愈合[127]。该假设基于以下观点，即无论根管系统内是否存在细菌感染，"真性"囊肿会因其独立性而保持自身稳定[127]。然而，这一观点尚未被证实，目前也没有有效的手段来验证这种观点的正确性。如果这种囊肿形成的免疫学理论是正确的，一旦引起上皮增殖的原因消失，比如根管感染，"真性"囊肿便会愈合[128]。理论上经恰当的根管治疗后，根管内细菌得以清除，炎症便会消退，囊肿上皮失去了能够刺激其增殖并赖以生存的细胞因子、生长因子来源，最终导致上皮细胞凋亡，囊肿消失[129]。

因为"海湾"（或"袋状"）囊肿含有上皮衬里并与根管相通的囊腔，理论上它们比"真性"囊肿的感染风险更高。在囊腔内，从上皮迁移到囊腔的宿主防御分子和中性粒细胞攻击逸出根管的微生物。因为囊腔内的理化状态，宿主防御机制可能不能有效地清除微生物。囊腔内顽强的微生物细胞及其产物，可能会使经完善根管治疗患牙的根尖周病变持续存在。

在一项评估多个根管治疗失败病例的研究中，没有发现胆固醇晶体或真性囊肿与根管治疗后疾病的关系[10]。普遍观点认为，根尖周炎（无论是原发性还是继发性）是一种主要由微生物导致的疾病[5,10,11,46]。因此，如果非微生物学因素是导致根管治疗失败的原因，那么应该不会同时检测到微生物。然而，在病例报道或病例系列报道[21]中使用的显微技术敏感性较低以及其他一些技术缺陷也可能是没有检测到细菌的原因。

因此，目前尚无可靠的科学证据支持非手术根管治疗后真性囊肿无法愈合这一假说。唯一的证据只能来自对常规根管治疗无效的病例进行的手术活检。活检样本应该包括根尖及其根尖周病变组织，并且两者保持原始的空间位置关系。沿着根管纵轴对整个组织块进行严密地连续切片。活检样本可以放置在石蜡或者环氧树脂中，但是不能丢失任何组织部分，因此光电关联显微技术不适用于此。应该采用恰当的细菌染色技术。如果要证实真性囊肿是根管治疗失败的原因之一，那么在连续切片的各个层面上囊腔应该独立于根管，并且根管根尖部分和根尖分歧中不存在微生物。

根尖疤痕

根管治疗后未消失的根尖周透射影，可能是由于根尖疤痕组织的生成，且没有正常骨小梁再生。根尖疤痕的影像学表现可能会与根尖周病变相混淆。除了将根尖疤痕描述为一些无炎症细胞的致密结缔组织外，此类组织学研究无法得出结论，因为它们没有显示与根尖周组织相连续的根尖孔区域[21,82]。对于根尖疤痕需要更好的描述性和验证性研究。

根尖外科手术失败

根管再治疗后病变持续存在的病因，本质上与初次治疗后出现的或持续存在的疾病相同。对于手术治疗，病变持续存在通常与无法清除或封闭根管系统中的残留细菌有关，无法阻止它们进入根尖周组织。残留细菌和根尖周组织之间的直接交通可能遵循以下机制[23,130]：

- 根尖分歧和峡区中的细菌可能与根尖周组织直接接触。它们从根尖周组织中获得营养来生存、增殖并持续损害根尖周组织。
- 根尖切除术和/或牙骨质吸收后，感染的牙本质小管可能会暴露。
- 根尖倒充填材料封闭性不良可能会导致渗漏发生，为残留细菌提供营养，并且为细菌及其产物进入根尖周组织和持续产生炎症提供通道。
- 当根裂或根折发生时，如果裂纹与根管或者龈沟相连，细菌可能会聚集并且维持根尖周炎症，即使在一些根管封闭良好的病例中也会出现以上情况。

正如我们所知，根管内持续存在的感染也是根尖手术后根尖周炎的主要病因。

结语

1. 持续的根管内感染是根管治疗失败的主要原因。

2. 在一小部分病例中，根管治疗失败的原因是附着于根尖外表面的根管外细菌生物膜。这表明根管内生物膜可向外延伸，并且不受非手术根管治疗影响。

3. 无论根管内的微生物状态如何，根尖周炎症组织中的放线菌感染可能会导致持续的根尖周炎，这一推测还没有得到证实，并且仍存在争议。

4. 根尖周病变愈合延迟，可能是由于超出根尖的充填材料导致的异物反应。然而，常用的根充材料不会维持长期的根尖周炎症。

5. 当根管内感染已经得到有效控制时，真性囊肿和胆固醇晶体可能会维持根尖周炎症，然而这一推测并没有可靠的科学依据。通过对充足的失败病例进行活检和组织形态学研究才能得出最终结论。

参考文献

[1] Kakehashi S, Stanley HR, Fitzgerald RJ. The effects of surgical exposures of dental pulps in germ-free and conventional laboratory rats. Oral Surg Oral Med Oral Pathol 1965;20:340–349.

[2] Möller AJR, Fabricius L, Dahlén G, Öhman AE, Heyden G. Influence on periapical tissues of indigenous oral bacteria and necrotic pulp tissue in monkeys. Scand J Dent Res 1981;89:475–484.

[3] Ricucci D, Pascon EA, Pitt Ford TR, Langeland K. Epithelium and bacteria in periapical lesions. Oral Surg Oral Med Oral Pathol Oral Radiol Endod 2006;101:239–249.

[4] Siqueira JF, Jr, Rôças IN, Souto R, de Uzeda M, Colombo AP. Checkerboard DNA-DNA hybridization analysis of endodontic infections. Oral Surg Oral Med Oral Pathol Oral Radiol Endod 2000;89:744–748.

[5] Sundqvist G. Bacteriological studies of necrotic dental pulps [Odontological Dissertation no. 7]. Ůmea, Sweden: University of Ůmea, 1976.

[6] Sjögren U, Hagglund B, Sundqvist G, Wing K. Factors affecting the long-term results of endodontic treatment. J Endod 1990;16:498–504.

[7] Siqueira JF Jr. Aetiology of root canal treatment failure: why well-treated teeth can fail. Int Endod J 2001;34:1–10.

[8] Lin LM, Pascon EA, Skribner J, Gängler P, Langeland K. Clinical, radiographic, and histologic study of endodontic treatment failures. Oral Surg Oral Med Oral Pathol 1991;71:603–611.

[9] Nair PN, Sjögren U, Krey G, Kahnberg KE, Sundqvist G. Intraradicular bacteria and fungi in root-filled, asymptomatic human teeth with therapy-resistant periapical lesions: a long-term light and electron microscopic follow-up study. J Endod 1990;16:580–588.

[10] Ricucci D, Siqueira JF Jr, Bate AL, Pitt Ford TR. Histologic investigation of root canal-treated teeth with apical periodontitis: a retrospective study from twenty-four patients. J Endod 2009;35:493–502.

[11] Siqueira JF Jr, Rôças IN. Polymerase chain reaction-based analysis of microorganisms associated with failed endodontic treatment. Oral Surg Oral Med Oral Pathol Oral Radiol Endod 2004;97:85–94.

[12] Sjögren U. Success and Failure in Endodontics [Odontological Dissertation no. 60]. Ůmea, Sweden: University of Ůmea, 1996.

[13] Strindberg LZ. The dependence of the results of pulp therapy on certain factors. Acta Odontol Scand 1956;14(Suppl 21):1–175.

[14] Quality guidelines for endodontic treatment: consensus report of the European Society of Endodontology. Int Endod J 2006;39:921–930.

[15] Andreasen JO, Rud J. A histobacteriologic study of dental and periapical structures after endodontic surgery. Int J Oral Surg 1972;1:272–281.

[16] Block RM, Bushell A, Rodrigues H, Langeland K. A histopathologic, histobacteriologic, and radiographic study of periapical endodontic surgical specimens. Oral Surg Oral Med Oral Pathol 1976;42:656–678.

[17] Langeland K, Block RM, Grossman LI. A histopathologic and histobacteriologic study of 35 periapical endodontic surgical specimens. J Endod 1977;3:8–23.

[18] Lin LM, Skribner JE, Gängler P. Factors associated with endodontic treatment failures. J Endod 1992;18:625–627.

[19] Seltzer S, Bender IB, Smith J, Freedman I, Nazimov H. Endodontic failures – an analysis based on clinical, roentgenographic, and histologic findings. I. Oral Surg Oral Med Oral Pathol 1967;23:500–516.

[20] Seltzer S, Bender IB, Smith J, Freedman I, Nazimov H. Endodontic failures – an analysis based on clinical, roentgenographic, and histologic findings. II. Oral Surg Oral Med Oral Pathol 1967;23:517–530.

[21] Nair PNR. On the causes of persistent apical periodontitis: a review. Int Endod J 2006;39:249–281.

[22] Lin LM, Gängler P. Histopathologische und histobakteriologische untersuchung von mißerfolgen der wurzelkanalbehandlung. Zahn Mund Kieferheilkd 1988;76:243–249.

[23] Ricucci D, Siqueira JF Jr. Anatomic and microbiologic challenges to achieving success with endodontic treatment: a case report. J Endod 2008;34:1249–1254.

[24] Ricucci D, Siqueira JF Jr. Apical actinomycosis as a continuum of intraradicular and extraradicular infection: case report and critical review on its involvement with treatment failure. J Endod 2008;34:1124–1129.

[25] Siqueira JF Jr, Rôças IN. Clinical implications and microbiology of bacterial persistence after treatment procedures. J Endod 2008;34:1291–1301 e1293.

[26] Nair PNR. Light and electron microscopic studies of root canal flora and periapical lesions. J Endod 1987;13:29–39.

[27] Molander A, Reit C, Dahlén G, Kvist T. Microbiological status of root-filled teeth with apical periodontitis. Int Endod J 1998;31:1–7.

[28] Sundqvist G, Figdor D, Persson S, Sjögren U. Microbiologic analysis of teeth with failed endodontic treatment and the outcome of conservative re-treatment. Oral Surg Oral Med Oral Pathol Oral Radiol Endod 1998;85:86–93.

[29] Rôças IN, Siqueira JF Jr, Aboim MC, Rosado AS. Denaturing gradient gel electrophoresis analysis of bacterial communities associated with failed endodontic treatment. Oral Surg Oral Med Oral Pathol Oral Radiol Endod 2004;98:741–749.

[30] Rôças IN, Siqueira JF Jr. Characterization of microbiota of root canal-treated teeth with posttreatment disease. J Clin Microbiol 2012;50:1721–1724.

[31] Langeland K, Liao K, Pascon EA. Work-saving devices in endodontics: efficacy of sonic and ultrasonic techniques. J Endod 1985;1:499–510.

[32] Siqueira JF Jr, Araujo MC, Garcia PF, Fraga RC, Dantas CJ. Histological evaluation of the effectiveness of five instrumentation techniques for cleaning the apical third of root canals. J Endod 1997;23:499–502.

[33] Kersten HW, Wesselink PR, Thoden Van Velzen SK. The diagnostic reliability of the buccal radiograph after root canal filling. Int Endod J 1987;20:20–24.

[34] Siqueira JF Jr. Reaction of periradicular tissues to root canal treatment: benefits and drawbacks. Endod Topics 2005;10:123–147.

[35] Pinheiro ET, Gomes BP, Ferraz CC, et al. Microorganisms from canals of root-filled teeth with periapical lesions. Int Endod J 2003;36:1–11.

[36] Fabricius L, Dahlén G, Sundqvist G, Happonen RP, Möller AJR. Influence of residual bacteria on periapical tissue healing after chemomechanical treatment and root filling of experimentally infected monkey teeth. Eur J Oral Sci 2006;114:278–285.

[37] Sjögren U, Hagglund B, Sundqvist G. Influence of infection at the time of root fillingon the outcome of endodontic treatment of teeth with apical periodontitis. Int Endod J 1997;30:297–306.

[38] Ricucci D, Langeland K. Apical limit of root canal instrumentation and obturation, part 2. A histological study. Int Endod J 1998;31:394–409.

[39] Nair PN, Henry S, Cano V, Vera J. Microbial status of apical root canal system of human mandibular first molars with primary apical periodontitis after "one-visit" endodontic treatment. Oral Surg Oral Med Oral Pathol Oral Radiol Endod 2005;99:231–252.

[40] Vieira AR, Siqueira JF Jr, Ricucci D, Lopes WS. Dentinal tubule infection as the cause of recurrent disease and late endodontic treatment failure: a case report. J Endod 2012;38:250–254.

[41] Vera J, Siqueira JF Jr, Ricucci D, et al. One- versus two-visit endodontic treatment of teeth with apical periodontitis: a histobacteriologic study. J Endod 2012;38:1040–1052.

[42] Rushton MA. Hyaline bodies in the epithelium of dental cysts. Proc R Soc Med 1955;48:407–409.

[43] Fristad I, Molven O, Halse A. Nonsurgically retreated root filled teeth –radiographic findings after 20–27 years. Int Endod J 2004;37:12–18.

[44] Molven O, Halse A, Fristad I, MacDonald-Jankowski D. Periapical changes following root-canal treatment observed 20–27 years postoperatively. Int Endod J 2002;35:784–790.

[45] Schaudinn C, Stoodley P, Kainovic A, et al. Bacterial biofilms, other structures seen as mainstream concepts. Microbe 2007;2:231–237.

[46] Blome B, Braun A, Sobarzo V, Jepsen S. Molecular identification and quantification of bacteria from endodontic infections using real-time polymerase chain reaction. Oral Microbiol Immunol 2008;23:384–390.

[47] Peciuliene V, Reynaud AH, Balciuniene I, Haapasalo M. Isolation of yeasts and enteric bacteria in root-filled teeth with chronic apical periodontitis. Int Endod J 2001;34:429–434.

[48] Sedgley C, Nagel A, Dahlén G, Reit C, Molander A. Real-time quantitative polymerase chain reaction and culture analyses of Enterococcus faecalis in root canals. J Endod 2006;32:173–177.

[49] Rôças IN, Jung IY, Lee CY, Siqueira JF Jr. Polymerase chain reaction identification of microorganisms in previously root-filled teeth in a South Korean population. J Endod 2004;30:504–508.

[50] Rôças IN, Siqueira JF Jr, Santos KR. Association of Enterococcus faecalis with different forms of periradicular diseases. J Endod 2004;30:315–320.

[51] Zoletti GO, Siqueira JF Jr, Santos KR. Identification of Enterococcus faecalis in root-filled teeth with or without periradicular lesions by culture-dependent and -independent approaches. J Endod 2006;32:722–726.

[52] Siren EK, Haapasalo MP, Ranta K, Salmi P, Kerosuo EN. Microbiological findings and clinical treatment procedures in endodontic cases selected for microbiological investigation. Int Endod J 1997;30:91–95.

[53] Zehnder M, Guggenheim B. The mysterious appearance of enterococci in filled root canals. Int Endod J 2009;42:277–287.

[54] Cheung GS, Ho MW. Microbial flora of root canal-treated teeth associated with asymptomatic periapical radiolucent lesions. Oral Microbiol Immunol 2001;16:332–337.

[55] Rolph HJ, Lennon A, Riggio MP, et al. Molecular identification of microorganisms from endodontic infections. J Clin Microbiol 2001;39:3282–3289.

[56] Sakamoto M, Siqueira JF, Jr, Rôças IN, Benno Y. Molecular analysis of the root canal microbiota associated with endodontic treatment failures. Oral Microbiol Immunol 2008;23:275–281.

[57] Kaufman B, Spångberg L, Barry J, Fouad AF. Enterococcus spp. in endodontically treated teeth with and without periradicular lesions. J Endod 2005;31:851–856.

[58] Siqueira JF Jr, Rôças IN. Uncultivated phylotypes and newly named species associated with primary and persistent endodontic infections. J Clin Microbiol 2005;43:3314–3319.

[59] Egan MW, Spratt DA, Ng YL, et al. Prevalence of yeasts in saliva and root canals of teeth associated with apical periodontitis. Int Endod J 2002;35:321–329.

[60] Möller AJR. Microbial examination of root canals and periapical tissues of human teeth. Odontol Tidskr 1966;74(supplement):1–380.

[61] Siqueira JF Jr. Treatment of endodontic infections. London: Quintessence Publishing, 2011

[62] Abou-Rass M, Bogen G. Microorganisms in closed periapical lesions. Int Endod J 1998;31:39–47.

[63] Sunde PT, Olsen I, Debelian GJ, Tronstad L. Microbiota of periapical lesions refractory to endodontic therapy. J Endod 2002;28:304–310.

[64] Sunde PT, Tronstad L, Eribe ER, Lind PO, Olsen I. Assessment of periradicular microbiota by DNA-DNA hybridization. Endod Dent Traumatol 2000;16:191–196.

[65] Tronstad L, Barnett F, Riso K, Slots J. Extraradicular endodontic infections. Endod Dent Traumatol 1987;3:86–90.

[66] Handal T, Caugant DA, Olsen I, Sunde PT. Bacterial diversity in persistent periapical lesions on root-filled teeth. J Oral Microbiol 2009;1:1946.

[67] Sunde PT, Olsen I, Gobel UB, et al. Fluorescence in situ hybridization (FISH) for direct visualization of bacteria in periapical lesions of asymptomatic root-filled teeth. Microbiology 2003;149:1095–1102.

[68] Ricucci D, Bergenholtz G. Histologic features of apical periodontitis in human biopsies. Endod Topics 2004;8:68–87.

[69] Lomçali G, Sen BH, Cankaya H. Scanning electron microscopic

observations of apical root surfaces of teeth with apical perio-dontitis. Endod Dent Traumatol 1996;12:70–76.

[70] Costerton JW, Cheng KJ, Geesey GG, et al. Bacterial biofilms in nature and disease. Annu Rev Microbiol 1987;41:435–464.

[71] Costerton JW, Stewart PS, Greenberg EP. Bacterial biofilms: a common cause of persistent infections. Science 1999;284:1318–1322.

[72] Harn WM, Chen YH, Yuan K, Chung CH, Huang PH. Calculus-like deposit at apex of tooth with refractory apical periodontitis. Endod Dent Traumatol 1998;14:237–240.

[73] Noiri Y, Ehara A, Kawahara T, Takemura N, Ebisu S. Participation of bacterial biofilms in refractory and chronic periapical periodontitis. J Endod 2002;28:679–683.

[74] Ricucci D, Martorano M, Bate AL, Pascon EA. Calculus-like deposit on the apical external root surface of teeth with post-treatment apical periodontitis: report of two cases. Int Endod J 2005;38:262–271.

[75] Carranza FA. The role of calculus in the etiology of periodontal disease. In: Glickman I, Carranza FA (eds). Glickman's Clinical Periodontology, ed 7. Philadelphia: WB Saunders, 1990:394–395.

[76] Siqueira JF Jr, Lopes HP. Bacteria on the apical root surfaces of untreated teeth with periradicular lesions: a scanning electron microscopy study. Int Endod J 2001;34:216–220.

[77] Ricucci D, Siqueira JF Jr. Biofilms and apical periodontitis: study of prevalence and association with clinical and histopathologic findings. J Endod 2010;36:1277–1288.

[78] Slack JM, Gerencser MA. Actinomyces, filamentous bacteria. Biology and pathogenicity. Minneapolis: Burgess Publishing Company, 1975.

[79] Figdor D, Davies J. Cell surface structures of Actinomyces israelii. Aust Dent J 1997;42:125–128.

[80] Byström A, Happonen RP, Sjögren U, Sundqvist G. Healing of periapical lesions of pulpless teeth after endodontic treatment with controlled asepsis. Endod Dent Traumatol 1987;3:58–63.

[81] Happonen RP. Periapical actinomycosis: a follow-up study of 16 surgically treated cases. Endod Dent Traumatol 1986;2:205–209.

[82] Nair PN, Sjögren U, Figdor D, Sundqvist G. Persistent periapical radiolucencies of root-filled human teeth, failed endodontic treatments, and periapical scars. Oral Surg Oral Med Oral Pathol Oral Radiol Endod 1999;87:617–627.

[83] Nair PNR, Schroeder HE. Periapical actinomycosis. J Endod 1984;10:567–570.

[84] Sjögren U, Happonen RP, Kahnberg KE, Sundqvist G. Survival of Arachnia propionica in periapical tissue. Int Endod J 1988;21:277–282.

[85] Siqueira JF Jr. Periapical actinomycosis and infection with Propionibacterium propionicum. Endod Topics 2003;6:78–95.

[86] Figdor D, Sjögren U, Sorlin S, Sundqvist G, Nair PN. Pathogenicity of Actinomyces israelii and Arachnia propionica: experimental infection in guinea pigs and phagocytosis and intracellular killing by human polymorphonuclear leukocytes in vitro. Oral Microbiol Immunol 1992;7:129–136.

[87] Hirshberg A, Tsesis I, Metzger Z, Kaplan I. Periapical actinomycosis: a clinicopathologic study. Oral Surg Oral Med Oral Pathol Oral Radiol Endod 2003;95:614–620.

[88] Hancock HH 3rd, Sigurdsson A, Trope M, Moiseiwitsch J. Bacteria isolated after unsuccessful endodontic treatment in a North American population. Oral Surg Oral Med Oral Pathol Oral Radiol Endod 2001;91:579–586.

[89] Siqueira JF Jr, Rôças IN. Polymerase chain reaction detection of Propionibacterium propionicus and Actinomyces radicidentis in primary and persistent endodontic infections. Oral Surg Oral Med Oral Pathol Oral Radiol Endod 2003;96:215–222.

[90] Kapsimalis P, Garrington GE. Actinomycosis of the periapical tissues. Oral Surg Oral Med Oral Pathol 1968;26:374–379.

[91] Nair PN, Pajarola G, Luder HU. Ciliated epithelium-lined radicular cysts. Oral Surg Oral Med Oral Pathol Oral Radiol Endod 2002;94:485–493.

[92] Sakellariou PL. Periapical actinomycosis: report of a case and review of the literature. Endod Dent Traumatol 1996;12:151–154.

[93] Samanta A, Malik CP, Aikat BK. Periapical actinomycosis. Oral Surg Oral Med Oral Pathol 1975;39:458–462.

[94] Wesley RK, Osborn TP, Dylewski JJ. Periapical actinomycosis: clinical considerations. J Endod 1977;3:352–355.

[95] Sundqvist G, Reuterving CO. Isolation of Actinomyces israelii from periapical lesion. J Endod 1980;6:602–606.

[96] Kirkevang LL, Ørstavik D, Hørsted-Bindslev P, Wenzel A. Periapical status and quality of root fillings and coronal restorations in a Danish population. Int Endod J 2000;33:509–515.

[97] Ray HA, Trope M. Periapical status of endodontically treated teeth in relation to the technical quality of the root filling and the coronal restoration. Int Endod J 1995;28:12–18.

[98] Alves J, Walton R, Drake D. Coronal leakage: endotoxin penetration from mixed bacterial communities through obturated, post-prepared root canals. J Endod 1998;24:587–591.

[99] Barrieshi KM, Walton RE, Johnson WT, Drake DR. Coronal leakage of mixed anaerobic bacteria after obturation and post space preparation. Oral Surg Oral Med Oral Pathol Oral Radiol Endod 1997;84:310–314.

[100] Behrend GD, Cutler CW, Gutmann JL. An in-vitro study of smear layer removal and microbial leakage along root-canal fillings. Int Endod J 1996;29:99–107.

[101] Chailertvanitkul P, Saunders WP, MacKenzie D. Coronal leakage of obturated root canals after long-term storage using a polymicrobial marker. J Endod 1997;23:610–613.

102] Chailertvanitkul P, Saunders WP, MacKenzie D. The effect of smear layer on microbial coronal leakage of gutta-percha root fillings. Int Endod J 1996;29:242–248.

[103] Chailertvanitkul P, Saunders WP, MacKenzie D, Weetman DA. An in vitro study of the coronal leakage of two root canal sealers using an obligate anaerobe microbial marker. Int Endod J 1996;29:249–255.

[104] Gilbert SD, Witherspoon DE, Berry CW. Coronal leakage following three obturation techniques. Int Endod J 2001;34:293–299.

[105] Khayat A, Lee SJ, Torabinejad M. Human saliva penetration of coronally unsealed obturated root canals. J Endod 1993;19:458–461.

[106] Siqueira JF, Jr, Rôças IN, Favieri A, et al. Bacterial leakage in coronally unsealed root canals obturated with 3 different techniques. Oral Surg Oral Med Oral Pathol Oral Radiol Endod 2000;90:647–650.

[107] Torabinejad M, Ung B, Kettering JD. In vitro bacterial penetration of coronally unsealed endodontically treated teeth. J Endod 1990;16:566–569.

[108] Rechenberg DK, De-Deus G, Zehnder M. Potential systematic error in laboratory experiments on microbial leakage through filled root canals: review of published articles. Int Endod J 2011;44:183–194.

[109] Rechenberg DK, Thurnheer T, Zehnder M. Potential systematic error in laboratory experiments on microbial leakage through filled root canals: an experimental study. Int Endod J 2011;44:827–835.

[110] Chugal NM, Clive JM, Spångberg LS. Endodontic infection: some biologic and treatment factors associated with outcome. Oral Surg Oral Med Oral Pathol Oral Radiol Endod 2003;96:81–90.

[111] Hoskinson SE, Ng YL, Hoskinson AE, Moles DR, Gulabivala K. A retrospective comparison of outcome of root canal treatment using two different protocols. Oral Surg Oral Med Oral Pathol Oral Radiol Endod 2002;93:705–715.

[112] Marquis VL, Dao T, Farzaneh M, Abitbol S, Friedman S. Treatment outcome in endodontics: the Toronto study. Phase III: initial treatment. J Endod 2006;32:299–306.

[113] Ricucci D, Russo J, Rutberg M, Burleson JA, Spångberg LS. A prospective cohort study of endodontic treatments of 1,369 root canals: results after 5 years. Oral Surg Oral Med Oral Pathol Oral Radiol Endod 2011;112:825–842.

[114] Ricucci D, Bergenholtz G. Bacterial status in root-filled teeth exposed to the oral environment by loss of restoration and fracture or caries – a histobacteriological study of treated cases. Int Endod J 2003;36:787–802.

[115] Ricucci D, Siqueira JF Jr. Recurrent apical periodontitis and late endodontic treatment failure related to coronal leakage: a case report. J Endod 2011;37:1171–1175.

[116]Muruzábal M, Erasquin J, DeVoto FCH. A study of periapical over-filling in root canal treatment in the molar of rat. Arch Oral Biol 1966;11:373–383.

[117]Barbosa SV, Araki K, Spångberg LS. Cytotoxicity of some modified root canal sealers and their leachable components. Oral Surg Oral Med Oral Pathol 1993;75:357–361.

[118]Guttuso J. Histopathologic study of rat connective tissue responses to endodontic materials. Oral Surg Oral Med Oral Pathol 1963;16:713–727.

[119]Ørstavik D, Mjör IA. Histopathology and x-ray microanalysis of the subcutaneous tissue response to endodontic sealers. J Endod 1988;14:13–23.

[120]Spångberg LS, Barbosa SV, Lavigne GD. AH 26 releases formaldehyde. J Endod 1993;19:596–598.

[121]Spångberg LSW, Pascon EA. The importance of material preparation for the expression of cytotoxicity during in vitro evaluation of biomaterials. J Endod 1988;14:247–250.

[122]Yusuf H. The significance of the presence of foreign material periapically as a cause of failure of root treatment. Oral Surg Oral Med Oral Pathol 1982;54:566–574.

[123]Nair PN, Sjögren U, Krey G, Sundqvist G. Therapy-resistant foreign body giant cell granuloma at the periapex of a root-filled human tooth. J Endod 1990;16:589–595.

[124]Koppang HS, Koppang R, Solheim T, Aarnes H, Stolen SO. Cellulose fibers from endodontic paper points as an etiological factor in postendodontic periapical granulomas and cysts. J Endod 1989;15:369–372.

[125]Simon JH, Chimenti RA, Mintz GA. Clinical significance of the pulse granuloma. J Endod 1982;8:116–119.

[126]Nair PNR. Non-microbial etiology: foreign body reaction maintaining post-treatment apical periodontitis. Endod Topics 2003;6:114–134.

[127]Nair PNR. Non-microbial etiology: periapical cysts sustain post-treatment apical periodontitis. Endod Topics 2003;6:96–113.

[128]Torabinejad M. The role of immunological reactions in apical cyst formation and the fate of epithelial cells after root canal therapy: a theory. Int J Oral Surg 1983;12:14–22.

[129]Lin LM, Ricucci D, Lin J, Rosenberg PA. Nonsurgical root canal therapy of large cyst-like inflammatory periapical lesions and inflammatory apical cysts. J Endod 2009;35:607–615.

[130]Friedman S. Expected outcomes in the prevention and treatment of apical periodontitis. In: Ørstavik D, Pitt Ford T (eds). Essential Endodontology. Oxford: Blackwell Munksgaard Ltd, 2008:408–469.

Chapter 10

第 10 章　牙髓—牙周的相互关系

Endodontic-periodontal interrelationship

牙周组织在解剖上经根尖孔、侧支根管和副根管与牙髓相互交通。当牙髓与牙周任何一方或双方同时发生病变时，上述结构可成为病原微生物及其毒性产物的交换通道[1]。

龋源性牙髓感染对根尖和根周组织有重要的影响，本书已对以上内容进行过详尽的讨论。这些影响主要表现为根尖周炎（或根周炎）的形成，而这些炎症常引起根尖周围或侧支、副根管出口周围的骨丧失病变[2-4]。随着慢性根尖周炎的恶化，若形成脓肿可能会引起沿牙根全长的牙周结构破坏[5]，产生开口于龈沟的窦道，类似原发的慢性牙周病变。

牙周病导致牙根暴露，其表面积聚的菌斑生物膜，通过牙髓感染累及牙周组织的相同（或反方向）路径，可能会导致牙髓的病理变化。这意味着牙周袋内的细菌及其产物可通过暴露的侧支根管、副根管、根尖孔以及牙骨质剥脱区域内的牙本质小

管进入牙髓。然而，与牙髓源性的病变相反，牙周病（或者边缘性龈炎引起的牙周炎）对牙髓的影响更不易早期察觉，仅在疾病的晚期严重阶段可表现出显著临床症状。

牙髓和牙周疾病的病原微生物

牙周病是由位于龈下的复杂细菌生物膜导致的，而牙髓疾病是由感染坏死根管内的细菌生物膜引起的。目前尚未鉴别出这两种疾病的特定病原体[6,7]。一些细菌种类或种系型都与这两种疾病有关，包括以下菌属：卟啉单胞菌属（例如，牙龈卟啉单胞菌和牙髓卟啉单胞菌），普氏菌属（例如，中间普氏菌、变黑普氏菌、保氏普氏菌），坦纳菌属（例如，福赛斯坦纳菌），密螺旋体属（例如，齿垢密螺旋体和索氏密螺旋体），梭杆菌属（例如，具核

梭杆菌属），小杆菌属（例如，害肺小杆菌和隐蔽小杆菌），产线菌属（例如，龈沟产线菌），微单胞菌属（例如，微小微单胞菌）和真杆菌属（例如，缠结真杆菌、沟迹真杆菌）[8-18]。有趣的是伴放线杆菌，它与某些牙周病密切相关[19]，但与根尖周炎无明显相关性[20]。随着对牙周病感染病原体的不断深入研究，除细菌以外的微生物，即古细菌[21,22]和疱疹病毒[23,24]，也发现与边缘性牙周炎和根尖周（牙髓）炎具有相关。

对于伴有牙髓-牙周联合病变的牙齿，根管和牙周微生物分析显示这两个部位微生物群落中的成员非常相似[25-27]。这些研究评估的是无龋牙，表明牙髓感染继发于牙周病，感染根管内的菌种来源于牙周袋。值得注意的是，两个部位菌种的数量和比例存在差异[26,27]，这表明不同的宿主环境条件决定了哪些菌种会占优势。

牙齿组织对牙周疾病的反应

在牙周病晚期，患牙常因无法治疗而不可避免地被拔除，这使得研究者获得牙周病活检样本相对容易，因此牙周病对牙齿组织影响的组织学相关研究早已开展。而且有些病例虽然牙周组织破坏较少，且从牙周角度来看患牙仍可治疗，但由于修复治疗计划或者患者要求仍需拔除。然而尽管获得活检样本的机会较多，但是牙周疾病的组织学研究数量仍然较少。

在这一部分中，我们将会描述牙周病对牙周支持组织丧失的患牙牙髓及牙体组织的影响。

牙髓对牙周病的反应

Colyer[28]和Cahn[29]首次提出牙周病可以影响健康牙髓，他们发现了侧支根管，并将其视为牙髓感染的可能途径。此后学者们通过临床和组织学分析对这一课题进行了大量研究。而医生的很多主导

观念来自不规范的组织学研究，需要认真探讨。例如，Mazur和Massler[31]对牙周病患牙牙髓的组织学研究，是相关课题最常引用的研究之一，但是Harrington等[30]指出，该研究中组织标本固定不足导致大量组织学伪影产生。过去几十年的多项组织学研究认为，牙周病患牙牙髓具有很高的感染风险，这一观念导致很多医生和学者高估了牙周病对牙髓状态的影响[32]。

而事实上，其他很多组织学和临床研究并未发现侵袭性牙周病与急性牙髓感染之间的明确关系，但是认为慢性牙周病可能是牙髓退行性改变的原因[25,33-36]。Kircham[37]检查了100颗患有重度牙周病的牙齿，发现仅有2%的牙齿存在与牙周袋相通的侧支根管。Tagger和Smukler等[38]对晚期牙周病切除的牙根进行研究，发现所有牙髓中均不存在炎症表现。同样的，Haskell等[39]研究伴重度牙周病的磨牙牙根，在牙髓中没有发现或仅发现少量炎症细胞。Czarnecki和Schilder[40]比较了无牙周疾病的无龋牙和伴有不同程度牙周病的无龋牙牙髓的组织状态，发现后者牙髓的组织学状态都是正常的。

Bergenholtz和Lindhe[41]等在一项以猴子为实验对象的研究中，观察实验诱导牙周支持组织破坏后，牙髓中组织变化的性质和频率。他们发现尽管30%~40%的牙周附着已丧失，但是大部分受检的牙根（70%）无任何病理性组织变化。其他牙根（30%）在实验性牙周破坏暴露的根面下方牙髓区域中，仅表现为轻度的炎性细胞浸润和/或刺激性牙本质形成。

Langeland等[34]对60颗因牙周病拔除的患牙进行组织学研究，发现这些牙的牙髓中存在钙化、吸收、炎症和细胞数量减少等变化，以及牙周病累及的侧支根管牙髓侧炎症现象。然而，直到牙周细菌生物膜到达根尖孔区域时，牙髓才会开始坏死。Rubach和Mitchell[42]也描述了与牙周袋相通的侧支根管牙髓一侧的炎症反应。

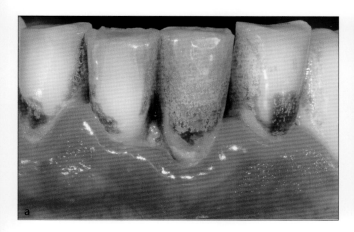
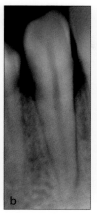
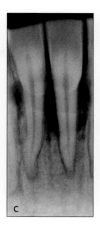
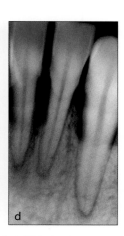
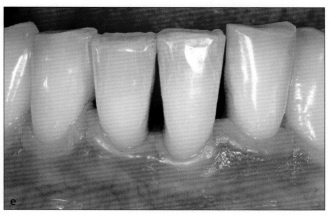

图10-1　（a）38岁男性患者，患有严重的牙周病。下颌切牙区的临床照片。（b~d）X线检查可见骨支持组织丧失。（e）刮治和根面平整2周后，牙周炎症明显消失。牙周治疗前后牙髓均无症状。

一些预后研究得出的数据验证了组织学研究结果。Bergenholtz和Nyman[43]对晚期牙周病患牙开展了一项纵向研究。该研究涉及417颗牙齿。这些牙齿不作为基牙，在4~14年的评估周期中，仅有3%（14颗）需要牙髓治疗，其中4例由于牙周病进展至根尖，5例由于龋损穿髓，1例由于出现内吸收，2例由于冠折，2例原因不明。在一项类似的临床研究中[44]，对571颗完成牙周治疗的牙齿随访5~14年。研究结束时，仅有1颗牙（0.2%）需要牙髓治疗。

在牙周病的长期进展过程中，牙髓不会产生能够在组织学水平上检测出的、明显的炎症反应[45]。受累牙髓也无明显临床症状，至少在牙骨质层保持完好，无根面龋的情况下是这样的。牙周治疗时通常不需要对牙髓进行特殊处理（图10-1），当前的牙周治疗即便对牙髓有破坏性影响，影响也会很小[30,43,44]。

与慢性牙周病相关的牙髓退行性变化是牙髓钙化和细胞数量减少。牙髓趋向于纤维化，胶原性细胞外成分逐渐多于细胞成分。

病例讨论

图10-2~图10-3中的病例展示了以上变化。第一个病例是牙周骨组织附着丧失超过3/4的上颌中切牙（图10-2a），患牙Ⅱ度松动，牙髓活力测试反应正常。组织切片显示成牙本质细胞（图10-2d）及髓核细胞减少（图10-2e）。由于大量钙化物沉积，髓腔体积变小（图10-2b）。

下一个病例的牙髓中可观察到类似结果。这是一位50岁男性患者的下颌第二磨牙。髓腔内可见大量髓石，根管弥漫性钙化。值得注意的是，牙髓结缔组织中未见炎症反应（图10-3b~i），尽管根面颈部大范围的牙骨质和牙本质存在严重吸收，并且

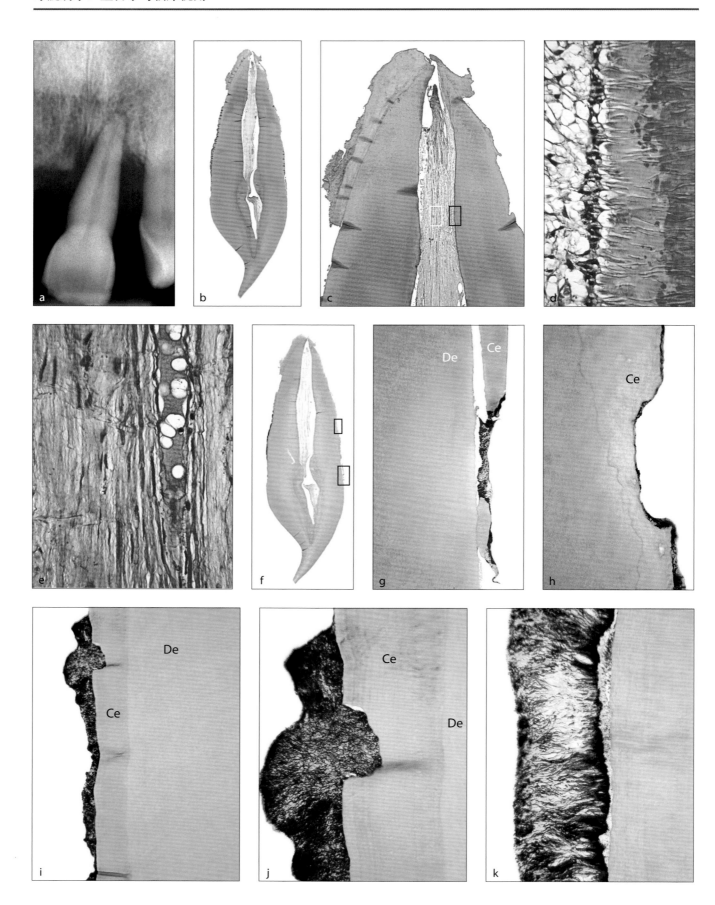

图10-2　65岁女性患者，21牙Ⅱ度松动，牙髓活力测试反应正常。（a）诊断X线片。牙周支持组织大量丧失。患牙无龋。治疗计划为拔除剩余牙，全口义齿修复。（b）沿颊舌平面的纵向组织切片。穿过根管和主根尖孔切片的大体观。新形成的钙化组织使髓腔体积明显缩小（HE染色，放大8倍）。（c）根尖1/3。牙骨质明显增生。牙髓中的空腔是组织收缩产生的伪影（放大25倍）。（d）（c）中黑色矩形界线内的区域。牙本质、前期牙本质、成牙本质细胞层与牙髓细胞排成一行，但是细胞数量减少。存在很多组织伪影（放大400倍）。（e）（c）中白色矩形界线内的区域。可见血管、神经和大量纤维，不存在炎症（放大400倍）。（f）改良Brown &Brenn染色切片的大体观（放大8倍）。（g）（f）中冠方矩形界线内的牙根区域。牙骨质（Ce）部分丧失，牙菌斑与细菌直接接触牙本质（De）（放大100倍）。（h）（f）中根尖方矩形界线内的牙根区域。牙骨质吸收与沉积现象同时存在。新生牙骨质（Ce）被牙周菌斑生物膜覆盖（放大100倍）。（i和j）腭侧根面逐步放大100倍和400倍。较厚的菌斑生物膜完全覆盖牙骨质层，除了较局限的吸收区域外，牙骨质层几乎完好，吸收区域被生物膜覆盖（Ce：牙骨质；De：牙本质）。（k）牙骨质完好的区域。牙周生物膜由多层细菌构成（放大1000倍）。（经Ricucci和Melilli[45]授权重印）

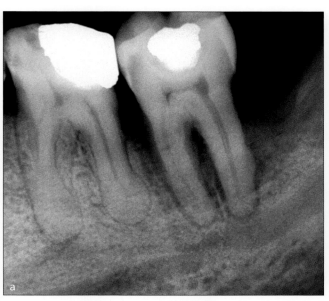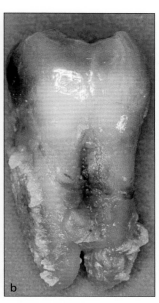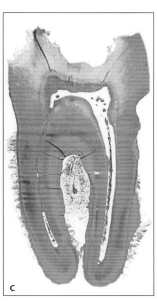

图10-3　50岁男性患者，37牙反复脓肿，Ⅱ度松动，远中和舌侧牙周袋探诊深度8~10mm。牙髓活力测试反应正常。（a）诊断X线片。患牙存在咬合面银汞修复体和近中龋损。根分叉以及远中根周围存在大量骨丧失。拟拔除患牙。（b）颊面观。牙石沉积在根分叉区域。（c）近远中平面切片的大体观。髓腔缩窄。髓腔和远中根管内可见大量钙化物。远中根面的中1/3和根尖1/3过渡区可见牙骨质增生。

形成致密的细菌生物膜（图10-3j、n）。

　　牙髓不存在明显炎症反应这一发现，与以往很多研究的结论一致，表明牙本质小管必须暴露于沿牙根表面广泛附着的菌斑生物膜或龋损，牙髓炎症才会发生[5,34,41]。因此证实牙骨质层的存在，对于保护牙髓抵御牙周病相关菌斑生物膜释放的有害产物是非常重要的。

　　据报道，牙周病患牙牙髓出现纤维化与不同形式的钙化，同时血管和神经纤维的数量有减少趋势[33]。这种组织变化，是牙髓对于来自暴露的牙本质小管和/或侧支根管中（相对微弱，但持续存在）刺激的累积反应[5]。

　　随着牙周病的进展，牙髓钙化的发生率似乎会增加，有时不存在任何明显的炎症反应[34,35,36]。然

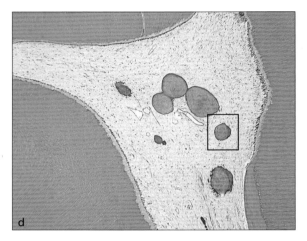

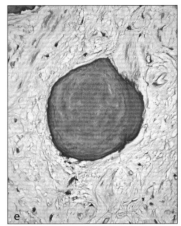

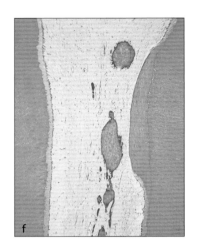

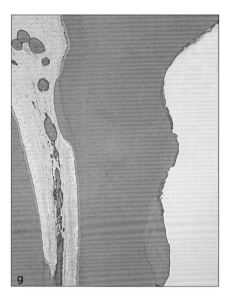

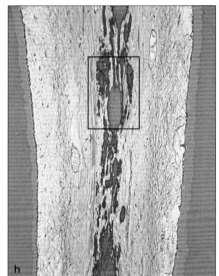

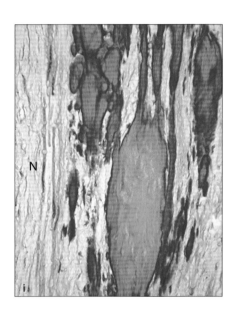

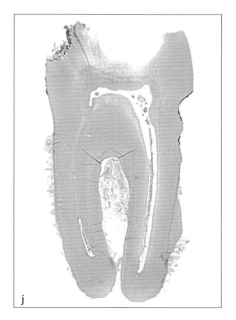

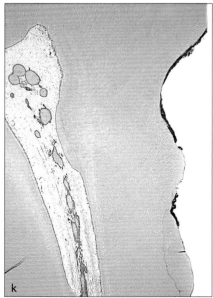

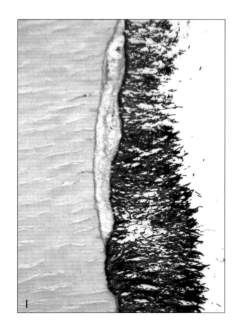

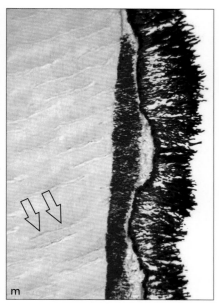 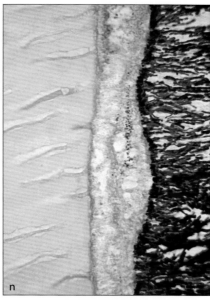 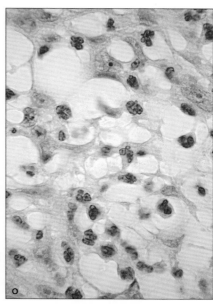

图10-3续　（d）髓腔远中部分的细节图。组织中存在大量游离髓石（放大50倍）。（e）（d）中矩形界线内的髓石。该髓石被细胞较少、没有炎症的牙髓围绕（放大400倍）。（f）远中根管口。除存在游离髓石外，还可见刺激性牙本质带。这与牙根外表面的吸收区相对应[见（g）、（k）~（n）]（放大100倍）。（g）远中根和远中根管的冠部。牙根的吸收区域。根管壁上的刺激性牙本质和牙髓组织内的游离髓石（放大50倍）。（h）（g）中刺激性牙本质根尖方管腔的细节图（放大100倍）。（i）h中矩形的区域。髓石被正常的牙髓组织围绕。可见神经结构（N）（放大400倍）。（j）Taylor改良Brown&Brenn染色切片的大体观（放大6倍）。（k）远中根的冠1/3。吸收区域被菌斑生物膜覆盖（50倍）。（l）（k）中最冠方的吸收区域。不存在牙骨质。部分牙本质被牙石部分覆盖，牙石被较厚的菌斑生物膜覆盖（放大400倍）。（m）（k）中远中面的另一个区域，牙骨质缺失，牙本质被牙周生物膜覆盖。生物膜分为两层，中间有一些无定形材料（很可能是牙石），形成"三明治样"结构。细菌（箭头所指）定植在一些牙本质小管中（放大400倍）。（n）（k）中的另一个吸收区域。不存在牙骨质。牙本质被一层牙石直接覆盖，致密的细菌生物膜牢固地覆盖在牙本质上（放大1000倍）。（o）（j）中根分叉的病变组织。炎症组织主要由多形核中性粒细胞组成（放大1000倍）。（经Ricucci和Melilli[45]授权引用）

而，钙化的形成以活髓组织为代价，所以牙髓活力会渐进性地丧失。在一些病例中，可观察到髓室内充满髓石（图10-4）。

在某些晚期牙周病的患牙牙髓中，可观察到不同形式的炎症反应。在牙骨质剥脱或者根面龋累及区域下方的小范围牙髓中，常可观察到炎症现象（图10-5h）。在这些病例中，还有刺激性牙本质的形成（图10-5h）。通常来说，在牙髓坏死前，牙髓炎症反应的严重程度与菌斑生物膜向根尖孔区域的侵袭成正比。

然而，有时即使不存在临床上可见的龋坏以及进展至根尖孔区域的牙周病，牙髓也可发生急性炎

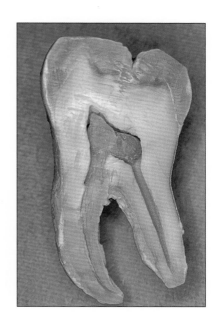

图10-4　未龋坏的下颌磨牙，因牙周病无法治疗而拔除。牙磨片显示一块巨大的髓石占据了整个髓腔。

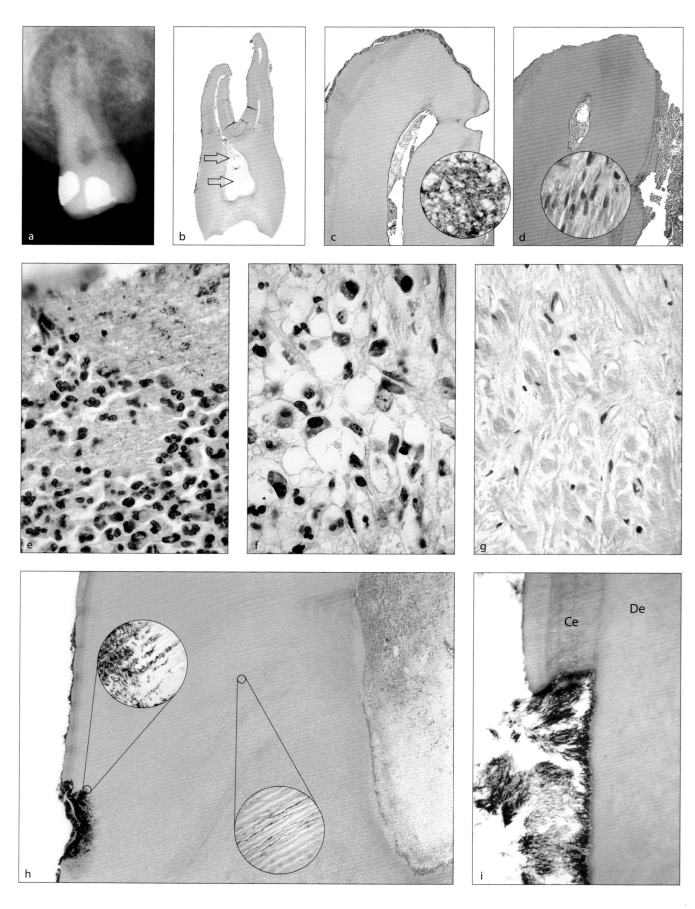

图10-5 62岁女性患者，27牙Ⅱ度松动。反复出现脓肿，伴肿胀、疼痛等症状。沿牙齿的整个轮廓探诊，牙周袋深度超过10mm。牙髓活力测试呈弱阳性。（a）诊断X线片。近中面和咬合面的银汞充填物边缘适应性较好。（b）颊根切片的大体观（Taylor改良B&B染色，放大6倍）。（c）（b）中近颊根尖的细节图。管腔内无牙髓组织，可见大量细菌定植的坏死物质（放大25倍）。插图：生物膜（放大，1000倍）。（d）远颊根尖。根管中存在连续的牙髓组织（HE染色，放大25倍）。插图：高倍（1000倍）放大下可见牙髓仍有活力，并且不存在炎症。可识别出神经纤维。（e）（b）中上方箭头所指髓腔最根尖部分的近颊根管口。细菌定植的坏死组织，其冠方邻近大量多形核中性粒细胞（放大1000倍）。（f）（b）中下方箭头所指髓腔的最冠方区域。距感染部位不远处的炎症组织中主要是慢性炎症细胞（放大1000倍）。（g）（b）中近中髓角。其中的组织主要由成纤维细胞、纤维和一些散布的慢性炎症细胞构成（放大1000倍）。（h）牙根近中颈部的龋损。细菌沿着朝向牙髓的路线定植在一些牙本质小管中（主图放大25倍，插图放大1000倍）。（i）近中根面的另一个区域。某些部位不存在牙骨质，细菌生物膜与牙本质直接接触（Ce：牙骨质；De：牙本质）（放大400倍）。（经Ricucci和Melilli[45]授权引用）

图10-6 71岁男性患者，右下颌自发痛，并且患有弥漫性牙周病。47牙叩诊敏感。牙髓活力测试使患牙疼痛加剧。（a）诊断X线片。患牙冠部无龋，牙槽骨大量丧失，髓腔钙化明显。患者拒绝任何治疗，要求拔牙。（b）大块牙石部分占据部分髓腔。牙髓组织中可见空腔（HE染色，放大25倍）。（c）髓腔近中部分围绕这些空腔的组织中，可见高浓度的多形核中性粒细胞（PMNs）。这证实低倍放大下可见的空腔是脓肿，而非伪影（放大1000倍）。（d）改良B&B染色可见细菌定植于坏死组织中，坏死组织邻近大量的PMNs（放大1000倍）。（经Ricucci和Melilli[45]授权引用）

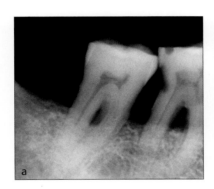
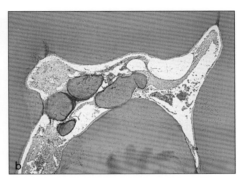
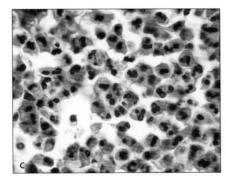
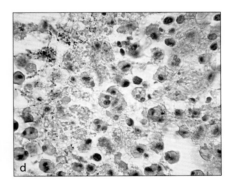

症，出现牙髓坏死区域和细菌定植。图10-6中展示的病例反映了这一情况，但是细菌存在于牙髓的原因（可能是裂纹或侧支根管）没有在切片检查中找到。这就是为什么在组织学研究中连续切片技术总是更可取的原因。

当牙周袋向根尖方向进展过程中累及侧支根管时，可能在邻近侧支根管的牙髓局限区域内产生炎症反应，不会影响整个牙髓[34]。

只要牙周病未在根尖孔水平侵及主根管，牙髓会一直保持活力。当牙周袋到达根尖孔，然后整个牙髓可能发生坏死。这是因为牙周菌斑生物膜到达经根尖孔进入牙髓的主神经血管束，干扰牙髓组织的血液循环，导致牙髓坏死，最终引发不可逆损伤。图10-7中展示了一个病例。这是1颗无龋的、被晚期牙周病累及的下颌第二前磨牙。受累牙极其松动，牙髓活力测试无反应。X线片显示凹坑状病变累及整个牙根（图10-7a）。组织学检查可见细菌生物膜覆盖在整个牙根周围，并持续进入根管，

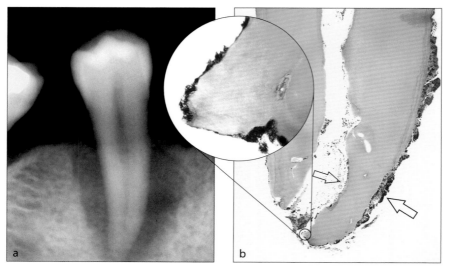
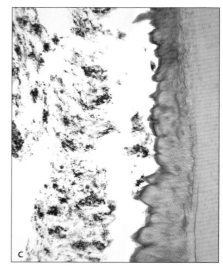
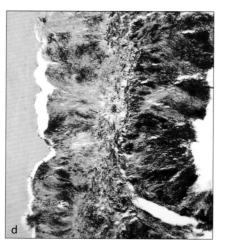

图10-7 46岁男性患者，因下颌前磨牙脓肿就诊。（a）术前X线片显示大面积根尖周病变累及第二前磨牙。患牙极度松动，其四周牙周袋探诊深度超过10mm。牙髓活力测试无反应。拔除患牙，进行组织学处理。（b）近远中平面的纵向切片。穿经粗大根管口切片的大体观。根面被不同厚度的生物膜完全覆盖。根尖1/3可见小的根管分支。根尖右侧部分不存在牙骨质（Taylor改良B &B染色，放大25倍）。插图中显示根面和根管壁的过渡区（放大400倍）。牙周生物膜不中断地从根面延伸至根管中。（c）（b）中下方箭头所指的根管壁。无定形物质沉积于根管壁上。根管中存在大量细菌（放大400倍）。（d）放大400倍（b）中箭头所指的牙根外表面。丝状菌为主体的厚层生物膜覆盖于根面。

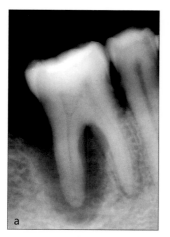
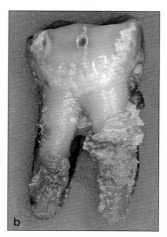
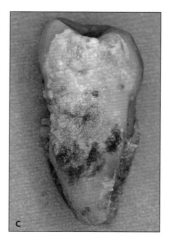
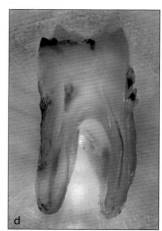

图10-8 62岁女性患者，因下颌磨牙剧烈疼痛就诊。口内检查可见46牙颊侧肿胀。牙齿叩诊敏感。牙髓活力测试呈弱阳性。（a）诊断片显示溶骨性病变累及整个远中根，患牙无龋。钙化组织使髓腔完全闭锁。拔除患牙。（b和c）远中根被牙石覆盖。（d）对拔除牙进行脱矿，脱水，二甲苯透明化。石蜡包埋前的患牙是透明的。

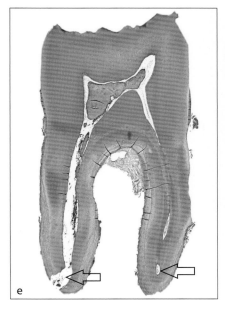

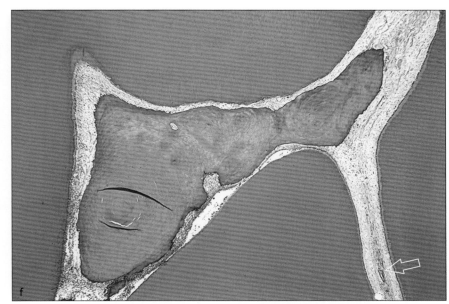

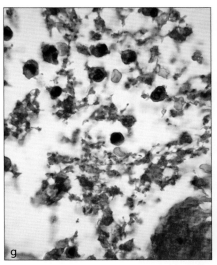

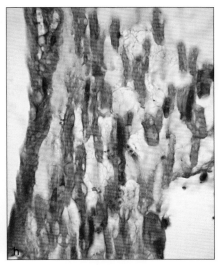

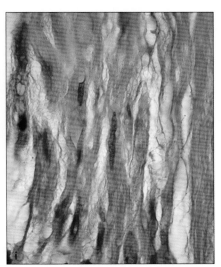

图10-8续　（e）大体观（HE染色，放大6倍）。（f）大块髓石占据髓腔的大部分空间（放大25倍）。（g）（e）中左侧箭头所指的远中根根尖孔，可见坏死组织和一些多形核中性粒细胞（放大1000倍）。（h）（e）中右侧箭头所指的近中根根尖部分的组织。组织中可见神经纤维，无炎症（放大1000倍）。（i）近中根的冠1/3。（f）中箭头所指的区域。牙髓组织无炎症（HE染色，放大1000倍）。

继而覆盖在根管壁上（图10-7b～d）。很明显，疾病到达一定程度，任何试图保留牙齿的治疗都将无效。

在多根牙中，情况可能更为复杂。其中一个牙根的牙髓血供中断，不会导致牙髓完全坏死。受累牙根中会发生牙髓急性炎症和坏死，然而如果其余牙根的血供完好，剩余牙髓仍保持活力。图10-5和

图10-8中的病例详细地说明了这一情况。

病例一是62岁女性患者的上颌第二磨牙，患牙反复肿胀，松动明显，牙周袋深度超过10mm。牙髓活力测试呈弱阳性。组织学检查显示近颊根管内的牙髓已坏死，细菌大量定植（图10-5c）。牙髓坏死沿近颊根管向冠方进展直到根管口，在髓腔中，坏死牙髓与活髓交界处（图10-5f）积聚慢性

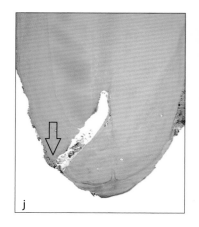
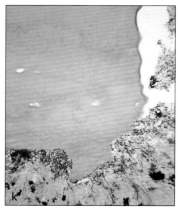
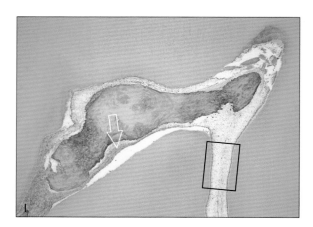

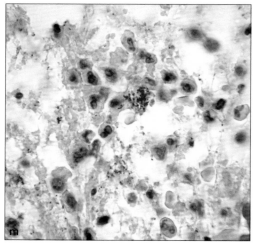
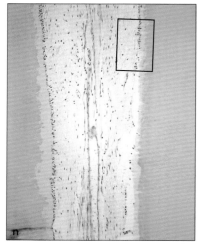
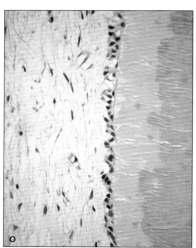

图10-8续 （j）远中根尖（Taylor改良B&B染色，放大25倍）。（k）（j）中箭头所指的区域。根面牙骨质存在吸收区，被致密的细菌生物膜覆盖（放大400倍）。（l）髓腔的大体观（放大25倍）。（m）（l）中箭头所指的髓腔区域。多形核中性粒细胞围绕着细菌聚合体（放大1000倍）。（n）（l）中矩形界线内的近中根管口，可见结构正常的活髓组织（放大100倍）。（o）（n）中矩形包围的区域，可见牙本质、前期牙本质、成牙本质细胞层和未发炎的牙髓（放大400倍）。（经Bergenholtz和Ricucci[85]授权引用）。观点：由于远中根尖孔区域的神经血管束中断，沿着整个远中根管直至髓腔可观察到坏死组织和细菌定植，髓腔内近中根管口附近以及近中根管中的活髓组织具有正常的结构和血供。

炎症细胞（图10-5e）。在髓角处，可见纤维组织及一些散布的慢性炎症细胞（图10-5g）。另一方面，牙周生物膜尚未到达远颊根根尖，远颊根中牙髓仍有活力，无明显炎症（图10-5d）。

图10-8中展示的下颌第一磨牙病例中，可观察到非常类似的情况。患牙诊断为牙周脓肿，但是牙髓温度测试仍有轻微反应。X线片显示患牙无龋，远中根被透射影完全围绕（图10-8a）。拔除患牙后探查发现远中根被牙石完全覆盖，而近中根则相反（图10-8b、c）。组织学检查发现远中根牙髓完

全坏死（图10-8g），生物膜从牙根外表面延伸至根尖孔内（图10-8j、k）。牙髓坏死向冠方进行直至髓腔，髓腔内充满髓石（图10-8l），与前面的病例类似，可见急性炎症（图10-8m）。距细菌入侵前沿一定距离，在近中根管口位置，可观察到无炎症，结构正常的活髓组织（图10-8n、o）。

坏死/感染一旦逆向到达髓腔，将会相当缓慢地继续进展至其他血供完好的根管，此时进展方向为冠-根向[34,45]。图10-9中的下颌磨牙展示了这一情况。X线片示远中根和根分叉完全受累。牙髓活力

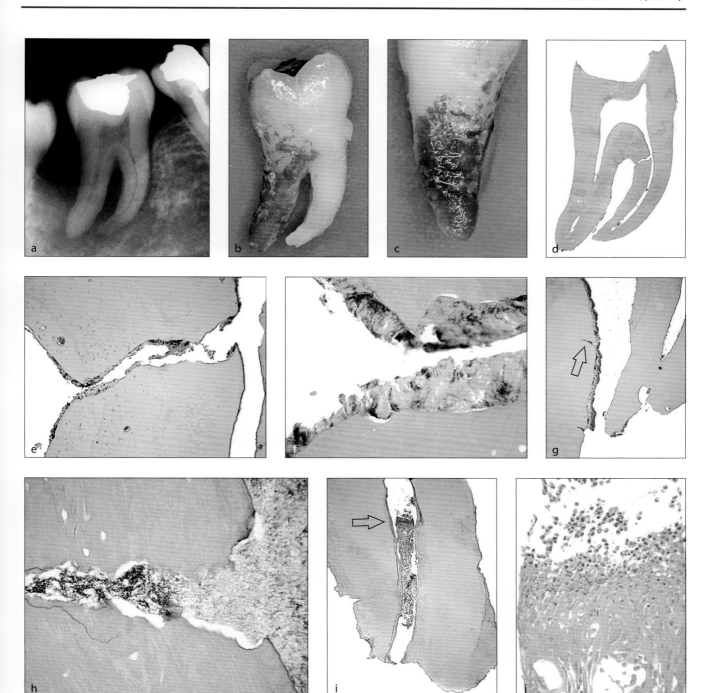

图10-9　38岁女性患者，右下区反复出现脓肿。46牙III度松动。牙周袋探诊深度达12mm。牙髓活力测试无反应。（a）诊断X线片上可见大范围牙周骨丧失以及咬合面银汞修复体。（b和c）拔除患牙后，可见远中根（包括整个根尖孔区域）被牙石完全覆盖。（d）大体观。髓腔明显为空腔。近中根存在粗大的、始于根管口附近的侧支根管（Taylor改良B&B染色，放大6倍）。（e）可见从根管腔走行至根分叉区域的侧支根管（放大100倍）。（f）高倍（400倍）放大后，可见侧支根管的出口被菌斑生物膜覆盖。（g）其他切片。根分叉区域的大体观。在远中根的近中面，可见两个侧支根管出口（放大25倍）。（h）（g）中箭头所指的最冠方的侧支根管，管腔被坏死碎屑和细菌完全占据（放大400倍）。（i）近中根尖。在这张切片中，可见根管内有结构的牙髓组织（放大25倍）。（j）（i）中箭头所指的最冠方的牙髓组织。高浓度的炎症细胞位于最冠方部分，其根尖方无炎症。残余活组织中不存在细菌（放大400倍）。（经Ricucci和Melilli[45]授权引用）

测试无反应。组织学检查显示除近中根根尖1/3仍有少量活髓外，近中根和远中根的其余牙髓均已坏死（图10-9d、j）。残余活髓最冠方部分的炎症细胞聚集说明近中根牙髓坏死进展的方向为冠-根向，牙周细菌生物膜还未到达近中根尖。近中根可见粗大的连接根分叉区域和牙根冠1/3的侧支根管，可能是导致其牙髓坏死的原因（图10-9d~f）。

在多根牙中，当所有牙根的血供中断时，牙髓会全部坏死。图10-10中磨牙的组织学检查证实了这一情况。这是一位47岁女性患者的下颌第二磨牙，其患有广泛性牙周病。患牙松动，牙髓活力测试无反应。X线片显示患牙被一块骨溶解区完全围绕。组织切片可见牙髓完全坏死，细菌定植（图10-10g、h）。在很多区域，可见细菌渗入牙本质小管中（10-10h）。患牙存在侧支根管（图10-10e、f），可能是牙髓腔早期感染的原因。

牙周治疗对牙髓的影响

牙周治疗的根本目的是经手用刮治器械或通过超声清洁牙周袋和牙根面，从而大幅度减少细菌生物膜。这些治疗措施并非没有副作用。其中之一是不可避免地去除了根面牙骨质，从而导致牙本质暴露。因此，很多牙本质小管开放，有利于口腔细菌侵入[46]。这样理论上可启动牙髓中的炎症反应，尽管在猴子中进行的研究显示与未治疗牙相比，接受牙周治疗的牙齿中牙髓病变并未增加[41]。其他多项研究似乎也证实，牙周治疗过程中，牙骨质去除后，聚集在暴露牙本质上的生物膜并未严重危及牙髓组织的完整性[47,48]。

除了以上这些以外，牙周治疗后的一个主要临床问题是牙本质敏感的产生，其特点是温度、渗透压和机械刺激而引起的尖锐疼痛反应[49]。牙本质敏感经常在牙周治疗后第1周出现，然后一般会逐渐消失，症状持续数月的情况较为罕见。流体动力学

说可以解释牙本质敏感的原因，各种刺激会引起暴露的牙本质中液体流动[50,51]。牙本质敏感症状可在数周后减轻，可能是因为唾液中的矿物晶体沉积、菌斑生物膜覆盖牙本质（不理想）或使用粗颗粒牙膏刷牙过程中形成的玷污层封闭牙本质小管所致[49,52,53]。在需要治疗的病例中，最有效的方法是诱导外周开放的牙本质小管封闭。常用的药物有草酸钾、氟化钠和氟化亚锡，但是在一些病例中可能需要使用复合树脂、玻璃离子等修复材料。

牙周病导致的牙根变化

在牙周病患牙中，牙周袋内常可见附着于牙根表面的厚层细菌生物膜（图10-2g~k，10-3k~n，图10-5i，图10-7b、d、图10-8j、k和图10-9e~h）。组织切片中牙周生物膜的形态特点，与在感染的根管壁上观察到的那些生物膜没有太大的区别（参考第5章）。细菌聚合体呈现不同的厚度和形态，有时呈蘑菇状或者树状。这些聚合体构成密集的细菌群落，可紧密地黏附在完好（图10-2i、k）或者经吸收/沉积改建过（图10-2h、k）的牙骨质上。在一些病例中，牙骨质层上存在陷窝，同样被细菌生物膜覆盖（图10-2j）。在其他病例中，牙骨质中断成或大或小的延伸段，生物膜直接黏附在牙本质上（图10-2g和图10-5i）。在某些失去牙骨质的牙本质区域上，有时可观察到一层无定形材料，无定形材料上覆盖着细菌生物膜（图10-3l和10-3n）。这种生物膜可由不同层次构成，有时两层之间含有"三明治样"的牙石层（图10-3m）。在生物膜直接黏附于牙本质的区域，生物膜下方的一些牙本质小管可能被细菌侵入或定植（图10-3m）。

组织切片上常见牙根表面进行性吸收或既往吸收。这些吸收可能仅涉及牙骨质（图10-2g~j和图10-5i）或者可能延伸至牙本质（图10-3c、g、k和

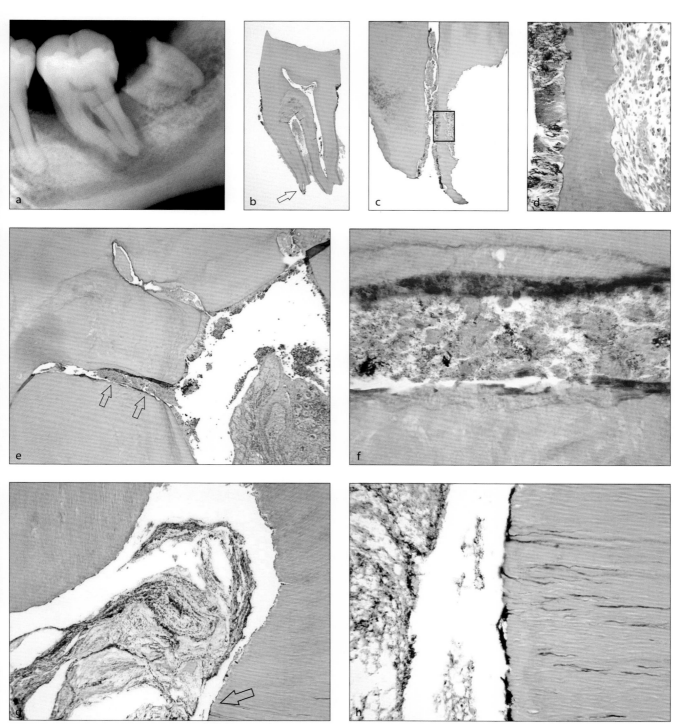

图10-10　47岁女性患者，患有弥漫性牙周病。37牙Ⅲ度松动。牙周探诊发现牙周袋累及根尖的整个轮廓。牙髓活力测试无反应。（a）诊断X线片。（b）经过牙齿中部的切片。大体观。（Taylor改良B&B染色，放大6倍）。（c）（b）中箭头所指的近中根尖细节图，可见根尖远中的大范围吸收（放大25倍）。（d）（c）中矩形界线内的区域。附着于根管壁的生物膜（左侧）；吸收部位的炎症组织（右侧）放大400倍。（e）两个明显的侧支根管（放大50倍）。（f）（e）中箭头所指的位于根尖方的侧支根管，可见坏死碎屑和细菌定植（放大400倍）。（g）远中髓角，可见坏死组织和细菌定植（放大100倍）。（h）（g）中箭头所指的髓腔壁，可见大量细菌定植于牙本质小管中（放大400倍）。（经Ricucci和Melilli[45]授权引用）

图10-7b、d）；有时在菌斑生物膜包围根尖孔区域的病例中，这些吸收可导致根尖结构的严重改变（图10-9g、i和图10-10b～d）。在同一牙根上，吸收区域可与牙骨质沉积区域相连，导致一些区域表现为牙骨质增厚（图10-2c和图10-3c）。吸收和钙化物沉积这些对立的现象可同时存在，表明慢性炎症过程中破坏/修复共存的本质。以上所描述的牙周病引起的根面结构变化，与其他学者的发现一致[46]。

对牙周病患牙进行组织学研究，在拔牙时附着于牙根的牙龈组织碎片中，可观察到不同浓度的所有类型的炎症细胞（10-3o）。

根面龋

细菌入侵牙本质似乎始于牙骨质中较小的陷窝缺损（图10-2i～j）。这些陷窝可扩展到导致广泛区域内的牙骨质层消失（图10-2g和图10-5i）或累及牙本质（图10-3k～n）。然后细菌开始侵入牙本质小管（图10-3m）。这一过程可能表明根面龋开始形成。尽管临床探查和X线检查常不能在较早阶段发现龋病，但是组织切片上有时可发现小的龋病病灶，这些病灶的牙本质中可观察到真正的龋洞，大量细菌侵入表浅的牙本质小管中（图10-5h和图10-11m）。在所有的龋坏病变中，可观察到细菌沿牙本质小管深入到距龋坏病灶相当远的牙本质中（图10-5h）。这些感染牙本质小管下方的牙髓区域中，可观察到刺激性牙本质带以及聚集的炎症细胞聚集（图10-5h）。

随着平均寿命的增加以及人口的老龄化，根面龋已成为一个迫切需要解决的问题。根面龋是根面长期暴露于口腔环境的结果[54]，尤其牙龈增龄性萎缩造成的根面暴露。牙龈萎缩可能是生理性的，但是最常与牙周病相关。

与冠部龋相比，根面龋状况较差。包括保护牙髓的牙本质厚度减少，牙髓增龄性钙化（由于轻度或慢性刺激）导致应对刺激的组织量减少。此外，根面龋发生的解剖位点也是一个重要的促进因素。在根长一半处到达牙髓的根面龋导致该部位的牙髓坏死，从而中断冠髓血供，引起剩余牙髓组织严重反应。

病例讨论

图10-12中的病例记录了根面龋进展至穿髓的过程。45岁男性患者，伴有弥漫性牙周病，右下第一磨牙牙槽骨严重丧失（图10-12a）。对患者进行刮治和根面平整等基础牙周治疗，提供适当的家庭口腔卫生指导。患者未定期复诊接受检查，2年后复诊。X线片显示46牙周状况未改善，远中根面可见开放龋（图10-12b），患者拒绝治疗龋损。3年后，患者因右下颌区剧烈疼痛就诊。X线片可见远中龋到达牙髓（图10-12c）。患者仍拒绝任何保牙治疗，要求拔除患牙。显微镜检查显示细菌渗透入牙髓组织，暴露于细菌的部分牙髓已坏死（图10-12d～f）。坏死组织向冠方逐渐过渡为发炎的活组织，后者又逐渐过渡为近中根中无炎症的牙髓组织（图10-12g～i）。在这种情况下，牙髓感染过程显然是不可逆的。值得强调的是，对于这种病例很难采取合适的治疗措施。除了根管治疗和根面龋的修复治疗外，牙周治疗也是必须的，而牙周治疗的预后与患者的配合密切相关。

图10-11中描述了一例伴严重牙周病的下颌磨牙，根分叉部位可见大范围龋损。组织切片显示龋损穿通近中和远中根管，引起牙髓局部坏死（图10-11i～j）。近中和远中根根尖牙髓组织表现正常（图10-11f～g），冠部牙髓组织也正常（图10-11e）。髓腔内的组织无病理变化看似不合逻辑，但是血液循环未完全中断这一事实可以解释此现象。实际上，根髓和冠髓一定存在这张切片上未显示的相连续的区域。该磨牙的组织切片研究也显

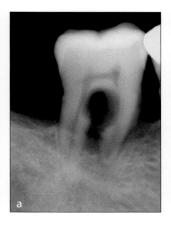
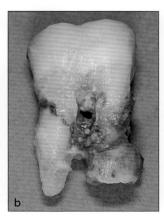
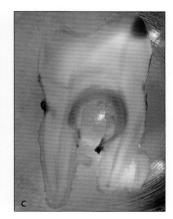
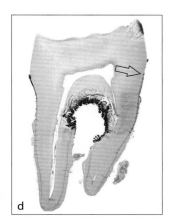

图10-11　（a）下颌第二磨牙牙周支持骨大量丧失，龋损累及根分叉。（b）患牙拔除后，可见大量牙石沉积于牙根上。（c）石蜡包埋前的透明牙。（d）大体观。注意根分叉区域内的龋损范围（Taylor改良B&B染色，放大6倍）。（e）髓腔的细节图。龋损离髓底较远。髓腔内的牙髓表现正常（放大25倍）。（f）（d）中近中根管的根尖部分，可见正常的活髓组织（放大400倍）。（g）（d）中远中根管的根尖部分。组织中可见神经纤维，不存在炎症（放大400倍）。（h）（d）中箭头所指的近中颈部区域。吸收过程使冠方牙骨质层中断，暴露下方的牙本质层。吸收区域被菌斑生物膜覆盖（放大100倍）。

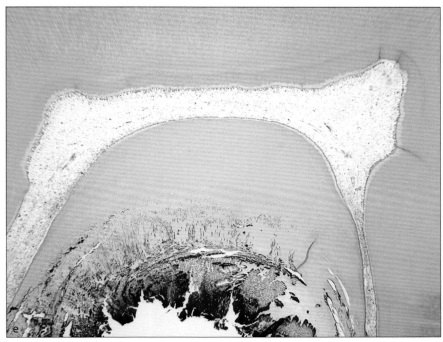

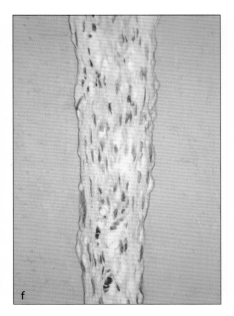
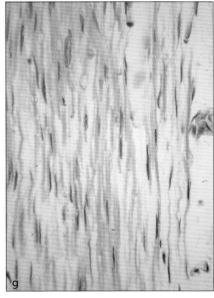
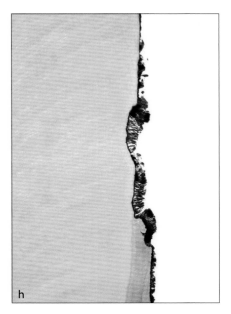

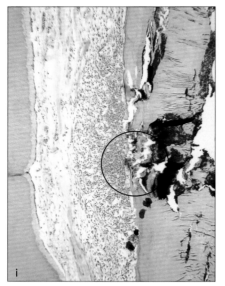
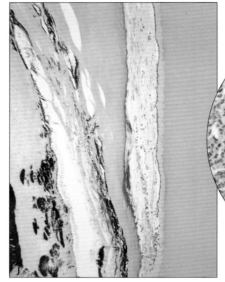
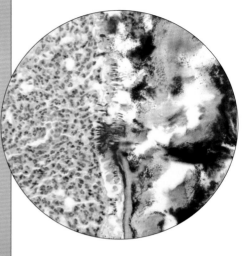

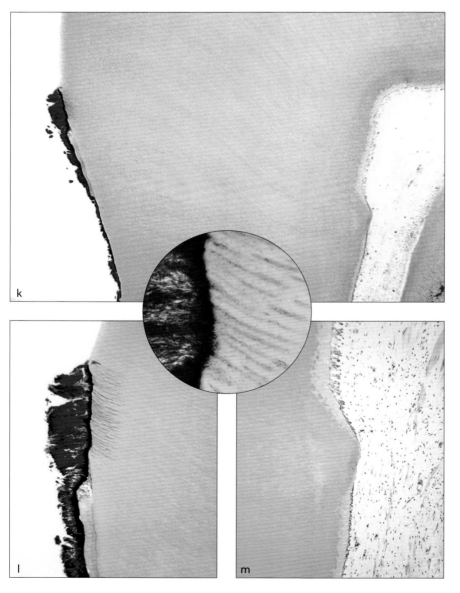

图10-11续　（i）远中根管的冠1/3。龋损穿髓。大块的细菌聚合体邻近高浓度的多形核中性粒细胞（放大100倍）。进一步放大（400倍）插图中的露髓区。（j）近中根管的冠1/3。牙髓也暴露于龋损。暴露区域冠方的牙髓组织仍有活力，证实血液循环未完全中断（放大100倍）。（k）牙冠的远中部分。菌斑未覆盖的区域对应（切片制作）脱矿过程中溶解的牙釉质（放大25倍）。（l）（k）中的颈部区域。部分牙本质缺少表面牙釉质，并且被菌斑生物膜覆盖。细菌渗入牙本质小管中（放大100倍）。插图：生物膜/牙本质界面可见细菌渗入牙本质小管（放大400倍）。（m）在受累牙本质小管的牙髓端，可观察到刺激性牙本质沉积。成牙本质细胞层被第三期牙本质中断，表明受累的成牙本质细胞被破坏（放大100倍）。（经Bergenholtz和Ricucci[85]授权引用）

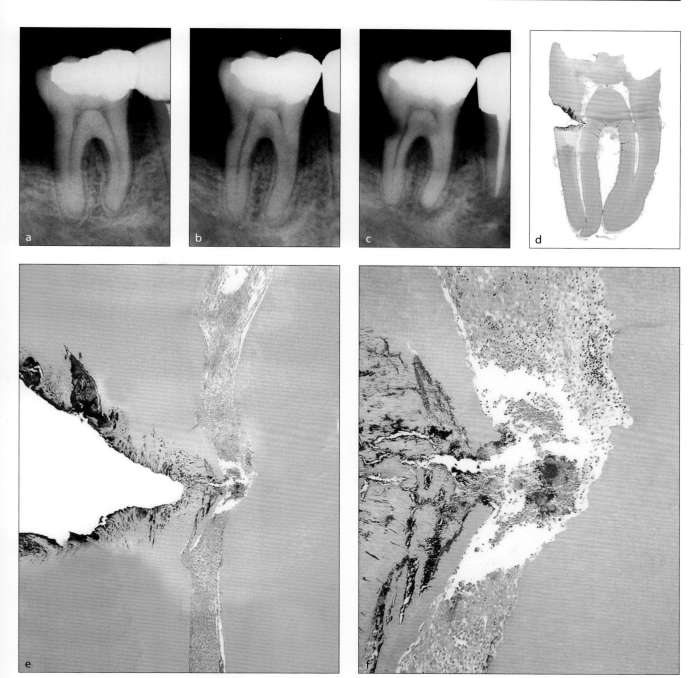

图10-12　（a）45岁男性患者，重度牙周病累及下颌第一磨牙。（b）尽管患者接受了牙周治疗和口腔卫生指导，但是2年后远中根面出现龋损。（c）患者不接受龋损治疗，3年后，龋损穿髓，诱发剧烈疼痛。患者要求拔牙，拔除牙经处理后进行组织学检查。（d）近远中平面的切片。大体观（Taylor改良B&B染色，放大6倍）。（e）龋损穿髓区域的细节图。龋洞内的牙本质被细菌大量定植（放大25倍）。（f）高倍（100倍）放大后，露髓处可见细菌定植。

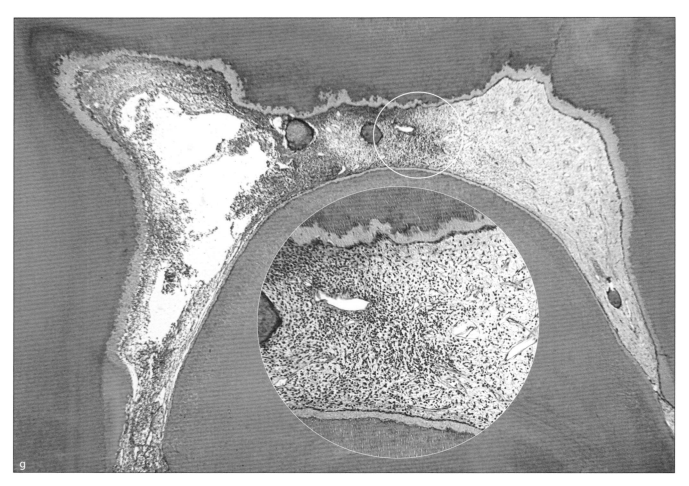

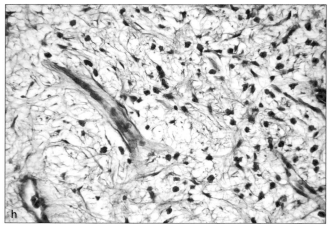 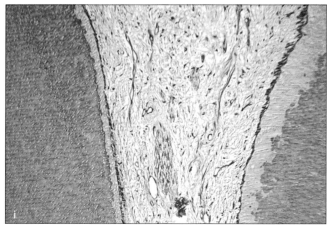

图10-12续 （g）坏死组织从露髓区域向冠方延伸，直至大约半个髓腔，组织在此由坏死进入炎症状态。组织的炎症程度向近中逐渐降低（HE染色，主图放大25倍，插图放大100倍）。（h）（g）中髓腔近中部分的牙髓组织。结缔组织中可见散布的慢性炎症细胞（放大400倍）。（i）（g）中的近中根管口区域。牙髓组织未发炎（放大100倍）。

示牙齿远中存在牙本质缺失的区域，该区域被细菌生物膜定植。细菌渗入该区域的牙本质小管内（图10-11k～m）。

牙髓－牙周病变的临床分类和治疗

Simon等[55]在很多年前已提出牙髓-牙周病变的临床分类，该分类今天仍在使用。旨在努力简化牙髓-牙周病变的相关发病机制，他们提出下列分类：

- 原发性牙髓病变
- 原发性牙周病变
- 牙髓-牙周联合病变

原发性牙髓病变

原发性根尖周病变是由牙髓感染引起的，其特征是X线片上常见局限于根尖周围的透射影（参考第4章）。当患牙存在较大的侧支根管时，病变可能在牙根侧方形成，有时距离根尖区很远。在多根牙中，侧支根管的存在可能导致根分叉病变，这可能在根分叉水平的龈沟中形成窦道，类似于牙周来源的病变[1]。牙周探诊可显示根分叉区域不同程度破坏，X线表现与牙周来源的根分叉病变非常相似。一般来说，牙髓坏死与牙周病变同时存在表明前者与后者间的因果关系[1]。原发性牙髓病变在临床上容易与原发性牙周病变做出鉴别诊断。在原发性牙髓病变中，牙髓活力测试结果为阴性，X线片上常存在相关的根尖透射影，牙间牙槽嵴具有正常的高度和表现（参考第6章，图6-64）。

图10-13描述了一例下颌磨牙原发性牙髓病变的组织学特点，主要表现为根间骨质破坏。患牙于8年半前接受盖髓治疗，突然出现症状。牙髓活力测试无反应，提示牙髓已坏死。组织切片显示远中根存在粗大的侧支根管。侧支根管止于根间区域，与溶骨性病变相关，病变向冠方延伸破坏骨小梁直

至根分叉水平。

在单根牙中，牙髓源性病变经牙周膜进入龈沟向冠方排脓的窦道，当它位于牙根近中面或远中面时，在X线片上容易辨认出来；而当它沿颊面或舌面形成时，则较难辨认出来。为了诊断，可将一根牙胶尖或其他示踪器械插入窦道中，从不同角度拍摄1张或多张X线片以确定病变来源[56]。牙周袋探查可见窄而局限的缺损。

图10-14中下颌磨牙的病变位于根分叉水平，并伴有窦道。经初步检查，可能将该病变可误诊为牙周源性病变。然而经仔细临床检查后，可做出原发性牙髓病变的正确诊断。实际上，牙髓活力测试显示牙髓已坏死。X线片检查显示牙间牙槽嵴高度正常，可见根间透射影。患牙确诊为牙髓源性病变后，接受了恰当的治疗，获得了长期的成功。

图10-15展示了累及下颌第二磨牙整个牙根周围的病变。尽管X线表现如此，该病变被诊断为原发性牙髓病变，并接受相应治疗。治疗计划为首先拔除向近中倾斜的第三磨牙，否则会妨碍橡皮障隔湿、根管预备和后续治疗。随访18个月后发现病变愈合良好。

原发性牙周病变

该病变主要由导致牙周袋形成的龈下菌斑生物膜引起。一般来说，伴有牙周病变而牙髓活力测试仍有反应的患牙，不需要接受根管治疗（图10-16b）。因为牙周病进展的大部分阶段牙髓都是有活力的，所以患牙只需要接受牙周治疗（图10-1）。伴有牙龈窦道的原发性牙周病变有时可能类似于牙髓源性病变，但是牙周探诊、牙髓活力测试和X线片检查都有助于得出正确诊断。

图10-17中展示了一例典型病例。上颌中切牙颊侧存在窦道。牙周探诊可见深牙周袋，尤其是在腭侧。X线片检查证实牙周骨质明显丧失。牙髓活力测试结果为阳性，表明牙髓仍有活力。以上检查

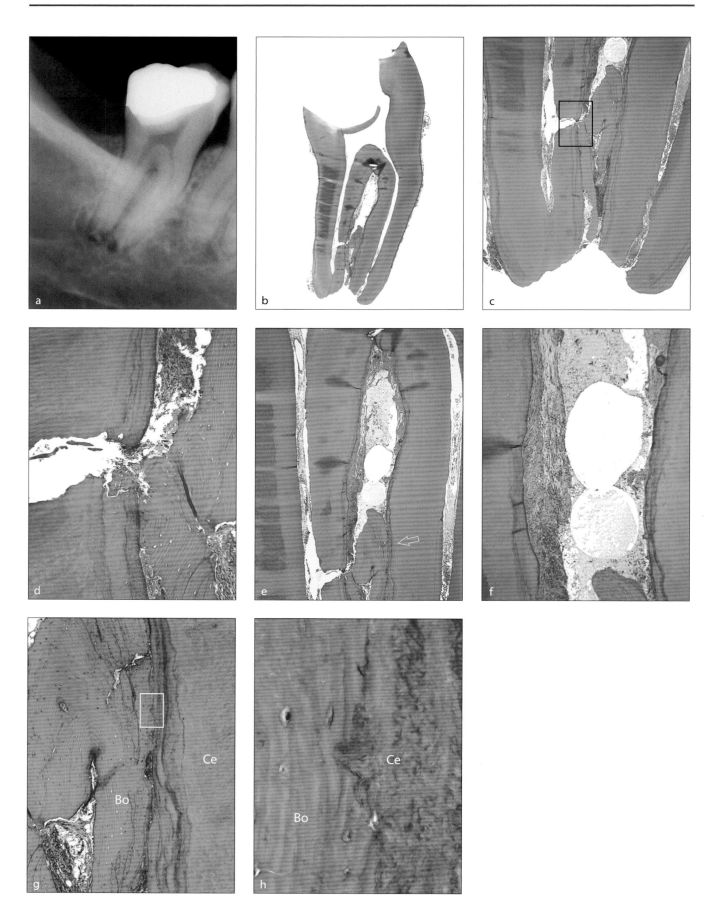

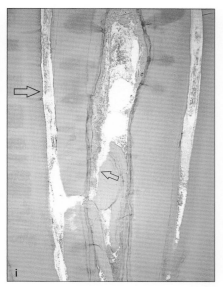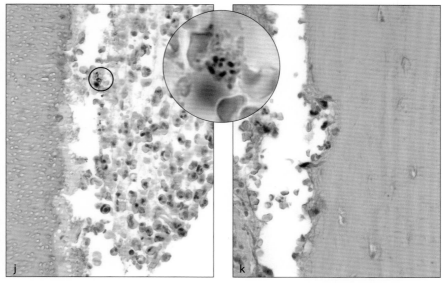

图10-13　45岁女性患者，因右下颌疼痛就诊。牙科病史显示下颌第二磨牙（近中髓角）于8年6个月前接受直接盖髓术。术后2年和4年分别随访，患牙无症状，牙髓温度测试和电测试反应正常。而如今患牙牙髓活力测试反应阴性，叩诊疼痛。（a）X线片显示2个牙根均伴有透射影。患者拒绝根管治疗，患牙被拔除。（b）近远中平面的切片。远中根中1/3和根尖1/3的过渡区存在粗大的侧支根管，侧支根管出口位于根分叉区域。注意侧支根管出口冠方的骨丧失（HE染色，放大6倍）。（c）牙齿的根尖1/2。牙髓组织已坏死，远中根管内存在较大的空腔（放大25倍）。（d）（c）中的矩形区域，可见侧支根管的出口。侧支根管管腔内含有少量坏死碎屑，与冠方的牙周膜破坏区域相接（放大100倍）。（e）牙根的冠方部分。骨缺损可达根分叉区域。根分叉区域被部分崩解的组织占据，可见2个相连的圆腔（放大25倍）。（f）根分叉区域的细节图。坏死组织向着远中根面被发炎的结缔组织替代（放大50倍）。（g）（e）中箭头所指的区域。残余的骨小梁邻近近中根，无牙周膜间隔（放大50倍）。（h）（g）中矩形界线内的区域。牙槽骨和牙骨质间不存在牙周膜，互相渗透形成"骨粘连"（Bo：骨，Ce：牙骨质）（放大400倍）。（i）牙根的冠方部分（Taylor改良B&B染色，放大25倍）。（j）（i）中左侧箭头所指的远中根管区域。急性炎症区域内可见少量细菌（放大400倍，插图放大1000倍）。（k）（i）中右侧箭头所指的残余骨小梁区域。骨吸收陷窝被炎症细胞占据（放大400倍）。

有助于排除牙髓源性窦道。因此患牙诊断是原发性牙周病变。

当牙髓活力测试结果不明确时，有时很难对牙周源性病变与牙髓源性病变做出鉴别诊断。图10-16a中展示的磨牙根分叉水平存在骨质病变。更让人困惑的是远中根尖存在小范围的透射影。牙冠无龋损，未探及裂纹。牙髓冷、热测均无反应，电刺激反应微弱。由于患者具有吸烟史，且存在弥漫性边缘性牙周炎症，这使得医生更倾向于做出原发性牙周病变的诊断，但是医生选择对患牙做决定性检查，即在无麻醉下进行"试验性备洞"。该检查引起患牙牙髓强烈反应，表明牙髓仍有活力，医生最终得出原发性牙周病变的诊断。

图10-16b展示的病例中做出鉴别诊断较为容易。X线片显示该前磨牙存在根尖周透射影。牙周探诊和牙髓活力测试阳性反应使医生得出牙周病变的诊断。

图10-18中报道了一例严重的局限性原发性牙周病变。下颌磨牙远中根周围存在凹坑样病变，牙周基础治疗无效，手术治疗后恢复正常。牙周治疗前后牙髓未受影响。因患牙近中存在大范围龋损，并且需要冠修复，可选择对患牙进行牙髓摘除术。

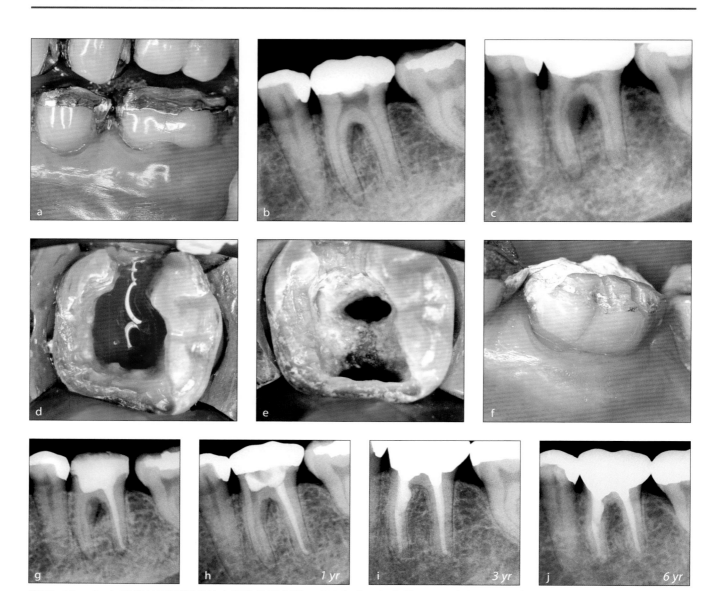

图10-14 （a）60岁的牙医要求笔者评估其下颌第一磨牙根分叉部位的"牙周病变"。在过去几周里，他每天都使用3%双氧水冲洗"牙周袋"。口腔检查发现36牙颊侧牙龈肿胀。探诊可见Ⅱ度根分叉病变。患牙于30年前接受金高嵌体修复。牙髓活力测试反应阴性。（b和c）2张不同角度拍摄的X线片上可见根分叉透射影，近中和远中牙槽嵴高度正常。患牙的诊断为原发性牙髓病变，拟行根管治疗。（d）橡皮障隔离后，去除修复体，开髓。髓腔打开后，血液立即涌出。确定工作长度，预备根管。显微镜下发现患牙存在累及近中根远中壁，并扩展至牙周膜的吸收区域，使根管腔与根分叉区域直接相通。氢氧化钙封药。（e）1周后，症状消失。重新打开根管进行治疗。髓底异常发白，可能是因为患者冲洗牙周袋使用的双氧水，经过穿孔处进入髓腔中。（f）根管预备和封药2周后，牙龈肿胀消失，牙周组织恢复正常。（g）充填远中根管，近中根管重新封氢氧化钙。（h）每3个月换一次氢氧化钙，1年后根分叉病变几乎完全消失。此时充填近中根管。（i）3年随访显示根分叉骨质完全愈合。（j）6年随访显示患牙情况稳定。

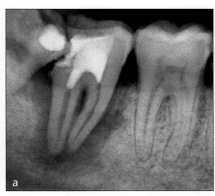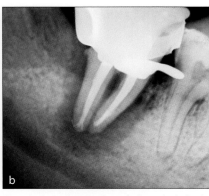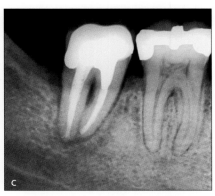

图10-15　（a）31岁男性患者，下颌第二磨牙存在大范围根尖周病变。患者自述该牙已接受根管治疗。患牙松动并伴有深牙周袋，牙齿整个轮廓的牙周袋深度超过10mm。第三磨牙牙冠近中倾斜，突入第二磨牙的窝洞中。患牙存在累及邻牙的牙周病初期体征，但是仍诊断为原发性牙髓病变。治疗计划包括拔除第三磨牙，然后第二磨牙行根管治疗。（b）根管预备，氢氧化钙封药2周后，充填根管。（c）18个月随访显示骨缺损完全愈合。患牙仍需进一步临床和X线片检查。

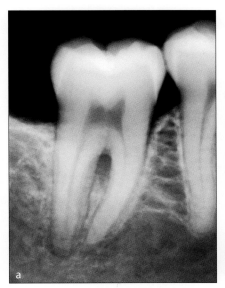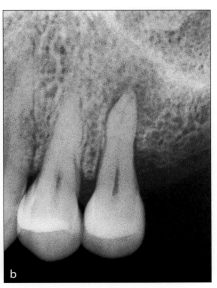

图10-16　（a）35岁女性患者，因右下第二磨牙不适就诊。患牙无龋，咬合面窝沟着色。显微镜下检查患牙，未发现裂纹。牙髓活力测试结果不确定，温度测试反应阴性，电测试反应微弱。X线片显示根分叉病变，远中根周围存在小范围透射影。弯头牙周探针可从颊侧穿入3mm以上，但是舌侧无法穿入。因此，患牙诊断为Ⅱ度根分叉病变。患牙垂直和侧向叩诊敏感。咬合面可见磨耗面，表明患牙存在咬合创伤。需要使用试验性备洞辅助诊断。未麻醉下使用高速手机打开咬合面窝沟时患牙产生疼痛，证明牙髓仍有活力。患牙诊断为原发性牙周病变，病变可能由于咬合创伤所致。（b）65岁女性患者，第二前磨牙无龋，咀嚼疼痛，轻度松动。X线片显示根尖周大范围透射影。牙髓活力测试反应正常。牙周探诊显示腭侧牙周袋深度超过10mm。患牙诊断为原发性牙周病变。该病例的X线片表现非常类似于牙髓源性病变。

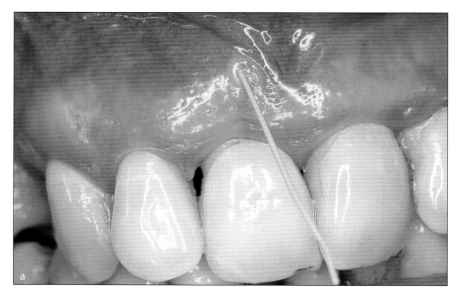

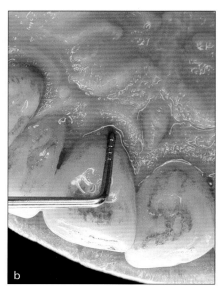

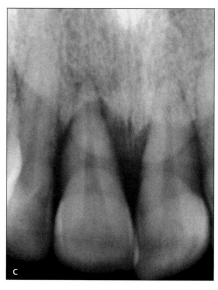

图10-17　（a）45岁女性患者，右上颌中切牙最近出现颊侧窦道。患牙Ⅱ度松动，牙髓活力测试反应阳性。（b）所有受累牙出现明显的重度牙周病体征。尤其是11牙腭侧存在深牙周袋。（c）X线片证实牙周支持骨组织大量丧失。排除窦道的牙髓源性病因后，患牙诊断为原发性牙周病变。

牙髓 – 牙周联合病变

　　牙髓–牙周联合病变可能是由以下情况造成：

- 原发性牙髓病变伴继发性牙周破坏。
- 原发性牙周病变伴继发性牙髓破坏。
- 真正的联合病变。

　　如果影响边缘牙周组织的牙髓源性病变未被处理，那么可能会进展为以继发牙周病灶为特征的牙周组织破坏。这经常是由于受累区域内（比如龈沟排脓窦道内）龈下菌斑生物膜积聚所致。牙根穿孔也可导致牙髓病变继发牙周破坏。

　　当牙周袋向根尖进展达到根尖孔，破坏营养牙髓的主神经血管束时，会导致原发性牙周病继发的牙髓破坏。牙周生物膜中的细菌穿过根尖孔，导致牙髓坏死和细菌感染，继而产生根尖周炎，加重了病情。

　　在继发牙髓坏死的牙周病晚期阶段，患牙通常

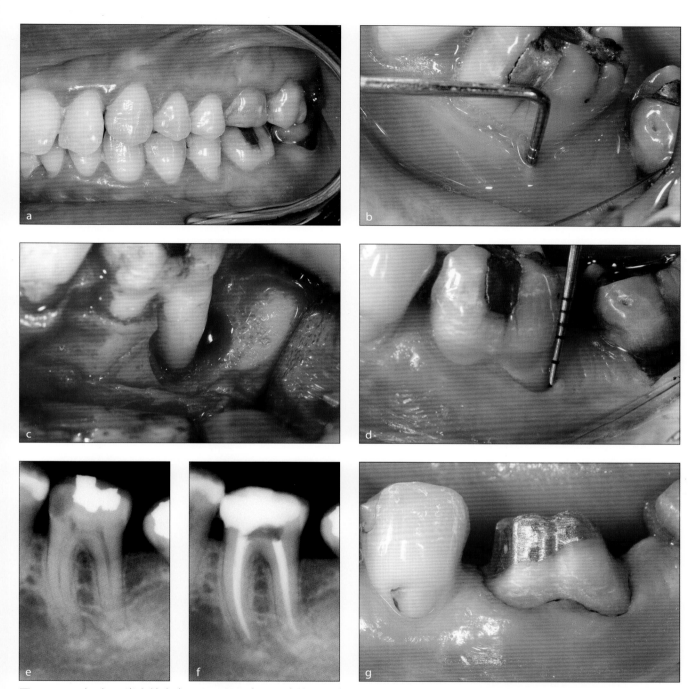

图10-18 （a）40岁女性患者，左下颌具有牙周病的明显体征。初步治疗包括刮治、根面平整以及口腔卫生指导。（b）2个月随访治疗效果满意，然而左下第一磨牙远中颊侧仍存在8mm深的牙周袋。（c）翻瓣后对远中根进行刮治和根面平整。（d）10个月随访时，牙周袋深减少至3mm，治疗效果非常好，（e）手术治疗后10个月，36牙再评估时拍摄的X线片。银汞修复体的近中部分折裂，存在接近髓腔的继发龋。（f）患牙接受根管治疗，拟行全冠修复。（g）粘接铸造桩，预备修复体，取印模前拍摄的临床照片。排龈线位于龈沟内。牙周组织正常。**观点**：牙周治疗的整个过程中，患牙没有出现牙髓症状。由于患牙存在继发龋，并且冠修复去除了大量牙体组织，所以预防性地摘除了患牙牙髓。

无法保留[27]。对于单根牙情况总是如此，但是对于牙周病尚未同时累及所有牙根的多根牙，可能还有治疗的可能性。图10-7显示当菌斑生物膜包围单根牙的根尖孔区域时，血液循环中断，细菌从根尖向冠方定植于牙髓中。此时牙周病变与牙髓病变共同存在，牙髓组织中的感染导致根尖周骨质破坏加重。从临床角度来看，没有任何一种牙周和/或牙髓治疗方法能够治愈病变，患牙通常无法挽救。对于这些病例，根管治疗有时仅能治标不治本。然而，在告知患者治疗的短期/中期预后较差的情况下，对于每个病例都应根据总体治疗计划以及患者意愿权衡治疗选择[27]。

图10-19中展示了一例"姑息性"根管治疗病例。患牙是一位43岁女性患者的下颌第二前磨牙，其广泛性牙周病已到终末期。已告知患者所有剩余牙预后均较差，全口义齿修复不可避免。患者要求治疗以延迟全口义齿修复。除了通过牙周治疗去除菌斑生物膜和牙石外，考虑对一些牙齿进行根管治疗。下颌第二前磨牙极为松动，伴有明显的牙周骨丧失，此外还有根尖周病变（图10-19a）。尽管患牙无龋病和修复体，但是牙髓活力测试无反应，颊侧存在窦道（图10-19b）。患牙接受根管治疗，氢氧化钙封药2周后完成根管充填（图10-19c）。根管充填时，窦道已消失（图10-19d）。1年2个月后，X线片示根尖周病变已愈合，但是牙周骨丧失进一步加重（图10-19e）。

从临床角度来看，多根牙可能需要不同的治疗方式，因为并非所有牙根都具有同一水平的附着丧失[56]。图10-5和图10-8展示的病例中牙周病已进展到其中一个牙根的根尖孔区域，而其他牙根受累不太严重。因此，选择性地去除无法保留的牙根，联合其他治疗方法，有时可保留患牙。以上治疗仅针对已接受完善临床及X线检查的特定病例，且拟治疗牙必须是牙弓中对咬合功能有策略意义的患牙。根据以上标准，图10-20中展示的下颌第三磨牙不宜截根。虽然该病例中牙周病仅不可逆地累及远中根，但是这种非策略牙位的患牙保留意义不大。

另一方面，图10-21展示的病例应考虑保守治疗。上颌第一磨牙腭根被牙周病完全累及，其余牙根情况较好。治疗计划包括对拟保留的牙根进行根管治疗后，截除腭根。有趣的是腭根牙髓已坏死，而颊侧根管口下牙髓仍有活力。根管治疗结束时，在不翻瓣的情况下截除腭根。截断并拔除腭根后，平整抛光截面。截根前将银汞在根管冠1/3压实，有助于平整抛光。患牙不需要冠修复。6年4个月后，患牙在临床上（图10-21k~m）和X线片上（图10-21n~p）均表现正常。对拔除的腭根进行组织学检查，发现牙周生物膜完全包围根尖（包括根尖孔区域），导致腭根血运中断（图10-21f~j）。

值得一提的是*畸形发育沟*这种罕见的解剖变异，有时会使原发性牙髓病变与牙周病变的鉴别诊断更为困难。畸形发育沟可存在于上颌中切牙的唇面[57]，但是最常见于上颌侧切牙的腭面，形成*畸形舌侧沟*。这种沟始于中央窝，穿过舌隆突，继续沿着牙根向根尖方向走行。可能同时累及牙骨质和牙本质，形成具有不同深度的内陷，但是在某些病例中由于牙根未完全发育完成，牙髓组织和牙周组织可直接相通[58,59]。这种解剖变异有利于菌斑生物膜聚集，使炎症局限于龈沟水平。久而久之，会导致沿根尖方向的细窄牙周缺损。菌斑生物膜和牙石可能沿着牙周缺损的走行存在（图10-22）。病变的严重程度差异较大，当牙周缺损被早期诊断时，牙髓可能仍有活力（图10-23）。对于病变不太严重的病例（比如根面凹陷较浅），除了去除菌斑和牙石外，可通过牙根成形术矫平根面缺损。据文献报道，经刮治和根面平整[60]或翻开粘骨膜瓣进行牙根成形术[61,62]后，一些病例的治疗效果较好。尽管文献中有较为乐观的观点认为骨丧失严重的患牙仍有可能"重建出令人满意的功能"[63]，但是"畸形发

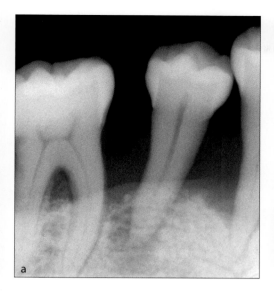
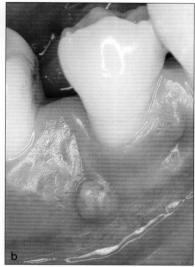
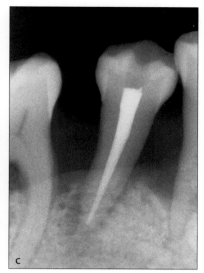
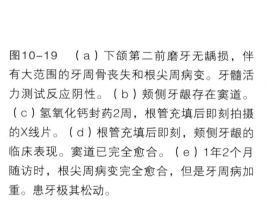
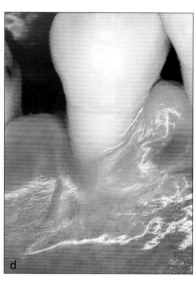
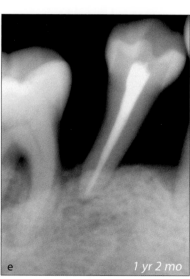

图10-19 （a）下颌第二前磨牙无龋损，伴有大范围的牙周骨丧失和根尖周病变。牙髓活力测试反应阴性。（b）颊侧牙龈存在窦道。（c）氢氧化钙封药2周，根管充填后即刻拍摄的X线片。（d）根管充填后即刻，颊侧牙龈的临床表现。窦道已完全愈合。（e）1年2个月随访时，根尖周病变完全愈合，但是牙周病加重。患牙极其松动。

育沟"患牙的长期预后并不理想，并且取决于发育沟向根尖的延伸程度。

牙髓和牙周疾病可单独存在，也可形成真正的联合病变。真正的牙髓–牙周联合病变较少见，当向冠方进展的根尖周病变与向根尖进展的边缘性牙周炎（牙周病）结合在一起时，会发展成真正的牙髓–牙周联合病变[1,35,55]。

从治疗角度来看，对于牙髓和牙周都被累及的患牙，初步刮治和根面平整去除明显的龈下菌斑生物膜和牙石后，患牙应接受根管治疗，然后再进行恰当的牙周治疗[1,64]。

图10-20 39岁男性患者，因右下颌磨牙区不适就诊。临床检查显示轻度弥漫性牙周病变。48牙无龋损，X线片显示远中根周围大范围溶骨性病变，远中根明显吸收。牙髓活力测试反应阴性。患牙叩诊疼痛。建议拔除患牙。

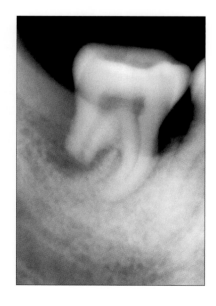

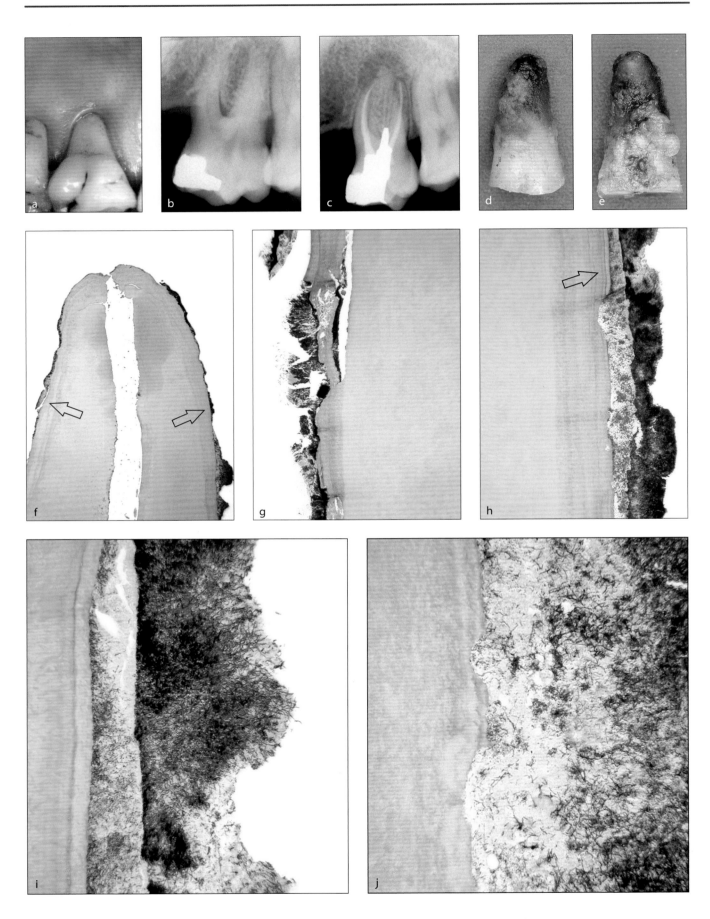

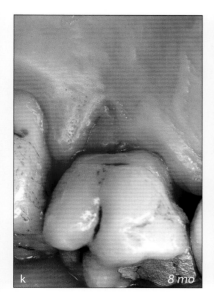
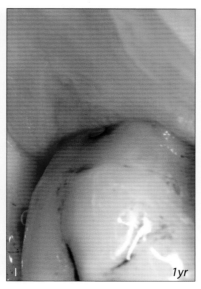
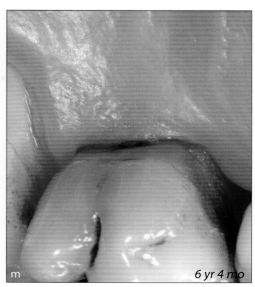

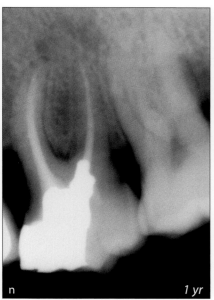
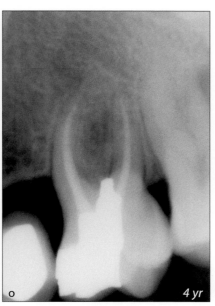
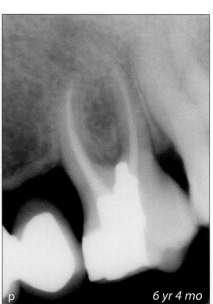

图10-21 （a）44岁男性患者，因左上颌第一磨牙反复出现脓肿就诊。临床检查显示患者具有严重的牙周病。第一磨牙腭侧牙龈明显退缩。探诊显示腭根周围牙周袋深度超过10mm，而颊侧袋深不超过3mm。牙髓活力测试呈弱阳性。患牙轻度松动，叩诊敏感。（b）X线片显示根分叉病变，但是骨丧失的范围并不明确。治疗计划为根管治疗后截除腭根。（c）腭侧根管中可见坏死组织，而颊侧根管内的组织仍有活性。氢氧化钙封药1周后进行根管充填。腭侧根管不使用牙胶充填。使用银汞充填开髓洞口、髓腔，并压入腭侧根管的冠1/3。这样在根管严密充填处切除牙根，可留下非常光滑的切面。（d和e）拔除的腭根腭侧观和颊侧观。根尖部分被牙石完全覆盖。（f）沿主根管切开的切片，根管呈空腔。牙根表面完全被牙周生物膜覆盖（Taylor改良B&B染色，放大25倍）。（g）放大100倍（f）中左侧箭头所指的根面。部分与牙本质分离的牙骨质层，被较厚的细菌生物膜覆盖。（h）放大100倍（f）中右侧箭头所指的区域。多层细菌生物膜覆盖于牙骨质表面。（i）放大400倍（h）中箭头所指的部分，可见生物膜表层细菌密度更高。（j）其他区域的生物膜，主要由丝状菌组成（放大400倍）。（k和l）分别随访8个月和1年，腭侧牙龈的临床照片。（m）治疗6年4个月后随访，牙周组织处于最佳状态。（n）治疗1年后拍摄的X线片，仍可见残余的根分叉病变。（o和p）治疗后4年和6年4个月随访拍摄的X线片显示根分叉状况改善，根尖周结构正常。该病例取得了最佳的治疗效果。

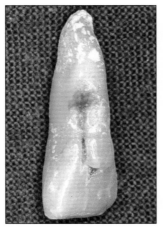

图10-22 因牙周病拔除的侧切牙。发育沟始于中央窝，穿过舌隆突，止于牙根中部。牙石沿发育沟的走行沉积。在这个病例中，这种发育畸形还没有严重到直接导致患牙拔除。

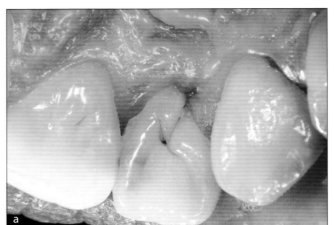

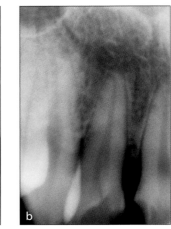

图10-23 （a）39岁女性患者，侧切牙腭侧面可见始于中央窝，延伸至牙根表面发育沟。龈缘肿胀、发炎。探诊出血，牙周袋深4mm。患牙无症状。牙髓活力测试和叩诊结果正常。（b）X线片显示轻度骨丧失。观点：这些病例的早期阶段，不存在继发牙髓病变，翻瓣后行牙根成形术的治疗效果良好，可进一步预防牙周和牙髓并发症。

图10-24中描述了一例牙髓-牙周联合病变的治疗过程。55岁男性患者的下颌第一磨牙产生脓肿，肿胀局限于舌侧。患牙有2个银汞修复体，一个位于咬合面，另一个位于颈部。牙髓活力测试无反应。同时，患者口腔卫生状况较差，可见大量的菌斑生物膜和牙石，并伴有与之相关的弥漫性牙周病变（图10-24a）。在患牙远中面，牙周探针可探至根尖（图10-24c）。X线片显示除相邻牙槽嵴顶高度降低外，可见溶骨性病变使患牙远中根完全暴露并累及根分叉（图10-24b）。该病例的诊断为牙髓-牙周联合病变。按照治疗计划，初步去除龈上菌斑和牙石后，首先通过根管治疗去除牙髓感染，然后是必要的牙周介入治疗，包括恰当的刮治、根面平整以及口腔卫生宣教。有趣的是根管治疗迅速去除了牙髓源性"病因"，随访5个月后，远中根周围牙槽骨重建，硬骨板形成。而牙周"病因"仍

持续存在，表现为牙周附着向根向移动以及根分叉病变的产生（图10-24g）。6年后随访检查显示根尖周状况稳定，牙周状况恶化（图10-24h），证实在随访期间牙周病没有得到控制。

牙根纵裂

此处将牙根纵裂划入牙髓-牙周联合病变的分类中。实际上，折裂线在牙髓组织和牙周组织间建立了一个比牙本质小管或根尖分歧大很多的通道[1]。

牙根纵裂更常见于根管治疗后的牙齿，但是也可以出现在未治疗的牙齿中[65]。在对西方人群进行的一项统计学研究中，活髓牙牙根纵裂的发生率似乎比死髓牙的发生率低。Cohen等[66]研究了来自美洲大陆3个不同地理区域的227颗纵裂牙，发现大部分纵裂发生于根管治疗牙（49%），其次是未治疗

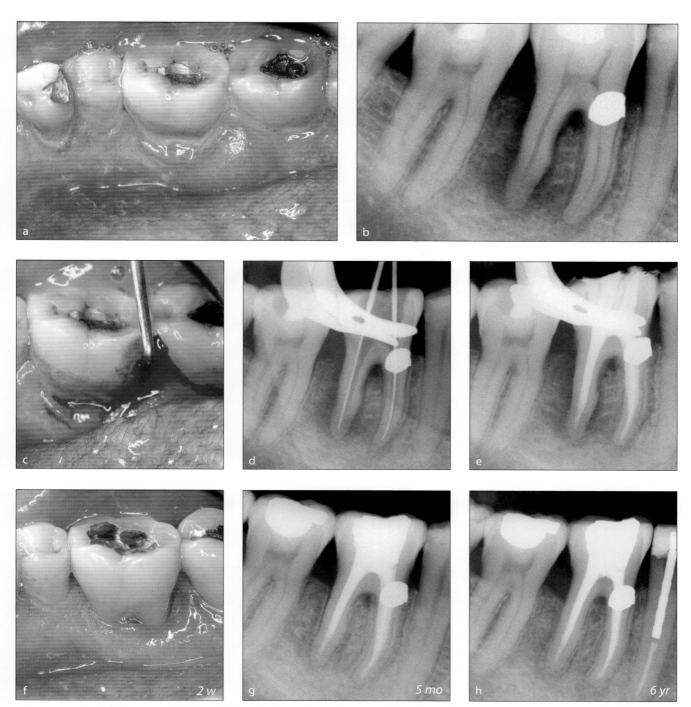

图10-24 （a）患者口腔卫生较差，伴有严重的牙周病，下颌第一和第二磨牙邻间隙的舌侧出现脓肿。第一磨牙略微松动，叩诊敏感，牙髓活力测试无反应，第二磨牙反应正常。（b）X线片显示46牙有大范围的溶骨性病变，病变完全包围远中根。根分叉水平存在骨丧失。（c）在远中根的远中面，牙周探针可到达根尖。患牙诊断为牙髓–牙周联合病变。治疗计划为刮治、根面平整和根管治疗。（d）根管预备结束时，拍摄X线片检查工作长度的维持情况。氢氧化钙封药。（e）1周后充填根管。X线片上可见大量封闭剂进入远中根的根尖分歧中，表明牙髓组织与牙周组织间存在多个通道。（f）牙周–牙髓联合治疗2周后，牙周状况明显改善。（g）随访5个月的X线片显示根尖周组织几乎完全愈合。骨再生在冠方止于牙周病所致的既往附着丧失部位。（h）随访6年的X线片显示根尖周结构正常，而牙周病加重。

的死髓牙（39%），最后是活髓牙（12%）。这些数据表明根管治疗增加牙齿折裂风险。

中国人群中活髓牙纵裂的发生率似乎更高。Yang等[67]描述了12例牙根纵裂病例，病例来自男性中国患者未治疗的第一磨牙，患牙有明显的磨耗，不存在修复体或修复体面积较小。Chan等[68]报道了64例中国患者的活髓纵裂病例。纵裂更常发生于40~69岁患者的第一磨牙。男性患病率是女性的2倍。大部分病例发生于几乎完好的牙列，患牙常发生磨耗，未接受过修复治疗。

目前尚未阐明活髓牙纵裂的真正原因。有观点认为这种纵裂与中国人的饮食类型和咀嚼习惯有关[67]。Chan等[69]评估了活髓牙和根管治疗牙纵裂的临床特点。该研究共纳入315例纵裂病例。40%的纵裂发生在未治疗牙中，常见于年龄较大的人群，最常发生于磨牙。尽管西方人群中未治疗牙纵裂的发生率低于中国人群，但是这种情况也并不罕见。因此，早期诊断对于牙根纵裂的治疗至关重要。

从病因角度来看，活髓牙纵裂常由于裂纹向根尖方向扩展所致。如果纵裂前牙髓有活力，随着牙髓暴露在口腔中并且大量细菌定植于折裂区域，牙髓会迅速坏死。临床上医生常不能发现未治疗牙的纵裂，导致治疗计划制定错误[70]。图10-25中展示了相关病例。38岁男性患者，因上颌前磨牙咀嚼痛就诊。检查发现患牙存在咬合面-远中面的银汞修复体，此银汞修复体已充填多年。患牙叩诊敏感，牙髓活力测试无反应。X线片上可见根尖周病变（图10-25a）。患牙牙髓已坏死，拟接受根管治疗。根管预备，氢氧化钙封药2周后充填，在观察期间患牙症状消失（图10-25b）。根管充填使用的是牙胶混合氯仿的侧压技术。随后，患牙冠方使用银汞修复。8个月后，患者复诊，自诉"患牙似乎出了一些问题"。此时，根尖周叩诊导致脓液从龈沟中引流出，牙周探诊可见较深的颊侧骨缺损（图10-25c）。X线片上存在从根尖区向远中邻面延伸的透射影（图10-25d）。医生决定手术暴露牙根以在直视下进行探查，可见充满肉芽组织的典型骨开裂（图10-25e）。去除肉芽组织后可见牙根纵向裂纹周围大量骨丧失（图10-25f）。拔除患牙后，观察牙根颊面可见裂纹始于牙颈部区域的根方，不可能在直视下探查到（图10-25g）。腭侧存在类似的裂纹。分开牙折片后，可见氯仿软化的牙胶在侧压过程中被挤入裂纹内。这说明根管治疗前裂纹就已存在或者裂纹是在根管充填期间形成的（图10-25h）。

图10-26中展示了另一个在晚期被诊断为纵裂的病例。一位老年患者的下颌前磨牙，磨耗明显，牙髓已坏死。患牙接受根管预备，氢氧化钙封药。尽管患牙反复换药，症状并未缓解。最后根据X线片和探诊，对患牙做出牙根纵裂的诊断。

纵裂有时可能始于根管充填期间，但是更常见于根管治疗后，首要原因是咀嚼产生的压力和大面积缺损的牙齿所承受的咬合力[71]。纵裂可发生于根管治疗完成和冠修复后的任何时间。在一项研究中，25颗根管治疗后的牙齿发生牙根纵裂，平均折裂时间为54个月[72]。

牙根纵裂可能源于根尖（图10-27~图10-28）或牙根的冠1/3（图10-29和图10-30）。这取决于作用于牙齿的力的复杂性和方向。根据Tamse[73]的研究，由于缺乏独特的体征、症状以及特有的X线特点，牙根纵裂的早期诊断非常困难。因此，常导致诊断延迟；有时根管治疗和修复完成后数年才做出正确诊断。

根裂的组织反应

当完全性或不完全性根裂形成时，牙周膜常不可避免地被累及，并失去完整性，可能发生软组织增生。如果裂纹经龈沟与口腔相通，食物、碎屑、异物，尤其是细菌，可进入裂纹中。细菌可快速地

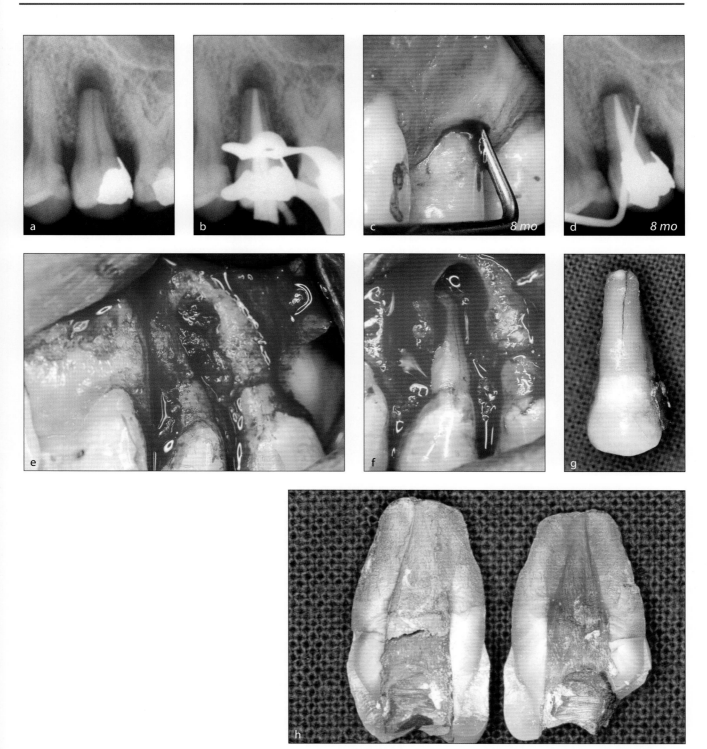

图10-25　（a）上颌第二前磨牙牙髓坏死，存在大范围的根尖周透射影。（b）氢氧化钙封药一段时间后，使用氯仿改良侧压技术充填根管。（c）8个月后，患者因急性疼痛复诊。牙周探诊可见颊侧深牙周袋。（d）使用探针示踪拍摄的X线片显示骨缺损向远中扩展。（e）翻瓣探查可见肉芽组织充满颊侧骨板上的大范围骨开裂区域。（f）去除软组织后，可见骨质严重丧失，并且找到了骨丧失的原因：存在一条从颈缘走行至根尖的裂纹。（g）患牙拔除后的颊侧观。裂纹的起始点距釉牙骨质界一定距离。（h）分开牙折片后，可见牙胶被压入裂纹中。**观点**：裂纹中存在牙胶的原因有以下两个：1）根管治疗前裂纹已经存在，但是这个病例术前很难探查到裂纹。2）裂纹可能是侧压过程中形成的。

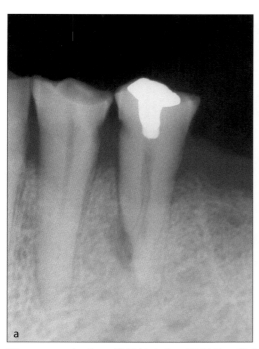 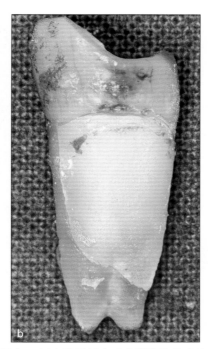 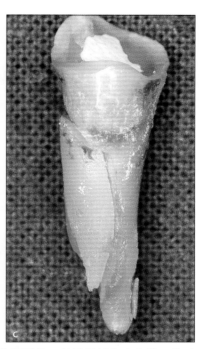

图10-26 （a）81岁男性患者，下颌第二前磨牙在45天内接受过多次根管预备和氢氧化钙封药，但是仍然存在症状。此时X线片上可见两条"发丝状"的向近中走行的细线。牙周探诊可见近颊和近舌深牙周袋。患牙诊断为牙根纵裂。拔除患牙。（b）患牙拔除后的近中观，可见近中根的大块牙折片始于颈部区域。（c）颊侧观。**观点**：根管治疗前裂纹可能已经存在，使得该病变类似牙髓源性病变。牙齿明显磨损（颈部腐蚀和磨耗）有可能是未治疗牙出现裂纹的原因。

图10-27 （右侧）（a）54岁患者，下颌第一磨牙为活髓牙，根管治疗后成为固定桥的基牙。（b）根管充填后的X线片。（c）随访2年6个月。患牙无症状，但是近中根的牙周膜间隙增宽。（d）5年7个月后，患牙近中根的根尖1/2周围出现明显的开放性病变。患牙无症状。怀疑患牙发生牙根纵裂。医生与患者一致决定保留患牙并观察。（e）9年2个月后拍摄X线片，情况没有明显改变。（f）11年2个月后，病变增大，但是仅限于根尖1/2，没有向近中或远中累及牙槽嵴。这种X线表现使得该病变更类似牙髓病变，而非牙周病变。（g）15年3个月随访X线片可见病变继续增大，围绕整个近中根。病变累及近中牙槽嵴，呈"光晕征"。患者出现自发痛，患牙叩诊敏感。此时，患牙可以确诊为牙根纵裂。拔除患牙。（h至j）裂纹位于近中根，未累及根尖。将远中根尖切除后用于组织学处理。**观点**：该病例证实牙根纵裂的临床进展可能相当缓慢。患牙可多年无症状，X线片表现更类似牙髓病变而非牙周病变。裂纹可能始于牙根中1/3。15年后，当裂纹进展至龈沟，出现牙槽嵴吸收时，患牙临床状况更加明确。

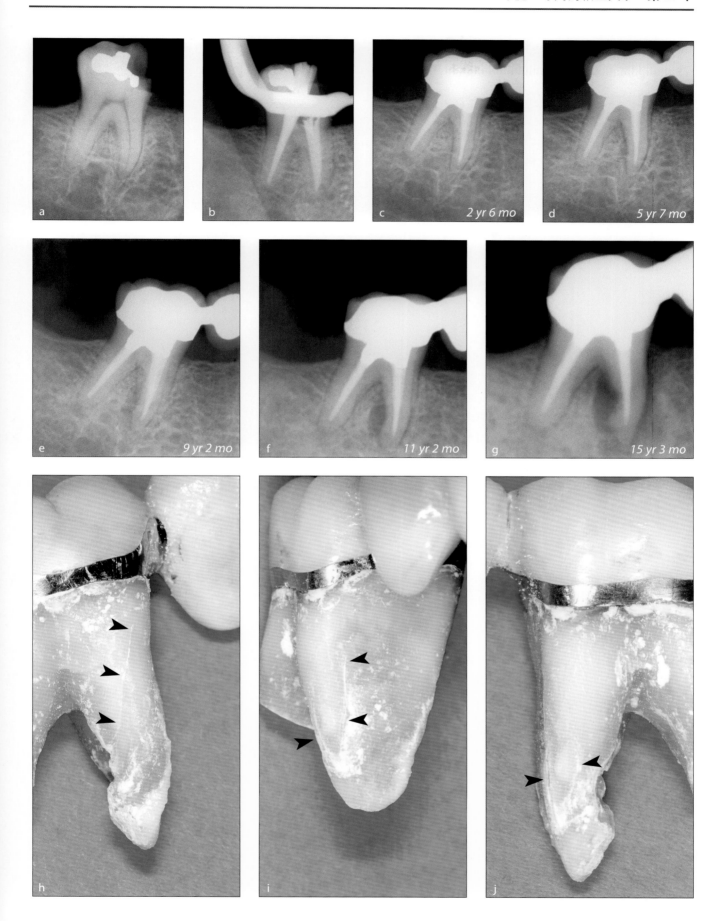

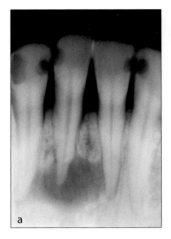
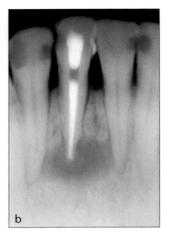
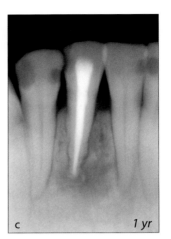
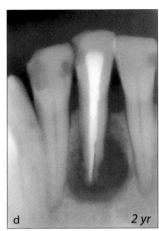

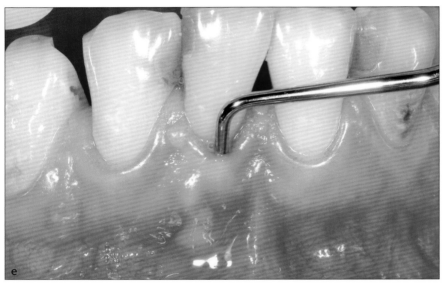

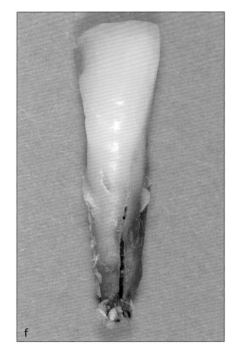
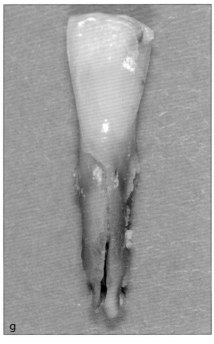

图10-28 （a）31岁女性患者，下颌中切牙牙髓坏死伴大范围根尖周透射影。根尖明显吸收。病变累及相邻中切牙的根尖，但是牙髓活力测试反应正常。患牙叩诊疼痛。（b）患者接受根管治疗。封药72天后，患牙症状消失，使用牙胶充填根管。（c）1年后随访，患牙无症状。X线片示根尖周透射影明显缩小。相邻中切牙根尖周围的骨质已愈合。（d）根充2年后，患者因疼痛、肿胀就诊。尽管初期X线片显示病变有所改善，但是现在出现大范围的溶骨性病变。根尖1/3可见裂纹。（e）牙周探针插入颊侧龈沟可到达根尖，证实患牙伴有牙周破坏。患牙诊断为牙根纵裂。拔除患牙。（f和g）患牙拔除后的颊侧和舌侧观证实牙根已发生纵裂。裂纹并没有到达牙冠，而是在颈部区域向近中弯曲，使牙齿的近中部分与其余部分分离。

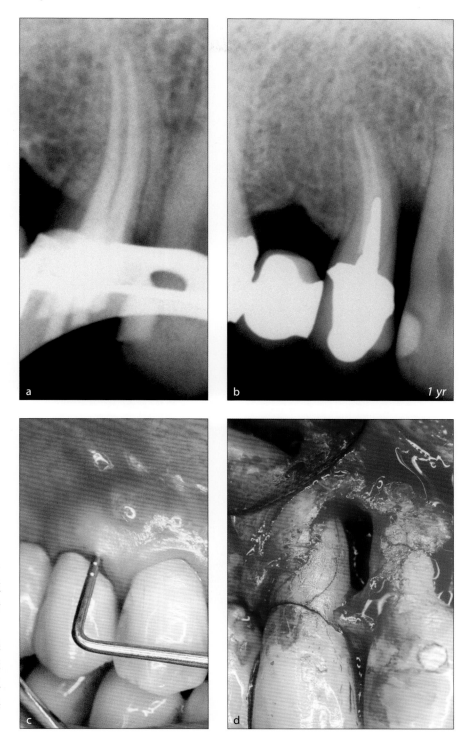

图10-29　（a）52岁患者，上颌第一前磨牙因继发龋接受根管治疗。铸造桩和烤瓷冠修复。（b）治疗1年后，患者因疼痛就诊。X线片可见近中骨缺损，累及半个牙根。（c）患牙颊侧接近龈缘处存在波动性脓肿。牙周探诊显示近颊牙周袋深达8mm。（d）翻瓣后可见一条始于颈部向近中方向曲线走行的裂纹。骨缺损在裂纹周围对称地形成。

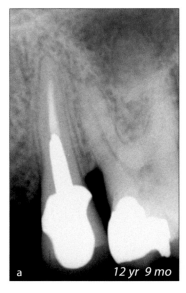
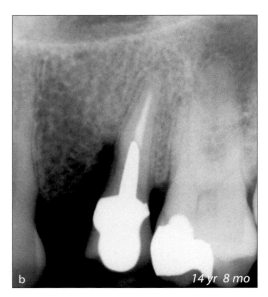

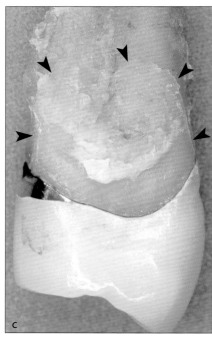
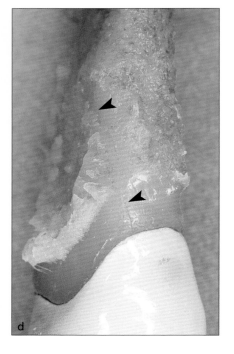

图10-30 （a）该患者的上颌第二前磨牙在根管治疗后使用铸造桩和烤瓷冠修复。12年9个月后随访，患牙无症状，X线表现正常。（b）又过了2年（根管治疗后14年8个月），患者因疼痛就诊。X线片上可见近中骨缺损。患牙诊断为牙根纵裂。拔除患牙。（c和d）患牙拔除后，可见一部分裂纹累及近中根面，直至牙根中部（箭头所示）。

定植于裂纹中（图10-31f~h）。相邻的牙周组织中可产生严重的炎症反应，引起牙周膜和牙槽骨的渐进性破坏，导致肉芽组织形成（图10-31c、d、f~h）。骨缺损非常迅速地向根尖和邻间方向扩展。Walton等[74]对36个附着软组织的牙根进行组织学和组织细菌学检查，这些牙根由于纵裂而被拔除。样本的横切片显示90%的纵裂是完全性的，例

如，纵裂可导致牙折片分离，从颈部到根尖完全累及牙根。所有的裂纹均累及根管。所有的裂纹中都可发现不同数量的细菌，有时细菌与封闭剂颗粒、坏死碎屑、食物残渣和未识别出的无定形材料混杂在一起。附着于牙根的软组织炎症较重，有时沿根管方向在裂纹内增生。该研究证实了导致裂纹附近软组织严重炎症反应的刺激物的来源和位置。

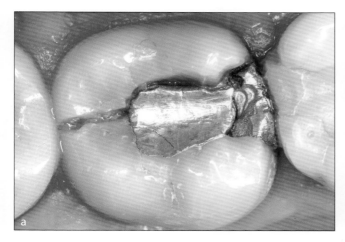
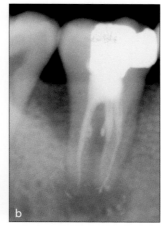
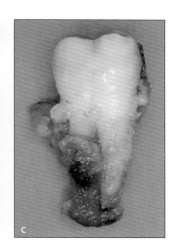
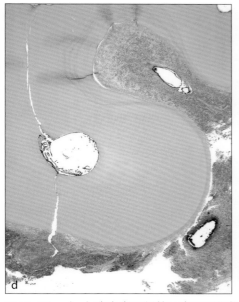
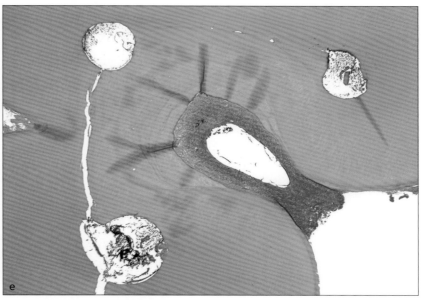

图10-31　（a）该患者下颌第二磨牙可见银汞修复体及远中裂纹。患牙咀嚼痛。（b）X线片显示患牙已接受根管治疗，存在根尖周病变和明显的远中骨缺损。（c）患牙拔除后的颊侧观。（d）牙根的远中部分。裂纹从根管腔延伸至根面（Taylor改良B&B染色，放大25倍）。（e）患牙具有"C"形根管结构。"C"形根管大体观。在这种解剖变异中，裂纹从远中根管沿着峡区（常与远中根管相连）延伸至近颊根管（HE染色，放大25倍）。

图10-31中展示了一例下颌第二磨牙牙根纵裂的组织病理学特点，患牙于多年前完成根管治疗。26岁男性患者，因下颌磨牙咀嚼痛就诊。检查发现下颌第二磨牙存在近中面-咬合面银汞修复体和远中明显的裂纹（图10-31a）。患牙叩诊极为敏感。探诊可见远中较深的骨缺损。X线片检查证实患牙已完成根管治疗，除根尖周透射影以外，还有角形骨缺损（图10-31b）。做出纵裂的诊断后，患牙被拔除。病变组织附着于牙根和远中根尖（图10-31c）。处理牙齿用于组织学检查，脱钙后，牙根被横向切成3段。下颌第二磨牙具有典型的C形形态特征，凹面朝向舌侧。术者可能没有意识到这种解剖变异，将患牙当作具有2个近中根管和1个远中根管的常规下颌磨牙治疗。组织切片显示裂纹的走向

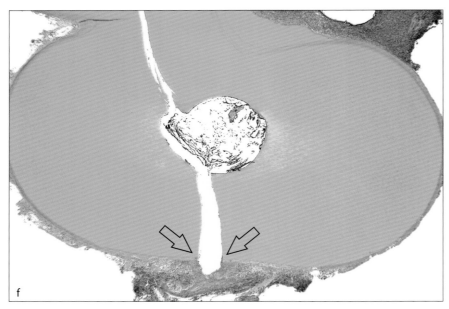

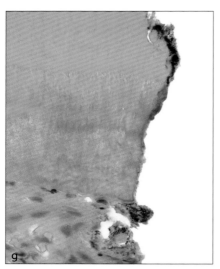

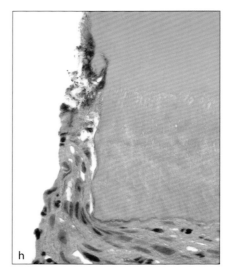

图10-31续 （f）牙根的远中1/2。裂纹穿过远中根管（放大50倍）。（g）放大1000倍（f）中左侧箭头所指的区域。细菌定植于裂纹的内侧与外侧。（h）放大1000倍（f）中右侧箭头所指的区域，可见细菌定植于牙本质表面，邻近增生进入裂纹的肉芽组织。

（图10-31d~f），裂纹内可见细菌定植（图10-31g、h），证实肉芽组织有长入牙折片分离所留空腔的趋势（图10-31h）。

骨丧失的类型

从颈缘向根尖径直走向的裂纹中，较为典型的骨吸收类型（90%病例）是累及颊侧皮质骨的V形骨开窗[75]。翻开黏骨膜瓣，去除缺损中的肉芽组织后常见到这种典型的骨吸收类型（图10-25f、b）。在晚期阶段，骨缺损变得更宽，并向邻间区延伸扩展。

并不常见的一种骨破坏类型是颊侧皮质骨板穿孔，冠方和根方的骨质完好。这种类型的骨吸收常发生在始于根尖的纵裂早期阶段[73]。在这种局限于根尖部分、不与口腔相通的折裂类型中，周围组织中的炎症过程将取决于根管腔释放的刺激物，包括细菌和根充封闭剂[74,76]。

骨缺损的外形一般会准确反映裂纹的走向，骨缺损在裂纹两侧对称地形成（10-32b）。图10-29展示的根裂病例中，当翻开黏骨膜瓣，去除病变组

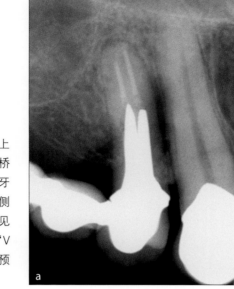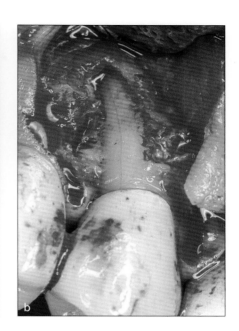

图10-32 （a）38岁男性患者，因上颌第一前磨牙疼痛就诊，患牙是固定桥的基牙。X线片上可见前磨牙与尖牙牙根间的透射影。探诊发现前磨牙颊侧存在较深的骨缺损。（b）翻瓣后可见一条始于颈部的裂纹，与皮骨板的"V形"骨开裂相对应。这种情况的患牙预后较差。

织后，可明显看到骨缺损呈曲线走向，裂纹恰好位于中心。此外，观察拔除牙发现裂纹没有到达根尖，但是向腭侧倾斜。因此，骨吸收没有扩展到根尖。

正如上一个病例中所观察到的，并非所有的裂纹都是直的，并且总是止于根尖。临床上可观察到粉碎性折裂。这些折裂不能称之为纵裂，并且预后极差，常造成显著的牙周骨组织破坏，使得患牙难以保留。图10-30中展示了一例粉碎性折裂病例。上颌前磨牙于15年前完成根管治疗及铸造桩、烤瓷冠修复。患牙牙龈肿胀，咀嚼痛。X线片显示患牙近中存在凹坑状缺损（图10-30b），然而2年前随访时拍摄的X线片上牙周是正常的（图10-30a），因此X线片具有重要的诊断意义。拔除患牙，观察牙根，证实折裂位于牙根近中的楔形部分，裂纹始于近中颊侧，沿根尖方向行进至根中，然后向腭侧

弯曲，止于牙颈部的近中腭侧（图10-30c、d）。

根裂的诊断

根裂早期诊断的难度较大。症状和X线片特点常与根管治疗失败病例（图10-27）或者某些牙周病的表现类似。多项回顾性研究分析了根裂相关的临床体征和症状[77,78]。常见骨缺损、轻度疼痛、窦道和慢性病变恶化（图10-33）。既往良好的桩冠修复体出现松动，也可能是由于根裂。半数以上的患者咀嚼会引起或加重某种形式的疼痛。约35%的患者既往慢性根尖周病变恶化形成脓肿[73]。

牙髓来源的窦道常位于根尖区，当窦道接近龈缘时，应视为一种"警钟"（图10-33和图10-34）。纵裂的典型特征之一是存在两个窦道，一个在颊侧，另一个在舌侧[73]。Tamse等[79]发现，当窦道存在时，可能同时存在较深的骨缺损，主要位于

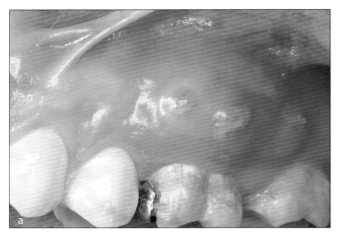
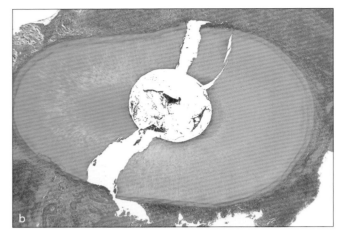

图10-33 （a）35岁女性患者，上颌第一磨牙于2年前完成根管治疗，使用银汞修复。患者因颊侧牙龈疼痛、肿胀就诊。牙周探诊显示颊侧和远中存在深牙周袋。拍摄X线片后，患牙诊断为牙根纵裂。拔除患牙。（b）远颊根中1/3和冠1/3过渡区的切片。裂纹使牙本质完全中断（HE染色，放大25倍）。

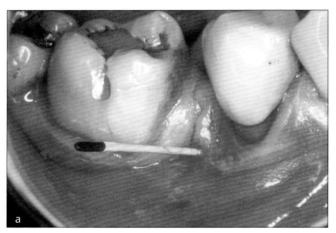
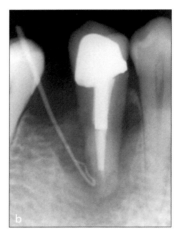
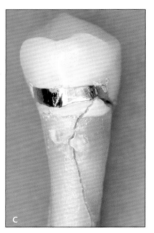

图10-34 （a）下颌第二前磨牙术前为活髓。患牙接受根管治疗后，使用预成桩和烤瓷冠修复。7年后，患者因自发痛就诊。患牙存在接近龈缘的窦道。探诊显示患牙颊侧和舌侧都存在大而深的牙周袋。（b）X线片上可见大范围的溶骨性病变。患牙诊断为牙根纵裂。拔除患牙。（c）患牙拔除后的舌侧观显示裂纹从颈部向根尖延伸。

颊侧。

　　牙周探诊是根裂的基本诊断方法。目的是探查裂纹前方的骨缺损。皮质骨中的缺损早期较为狭窄，难以定位和探查。医生必须非常仔细地探查可疑牙四周。后期当骨吸收向根尖和侧方扩展时，缺损的探诊会变得更容易（图10-28）。

　　对于根裂与牙周病的鉴别诊断，值得注意的是，纵裂位于患牙的单个位点，探诊深度较大，然而当边缘性牙周炎存在时，患牙周围多个位点的探诊深度都会增加。在边缘性牙周炎病例中，其他牙齿也常被累及。

根裂与牙髓病变的鉴别诊断有时较为困难。尤其是那些裂纹始于根尖1/3，具有类似牙髓感染透射影的牙齿。图10-27展示的病例，医生在很长时间内都没能确定射线透射影的病因。该病例中的下颌第一磨牙为活髓，接受根管治疗，并作为固定桥基牙。随访X线片显示牙周膜间隙增宽，逐渐形成透射影（图10-27c）以及局限于近中根远中面的明显病变。边缘骨轮廓未发生改变（图10-27d～27f）。患牙无临床症状，医生决定定期对患牙进行检查。当患牙随访15年3个月时，病变已累及边缘牙周组织，并产生临床症状，这时医生可将患牙诊断为根裂（图10-27g）。拔除患牙，可观察到裂纹的位置和走向（图10-27h～j）。

图10-35中展示的病例，也很难做出根裂与牙髓病变的鉴别诊断。上颌侧切牙由于根管治疗质量不佳，产生大范围的根尖周透射影，患牙接受再治疗。随访4年后拍摄的X线片显示尽管透射影的范围明显缩小，但是并未完全消失（图10-35c）。因此患牙接受根尖手术（图10-35d）。手术7年后拍摄的随访X线片显示透射影基本上没有变化，患牙无临床症状（图10-35e）。手术后10年，患者因颊侧出现窦道并伴有疼痛症状而主动复诊。X线检查显示透射影累及边缘骨，呈典型的"光晕征"（图10-35f）。此时患牙被诊断为牙根纵裂而被拔除。在牙根的颊（图10-34g）、舌侧均可观察到始于根尖的折裂线。值得注意的是，再治疗和根尖手术后的漫长观察期内，并没有根裂的明确指征。病变未愈合一直被误认为根管感染所致。

从X线影像来看，一些病例可明确地做出根裂的诊断。根裂的X线影像特征之一是牙本质中存在细如发丝的裂纹（图10-26a）。然而，常规正位投照难以看到这些裂纹。相反，牙折片分离伴大范围

骨丧失是根裂的明确指征（图10-28d）。在一些病例中观察不到骨质病变，特别是在初始阶段，时间因素在根裂的临床鉴别诊断中具有重要作用[77]。

有些体征可被视为根裂的明确指征。根尖与侧方透射影结合形成"光晕征"，与根裂有很高的相关性[80]。另外一个体征是位于患牙一侧或两侧的牙槽骨角形吸收（图10-36），类似于牙周性质的透射影。Tamse等[81]发现78%同时存在"光晕征"、"牙周"类型的角形吸收、根分叉病变和银汞桩核的病例发生了根裂。

当医生翻开粘骨膜瓣，观察到裂纹以及与裂纹走行方向平行的皮质骨缺损时，即可做出牙根纵裂的最终诊断（图10-29d和图10-32b）[70,77]。

根裂：一些指导原则

根裂的诊断难度较大，聪明谨慎的医生可按照以下步骤做出诊断：

- 认真收集牙科病史，注意患者讲述的每一个细节。
- 检查可疑牙的松动度、压痛和叩痛，是否存在窦道以及窦道与龈缘的相对位置。
- 沿牙齿四周进行全面的探诊，探查每一个骨质缺损位点。
- 从不同角度拍摄多张X线片，并仔细评估。
- 口腔锥体束CT有助于定位裂纹和骨缺损的位置、范围。
- 对于诊断仍存在疑问的病例，手术暴露牙根，直视下检查。

根裂牙的预后较差，有些文献中报道了一些"冒险的"疗法，包括拔除患牙，将牙折片粘接复位，再植入牙槽窝，随访时间为18个月至3年[82-84]。

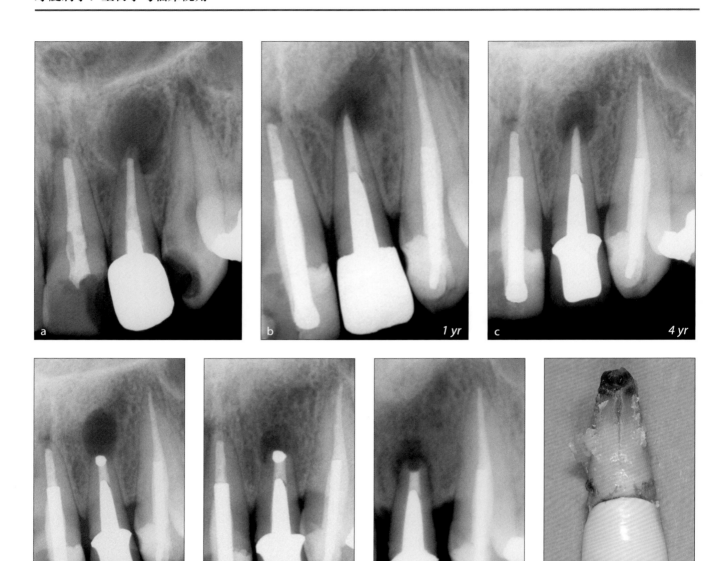

图10-35 （a）20岁女性患者，左上颌侧切牙于4年前完成根管治疗。X线片上可见大范围根尖周透射影。患牙无症状。根管治疗似乎并不完善，因为根管的根尖部分并未治疗。（b）患牙接受再治疗。术后1年拍摄的随访X线片显示初期的透射影缩小。患牙无症状。（c）4年后，病变已明显缩小，但是仍存在残余的根尖透射影，并伴有边缘骨白线。（d）患牙非手术根管再治疗失败，接受根尖手术。（e）7年后，X线片上仍存在透射影，尽管病变范围已经缩小。患牙无症状。（f）患者3年后（根尖手术10年后）因疼痛就诊。患牙出现窦道。X线片可见倒充材料消失（可能经窦道排出）。根尖周透射影向冠方延伸，呈"光晕征"。颊侧和腭侧探诊深度超过10mm。患牙诊断为牙根纵裂。拔除患牙。（g）患牙拔除后，可见2条裂纹（颊侧和舌侧），裂纹可能始于根尖，但未到达颈部。观点：再治疗时，患牙根尖可能已存在初始裂纹，但是通过探诊无法诊断出来。当裂纹最终到达龈沟，引起从龈缘至根尖区的连续牙周破坏，最终才出现临床症状。

图10-36 （a）该患者的上颌侧切牙于6年3个月前完成根管治疗和铸造桩、烤瓷冠修复。随访X线片表现正常。（b）8年3个月后，患者因牙齿疼痛、松动就诊。X线片显示患牙存在远中边缘骨缺损，整个远中面呈"光晕征"，硬骨板影像消失。与既往X线对比，可更好地理解这些变化。患牙诊断为牙根纵裂。拔除患牙。（c）患牙拔除后的照片，可见大块牙折片。

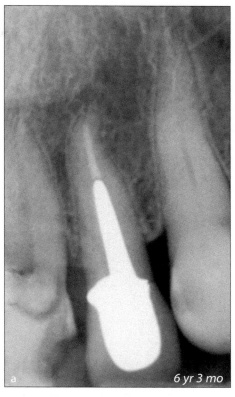

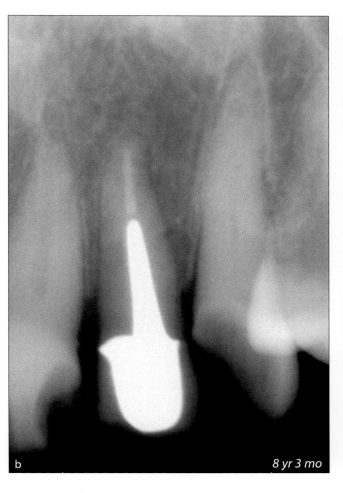

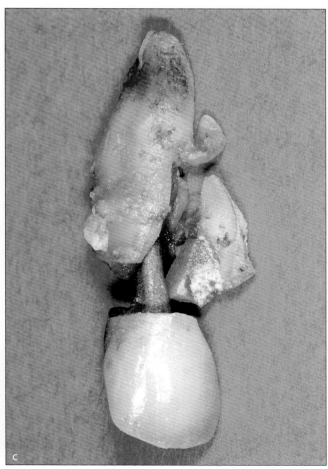

参考文献

[1] Zehnder M, Gold SI, Hasselgren G. Pathologic interactions in pulpal and periodontal tissues. J Clin Periodontol 2002;29:663–671.

[2] Nair PN. Apical periodontitis: a dynamic encounter between root canal infection and host response. Periodontol 2000 1997;13:121–148.

[3] Ricucci D, Bergenholtz G. Histologic features of apical periodontitis in human biopsies. Endod Topics 2004;8:68–87.

[4] Ricucci D, Pascon EA, Pitt Ford TR, Langeland K. Epithelium and bacteria in periapical lesions. Oral Surg Oral Med Oral Pathol Oral Radiol Endod 2006;101:239–249.

[5] Bergenholtz G, Hasselgren G. Endodontics and periodontics. In: Lindhe J (ed). Clinical Periodontology and Implant Dentistry, ed 4. Copenhagen: Blackwell Munksgaard, 2003:318–351.

[6] Moore WEC, Moore LVH. The bacteria of periodontal diseases. Periodontol 2000 1994;5:66–77.

[7] Siqueira JF, Jr. Endodontic infections: concepts, paradigms, and perspectives. Oral Surg Oral Med Oral Pathol Oral Radiol Endod 2002;94:281–293.

[8] Brinig MM, Lepp PW, Ouverney CC, Armitage GC, Relman DA. Prevalence of bacteria of division TM7 in human subgingival plaque and their association with disease. Appl Environ Microbiol 2003;69:1687–1694.

[9] Griffen AL, Kumar PS, Leys EJ. A quantitative, molecular view of oral biofilm communities in health and disease suggests a role for uncultivated species. Polymicrobial diseases. American Society for Microbiology Conferences, Lake Tahoe, Nevada 2003.

[10] Harper-Owen R, Dymock D, Booth V, Weightman AJ, Wade WG. Detection of unculturable bacteria in periodontal health and disease by PCR. J Clin Microbiol 1999;37:1469–1473.

[11] Kumar PS, Griffen AL, Barton JA, et al. New bacterial species associated with chronic periodontitis. J Dent Res 2003;82:338–344.

[12] Kumar PS, Griffen AL, Moeschberger ML, Leys EJ. Identification of candidate periodontal pathogens and beneficial species by quantitative 16S clonal analysis. J Clin Microbiol 2005;43:3944–3955.

[13] Munson MA, Pitt-Ford T, Chong B, Weightman A, Wade WG. Molecular and cultural analysis of the microflora associated with endodontic infections. J Dent Res 2002;81:761–766.

[14] Paster BJ, Boches SK, Galvin JL, et al. Bacterial diversity in human subgingival plaque. J Bacteriol 2001;183:3770–3783.

[15] Sakamoto M, Huang Y, Umeda M, Ishikawa I, Benno Y. Detection of novel oral phylotypes associated with periodontitis. FEMS Microbiol Lett 2002;217:65–69.

[16] Sakamoto M, Rôças IN, Siqueira JF, Jr, Benno Y. Molecular analysis of bacteria in asymptomatic and symptomatic endodontic infections. Oral Microbiol Immunol 2006;21:112–122.

[17] Sakamoto M, Siqueira JF, Jr, Rôças IN, Benno Y. Molecular analysis of the root canal microbiota associated with endodontic treatment failures. Oral Microbiol Immunol 2008;23:275–281.

[18] Siqueira JF Jr, Rôças IN. Exploiting molecular methods to explore endodontic infections: Part 2 – redefining the endodontic microbiota. J Endod 2005;31:488–498.

[19] Slots J, Ting M. Actinobacillus actinomycetemcomitans and Porphyromonas gingivalis in human periodontal disease: occurrence and treatment. Periodontol 2000 1999;20:82–121.

[20] Siqueira JF Jr, Rôças IN, Moraes SR, Santos KR. Direct amplification of rRNA gene sequences for identification of selected oral pathogens in root canal infections. Int Endod J 2002;35:345–351.

[21] Lepp PW, Brinig MM, Ouverney CC, et al. Methanogenic Archaea and human periodontal disease. Proc Natl Acad Sci USA 2004;101: 6176–6181.

[22] Vianna ME, Conrads G, Gomes BPFA, Horz HP. Identification and quantification of archaea involved in primary endodontic infections. J Clin Microbiol 2006;44:1274–1282.

[23] Sabeti M, Simon JH, Slots J. Cytomegalovirus and Epstein-Barr virus are associated with symptomatic periapical pathosis. Oral Microbiol Immunol 2003;18:327–328.

[24] Slots J. Herpes virusess in periodontal diseases. Periodontol 2000 2005;38:33–62.

[25] Kipioti A, Nakou M, Legakis N, Mitsis F. Microbiological findings of infected root canals and adjacent periodontal pockets in teeth with advanced periodontitis. Oral Surg Oral Med Oral Pathol 1984;58: 213–220.

[26] Kobayashi T, Hayashi A, Yoshikawa R, Okuda K, Hara K. The microbial flora from root canals and periodontal pockets of non-vital teeth associated with advanced periodontitis. Int Endod J 1990;23:100–106.

[27] Zehnder M. Endodontic infection caused by localized aggressive periodontitis: a case report and bacteriologic evaluation. Oral Surg Oral Med Oral Pathol Oral Radiol Endod 2001;92:440–445.

[28] Colyer F. Bacteriological infection in pulps of pyorrhetic teeth. Brit Dent J 1924;45:558–568.

[29] Cahn LR. The pathology of pulps found in pyorrhetic teeth. Dent Items Interest 1927;49:598–617.

[30] Harrington GW, Steiner DR, Ammons WF. The periodontal-endodontic controversy. Periodontol 2000 2002;30:123–130.

[31] Mazur B, Massler M. Influence of periodontal disease on the dental pulp. Oral Surg Oral Med Oral Pathol 1964;17:592–603.

[32] Wang HL, Glickman GN. Endodontic and periodontic interrelationships. In: Cohen S, Burns RC (eds). Pathways of the Pulp, ed 8. St Louis: CV Mosby, 2002:651–664.

[33] Bender IB, Seltzer S. The effect of periodontal disease on the pulp. Oral Surg Oral Med Oral Pathol 1972;33:458–474.

[34] Langeland K, Rodrigues H, Dowden W. Periodontal disease, bacteria, and pulpal histopathology. Oral Surg Oral Med Oral Pathol 1974;37:257.

[35] Seltzer S, Bender IB, Ziontz M. The interrelationship of pulp and periodontal disease. Oral Surg Oral Med Oral Pathol 1963;16: 1474–1490.

[36] Torabinejad M, Kiger RD. A histologic evaluation of dental pulp tissue of a patient with periodontal disease. Oral Surg Oral Med Oral Pathol 1985;59:198–200.

[37] Kircham DB. The location and incidence of accessory pulpal canals in periodontal pockets. J Am Dent Assoc 1975;91:353–356.

[38] Tagger M, Smukler H. Microscopic study of the pulps of human teeth following vital root resection. Oral Surg Oral Med Oral Pathol 1977;44:96–105.

[39] Haskell EW, Stanley H, Goldman S. A new approach to vital root resection. J Periodontol 1980;51:217–224.

[40] Czarnecki RT, Schilder H. A histological evaluation of the human pulp in teeth with varying degrees of periodontal disease. J Endod 1979;5:242–253.

[41] Bergenholtz G, Lindhe J. Effect of experimentally induced marginal periodontitis and periodontal scaling on the dental pulp. J Clin Periodontol 1978;5:59–73.

[42] Rubach WC, Mitchell DF. Periodontal disease, accessory canals and pulp pathosis. J Periodontol 1965;36:34–38.

[43] Bergenholtz G, Nyman S. Endodontic complications following periodontal and prosthetic treatment of patients with advanced periodontal disease. J Periodontol 1984;55:63–68.

[44] Jaoui L, Machtou P, Ouhayoun JP. Long-term evaluation of endodontic and periodontal treatment. Int Endod J 1995;28:249–254.

[45] Ricucci D, Melilli D. Reazioni pulpari alla malattia parodontale. Studio istologico e istobatteriologico. Riv Ital Stomatol 2003;4:167–180.

[46] Adriaens PA, Edwards CA, De Boever JA, Loesche WJ. Ultrastructural observations on bacterial invasion in cementum and radicular dentin of periodontally diseased human teeth. J Periodontol 1988;59:493–503.

[47] Hattler AB, Listgarten MA. Pulpal response to root planing in a rat model. J Endod 1984;10:471–476.

[48] Nilveus R, Selvig KA. Pulpal reactions to the application of citric acid to root-planed dentin in beagles. J Periodontal Res 1983;18:420–428.

[49] Trowbridge HO, Silver DR. A review of current approaches to in-office management of tooth hypersensitivity. Dent Clin North

Am 1990;34:561–581.

[50] Brännström M. Sensitivity of dentine. Oral Surg Oral Med Oral Pathol 1966;21:517–526.

[51] Pashley DH. Dynamics of the pulpo-dentin complex. Crit Rev Oral Biol Med 1996;7:104–133.

[52] Yoshiyama M, Masada J, Uchida A, Ishida H. Scanning electron microscopic characterization of sensitive vs. insensitive human radicular dentin. J Dent Res 1989;68:1498–1502.

[53] Yoshiyama M, Noiri Y, Ozaki K, et al. Transmission electron microscopic characterization of hypersensitive human radicular dentin. J Dent Res 1990;69: 1293–1297.

[54] Langeland K. Tissue response to dental caries. Endod Dent Traumatol 1987;3:149–171.

[55] Simon JHS, Glick DH, Frank AL. The relationship of endodontic-periodontic lesions. J Periodontol 1972;43:202–208.

[56] Rotstein I, Simon JHS. The endo-perio lesion: a critical appraisal of the disease condition. Endod Topics 2006;13:34–56.

[57] Kerezoudis NP, Siskos GJ, Tsatsas V. Bilateral buccal radicular groove in maxillary incisors: case report. Int Endod J 2003;36:898–906.

[58] Peikoff MD, Perry JB, Chapnick LA. Endodontic failure attributable to a complex radicular lingual groove. J Endod 1985;11:573–577.

[59] Peikoff MD, Trott JR. An endodontic failure caused by an unusual anatomical anomaly. J Endod 1977;3:356–359.

[60] Schäfer E, Cankay R, Ott K. Malformations in maxillary incisors: case report of radicular palatal groove. Endod Dent Traumatol 2000;16:132–137.

[61] Jeng JH, Lu HK, Hou LT. Treatment of an osseous lesion associated with a severe palato-radicular groove: a case report. J Periodontol 1992;63:708–712.

[62] Schwartz SA, Koch MA, Deas DE, Powell CA. Combined endodontic-periodontic treatment of a palatal groove: a case report. J Endod 2006;32:573–578.

[63] Ballal NV, Jothi V, Bhat KS, Bhat KM. Salvaging a tooth with a deep palatogingival groove: an endo-perio treatment – a case report. Int Endod J 2007;40:808–817.

[64] Abbott P. Endodontic management of combined endodontic-periodontal lesions. J N Z Soc Periodontol 1998:15–28.

[65] Cohen S, Blanco L, Berman L. Vertical root fractures: clinical and radiographic diagnosis. J Am Dent Assoc 2003;134:434–441.

[66] Cohen S, Berman LH, Blanco L, Bakland L, Kim JS. A demographic analysis of vertical root fractures. J Endod 2006;32:1160–1163.

[67] Yang SF, Rivera EM, Walton RE. Vertical root fracture in nonendodontically treated teeth. J Endod 1995;21:337–339.

[68] Chan CP, Tseng SC, Lin CP, et al. Vertical root fracture in nonendodontically treated teeth – a clinical report of 64 cases in Chinese patients. J Endod 1998;24:678–681.

[69] Chan CP, Lin CP, Tseng SC, Jeng JH. Vertical root fracture in endodontically versus nonendodontically treated teeth: a survey of 315 cases in Chinese patients. Oral Surg Oral Med Oral Pathol Oral Radiol Endod 1999;87:504–507.

[70] Lin LM, Langeland K. Vertical root fracture. J Endod 1982;8:558–562.

[71] Fuss Z, Lustig J, Katz A, Tamse A. An evaluation of endodontically treated vertical root fractured teeth: impact of operative procedures. J Endod 2001;27:46–48.

[72] Llena-Puy MC, Forner-Navarro L, Barbero-Navarro I. Vertical root fracture in endodontically treated teeth: a review of 25 cases. Oral Surg Oral Med Oral Pathol Oral Radiol Endod 2001;92:553–555.

[73] Tamse A. Vertical root fractures in endodontically treated teeth: diagnostic signs and clinical management. Endod Topics 2006;13:84–94.

[74] Walton RE, Michelich RJ, Smith GN. The histopathogenesis of vertical root fractures. J Endod 1984;10:48–56.

[75] Lustig JP, Tamse A, Fuss Z. Pattern of bone resorption in vertically fractured, endodontically treated teeth. Oral Surg Oral Med Oral Pathol Oral Radiol Endod 2000;90:224–227.

[76] Polson AM. Periodontal destruction associated with vertical root fracture. J Periodontol 1977;48:27–32.

[77] Meister F Jr, Lommel TJ, Gerstein H. Diagnosis and possible causes of vertical root fractures. Oral Surg Oral Med Oral Pathol 1980;49: 243–253.

[78] Testori T, Badino M, Castagnola M. Vertical root fractures in endodontically treated teeth: a clinical survey of 36 cases. J Endod 1993;19:87–91.

[79] Tamse A, Fuss Z, Lustig J, Kaplavi J. An evaluation of endodontically treated vertically fractured teeth. J Endod 1999;25:506–508.

[80] Tamse A, Fuss Z, Lustig J, Ganor Y, Kaffe I. Radiographic features of vertically fractured, endodontically treated maxillary premolars. Oral Surg Oral Med Oral Pathol Oral Radiol Endod 1999;88:348–352.

[81] Tamse A, Kaffe I, Lustig J, Ganor Y, Fuss Z. Radiographic features of vertically fractured endodontically treated mesial roots of mandibular molars. Oral Surg Oral Med Oral Pathol Oral Radiol Endod 2006;101:797–802.

[82] Arikan F, Franko M, Gurkan A. Replantation of a vertically fractured maxillary central incisor after repair with adhesive resin. Int Endod J 2008;41:173–179

[83] Kawai K, Masaka N. Vertical root fracture treated by bonding fragments and rotational replantation. Dent Traumatol 2002;18:42–45.

[84] Kudou Y, Kubota M. Replantation with intentional rotation of a complete vertically fractured root using adhesive resin cement. Dent Traumatol 2003;19:115–117.

[85] Bergenholtz G, Ricucci D. Lesions of endodontic origin. In: Lindhe J, Lang NP, Karring T (eds). Clinical Periodontology and Implant Dentistry, ed 5. Oxford: Blackwell Munksgaard, 2008:504–525.